主治医师临床问题与对策丛书

儿科主治医师临床问题与对策

沈 颖 主编

北京科学技术出版社

图书在版编目（CIP）数据

儿科主治医师临床问题与对策/沈颖主编. —
北京:北京科学技术出版社，2014.3
　　ISBN 978 - 7 - 5304 - 6716 - 9

　　Ⅰ.①儿…　Ⅱ.①沈…　Ⅲ.①小儿疾病 - 诊疗 -
问题解答　Ⅳ.①R72 - 44

中国版本图书馆 CIP 数据核字（2013）第 151952 号

儿科主治医师临床问题与对策

主　　编：沈　颖
责任编辑：唐晓波
责任校对：黄立辉
责任印制：李　茗
出 版 人：曾庆宇
出版发行：北京科学技术出版社
社　　址：北京西直门南大街 16 号
邮政编码：100035
电话传真：0086-10-66161951（总编室）
　　　　　0086-10-66113227（发行部）
　　　　　0086-10-66161952（发行部传真）
电子信箱：bjkjpress@163. com
网　　址：www. bkydw. cn
经　　销：新华书店
印　　刷：三河国新印装有限公司
开　　本：889mm×1194mm　　1/32
字　　数：454 千
印　　张：18. 375
版　　次：2014 年 3 月第 1 版
印　　次：2014 年 3 月第 1 次印刷
ISBN 978 - 7 - 5304 - 6716 - 9/R・1629

定　　价：38. 00 元

编者名单

主　　编　沈　颖

副 主 编　袁　越

编　　者　(以姓氏拼音为序)
　　　　　　丁召路　韩彤立　韩彤昕　梁学军
　　　　　　刘　刚　刘小荣　齐宇洁　沈　颖
　　　　　　王　勤　王亚娟　魏　庄　徐保平
　　　　　　袁　越　曾健生　周　翾

秘　　书　王爱华

编者单位　首都医科大学附属北京儿童医院

前 言

>>>>>>>>>>

　　主治医师是临床医师成长的必经阶段,也是医师队伍中非常重要的中坚力量。他们在临床一线工作中不断发现问题、解决问题,在此过程中积累经验,最终成长为某医学专业领域的专家。

　　本书正是面向广大儿科临床主治医师,以儿内科各亚专业临床常见问题为主要内容,以问答的形式编写,更有利于儿科主治医师查阅和学习。所选问题都源于临床实践,侧重临床诊断思路和处理原则,着重于要点的讲解。编者们将多年临床经验附于问答之中,更加注重了主治医师在临床工作中的实际需求。

　　本书内容丰富,特色鲜明,集中了大量儿科诊疗常见问题,不仅适宜儿科主治医师使用,同时也可作为各级别医师及学生拓展学习的参考用书。

沈　颖

2013 年 7 月

目 录

第一章　儿童保健

第一节　体格发育

1. 如何评价儿童体重、身高发育水平？

（1）评价儿童体重、身高的发育状况需与参照值进行比较，儿童体重、身高常用参照值有：①世界卫生组织儿童生长标准，世界卫生组织推荐 2006 年世界卫生组织国际生长标准；②2000年美国疾病预防控制中心（CDC）生长标准；③2005 年中国儿童生长参照标准参考，卫生部确定该标准为中国儿童参考人群值。

（2）主要从三方面来评价：①将儿童体重、身高数值同参照值比较，得到该儿童在同年龄、同性别人群中所处的位置，常将评价结果按三等级或五等级划分法表示。三等级法为测量值在参照值的 $\overline{X} \pm 2SD$ 内评价为中，大于 $\overline{X} + 2SD$ 为上，小于 $\overline{X} - 2SD$ 为下。五等分法为测量值在参照值的 $\overline{X} \pm 1SD$ 内评价为中，$\overline{X} + (1SD \sim 2SD)$ 之间为中上，大于 $\overline{X} + 2SD$ 为上，$\overline{X} - (1SD \sim 2SD)$ 之间为中下，小于 $\overline{X} - 2SD$ 为下。②连续测量儿童体重、身高在某一段时间中的增长值，与生长曲线图中参照人群的速度标准进行比较，通过这种方式评价该儿童的生长趋势，结果以正常、下降、缓慢、加速等表示，通过评价能早期发现儿童生长的偏离情况。③体型匀称度：实际工作中常选用体重比身高来表示，将儿童体重比身高数值与参照人群比较判断儿童营养状况、体型情况,结果也以等级表示。

2. 如何简便评估儿童体格发育水平?

体格发育的简单衡量标准见表 1 - 1。

表 1 - 1　体格发育的简单衡量标准

体重
体重变化:(出生后)最初几天的体重丢失为出生体重的 5% ~ 10%;7 ~ 10 日龄恢复出生体重;4 ~ 5 个月时两倍出生体重;1 岁时 3 倍出生体重;2 岁时 4 倍出生体重
平均体重:出生时 3.0kg;1 岁时 10kg;5 岁时 20kg;10 岁时 30kg
每日体重增值:出生后前 3 ~ 4 个月每日 20 ~ 30g;之后到 1 岁为每日 15 ~ 20g
平均每年体重增值:2 岁至青春期为每年 2kg(可能会出现快速生长期和平台期)
身高
年龄与平均身长:出生时 50cm,1 岁时 75cm,3 岁时平均身高为 96cm,4 岁时平均身高为 103cm(约为出生身长的 2 倍)
平均每年身高增值:4 岁至青春期每年身高平均增加 5 ~ 7cm
头围(HC)
平均头围:出生时 34cm
头围增长:第 1 年每个月增长 1cm(前 3 个月每个月增长 2cm,然后减慢。1 岁时头围 46cm);以后再增长 10cm

3. 儿童头围的测量方法及意义是什么?

头围即头的最大围径,测量时使用软尺自右或左眉弓上缘经枕骨粗隆环绕头部 1 周。头围的大小反映脑和颅骨的发育,监测 2 岁内儿童头围的增长有非常重要的临床价值。头围生长偏离即头围小于同年龄、同性别儿童头围正常参照值的 $\overline{X} - 2SD$(低于第三百分位)或大于同年龄、同性别儿童头围正常参照值的 $\overline{X} + 2SD$(超过第 97 百分位)者。头围过小与遗传、颅脑疾病及遗传性疾病等有关,脑发育不全的小头畸形儿常见头围小、颅骨缝细窄、前囟小、前额低平,伴精神发育迟滞。染色体异常如

Wolf – Hirschron 综合征、Cornelia De Lange 综合征、Cri du chat 综合征等表现为小头、颅面发育异常、精神发育迟滞等。当有家族性巨头畸形、脑积水、代谢性疾病或神经学上正常的未成熟婴儿追赶生长时，头围可不成比例的大。在脑快速发育的婴儿期，头围的系列测量是很重要的。如果怀疑有生长异常，要进行密切的跟踪观察，或进一步的评估。

4. 儿童体格测量结果的临床意义及需要注意的问题？

体格测量最基本和常用的指标是体重和身长（身高），此外，头围、胸围、上臂围、皮褶厚度等也作为体格发育的指标。

（1）临床意义

1）体重：婴儿期体重测量的临床意义较为重要，因为在整个婴儿期体重可增至 3 倍，体重可以更敏感地反映生长不足的状况，与近期营养或疾病关系密切。

2）身长（身高）：身长（身高）是婴儿期后最重要的测量指标，与长期营养或遗传关系密切。

3）体重/身长（身高）：当该数值小于同年龄、同性别儿童正常参照值的（$\overline{X}-2SD$）时说明体重水平低于相应身高水平或呈消瘦状态，提示体重低（丢失或未增）；当体重/身高大于同年龄、同性别儿童正常参照值的（$\overline{X}+2SD$）时说明体重水平高于相应身高水平，体重增长过快或相对于体重的身高增长不足，提示高危肥胖。

4）其他：其他发育指标的测量也反映机体相应的发育情况，如头围的大小反映脑和颅骨的发育；胸围反映胸廓、胸背部肌肉、皮下脂肪和肺的发育；上臂围反映上臂肌肉、骨骼、皮下脂肪和皮肤的发育；皮褶厚度反映皮下脂肪的情况。

（2）注意的问题

1）定期、连续测量比一次数据更重要：将儿童以往的体格发育连续测量值与本次测量值相比较，判断孩子的生长速率、发育趋势，发现潜在的问题。儿童体重、身高的发育应稳定地沿着自己的轨迹进行，即多次测量值应位于同一百分位线，允许一定波动。

2）儿童各种测量值所处的百分位应大致相似，如体重、身高、头围的百分位应大致相似。

3）当儿童生长曲线从原来稳定的生长轨迹偏离2个主百分位线，提示生长紊乱。

4）如果儿童的体格发育出现偏离，要综合分析儿童的个体差异，需考虑儿童出生史、喂养史、养育史、疾病史、社会生活环境等诸多影响因素。

5）人体测量是粗略的评价方法，不能代表机体功能的测定，应谨慎做出结论；儿童体格测量的结果应结合其他临床表现、体格检查、实验室结果综合判断。

5. 检查婴儿囟门大小、张力的意义是什么？

囟门有前囟和后囟。前囟是由额骨和顶骨组成，呈菱形。大小通过测量菱形对边中点连线获得，出生时大小1.5~2cm，在1~1.5岁时闭合。后囟是顶骨和枕骨之间形成的三角形间隙，后囟门大多于出生时已闭合或迟至生后6~8周闭合。

（1）囟门闭合早：若前囟6个月以内闭合，尤其在4个月以内闭者，应每月测量头围，如出现头围增长缓慢或头围小于同年龄、同性别小儿，考虑为小头畸形。

（2）囟门关闭延迟：影响小儿生长发育和骨骼系统代谢的因素均可导致囟门闭合延迟。常见原因有以下几种。①佝偻病：维生素D缺乏性佝偻病、家族性低磷性抗维生素D佝偻病、维生素D依赖性佝偻病。②遗传性疾病：如先天愚型、软骨营养障碍、先天性成骨不全、先天性骨骼畸形（颅骨发育不良等）。③内分泌疾病：多见于呆小病、侏儒症。④全身性疾病：如宫内或生后感染及营养不良、脂肪泻、肠道吸收不良综合征等影响小儿生长发育的疾病。⑤颅内压力增高：颅内肿瘤、脑膜炎、脑炎、脑积水等所致颅内压力增高均可引起囟门扩大和关闭延迟。

（3）囟门凹陷或膨隆：婴儿因腹泻致脱水时，囟门低平或凹陷；患脑炎、脑膜炎等疾病致颅内压增高时，囟门膨隆、张力高。

注意不能把囟门大小作为诊断的唯一标准，要具体情况具体分析。

（魏　庄）

第二节　神经、心理发育

6. 不同年龄儿童视感知觉发育水平如何？

视力发育始于胎儿 32 ~ 34 周，出生时，视神经尚未成熟，视力只有成人的 1/30（表 1 - 2）。

表 1 - 2　儿童视力发育

年龄	视觉集中	视敏度	颜色视觉
新生儿	新生儿视觉调节能力差，会出现暂时性斜视或眼球震颤。生后 3 周起，新生儿开始具有了视觉集中现象，可短暂注视物体。15 ~ 20cm 距离视物最清楚	视敏度为 20/290 ~ 20/150	黑、白、灰三种颜色
1 个月	出现头眼协调，头可跟随移动的物体做水平方向转动 90°，固定注视		
2 个月	能注视较大的物体	能够对晶状体进行调节，视力为 0.012 ~ 0.025	
4 个月	头随物体水平转动 180°，喜看自己的手，可以追随物体做圆周运动	晶状体的调节能力趋于成熟，视敏度不断提高，视力约为 0.05	开始具有颜色视觉，能辨别彩色和非彩色的物体

续表

年龄	视觉集中	视敏度	颜色视觉
6个月	两眼可以对准焦点,调整自己的姿势,目光随上下移动的物体做垂直方向的转动,并可改变体位协调动作,能看着下落的物体	视敏度可达 20/200,视力约为 0.05	喜欢红色等暖色
1~2岁	已经可以判别事物的远近,且视线跟得上快速移动的东西,并看得清楚	2岁视敏度基本接近成人水平;视力为 0.25~0.5	开始能够辨别各种基本颜色,如红、黄、蓝、绿
3岁	视觉较为敏锐,喜欢观察,会借由眼睛来引导手去接触新事物,眼手协调更灵活,立体视觉的建立已接近完成	视力为 0.6~0.8	
4~5岁		视力为 0.8~1.0	开始认识一些混合色;能区分各种颜色的色调,如深蓝和浅蓝
6岁	视力发育接近完善,深度视觉发育		

注:如视敏度为 20/290~20/150,新生儿在 6 米(20 英尺)处才能看清楚视力正常的成人在 46~88 米(150~290 英尺)处看见的东西。

7. 如何判断及检查儿童听感知觉发育是否正常?

听觉对儿童认识和适应外部世界起着重要的作用,如能在新生儿期和婴儿早期及早发现听力障碍的儿童,使得语言发育关键年龄前得到适当的干预和治疗,减少语言受损。儿童听觉是否异常,可根据儿童听觉发育进程及听觉检测来判断。

(1)听觉发育:胎儿在 20 周左右听觉系统开始发育,已具备听觉能力,胎儿后期听觉已比较灵敏。新生儿出生时鼓室无空气,听力差,生后 3~7 日听觉良好,50~80dB 的声音可引起呼吸改变,能分辨母亲和他人的声音。婴儿 2 个月时能辨别不同的语音,听觉习惯化已形成。3~4月龄婴儿头可转向声源。6月龄婴儿已能区分声音,叫名字已有应答,对发声的玩具感兴趣。7~9月龄婴儿会头眼协调转向声源并注视,能区别语言的意义。10月龄婴儿两眼可迅速转向声源看,对铃声及人的声音有应答。18月龄的幼儿开始区别不同的声响,24月龄幼儿则对声响度区别较精确,随着年龄的增加对声音区别更精确,3岁时能辨别"er"或"e"。学龄儿童能连续对言语进行信息处理,并利用情景解释听觉信号,儿童听觉发育持续到青少年期。

(2)听力检测方法:①主观测听法。包括音叉试验、纯音听力计检查法、阈上听功能测试、言语测听法、语音检查法等。是依据受试者对刺激声信号做出主观判断记录。②客观测听法。包括声导抗测法、耳声发射测试、电反应测听等。目前国内常用的新生儿听力筛查方法为耳声发射法(OAE)和快速脑干诱发电位法(AABR)。

8. 如何早期发现婴儿运动发育异常?

运动发育包括大运动和精细运动,运动发育是儿童能力发展中较早出现的行为,是神经心理发育的重要基础。运动发育有一定的顺序,也遵循一定的规律(表1-3)。

表1-3 婴儿运动发育进程

大运动发育进程	平均年龄(月)	精细运动发育进程
无规律、不协调	新生儿	两手紧握拳
俯卧位抬头片刻	1	紧握触手物
俯卧抬头45°	2	
俯卧抬头90°,拉坐,头不滞后	3	握拳反射消失,玩手
俯卧位抬胸、翻身、靠座,扶站自动跳跃	4~6	手掌握物,伸双臂抓取面前物品,抓物入口

大运动发育进程	平均年龄(月)	精细运动发育进程
独坐,俯卧位以腹部为中心向左右旋转追逐物体	7	全掌抓握,玩弄物品,双手交换物品
独坐稳,会爬	8	敲打、捏弄及抛掷玩具桡掌或桡指抓握
扶栏杆站起	10	拇、示指对指抓握
扶物或牵手走	11	从杯中取出积木
独站	12	捏小丸、抛球

婴儿运动发育除观察上述行为外,还可以通过神经心理发育测量如丹佛发育筛查、儿－心量表、格塞尔发展量表等方法来评价婴儿运动发育。如运动发育存在明显异常,及早发现、及早干预。

9. 儿童认知发育的过程包括哪几个阶段?

认知是指人获得和使用知识的过程。认知发育从感知开始到理解,再涉及思维、记忆。儿童认知发育经历 4 个连续的阶段,感知运动阶段(0～2 岁)、前运算阶段(2～7 岁)、具体运算阶段(7～12 岁)和形式运算阶段(12～15 岁)。

(1)感知运动阶段:这个阶段的儿童凭感觉和动作适应外界环境。婴儿在 8 月龄时初步形成客体永存观念,如寻找掉落的毛线球或寻找被遮盖的玩具,即使看不到,仍认为客体存在会继续寻找。随着语言的发展而产生想象,想象萌芽出现在1.5～2 岁。

(2)前运算阶段:这个阶段儿童思维具有"自我中心"的特点,即看待事物从自己的角度出发。掌握语言符号,用语言表达需求,传递信息。获得了运用符号表征客体的能力,有了符号功能,儿童就能超越当前直接感知到的事物,在头脑中表征外界环境,进行表象思维。

(3)具体运算阶段:这个阶段的认知特点是儿童能理解事物的变化是可逆的,即出现了可逆思维。思维从单一中心中摆脱出来,能同时考虑事物的不同特征,认知活动有了更多随意性和自觉性,但儿童对事物的认识还需要具体的感性直观的支持。

(4)形式运算阶段:这个阶段儿童的认知已不局限于现实的事物,而能设想各种可能性;能对周围环境中的事物进行概括、假设,能在抽象的水平上进行推理。

儿童心理发展的 4 个连续的阶段,每一阶段是前一阶段的延伸。在认知成长的过程中,儿童都按照固定顺序从前一阶段过渡到后一阶段。

(魏 庄)

第三节 儿童神经心理评价

10. 儿童神经心理发育常用的测评方法有哪些?

儿童神经心理发育常用测评方法见表 1-4。

表 1-4 儿童神经心理发育常用测评方法

测评类型		具体测评方法	适合年龄
能力测验	筛查测验	丹佛发育筛查法(DDST)	5 岁以下
		绘人测试	5~9.5 岁
		图片词汇测试(PPVT)	4~9 岁
	诊断测验	Gesell 发育量表(结果以发育商 DQ 表示)	4 周~3 岁
		Bayley 婴儿发育量表(DQ)	2~30 个月
		Standford-Binet 智能量表(结果以智商 IQ 表示)	2~18 岁
		Wechsler 学前及初小智能表(WPP-SI)(IQ)	4~6.5 岁
		Wechsler 儿童智能表修订版(WISC-R)(IQ)	6~16 岁

测评类型	具体测评方法
适应性行为测试	国内现多采用日本 S－M 社会生活能力检查,即婴儿－初中学生社会生活能力量表

11. 儿童神经心理发育测评时需注意哪些事项?

(1)神经－心理发育测评只能检查是否有神经－精神发育障碍和障碍的程度,没有诊断疾病的意义,不可替代其他学科的检查。

(2)智力低下的诊断与分级,必须是诊断性能力测验与适应性行为评定结果相结合。

(3)在进行神经－心理发育测评及评价时要注意对测评结果有影响的因素:①了解测评时孩子的一般状态是否与平时一样。例如,是否有疾病(如发热、身体不适等情况),是否有饥饿、困倦、疲劳过度、烦躁等精神状态不佳或情绪的问题。②测评结果分析要综合多方面因素,如孩子的养育环境、语言表达(语种是否一致)、沟通技能等。③根据测评结果,给出指导建议,尤其对小年龄组的孩子,根据测评结果进行有针对性的指导和训练,对促进孩子的发育是非常重要也是非常有效的。

12. 儿童常见行为异常有哪些? 如何应对?

儿童常见行为异常及应对措施见表 1－5。

表1-5 儿童常见行为异常及应对措施

异常类型	预防与干预措施
吮手指	• 母乳喂养,合理满足孩子口腔需求; 避免婴儿期口腔满足不够,如人工喂养; 避免口腔满足过度,如全天叼着奶嘴、乳头 • 避免养育环境单调、孤独、忽视缓解婴幼儿紧张焦虑情绪; 建立安全依恋,满足婴幼儿的情感需求; 增加活动游戏,丰富环境刺激; 建立良好的家庭氛围 • 分散注意力法,不要直接强行制止或责罚 • 表扬奖励法,对此行为的减少及时给予强化 • 只有睡前吸吮手指的可以适当做口腔按摩 • 对严重吸吮手指引起牙齿畸形的可以用牙齿矫治器 • 避免不恰当的制止,禁止责骂与体罚
咬指甲	• 寻找压力源:情绪困扰、焦虑的原因 • 良好的亲子关系:民主型 • 让孩子明白咬指甲的害处 • 塑造良好的行为习惯:定期修剪指甲、及时奖励 • 厌恶疗法:苦味剂、戴指套 • 习惯矫正训练疗法:握住孩子的手,帮助自我控制能力的提高 • 责骂、惩罚无效

异常类型列中:
- 反复自主或不自主地吸吮拇指、示指或其他手指
- 4岁以后仍频繁发生

- 反复啃咬指甲(脚趾甲)
- 常见于5~18岁,可持续到18岁以后

续表

异常类型	预防与干预措施
撞头	• 儿童反复将头撞于硬物上的行为 • 常见于精神发育迟滞和自闭症的儿童 • 一般 8~9 个月开始,4 岁以后减少 • 常发生于就寝或睡眠中醒来时 • 持续时间:5 分钟到 4 个小时	• 适当让儿童进行有节律的运动:摇木马、荡秋千、打拍子,感觉统合训练 • 关注、满足孩子的情感需求 • 分散注意力 • 对为了达到某种目的的孩子采取消退疗法 • 表面上父母不要表现得过于紧张和过度关注 • 装上防护软垫或用手防护,但不要直接阻止(如拉拽孩子) • 精神发育迟滞和孤独症:药物治疗、必要时戴头盔保护
习惯性交叉擦腿	• 指儿童反复用手或其他物体摩擦自己外生殖器的行为 • 多见于 2 岁以后,幼儿至学龄前明显 • 至青春期后可演化为主观性的自慰行为 • 是年幼儿童发育过程中的正常现象 • 反复频繁发作会影响儿童的生活、学习 • 强行制止会引起儿童不满、反抗哭闹	• 避免诱发因素:如成人逗弄孩子的"小鸡鸡",穿紧身裤等 • 及时干预,以免日久形成习惯 • 治疗和消除局部刺激因素:如外阴炎、瘙痒等;穿宽松棉质内裤 • 上床后手放在被子外面,尽快入睡,大人在旁安抚、讲故事 • 早晨醒后尽快起床 • 发现幼儿双腿交叉,将其双腿轻轻分开,同时转移其注意力 • 增加户外活动和游戏,减少儿童寂寞自处时间,持续一段时间不再发生即可遗忘,年龄越小越容易遗忘 • 避免讽刺、羞辱、训斥、吓唬、打骂等不恰当的制止方法

续表

异常类型	预防与干预措施
夜间磨牙症	• 儿童夜间入睡后因咀嚼肌强有力的、持续的、非功能性的收缩，使上下牙列之间产生磨动，发出高调磨牙声 • 通常发生在睡眠的快动眼睡眠期 • 3~17岁多见，发生率约15% • 有家族倾向 • 白天咀嚼肌紧张、颞下颌关节痛、紧张性头痛、面部疼痛、颈部僵硬 • 牙和支持组织的永久性损害、咀嚼肌疼痛	• 器质性因素引起的，治疗原发病：如牙龈炎、肠道寄生虫等 • 寻找困扰儿童的情绪或心理因素，如紧张、恐惧、精神创伤等，家长配合予以疏导和解除 • 年长儿童如果有心理因素，必要时可以进行心理治疗 • 如果磨牙严重损害儿童的牙齿，必要时可以戴牙垫

（刘春阳）

第四节　生长发育偏离

13. 常见儿童体格生长偏离的类型及原因有哪些？

儿童体格生长偏离的类型及分析见表1-6。

表 1-6 儿童体格生长偏离的类型及评价分析

生长偏离类型		评价分析	
体重生长偏离	体重过重：体重 > 中位数 + 2SD 或 > P97 百分位	继续评价体重/身高（W/H）	正常范围（与身高发育平行）	正常（如家族性高身材）
			W/H > 中位数 + 2SD（体重发育水平超过身高）	肥胖
	低体重：体重 < 中位数 - 2SD 或 < P3 百分位	继续评价 W/H	正常范围（与身高发育平行）	正常（如家族性矮小）；或长期营养不良、出生低体重、慢性疾病等
			W/H < 中位数 - 2SD（体重发育水平低于身高）	消瘦：见于腹泻或其他急性疾病、近期营养不良等
身高（长）生长偏离	高身材：身高（长）> 中位数 + 2SD 或 > P97 百分位	正常	家族性高身材	
		或疾病情况	真性性早熟、垂体肿瘤、马方综合征等	
	身材矮小：身高（长）< 中位数 - 2SD 或 < P3 百分位为发育迟缓	匀称性矮小（身体上下部比例正常）	见于小于胎龄儿、体质性发育延迟、家族性身矮；也可见于长期营养不良、生长激素缺乏、生长因子异常、Turner 综合征、21 - 三体综合征等疾病情况	
		非匀称性矮小	见于先天性甲状腺功能低下、黏多糖病、软骨发育不全、成骨不全等疾病情况	

续表

生长偏离类型		评价分析	
头围生长偏离	头围过大：头围＞中位数＋2SD 或＞P97 百分位	结合智力测评、头颅磁共振等检查	正常遗传性头围大
			如果出生后头围迅速增长,超过正常增长速度,伴有囟门过大,可能有脑积水或蛛网膜囊肿等疾病情况
	头围过小：头围＜中位数－2SD 或＜P3 百分位	结合智力测评、头颅磁共振等检查	正常遗传性头围小
			疾病情况如小头畸形、脑发育不全等

14. 导致儿童生长发育偏离的常见因素有哪些?

儿童生长发育偏离的原因及分析见表1-7。

表1-7 儿童生长发育偏离的原因分析

常见因素	具体因素分析
遗传因素	种族、家族等遗传因素决定儿童的生长发育"轨道"；与遗传有关的代谢性疾病、内分泌疾病、染色体疾病等
营养	宫内营养状况；生后1~2年的营养(长期营养状况分析):营养与进食食物的种类、量有关,同时也与喂养方式、饮食习惯有关；营养结局
疾病	急性疾病常使体重减轻；长期慢性消化系统疾病(如胃食管反流)、慢性消耗性疾病等引起发育迟缓；反复发生的疾病(如反复发生的呼吸道感染)也会影响体格生长；内分泌疾病常影响身高的增长或导致身材匀称度的异常；先天性疾病如先心病时会引起生长发育迟缓

常见因素	具体因素分析
母孕期健康、营养状况	妊娠早期感染、服药、毒物接触； 孕期营养不良； 孕期精神创伤等
生活环境及精神状态	阳光、新鲜空气、清洁水源、无噪声、良好的生活习惯与护理、体格锻炼、完善的医疗保健会促进儿童的生长发育； 精神放松、愉快会促进儿童的生长发育； 长期精神紧张与虐待会导致发育迟缓

15. 常见语言发育障碍的类型、具体表现及原因有哪些?

常见语言发育障碍类型及原因分析见表 1 - 8。

表 1 - 8   语言发育障碍类型及原因分析

常见语言障碍类型	具体表现	常见原因
语言发育迟缓	言语发育落后于实际年龄	脑功能发育不全、自闭症、脑瘫等
功能性构音障碍	在没有任何运动障碍、听力障碍和形态异常等情况下,部分发音不清晰,如出现替代音、歪曲音、不送气音化等	可能与遗传、环境、轻微脑损伤等有关
运动性构音障碍	由于神经肌肉病变引起构音器官的运动障碍,出现发声和构音不清等症状	脑瘫、脑外伤、脑血管意外等
听力障碍所致的言语障碍	获得言语之前,特别是婴幼儿时期,中度以上的听力障碍所导致的言语障碍	各种引起听力障碍的情况如外伤、疾病等
器质性构音障碍	由于构音器官形态结构异常所致的构音障碍	如唇腭裂,发声器官如舌、喉部等肿瘤术后
获得性失语症	是言语获得后,由于大脑损伤所引起的言语功能受损或丧失	外伤、脑血管意外等

续表

常见语言障碍类型	具体表现	常见原因
口吃	是言语的流畅性障碍	可能是先天脑发育问题、后天学习、遗传及心理障碍等综合因素

16. 正常儿童语言发展进程及儿童语言发展的影响因素有哪些?

正常儿童语言发展过程见表1-9。

表1-9 正常儿童语言发展进程

年龄	语言发展进程
0~6个月	哭、笑、喉音、尝试模仿发音、单音节
7~8个月	咿呀学语,ba-ba、da-da、ma-ma
9~12个月	模仿成人的语音,与特定事物发生联系
1~1.5岁	有意义的单字、叠音、词 音声符号与肢体语言并存; 自言自语、难懂的成串句子
2~3岁	词汇丰富,成串长句子,复述熟悉的故事
3~4岁	掌握基本母语。词汇量1000个以上
6岁以内	口语发育基本完善

儿童语言发展的影响因素。①遗传:有家族史。②听力障碍:语言的感知、理解、表达均受影响。③神经系统发育、智力发育水平:影响语言的理解与表达。④养育环境影响语言发展:辅食添加过晚或食物过于精细,缺乏咀嚼,会影响口腔功能的发育;在孩子基本掌握母语之前,语言环境过于复杂、差异过大会影响孩子的语言发展;在孩子语言发育的关键期(尤其是3岁以内),主要抚养人的语量、交流方式、交流态度对孩子的语言发展有重要影响;环境剥夺,忽视(缺乏人类的语言环境),缺乏必

要的视听刺激,极少或没有语言交流;过度满足、过度溺爱,会使孩子失去语言表达的强烈愿望,从而阻碍语言的发展。

17. 促进儿童语言发展的方法有哪些?

(1)交流:交流从出生即开始,不同年龄使用不同的交流方法。①婴儿早期:与婴儿进行目光交流;主动诱导和积极回应孩子的交流信号,如目光注视、发音模仿等;丰富的表情变化(如微笑等),配合丰富的发音与情境结合的语言解说。②6个月以后:发音时让宝宝看到口型,配合肢体语言、发声游戏。③1~1.5岁以后:多用声音符号交流,能理解时逐渐减少肢体语言,示范正确的语音、句子,语言不要过于复杂,语句不要太长,说话要慢、短、清晰。

(2)促进口腔运动功能和运动的协调性发展:①按时添加辅食,食物要多样化,常吃适合年龄的韧性食物。②口腔游戏:亲吻、鼓腮、吹喇叭、轮替游戏、咂舌游戏等。③多样性发声游戏:模仿各种动物叫声、火车声及自然界的各种声音。

(3)对孩子发错的音要给予正确的语音提示,提供良好的语言环境,足够的语量、适度的语速、没有过于复杂的语言差异;结合日常生活,随时随地结合情境,多用语言与孩子进行交流,多重复;让孩子有语言表达的需求,避免过度照顾,避免语言发展停留在幼儿语、肢体语言阶段;玩背诗、儿歌、接字游戏,每天固定时间读书、讲故事,避免长时间看电视。

(4)定期听力筛查:有听力障碍者(尤其是中度以上的)6个月或更早期即可做听力补偿。

(5)唇腭裂及时手术(最好是2岁以前),有语言障碍者尽早开始语言训练。

(6)有智力发育迟缓者要早期进行综合训练。

18. 如何早期发现儿童自闭倾向？

（1）婴儿期自闭倾向的行为表现：①从婴儿期即表现为难养育型，睡觉少，好尖叫，难以安抚。②不需要或不接受父母的爱抚，对拥抱缺乏回应。③没有或回避目光对视，没有对人微笑。④被推着走、抛着玩，听音乐、节奏感强的声音，或震动时才能安静。⑤不喜欢洗澡、穿衣服。⑥整天不声不响地躺着，或长时间玩手。⑦不注意周围的环境和父母的来往。⑧对一般玩具不感兴趣。⑨6~7个月时不认生。⑩异于正常儿童的发育规律，如2岁左右很快认很多字但不理解字或句子的含义，7个月时会叫爸妈，但没有进一步的语言发展。

（2）幼儿期自闭倾向的行为表现：①2~3岁不会说话。②有说话的能力但仅是自言自语或说难懂的句子，不会用语言进行主动交流和回应别人的交流。③没有目光交流，不能注视母亲或抚养人的视线。④不关注别的小朋友，没有语言交流或互动游戏。⑤活动剧烈、多动，不能安静；不知道危险、没有恐惧感。⑥不能用语言表达需求，不会用示指指物；发脾气、尖叫、咬人、撞头等。⑦不会玩想象游戏（如骑着木棍假装骑马，口中发出马奔跑的哒哒声）。⑧独立能力差，自理能力差；不喜欢或不接受改变（如穿固定的衣服或鞋袜，使用固定的毛巾或枕巾，对改变强烈拒绝）。⑨喜欢机械性操作但常常比较单一，长时间摆弄特殊物体（如门把手）；特殊偏爱某种玩具（如汽车）但玩法怪异（如只是长时间转动汽车轮子）。⑩喜欢电视中的广告，爱哼唱广告音乐。

19. 良好睡眠习惯包括哪些？如何培养儿童良好的睡眠习惯？

（1）良好睡眠习惯包括：①睡眠有规律。②有昼夜节律。③独自自动入睡。④夜间醒来后能重新再次入睡。⑤没有频繁夜醒和睡眠不安。⑥没有异态睡眠。

(2)培养良好睡眠习惯的方法见表1-10。

表1-10　培养良好睡眠习惯的方法

良好睡眠习惯	具体培养方法
培养昼夜节律	• 白天:室内光线适当亮一些;有轻微的背景声音,不需要太安静;白天睡眠时间不要过多,与夜间睡眠时间间隔3~5小时 • 夜间:睡前定时喂奶、进食;固定睡前模式,固定时间上床,自动入睡;熄灯,睡着后保持黑暗;安静,避免噪声;减少护理干扰
培养独自自动入睡	• 小婴儿到了睡觉时间,在清醒时就将其放到床上 • 避免不恰当安慰行为及建立错误助眠模式:抱着走、摇晃、叼奶头等(孩子的要求会逐渐升级) • 孩子会逐渐学会让自己平静下来 • 大孩子可以借助适当的安慰物:小熊,短时间开小夜灯 • 睡前有3~5小时清醒时间 • 固定就寝时间:晚8点左右,不能晚于9点 • 睡前模式固定(20~30分钟完成):刷牙-洗澡-换睡衣-排尿-上床-按摩-灯光调暗-睡前故事-安静状态-关灯 • 睡眠一旦建立规律,不要轻易打破(如周末或外出旅游也要尽量保持以往的规律) • 在孩子的特殊时期(如生病期间)不要不经意间养成不良习惯
夜间醒来后重新再次入睡	• 在睡眠周期转换时不要过多扰动孩子 • 在孩子夜醒时适当安慰:等待、适度安慰 • 不要一醒就喂奶,避免用叼奶头哄孩子 • 夜醒时降低护理干扰 • 不要开灯陪孩子玩耍:在孩子偶尔夜醒时开灯玩耍,会使此行为延续下来 • 消除导致孩子夜醒的原因:环境不适、过敏、疼痛、饥饿、过饱、频繁喂母乳 • 良好的母婴关系、稳定温馨的家庭环境

20. 睡眠障碍的原因及干预方法有哪些?

(1)睡眠障碍常见原因:①没有培养孩子良好睡眠习惯的过程。②既往养成不良睡眠习惯,如抱着走、摇晃、长时间叼奶头用喂奶哄孩子。③环境问题。睡眠环境不良,或环境突然改变(如换地方、陌生环境、更换抚养人等)。④父母过度关注儿童睡眠。⑤家庭、社会因素。家庭暴力;缺乏亲人关爱;社会动荡(如战争)。⑥躯体不适。中耳炎;湿疹等过敏性疾病;维生素 D 缺乏性佝偻病;中枢功能紊乱;肠痉挛等。⑦精神、情绪问题。心理压力过大;恐惧;抑郁;精神创伤等。⑧儿童器质性疾病与遗传因素。

(2)睡眠障碍的干预方法:①分析查找原因,对因调整。②对已经形成不良习惯的儿童,降低不当助眠行为,逐渐回归。③对昼夜节律紊乱的婴幼儿,可采用光疗。④对夜醒多、不能自动入睡的婴幼儿,采取渐进式延长应答时间,降低刺激强度,一般 1 周有效。⑤对夜间频繁吃奶的婴幼儿,采取渐进式推后喂奶时间(使喂奶次数减少),减少奶量逐渐过渡到少量水,逐渐停止。⑥安抚儿童情绪,使之有安全感,白天有足够的亲子活动时间。⑦2~3 岁儿童,可进行想象引导和自我暗示。⑧对情绪紧张的儿童,可以进行系统放松练习。⑨一旦建立良好的睡眠—觉醒作息时间,要保持一致性和连贯性。⑩避免潜在睡眠剥夺。

(刘春阳)

第五节 各年龄期儿童的保健重点

21. 新生儿家庭护理要点有哪些?

(1)环境:居室阳光充足、空气新鲜,室温保持在 22~24℃,

相对湿度维持在 55% ~60% 为宜。

(2)喂养:尽早母乳喂养,纯母乳喂养的新生儿生后 2 周开始补充维生素 D,400IU/d。

(3)皮肤护理:保持皮肤清洁,尤其注意头颈、腋窝、会阴等皮肤皱褶处。注意保持脐部清洁干燥。避免给新生儿挤乳头、擦口腔。新生儿衣物应柔软、宽大。

(4)促进感知觉、运动发育:不要限制四肢活动自由,双手能外露触摸物体。看色彩鲜艳的玩具、听柔和的声音,母亲要常抱新生儿,并和他说话。

(5)预防感染:护理新生儿前后必须洗手,凡患有上呼吸道感染、腹泻、皮肤感染及传染病时不可接触新生儿。新生儿用具要每日煮沸消毒,要按时接种疫苗。母亲"大三阳",不宜母乳喂养。

(6)新生儿疾病筛查:新生儿听力筛查、先天性甲状腺功能低下和苯丙酮尿症筛查;先天性髋关节发育不良检查。

(7)新生儿家庭访视:新生儿出生 28 天内访视 2 次,高危儿访视 3 次。家访内容:了解新生儿出生情况和居住环境,喂养、护理、预防接种情况;观察新生儿一般情况,注意有无黄疸、产伤、畸形、皮肤和脐部感染等;全身体格检查包括头颅、前囟、心、肺、腹、四肢、外生殖器等;测量体重、头围;指导喂养、护理;进行新生儿行为测评及视力、听力检测;发现问题及时转诊。

22. 婴幼儿保健要点有哪些内容?

(1)饮食:母乳是婴儿最好的天然食物,不能母乳喂养或母乳不充足时选择配方奶喂养。婴儿期食物以乳类为主,4 ~6 个月时逐渐添加泥糊状食品。幼儿期要提供丰富平衡的膳食,食物种类、质地较接近成人食物。

(2)定期健康检查:定期健康检查可早期发现问题,早期干预。

(3)运动:婴儿期每日户外活动 1 ~2 小时,幼儿期可逐渐延长户外活动的时间。

（4）促进情感、运动、语言、感知觉发育：应多给予婴幼儿爱抚及亲切的面容以培养良好的情绪和情感；为婴幼儿创造合适的游戏运动环境；2～3岁是口头语言发展的最佳年龄，应鼓励孩子大胆说话，引导他用语言表达自己的愿望、要求和感觉；让孩子多接触自然和社会环境，多动手以亲身感知事物，鼓励孩子的创造精神。

（5）生活技能、能力的培养：婴儿期注意培养婴儿良好的睡眠习惯、进食技能及如厕训练；幼儿期注意培养幼儿独立的生活能力，养成良好的生活习惯及生活规律。

（6）口腔保健：婴儿期注意使用奶瓶的正确姿势，不宜含乳头或奶嘴入睡，不良的吸吮习惯会影响口腔的发育。幼儿期开始给幼儿刷牙，1岁后应断离奶瓶。

（7）预防疾病、意外伤害：提倡母乳喂养，按时完成疫苗接种、养成良好卫生习惯，预防疾病。预防异物吸入、烧伤、烫伤、高处坠落等意外伤害。

（8）疾病筛查：定期筛查常见病，如缺铁性贫血、发育异常、视力异常、听力异常、维生素D缺乏性佝偻病、食物过敏、先天性髋关节发育不良、泌尿系感染和寄生虫感染等。

（魏　庄）

第六节　儿童保健的具体措施

23. 儿童计划免疫程序包括哪些内容？

免疫程序各国不同。在我国免疫规划程序内的疫苗接种，也称一类疫苗，是指由政府出资免费为儿童进行接种的疫苗。儿童疫苗免疫程序见表1–11。

表1-11 我国儿童疫苗免疫程序

疫　苗	接种对象月(年)龄	接种剂次	接种途径	接种剂量/剂次
乙肝疫苗	0、1、6月龄	3	肌内注射	酵母苗 5μg/0.5ml，CHO 苗 10μg/1ml、20μg/1ml
卡介苗	出生时	1	皮内注射	0.1ml
脊灰疫苗	2、3、4月龄，4周岁	4	口服	1粒
白百破疫苗	3、4、5月龄，18~24月龄	4	肌内注射	0.5ml
白破疫苗	6周岁	1	肌内注射	0.5ml
麻风疫苗(麻疹疫苗)	8月龄	1	皮下注射	0.5ml
麻腮风疫苗	18~24月龄	1	皮下注射	0.5ml
乙脑减毒活疫苗	8月龄，2周岁	2	皮下注射	0.5ml
A群流脑疫苗	6~18月龄	2	皮下注射	30μg/0.5ml
A+C流脑疫苗	3周岁，6周岁	2	皮下注射	100μg/0.5ml
甲肝减毒活疫苗	18月龄	1	皮下注射	1ml
出血热疫苗(双价)	16~60周岁	3	肌内注射	1ml
炭疽疫苗	炭疽疫情发生时，病例或病畜间接接触者及疫点周围高危人群	1	皮上划痕	0.05ml(2滴)
钩体疫苗	流行地区可能接触疫水的7~60岁高危人群	2	皮下注射	成人第1剂0.5ml，第2剂1.0ml；7~13岁剂量减半，必要时7岁以下儿童依据年龄、体重酌量注射，不超过成人剂量1/4
乙脑灭活疫苗	8月龄(2剂次)，2周岁，6周岁	4	皮下注射	0.5ml
甲肝灭活疫苗	18月龄，24~30月龄	2	肌内注射	0.5ml

注:摘自《扩大国家免疫规划实施方案》。

除上述疫苗外,还有一些疫苗如水痘减毒活疫苗、b 型流感嗜血杆菌疫苗、23 价肺炎球菌多糖疫苗、7 价肺炎球菌结合疫苗、口服轮状病毒疫苗、甲乙肝联合疫苗、人用狂犬病纯化疫苗、伤寒 Vi 多糖疫苗等,这些疫苗尚未列入我国儿童疫苗免疫程序内,可自愿、自费接种此类疫苗。

24. 疫苗接种后有哪些常见的一般反应？如何处理？

（1）一般反应:疫苗接种后常见的一般反应是由疫苗本身固有的特性所引起的反应,反应较轻微、局限,呈现一过性。①局部反应:疫苗接种后局部出现红肿、疼痛和硬结。红肿常出现在皮下注射后数小时至 24 小时或稍后,常伴疼痛,这种反应多在 48 ~ 72 小时内消失。硬结常出现在接种含吸附剂的疫苗,7 天至 2 ~ 3 个月消退,部分硬结较长时间消退。卡介苗化脓及瘢痕出现在接种卡介苗 2 周左右,接种部位出现红肿,以后化脓或溃疡,3 个月内结痂脱落,留有瘢痕。②发热:疫苗引起的发热反应体温一般不超过 38.5℃,在接种灭活疫苗后 6 ~ 24 小时或接种减毒活疫苗后 5 ~ 7 天出现。持续 1 ~ 2 天,很少有 3 天以上者。③皮疹:麻疹、腮腺炎、风疹疫苗接种后 5 ~ 7 天出现稀疏皮疹,一般 7 ~ 10 天消退。水痘疫苗接种后 12 ~ 21 天常出现丘疹 - 水疱或疱疹,数量少,不结痂,发热轻。④乏力、全身不适、烦躁不安等全身症状,一般 1 ~ 2 天症状消失。

（2）处理原则:①注意休息,多饮水,加强观察,防止继发感染。②局部反应,一般不需特殊处理。较重的局部反应,可用干净的毛巾热敷,每日数次,每次 10 ~ 15 分钟。③卡介苗引起的局部反应,应加强护理,勤换衣服,严禁挤压或冷、热敷。无需处理,脓疱会逐渐自行吸收或破溃成溃疡,3 个月内结痂脱落而形成卡疤。如局部破溃,严重时可外用抗生素,预防感染。④皮疹、低热一般无需特殊处理,全身反应严重或出现高热者,需对症处理。

25. 疫苗接种的一般禁忌证有哪些?

一般禁忌证是指适用于各种疫苗接种的禁忌证。

(1)该疫苗既往接种后有严重过敏反应或对疫苗成分过敏者。

(2)某种传染病的流行期不宜进行相关疫苗的接种,如每年7、8、9月不接种乙型脑炎疫苗。

(3)有既往病史者:患过某种传染病,可获得较长期的病后免疫,在近期内可不接种相应的疫苗。

(4)发热,特别是高热的人,应暂缓接种疫苗。

(5)急性传染病的潜伏期、前驱期、发病期及恢复期(一般指病后1个月内)除可以进行应急接种的疫苗外,也应暂缓接种疫苗。

(6)有过敏性体质的人接种疫苗,常可引起过敏反应。对有过敏性体质、支气管哮喘、荨麻疹、血小板减少性紫癜、食物过敏史者,在接种疫苗前应详细了解过敏原,属于含有该过敏原的疫苗不予接种。

(7)重症慢性疾患如活动性肺结核、心脏代偿功能不全、急慢性肾脏病变、肝硬化、血液系统疾患、活动性风湿病、严重化脓性皮肤病等患者应暂缓接种。

(8)神经系统疾患和精神病患者,如患有癫痫、癔症、脑炎后遗症、抽搐等疾病或有既往病史者,接种疫苗时应持慎重态度,尤其是接种乙型脑炎疫苗、白百破混合疫苗和流脑多糖疫苗时更应慎重。

(9)严重营养不良,尤其是1岁以下的婴儿具有严重营养不良、消化功能紊乱或障碍者应暂不接种疫苗。

26. 疫苗接种有哪些特殊禁忌证?

特殊禁忌证是根据各种疫苗的性质,针对该疫苗所规定的禁忌证。

(1)活疫苗接种的禁忌证:已知的严重免疫缺陷患者,如血液性和实质肿瘤患者、接受化疗者、先天性免疫缺陷者、长期接受免疫抑制剂治疗者、脾切除而使免疫功能受到抑制者及严重免疫功能不全(如获得性人类免疫缺陷病毒感染患者),均不能使用活疫苗。近6周曾注射过丙种球蛋白、免疫球蛋白或其他被动免疫制剂应推迟活疫苗免疫接种的时间。

(2)接种前过敏试验证明为敏感者或是传染者,如结核菌素试验阳性者不宜接种卡介苗,锡克试验阴性者不需接种白喉疫苗。

(3)常用疫苗的特殊禁忌证:①白百破混合疫苗。既往有神经系统疾患或脑病史者,接种白百破混合疫苗后,如出现严重异常反应,如休克、持续尖叫、体温超过40℃、惊厥、严重的意识改变、全身或局部神经症状、过敏反应等;接种含破伤风类毒素疫苗6周内发生吉兰-巴雷综合征者应暂缓以后针次的接种;肾炎的恢复期及慢性肾炎患者禁用白喉疫苗。②卡介苗。患有湿疹、化脓性中耳炎或其他严重皮肤病者禁忌接种。③脊髓灰质炎疫苗。严重的腹泻患者,可在疾病康复后使用。对牛奶或牛奶制品过敏者不能服用含牛奶成分的脊髓灰质炎疫苗。④接种前11个月内接受过含抗体的血液制品是麻风腮、水痘疫苗接种的慎用证;应该在输入血液制品前14天进行接种或延迟至抗体已经衰减后接种。近期使用血液制品不是灭活疫苗的禁忌证。

27.0~6岁儿童定期健康检查的具体内容有哪些?

定期健康检查是指对儿童按一定的时间间隔进行体格检查和神经精神发育检查。定期健康检查能够系统观察儿童生长发育和营养状况,及早发现儿童在护理、喂养、教育等方面存在的问题及异常情况,及时干预。

（1）检查次数：新生儿期检查 2～3 次，高危儿适当增加检查次数；出生后 6 个月内每月检查 1 次，7 月龄～1 岁每 2 个月检查一次；生后第 2、3 年每 6 个月检查一次；3 岁以上儿童每年检查一次。

（2）具体内容：①询问个人史及既往史。②体格测量及评价。测量身高和体重，2 岁以内儿童还可以增加头围和胸围的测量。③全身各系统检查。检查儿童的心、肺、肝、脾、四肢、皮肤及五官有无异常。婴幼儿还需检查前囟和牙齿，观察有无佝偻病体征。④实验室检查。6～9 月龄婴儿检查一次血红蛋白，1 岁以上的儿童每年检查一次血红蛋白。定期检测尿常规、便常规等。⑤常见疾病的筛查、诊治。⑥儿童心理行为、智力检查。⑦咨询指导。

（魏　庄）

第七节　婴儿喂养方法

28. 如何成功进行母乳喂养？

母乳喂养的方法见表 1－12。

表 1－12　成功建立母乳喂养的方法

方　法	具体措施
产前准备	生理准备：孕期合理营养，体重增加适当
	心理准备：有母乳喂养的信心，有强烈哺喂母乳的愿望
乳头保健	妊娠后期每日清水擦洗乳头，乳头凹陷者每日牵拉乳头数次
	哺乳后挤出少许乳汁涂在乳头上，防止乳头皲裂

续表

方　法	具体措施
婴儿频繁、有力吸吮（可刺激并维持催乳素、缩宫素分泌）	早开奶：产后15分钟至2小时内开奶
	按需哺乳，即随饿随喂，昼夜哺乳，一般每天不少于8～12次
	催乳素维持—泌乳反射；缩宫素分泌—射乳反射
乳房护理（排空乳房，促进分泌）	哺乳前湿热敷乳房，按摩乳房，刺激射乳反射
	每次左右乳房轮流喂哺，如有剩余奶可用吸奶器吸出
正确喂哺技巧	哺乳前用乳头触碰婴儿的口唇
	婴儿张口含接乳头正确
	避免早期使用人工乳头
乳母营养良好，睡眠充足（避免紧张和疲劳）	饮食含有丰富的蛋白质、维生素、矿物质、充足的能量
	保持心情愉快、放松；心情抑郁、紧张会抑制泌乳

29. 婴儿拒食母乳的常见原因有哪些？如何判断母乳喂养是否充足？

（1）婴儿拒食母乳的常见原因：①早期使用人工乳头，产生乳头错觉。②母亲有乳头凹陷等乳房问题。③喂奶时婴儿不舒服或疼痛。抱姿不正确（如过紧、身体扭曲）；中耳炎疼痛；湿疹疼痛等。④喂奶时乳头含接不正确，孩子吸不到奶，如没有含住乳晕只是叼住乳头。⑤喂奶时发生过严重呛奶，如母乳流出过急，呛到孩子。⑥母乳味道改变，如母亲饮食改变。⑦母亲味道改变，如更换化妆品。⑧过敏。母亲食物中有引起婴儿过敏的成分。⑨母乳不足。

（2）判断母乳是否充足的方法：①喂奶前乳房充盈，喂奶时有下奶的感觉，宝宝有连续的吞咽动作，可以听到吞咽声。喂奶后乳房柔软。②宝宝吃奶后能安静入睡，醒后眼睛明亮，反应灵活，情绪好。③宝宝每天排尿6次以上，大便颜色和量正常。④生理性体重下降恢复以后（10～14天以后），体重每周增长大于150g,满月体重增长大于600g,以上情况表明母乳是充足的。

30. 母乳不足常见的原因及干预措施有哪些?

母乳喂养不成功的主要原因之一是母乳分泌不足,了解母乳分泌的影响因素,有针对性地预防和干预会大大提高母乳喂养的成功率(表1-13)。

表1-13 母乳不足常见因素及应对策略

母乳不足常见因素	应对策略
产前心理准备不足	• 让孕妇知晓母乳喂养的好处 • 解释和化解对母乳喂养的疑虑和担心 • 在哺乳期间有母乳喂养支持组织的帮助
母亲在孕期及哺乳期的营养状况	• 乳母的饮食应结合乳母以往的饮食习惯,吃富含蛋白质、维生素、矿物质和充足能量的食物 • 必要时可适当吃些下奶食物或催奶中药,如猪蹄炖通草、鲫鱼汤、催乳宝等
乳母的精神状态:情志郁结、抑郁会明显影响母乳分泌	• 乳母自身要注意情绪的调节 • 同时丈夫或家人要积极配合
乳母的睡眠:良好充足的睡眠才能保证母乳分泌	• 家人配合,保证乳母有足够的睡眠时间 • 避免噪声,提供良好的睡眠环境
乳母过度担心和焦虑:担心宝宝的健康、睡眠、吃奶、大小便、发育是否正常——影响乳汁分泌	• 加强医疗保健服务,帮助妈妈客观判断宝宝是否健康,消除妈妈的疑虑和担心
担心孩子吃不饱,过量添加代乳品	• 按照评价标准客观判断母乳是否充足,如婴儿每天小便次数、大便量、精神状态、体重增长情况等 • 评价结果母乳够吃,就不要轻易过早添加代乳品,如果添加也要注意代乳品的量

续表

母乳不足常见因素	应对策略
乳母过度疲劳:会减少乳汁的分泌	• 家人配合,分担乳母护理婴儿、操持家务的工作强度 • 保证乳母的休息和睡眠
哺乳姿势、方法不正确:孩子不能有效地吸到母乳	• 哺乳技巧的培训,帮助乳母调整喂奶方法
挤出母乳用奶瓶喂养:没有孩子有力吸吮对乳头的刺激,使催产素和催乳素的分泌量减少	• 尽量让孩子多吸吮母亲乳头,自然喂哺
婴儿吸吮力弱:如早产儿、极低体重儿、唇腭裂儿	• 必要时短期使用辅助排乳,如使用吸奶器或手工挤奶
乳房排空不良:早期婴儿吃奶量较少而相对乳汁分泌量过多;或婴儿吃奶含接方法不对不能使乳房排空	• 哺乳时尽量先吸空一侧乳房,再喂另一侧,两侧交替喂哺 • 如果喂奶后乳汁剩余较多,可将剩余奶挤出,使乳房适度排空
乳头皲裂、疼痛:疼痛会抑制乳汁分泌	• 婴儿吃奶时正确含接乳头 • 吃奶后挤出少许母乳涂抹在乳头上 • 积极治疗乳头皲裂
过早过频使用人工乳头:形成乳头错觉	• 避免使用人工乳头 • 如果必要使用,也不要过于频繁
母婴分离:由于婴儿生病或乳母生病	• 挤出母乳:手工挤出或使用吸奶器

31. 婴儿期如何添加辅食?

添加辅食的方法见表 1 – 14。

表 1 - 14　添加辅食时间、原则及方式

辅食添加	具体内容
开始添加时间	4~6 个月
开始添加信号	几周安睡后常于夜间醒来； 进食后不满足，或体重增长不良； 坐位可控制头自由转动
添加原则	由少到多：如米粉由 1 勺—2 勺—多勺； 一种到多种：如菜泥的引入，每种适应 3~7 天。易于发现过敏食物； 由细到粗：泥茸—碎末—软食。学习咀嚼； 一种新食物可以试喂 10~15 次：多次体验可以改变对新食物的抵抗
添加方式	用勺、杯、碗；由喂食到自食

表 1 - 15　辅食添加种类及餐次

月龄	食物性状	种类	餐次	进食技能
4~6 个月	泥、茸状食物	配方奶、强化米粉、菜泥、水果泥（蛋黄）	6 次奶（断夜奶），一次辅食	用勺喂
7~9 个月	碎末状食物	米粉、粥、烂面、菜末、蛋羹、鱼泥、肉泥、肉末、肝泥、豆腐、水果	3~4 次奶,2 次辅食,一次水果	学用杯
10~12 个月	碎食物、指状食物	软饭、烂面、碎肉、碎菜、蛋、鱼、豆制品、水果	3 次奶,2 餐饭,一次水果	手抓食、自用勺、断奶瓶

　　注:进餐频繁:超过 7~8 次/天或夜间进食,会造成胃排空不足,饥饿感缺失,缺乏食欲。过度喂养,会导致肥胖。

32. 辅食添加的注意事项有哪些?

　　(1)个体差异:开始添加辅食的时间、量、速度有个体差异,

添加期间,要观察宝宝的适应情况,如大便情况(有无消化不良)、有无烦躁、过敏、不舒服(如肠痉挛)等。胃肠功能比较弱的孩子适应时间要长一些,添加速度要慢一些。

(2)每种新食物要适应3~5天,观察有无过敏情况,如湿疹加重、皮疹、肠痉挛等,如有过敏情况,此食物要延迟1~2个月后再试喂。

(3)对于母亲感觉辅食添加困难的孩子,要仔细寻找分析原因,如果没有过敏、肠痉挛等特殊情况,耐心试喂每种食物10~15次,让孩子逐渐适应和接受。

(4)将辅食调成糊状用勺喂,如米糊、蛋黄泥(用水、米汤、奶调制都可以),不建议将辅食加入奶中或调成流食用奶瓶喝,因为辅食添加过程也是学习"吃"的过程,用奶瓶喝流质食物和用勺摄取半固体、固体食物是不一样的进食过程,"喝食物"不利于孩子学习用舌运送食物和学习咀嚼,以后也不利于接受质地更粗的有渣食物;另外,辅食添加过程也是培养孩子良好饮食习惯的过程,要逐渐学会使用勺、杯、碗等餐具。

(5)进食时环境要安静,让孩子兴趣保持在食物和进食上,而不能用过多的逗引、哄骗、看电视、分散注意力等方法强迫宝宝吃。

(6)在孩子腹泻或生病期间暂缓添加新食物。

(7)米粉、各种菜泥、肉泥、肝泥、鱼泥可以选用市售的婴儿泥糊状食品,其营养配比合理,容易消化吸收;蛋黄泥、蛋羹、水果泥可以自己制作。

(8)辅食不宜添加过早或过晚:①添加过早,会影响母乳铁的吸收;增加食物过敏机会;增加肠道感染机会。②添加过晚,会造成进食行为异常,错过味觉发育和学习咀嚼的关键期,拒绝新食物和有渣食物;出现过度依恋母乳,断母乳困难,拒绝乳类以外的其他食物;营养不良。

33. 培养良好的饮食习惯包括哪些内容？

（1）孩子接受与其年龄相符的食物（质地、量）：如随着孩子的长大，水果逐渐由果泥到果片、果块儿、整个水果（用切牙切割、嚼着吃）。菜由菜泥到碎菜、菜丁、丝、片、段。肉由肉泥到肉末、碎肉、肉丝、肉片、肉块。

（2）接受多样化食物，不偏食、挑食：主食、各种蔬菜、肉类、蛋等都要吃。

（3）有与年龄相符的进餐技能：6~8个月能捧住奶瓶；8~10个月能抓取食物，自喂饼干，喜欢新食物；10~12个月能灵巧抓取食物，会握杯子；12~15个月要求自己吃不要帮助，会用勺吃食物（有撒落）；15~18个月吃得快，能很好地使用杯子和勺；1.5~2岁能用勺和手自己进食，会要求进食；2~3岁能帮忙布置进餐，懂得寻找冰箱里的食物享用；3~4岁饭前自己洗手，喜欢准备食物，能很好地使用餐具进食；4~6岁参与准备食物，就餐前布置餐桌，餐后帮忙清洁餐桌。

（4）有良好的进餐心理，喜欢进餐、懂得享受食物：如听到"开饭了"很高兴，听到"好吃的、有营养的"就想尝尝。

（5）关注食物的"营养价值"，喜欢了解食物。

（6）懂得进餐的礼节：如餐前洗手，摆放好食物后懂得"等待"，好吃的能与别人分享而不是独占。

（7）没有不良的进食习惯：如过甜、过咸饮食，暴饮暴食；没有饮食过量（肥胖）和饮食不足（营养不良）的情况。

（8）进餐有规律。

34. 不良饮食习惯有哪些？如何应对？

常见饮食问题及应对策略见表1-16。

表 1-16 常见饮食问题及应对策略

常见饮食问题	预防及应对策略
过度恋奶,拒绝其他食物	• 按时添加辅食 • 对不喜欢的食物要多次尝试(10~15次) • 以讲故事的方式引导鼓励 • 对懂得一些道理的孩子可以讲解简单营养知识
只吃糊状食物,拒绝需要咀嚼的食物	• 按时提供适龄食物(品种、质地、大小) • 允许小婴儿吃手、啃玩具,降低口腔敏感 • 逐渐训练:碎菜、肉末、条、片、块
拒绝自己进餐	• 婴儿期自喂饼干 • 当孩子有尝试使用餐具和自己进食的欲望时,提供条件、不要阻断 • 2岁左右有意识地培养孩子使用餐具和独立进餐能力 • 提高口腔运动功能、协调能力的训练:唇、舌、牙
畏食	• 提供质地、色、香、味符合孩子年龄的食物 • 进食时间有规律,使孩子有饥饿感 • 不强迫进食,不要求每次都要吃"够量",进餐气氛愉快 • 允许孩子自己吃,选择合适的餐具 • 适量有规律地进行户外活动,餐前避免活动过度 • 减少或禁止零食、饮料、冷饮,尤其是餐前1~2小时 • 服用改善消化功能的药物
儿童偏食、挑食、拒绝正餐	• 脱敏法:少量、隐藏、改变烹调方式 • 强化法:鼓励、奖赏 • 饥饿疗法 • 尊重孩子对食物的喜好,给孩子选择的权利 • 给予能理解的营养知识 • 让孩子参与食品的制作 • 讲故事、榜样,进餐时谈论与食物营养有关的话题

(刘春阳 魏 庄)

第二章　新生儿疾病

第一节　新生儿医学总论

1. 新生儿的常见分类方法有哪些？

（1）根据出生时胎龄分类。①足月儿：是指出生时胎龄满37周、不满42周，即37周≤胎龄<42周（260～293天）；②早产儿：是指出生时胎龄满28周、不满37周，即28周≤胎龄<37周（≤259天）；③过期产儿：胎龄≥42周（≥294天）。

（2）根据出生体重分类。①正常出生体重儿（NBW）：出生体重在2500～3999g。②低出生体重儿（LBW）：出生体重<2500g。其中出生体重<1500g，称极低出生体重儿（VLBW）；出生体重<1000g，称超低出生体重儿（ELBW）。③巨大儿：出生体重≥4000g。

（3）根据出生体重与胎龄关系分类。①小于胎龄儿（SGA）：出生体重在同胎龄儿平均体重的第10百分位以下。②适于胎龄儿（AGA）：出生体重在同胎龄儿平均体重的第10～90百分位。③大于胎龄儿（LGA）：出生体重在同胎龄儿平均体重的第90百分位以上。

（4）根据生后周龄分类。①早期新生儿：指出生1周以内的新生儿。②晚期新生儿：指出生第2～4周的新生儿。

2. 如何做新生儿简易胎龄评估?

简易胎龄评估方法见表2-1。

表2-1 简易胎龄评估法

体征*	0分	1分	2分	3分	4分
足底纹理	无	前半部红痕不明显	红痕>前半部,褶痕<前1/3	褶痕>前2/3	明显深的褶痕>前2/3
乳头	难认,无乳晕	明显可见,乳晕淡、平,直径<0.75cm	乳晕呈点状,边缘突起,直径<0.75cm	乳晕呈点状,边缘突起,直径>0.75cm	
指甲		未达指尖	已达指尖	超过指尖	
皮肤组织	很薄,胶冻状	薄而光滑	光滑,中等厚度,皮疹或表皮翘起	稍厚,表皮皱裂翘起,以手足为最明显	厚,羊皮纸样,皱裂深浅不一

注:*各体征的评分如介于两者之间,可用其均数。胎龄周数=总分+27

3. NBNA 指的是什么? 如何操作?

NBNA 指的是新生儿行为神经测定,是吸取美国 Brazelton 新生儿行为评分和法国 Amiel-Tison 神经运动评估等方法的优点,结合国内的经验建立的我国新生儿20项行为神经检查方法,能较全面反映新生儿的大脑功能状态,有助于发现各种有害因素造成的轻微脑损伤。详见表2-2。

表2-2 足月新生儿行为神经评分表

项目	检查时状态	评分		
		0	1	2
行为能力				
1. 对光习惯形成	睡眠	≥11	7~10	≤6

项目	检查时状态	评分		
		0	1	2
2. 对声音习惯形成	睡眠	≥11	7~10	≤6
3. 对格格声反应	安静觉醒	头眼不转动	头或眼转动 <60°	头或眼转动 ≥60°
被动肌张力				
4. 对说话的脸反应	同上	同上	同上	同上
5. 对红球反应	同上	同上	同上	同上
6. 安慰	哭	不能	困难	容易或自动
7. 围巾征	觉醒	环绕颈部	肘略过中线	肘未到中线
8. 前臂弹回*	同上	无	慢,弱>3秒	活跃,可重复≤3秒
9. 腘窝角	同上	>110°	90°~110°	<90°
10. 下肢弹回	同上	无	慢,弱>3秒	活跃,可重复≤3秒
主动肌张力				
11. 颈屈,伸肌主动收缩(头竖立)*	觉醒	缺或异常	困难,有	好,头竖立1~2秒以上
12. 手握持	同上	无	弱	好,可重复
13. 牵拉反应	同上	无	提起部分身体	提起部分身体
14. 支持反应直立位	同上	无	不完全,短暂	支持全部身体
原始反射				
15. 踏步或放置	同上	无	引出困难	好,可重复
16. 拥抱反射	同上	无	弱,不完全	好,完全
17. 吸吮反射	同上	无	弱	好,和吞咽同步
一般评估				
18. 觉醒度	觉醒	昏迷	嗜睡	正常

续表

项目	检查时状态	评分		
		0	1	2
19. 哭	哭	无	微弱,尖,过多	正常
20. 活动度	觉醒	缺或过多	略减少或增多	正常

注:*需记录确切时间(秒)。 总分_____

检查者_____

评价_____

20 项行为神经测查分为 5 个部分:即行为能力(6 项)、被动肌张力(4 项)、主动肌张力(4 项)、原始反射(3 项)和一般评估(3 项)。每一项评分有 3 个分度,即 0 分、1 分和 2 分。满分为 40 分。评分均以行为最优表演评定。总分不包括加分。

该法只适用于足月新生儿,用于早产儿测查时,需在矫正胎龄满 40 周后再做。

第二节 常见症状及鉴别诊断

4. 什么是新生儿呼吸暂停?

呼吸暂停是指呼吸停止时间 > 20 秒,伴有心率减慢 < 100 次/分或出现青紫、血氧饱和度降低和肌张力低下,是新生儿尤其是早产儿常见的一种临床症状,频发呼吸暂停可引起脑损伤,导致死亡或遗留后遗症。

5. 新生儿呼吸暂停的常见病因和分类是什么?

(1)原发性呼吸暂停:多见于早产儿,无引起呼吸暂停发作的相关疾病,与早产儿脑干呼吸控制中枢发育不成熟有关。

(2)继发性呼吸暂停:多见于足月儿,也可见于早产儿。常见病因为:

1）神经系统疾病及功能紊乱：新生儿缺氧缺血性脑病（HIE）、脑积水致颅内压增高、惊厥、先天性低通气综合征、扁颅底综合征。

2）神经肌肉病变：吸吮与吞咽缺乏或不协调、吸吮与呼吸不协调、先天性肌病或神经疾病。

3）呼吸系统疾病：气道阻塞、肺透明膜病（HMD）、膈肌或声带麻痹。

4）消化系统疾病：胃食管反流、喂养不耐受、坏死性小肠结肠炎（NEC）、腹膜炎。

5）心血管系统：心力衰竭、动脉导管未闭（PDA）、严重先天性心脏病（左室发育不良综合征、大动脉转位等）、低血压、血容量不足。

6）血液系统疾病：贫血或红细胞增多症。

7）感染：肺炎、败血症、脑膜炎等。

8）创伤：颅内出血、横贯性脊髓损伤、膈神经麻痹。

9）产时窒息：低氧血症、酸中毒、脑干抑制。

10）迷走神经反射：继发于鼻饲管插入、喂养及吸痰、颈部过度屈曲与伸展。

11）代谢和电解质紊乱：低血糖、低钠血症、高钠血症、高钾血症、低钙血症。

12）体温不稳定：高温、低温、体温波动。

6. 新生儿呕血、便血的诊断分析是什么？

呕血和便血统称消化道出血，为新生儿期常见的重要症状，也是新生儿危重病症的合并症。新生儿呕血和便血，首先要明确是真性呕血和便血还是假性呕血和便血，同时要明确出血的部位。常见病因分析如下。

（1）假性呕血和（或）便血：①新生儿咽下综合征，主要特点是胎儿在分娩过程中吞入含有较多母血的羊水，患儿出生后即出现呕吐,进食后呕吐加重,呕吐物为血性羊水,若吞入较多,也可出现便血。对生后 48 小时内发病患儿的呕吐物或大便中血性标本进行碱变性(Apt)试验,如证明为母血,可确诊为本病。②常见于插管或外伤所致鼻咽部或气管出血,被吞咽至消化道而引起。③口服铁剂、铋剂、炭末、酚酞等引起者极少见。

(2)全身性出凝血性疾病:某些重症疾病如感染、硬肿症、新生儿 HMD 等所致 DIC 引起者多见;常见的还有新生儿出血症、迟发性维生素 K 缺乏症、血小板减少性紫癜或各种先天性凝血因子缺乏症引起者较少见。

(3)消化道疾病:①反流性食管炎。②急性胃黏膜病变。指各种应激因素引起的胃黏膜急性糜烂、溃疡和出血,如窒息缺氧、颅内出血、颅压增高、败血症、低血糖、剧烈呕吐、应用非甾体类抗炎药、皮质类固醇药物等。③急性胃肠炎。可见发热、呕吐、腹泻,严重者有便血和(或)呕血。④肠梗阻。可有呕吐、腹胀、呕血和便血。⑤奶粉不耐受引起的过敏性肠炎。也可有呕血和便血。⑥先天性巨结肠。可引起下消化道出血。⑦坏死性小肠结肠炎。也引起下消化道出血。⑧乙状结肠、直肠及肛门疾病。多为血便。⑨血管畸形(血管瘤、动静脉瘘)。根据其不同部位可引起便血或呕血。

7. 新生儿惊厥的常见病因是什么?

新生儿惊厥是新生儿期常见的症状。惊厥是指全身性或身体某一局部肌肉运动性抽搐,是由骨骼肌不自主地强烈收缩而引起。新生儿惊厥的病因很多,有时可能几种因素同时存在,主要病因如下。

(1)新生儿缺氧缺血性脑病:是由围生期缺氧引起的,是足月新生儿惊厥最常见的原因。临床特点为意识障碍、肌张力异常和惊厥及颅内压增高。惊厥多在生后 1~2 天出现。

(2)新生儿颅内出血:根据病因可分为缺氧性和产伤性。

足月儿多见缺氧性和产伤性引起蛛网膜下腔出血、脑实质出血或硬膜下出血。产伤性颅内出血多发生在体重较大的足月儿，常因胎位异常或头盆不称导致娩出困难，颅骨直接或受不适当的牵引而致脑膜撕裂和血管破裂，可发生于硬膜外、硬膜下和蛛网膜下腔。早产儿因缺氧、酸中毒等原因易发生脑室周围 - 脑室内出血（PVH - IVH），是早产儿惊厥最常见的原因。

（3）感染：新生儿期以化脓性脑膜炎最常见。母亲孕期感染风疹、弓形虫和 CMV 导致胎儿宫内感染脑膜炎，则生后即可出现惊厥。此类感染常引起多脏器系统损害，常见宫内生长迟缓、黄疸、肝脾大等。

（4）代谢异常：①低血糖。常见于小于胎龄儿、早产儿、窒息新生儿及糖尿病母亲的婴儿。低血糖多发生在生后 3 天内，主要表现反应差、阵发性青紫、呼吸暂停和惊厥等，根据病史及辅助检查易诊断。②低钙血症和低镁血症。生后 3 天内起病的低血钙与低出生体重、窒息、母亲糖尿病等有关。生后 3 天 ~3 周发病的低血钙，多见于足月儿，尤其是人工喂养儿。低镁血症常伴有低钙血症，症状无特异性，常与低钙血症临床上难以区分，因此低钙血症经钙剂治疗无效时，应考虑低镁血症，需同时用镁剂治疗。③高钠和低钠血症。高钠血症常见于因钠的过度负荷或脱水引起，低钠血症常见于窒息、颅内出血或脑膜炎引起抗利尿激素分泌增多所致。神经系统表现可有嗜睡、烦躁、昏迷和惊厥等。

（5）新生儿破伤风：是由于有不洁接生史，使破伤风杆菌由脐部侵入引起的急性严重感染。常在生后 7 天左右发病，全身骨骼肌强直性痉挛呈角弓反张、牙关紧闭、"苦笑"面容。声、光、轻触、饮水等刺激常诱发痉挛发作。用压舌板检查咽部时，越用力下压，压舌板反被咬得更紧。

（6）先天代谢性疾病：急性起病的先天代谢异常主要表现为拒食、呕吐、呼吸困难、顽固性惊厥、昏迷等。主要发生在新生儿及婴儿期。种类繁多,常见有甲基丙二酸血症、苯丙酮尿症、枫糖尿病、尿素循环障碍和高氨血症。当临床上惊厥原因不明,同时伴有较顽固性低血糖、酸中毒、高氨血症等,需考虑先天代谢性疾病。

(7)维生素 B_6 依赖症:主要为遗传性犬尿氨酸酶缺乏,由于酶结构及功能的缺陷,引起维生素 B_6 依赖性黄尿酸尿症,其维生素 B_6 活性仅为正常的 1%。惊厥在生后数小时或两周内开始,脑电图改变为肌阵挛高振幅型。用镇静药治疗无效,用维生素 $B_6$100mg 静注,症状在几分钟内消失,如不及时治疗,可留下严重后遗症,甚至死亡。

(8)撤药综合征:根据母亲用药史或吸毒史,新生儿出生后药物中断而出现一系列的神经、呼吸和消化系统症状和体征,可发生惊厥,伴有激惹、抖动、打哈欠、喷嚏、流涎等,用苯巴比妥或美沙酮可控制惊厥。

(9)胆红素脑病:临床表现为严重黄疸同时出现反应差、拒食、惊厥、角弓反张等症状,早期新生儿重症高胆红素血症,尤其是早产、低蛋白血症、缺氧、感染及酸中毒等高危因素时易发生。

8. 新生儿青紫的分析思路是什么?

新生儿青紫是新生儿毛细血管血液中的还原血红蛋白或异常血红蛋白增高,使皮肤及黏膜呈青紫色。一般认为新生儿动脉血还原型血红蛋白含量大于 $50g/L$ 时,肉眼即能察觉到青紫,口腔及舌黏膜青紫出现早。新生儿青紫首先要根据青紫发生的时间和部位,伴随的症状和体征,结合实验室检查、SaO_2、PO_2 的测定进行鉴别,具体分析思路如下。

(1)生理性青紫:正常新生儿生后由于肺尚未完全扩张,肺换气功能不完善,以及周围皮肤血流灌注不良可引起青紫。出生后动脉导管与卵圆孔尚未关闭,仍有可能出现右向左分流,新生儿哭闹时肺动脉压力增高可引起动脉导管和(或)卵圆孔水平的右向左分流导致一过性青紫。

（2）病理性青紫

1）还原血红蛋白增多引起的青紫，可分为两大类。①外周性青紫：可见于环境过冷，血红蛋白含量过高及局部静脉阻塞等情况。全身性疾病：心力衰竭、休克时心搏出量减少，外周血液循环不良，局部缺血缺氧致青紫。局部血流障碍：分娩时新生儿局部受压迫，或因寒冷等致局部血液循环不良，局部缺氧致青紫。②中心性青紫：因全身性疾病引起动脉血氧饱和度和氧分压降低致青紫。肺源性青紫：如各种呼吸系统疾病，新生儿窒息、呼吸道先天畸形、HMD、肺炎、气胸、PPHN 等。心源性青紫：如心血管疾病。主要是各种青紫型先天性心脏病，如大动脉转位、永存动脉干、左心发育不良综合征、三尖瓣闭锁、肺静脉异位引流等导致肺循环向体循环的右向左分流，体循环氧分压和氧饱和度降低发生青紫。中枢性青紫：如缺氧缺血性脑病、颅内出血、脑水肿、脑膜炎等。

2）异常血红蛋白增多引起的青紫：如遗传性高铁血红蛋白血症、后天性高铁血红蛋白血症（见于外源性应用亚硝酸盐等）、M 血红蛋白病等。

第三节　新生儿黄疸

9. 新生儿期胆红素的代谢特点是什么？

（1）胆红素生成增多：其原因为新生儿红细胞寿命短，旁路和其他组织来源的胆红素增多，红细胞数量过多。

（2）肝细胞摄取胆红素能力低下。

（3）肝细胞结合胆红素的能力不足。

（4）肝细胞排泄胆红素的功能不成熟。

（5）肝肠循环的特殊性：新生儿出生时肠道内无细菌，不能将结合胆红素还原成尿胆素原类化合物随粪便排出，且β-葡萄糖醛酸酶活性较高，使结合胆红素在肠道内分解为未结合胆红素，被肠道重吸收后进入血液循环。胎粪排出延迟可加重胆红素的回吸收，使肝肠循环的负荷增加。也增加了胆红素的重吸收。

总之，由于新生儿胆红素生成增多，肝脏功能不成熟，肝肠循环的特点，都容易导致血胆红素浓度增高，临床易出现黄疸。

10. 新生儿生理性黄疸与病理性黄疸的鉴别要点是什么？

新生儿生理性黄疸：①患儿一般情况良好。②黄疸变化特点。生后2~3天出现，4~5天达高峰，7~10天减轻。③黄疸消退。足月儿<2周，早产儿<3~4周。④每日胆红素升高<85μmol/L（5mg/dl）。⑤血清胆红素。足月儿<220.6μmol/L（12.9mg/dl），早产儿<256.5μmol/L（15mg/dl）。

新生儿病理性黄疸：①黄疸出现时间早（生后24小时内）或血清胆红素>102μmol/L（6mg/dl）。②黄疸迁延不愈，或退而复现。③血清胆红素足月儿>220.6μmol/L（12.9mg/dl），早产儿>256.5μmol/L（15mg/dl）。④血清胆红素每天上升>85.5μmol/L（5mg/dl）。⑤血清结合胆红素>34.2μmol/L（2mg/dl）。⑥黄疸持续时间较长，足月儿超过2周，早产儿超过4周。

11. 新生儿病理性黄疸的诊断思路是什么？

新生儿病理性黄疸的诊断思路见图2-1。

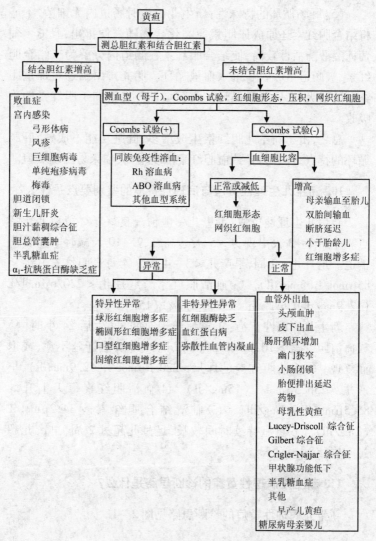

图 2-1 新生儿黄疸的诊断步骤

12. 新生儿胆红素脑病的临床表现是什么？

新生儿胆红素脑病多见于出生后1周内,分为四期,即警告期、痉挛期、恢复期、后遗症期,现多将前三期称为急性胆红素脑病,第四期称为慢性胆红素脑病。

(1)警告期。在生后前几天,反应略低下,嗜睡,轻度肌张力减低,活动减少,吸吮弱,轻微高调哭声。此阶段胆红素水平若能迅速降低,上述表现是可逆的。

(2)痉挛期。表现为易激惹、哭声高调,拒乳,呼吸暂停、呼吸不规则、呼吸困难,嗜睡和肌张力增高。肌张力增高累及伸肌群,可呈角弓反张,可伴有惊厥,或有发热,系由于间脑受累所致。重症者可深度昏迷,甚至中枢性呼吸衰竭而死亡。此阶段出现肌张力增高者可发展为慢性胆红素脑病,如紧急换血可能逆转中枢神经系统改变。

(3)恢复期。通常在1周后,肌张力增高消失,转为肌张力减低。随即吸吮力和对外界反应渐渐恢复,继而呼吸好转,1~2周后急性期症状可全部消失。

(4)后遗症期。典型的后遗症四联征为:①锥体外系运动障碍。表现相对持久或持续终生,主要表现为手足徐动,可早在生后18个月出现,也可晚至8~9岁。严重时手足徐动可妨碍四肢功能的发育。②听力异常。听力损害时胆红素神经毒性的一个突出表现,脑干听觉通路对胆红素的毒性作用尤其敏感。通常高频听力丧失最严重。辅助检查最大特点为耳声发射正常而脑干听觉诱发反应异常。③眼球运动障碍。表现为眼球转动困难,特别是向上凝视受限,常呈"娃娃眼"。④牙釉质发育异常。有绿色牙或棕褐色牙,门齿有弯月形缺陷,由于釉质发育不全所致。

13. 新生儿溶血病的发病机制是什么?

由父亲遗传而母亲所不具有的显性胎儿红细胞血型抗原,通过胎盘进入母体,刺激母体产生相应的血型抗体,当不完全抗体(IgG)进入胎儿血循环后,与红细胞上的相应抗原结合(致敏红细胞),在单核-吞噬细胞系统内被破坏,引起溶血。若母婴血型不合的胎儿红细胞在分娩时进入母血,则母亲产生的抗体可能使下一胎发病(血型与上一胎相同)。ABO 血型不合引起的溶血,多发生于 O 型血产妇所生的 A 型或 B 型血的婴儿。Rh 血型不合引起的溶血,在 Rh 血型系统中有 6 种抗原(C,c;D,d;E,e)。其中以 D 抗原的抗原性最强。E,e,C,c 次之,d 目前尚未发现。

14. 如何诊断新生儿溶血病?

(1)产前诊断:凡既往有不明原因的死胎、流产、新生儿重度黄疸史的孕妇及其丈夫均应进行 ABO、Rh 血型检查,不合者进行孕妇血清中抗体检测。孕妇血清中 IgG 抗 A 或抗 B > 1∶64,提示有可能发生 ABO 溶血病。Rh 阴性孕妇在妊娠 16 周时应检测血中 Rh 血型抗体作为基础值,以后每 2~4 周检测一次,当抗体效价上升,则提示可能发生 Rh 溶血病。

(2)生后诊断:新生儿娩出后黄疸出现早且进行性加重,有母子血型不合,直接抗人球蛋白试验阳性、抗体释放试验或子游离抗体试验阳性中有一项阳性者即可确诊。母亲游离抗体试验阳性、结合临床亦可确诊。

15. 如何理解母子交叉免疫试验?

母子交叉免疫试验即 Coombs 试验,包括子直接抗人球蛋白试验、子间接抗人球蛋白试验和母间接抗人球蛋白试验,主要检测子红细胞膜上是否结合相应的血型抗体,致敏的红细胞,母、子血清中是否存在游离的血型抗体,具体如下。

(1)直接抗人球蛋白试验:是用"最适稀释度"的抗人球蛋白血清与充分洗涤后的受检红细胞盐水悬浮混合,如有红细胞凝聚为阳性,表现红细胞已被致敏。Rh 溶血病其阳性率高而 ABO 溶血病阳性率低。

(2)子血清中血型抗体试验:在患儿血清中加入与其相同血型的成人红细胞(ABO 系统)或 O 型标准红细胞(Rh 系统)致敏,再加入抗人球蛋白血清,如有红细胞凝聚为阳性。表明患儿血清中存在游离的 ABO 或 Rh 血型抗体,并可能与红细胞结合引起溶血。

(3)母血清中血型抗体试验:在母亲血清中加入与患儿相同血型的成人红细胞(ABO 系统)或 O 型标准红细胞(Rh 系统)致敏,再加入抗人球蛋白血清,如有红细胞凝聚为阳性。表明母亲血清中存在游离的 ABO 或 Rh 血型抗体,并可能通过胎盘与患儿红细胞结合引起溶血。

16. ABO 溶血病与 Rh 溶血病如何鉴别?

ABO 溶血病与 Rh 溶血病的鉴别要点见表2－3。

表2－3　ABO 溶血病与 Rh 溶血病的鉴别要点

	Rh 溶血病	ABO 溶血病
临床特点		
发病率	不高	高
苍白	显著	轻
水肿	较常见	罕见
黄疸	重度	轻～中度
肝脾肿大	显著	较轻
第一胎受累	很少	约半数
下一胎更严重	大多数	不一定

续表

	Rh 溶血病	ABO 溶血病
晚期贫血	可发生	很少发生
实验室特点		
母血型	Rhd,Rhe、Rhc	O(多数)
婴儿血型	RhD、RhE、RhC	A 或 B
贫血	显著	轻
抗人球蛋白试验(直接)	阳性	改良法阳性
抗人球蛋白试验(间接)	阳性	阳性
红细胞形态	有核红细胞增多	小球形红细胞增多

17. 新生儿黄疸的治疗原则是什么?

足月儿生理性黄疸无需治疗,早产儿尤其低出生体重儿,胆红素未达 256μmol/L(15mg/dl)亦可能发生胆红素脑病,故大于 171μmol/L(10mg/dl)就应治疗。

(1)产前治疗

1)提前分娩:既往有输血、死胎、流产和分娩史的 Rh 阴性孕妇,本次妊娠 Rh 抗体效价逐渐升至 1∶32 或 1∶64 以上,用分光光度计测定羊水胆红素增高,且羊水 L/S > 2 者,提示胎肺已发育成熟,应考虑提前分娩。

2)血浆置换:对血 Rh 抗体效价明显增高,但又不宜提前分娩的孕妇,进行血浆置换,以换出抗体,减少胎儿溶血。

3)宫内输血:对胎儿水肿或胎儿 Hb < 80g/L,而肺尚未成熟者,可直接将与孕妇血清不凝集的浓缩红细胞在 B 超下注入脐血管或胎儿腹腔内,以纠正贫血。

(2)新生儿治疗

1)光照疗法:是降低血清未结合胆红素简单而有效的方法。

2)药物治疗:①供给白蛋白。输白蛋白 1g/kg,以增加其与游离胆红素的结合,减少胆红素脑病的发生。②纠正代谢性酸中毒。应用 5% 碳酸氢钠提高血 pH 值,以利于游离结合胆红素与白蛋白的结合。③肝酶诱导剂。能增加 UDPGT 的生成和肝脏摄取未结合胆红素的能力。常用苯巴比妥每日 5mg/kg,分 2~3 次口服,共 4~5 日;也可加用尼可刹米每日 100mg/kg,分 2~3 次口服,共 4~5 日。④静脉用免疫球蛋白。可阻断单核 - 吞噬细胞系统 Fc 受体,抑制吞噬细胞破坏致敏红细胞,用法为 1g/kg,于 6~8 小时内静脉滴入,早期应用临床效果较好。

3)换血疗法:目的如下。①换出部分血中游离抗体和致敏红细胞,减轻溶血。②换出血中大量胆红素,防止发生胆红素脑病。③纠正贫血,纠正心力衰竭。

4)其他治疗:防止低血糖、低体温,纠正缺氧、贫血、水肿和心力衰竭等。

18. 新生儿的换血指征是什么?

(1)产前诊断基本明确为新生儿溶血病者,出生时脐带血血红蛋白低于 120g/L,伴水肿、肝大、心力衰竭者。

(2)生后 12 小时内胆红素每小时上升 12μmol/L(0.7mg/dl)者。

(3)凡有早期胆红素脑病症状者,不论血清胆红素浓度高低都应考虑换血,因为胆红素脑病的发生与否,除与血清胆红素量有关外尚有其他因素参与。

(4)早产儿及前一胎有死胎、全身水肿、严重贫血等疾病史者,此胎往往也严重,应酌情降低换血标准。

(5)生后已一周以上,体重较大,情况良好,无核黄疸症状者,即使血清胆红素未达 427.5μmol/L(25mg/dl),而其中结合胆红素占 85.5μmol/L(5mg/dl)以上,也可先用其他方法治疗。

19. 新生儿换血的常见并发症是什么?

(1)库血未经逐步复温而立即输入,可引起心血管功能障碍。

(2)脐静脉插管操作时,若强力推动导管通过可致脐静脉穿孔,引起出血进入腹腔和肝脏。当导管插入太深时,由于导管顶端与心肌接触或由于快速直接向心脏灌注血液可引起反复的心律不齐。

(3)换血同时如有持续静脉补液者应尽量减慢流速,否则会干扰静脉压控制,以致输液量过多导致心力衰竭。

(4)换血过程中切忌有空气和凝血块注入,静脉导管不可开口放置在空气中,患儿哭闹或深喘气可吸入空气,造成空气栓子。

(5)换血时应严格无菌操作,防止感染。

(6)坏死性小肠结肠炎及肠穿孔,是由于换血过程中注射时门静脉系统产生反压,阻滞血流到肠道引起的缺血和坏死,甚至肠壁穿孔的后果。

第四节　新生儿感染性疾病

20. 新生儿感染的常见途径有哪些?

(1)宫内感染:母亲有感染可通过胎盘血行感染胎儿;羊水被细菌污染可直接感染胎儿。

(2)产时感染:产科并发症如胎膜早破、产程延长等有利细菌上行污染羊水,胎儿吸入或咽下后受感染。也可因产程中消毒不严而引起感染。

(3)出生后感染:较为多见,主要自皮肤、黏膜、脐部、呼吸道、消化道等侵入。医源性感染包括污染的诊疗用品,各种导管、插管、雾化器、暖箱等。

21. 新生儿败血症的临床表现是什么?

新生儿败血症常无特异性症状,临床经过轻重不一,病变可累及多个系统。

(1)全身表现:①体温改变。发热或体温不升。②一般状况。精神食欲欠佳,哭声减弱、体重不增、不吃、不哭、不动、面色不好、嗜睡。③黄疸。有时是败血症的唯一表现。④休克。重症患儿可出现休克。患儿面色苍白,四肢冰凉,皮肤出现大理石样花纹;脉细而速,股动脉搏动减弱,毛细血管充盈时间延长;肌张力低下,尿少、尿闭;血压降低;严重时可有 DIC。

(2)各系统表现:①皮肤、黏膜。硬肿症,皮下坏疽,脓疱疮,脐周或其他部位蜂窝织炎,甲床感染。②消化系统。腹胀、呕吐、腹泻,严重时可出现中毒性肠麻痹或 NEC,肝脾大。③呼吸系统。气促、发绀、呼吸不规则或呼吸暂停。④中枢神经系统。易合并化脓性脑膜炎。⑤血液系统。可合并血小板减少,出血倾向,可有淤点、淤斑,甚至 DIC,贫血。⑥泌尿系统感染。⑦其他。骨关节化脓性炎症及深部脓肿等。

22. 新生儿败血症的诊断标准是什么?

(1)确诊败血症,具有临床表现并符合下列任一条。

1)血培养或无菌体腔内培养出致病菌。

2)如果血培养出条件致病菌,则必须与另次(份)血、或无菌体腔内、或导管头培养出同种细菌。

(2)临床诊断败血症,具有临床表现且具备以下任一条。

1)非特异性检查≥2 条。①白细胞(WBC)计数:出生 12 小时以后采血结果较为可靠。WBC 减少($<5\times10^9$/L),或 WBC 增多(≤3 天者 WBC $>25\times10^9$/L; >3 天者 WBC $>20\times10^9$/

L)。②白细胞分类：杆状核细胞/中性粒细胞（immature/total-neutrophils，I/T）≥0.16。③C反应蛋白（CRP）为急相蛋白中较为普遍开展且比较灵敏的项目，炎症发生6~8小时后即可升高，≥8μg/ml（末梢血方法）。有条件的单位可作血清前降钙素（PCT）或白细胞介素6（IL-6）测定。④血小板≤100×10^9/L。⑤血沉≥15mm/h。

2）血标本病原菌抗原或DNA检测阳性。

23. 新生儿败血症的治疗原则是什么？

（1）抗菌治疗一般原则：①早用药。临床诊断败血症，在使用抗生素前收集各种标本，不需等待细菌学检查结果，即应及时使用抗生素。②合理用药。根据病原菌可能来源初步判断病原菌种，病原菌未明确前可选择既针对革兰阳性（G^+）菌又针对革兰阴性（G^-）菌的抗生素，可先用两种抗生素，但应掌握不同地区、不同时期有不同优势致病菌及耐药谱，经验性地选用抗生素。一旦有药敏结果，应做相应调整，尽量选用一种针对性强、具有强杀菌作用的抗生素；但如临床疗效好，虽药敏结果不敏感，亦可暂不换药。③静脉给药。一般采用静脉注射，疗程10~14天。有合并化脓性脑膜炎者，疗程14~21天。一旦有药敏结果，应做相应调整，尽量选用一种针对性强的抗生素；如临床疗效好，虽药敏结果不敏感，亦可暂不换药。④一般采用静脉注射，疗程7~14天。GBS及G^-菌所致化脓性脑膜炎疗程14~21天。

（2）对症及支持治疗：①保持机体内、外环境的稳定，注意保暖、纠正缺氧、纠正酸碱平衡失调，维持营养、电解质平衡及血循环稳定等。②清除感染灶。局部有脐炎、皮肤感染灶或其他部位化脓病灶时，要及时对症处理。③免疫疗法。早产儿及严重感染者可用静注免疫球蛋白（IVIG）200~600mg/kg，每日1次，连用3~5天。④小量输注新鲜血或血浆，增加机体的抵抗力。严重感染者尚可行换血疗法。

24. 如何诊断新生儿化脓性脑膜炎?

(1)有产时、生后感染可能(如早产儿、胎膜早破、产程延长、皮毛窦等)的新生儿出现类似败血症的临床表现并有神经系统异常表现,应行脑脊液检查。

(2)脑脊液检查:①压力高 > 2.94 ~ 7.84kPa(30 ~ 80mmH$_2$O)。②外观混浊,培养或涂片找到细菌。③白细胞。足月儿:日龄 < 1 周, > 32 × 10^6/L; > 1 周, > 10 × 10^6/L;早产儿 > 29 × 10^6/L。④白细胞分类。多核白细胞 > 57% ~ 61%,当李斯特菌感染时单核细胞达 20% ~ 60%。⑤潘迪试验(+ +) ~ (+ + +)。⑥蛋白。足月儿 > 0.1 ~ 1.7g/L,早产儿 > 0.65 ~ 1.5g/L。如 > 6g/L 则预后差,脑积水发生率高。⑦葡萄糖 < 1.1 ~ 2.2mmol/L(20 ~ 40mg/dl)或低于当时血糖的 50%。⑧其他。乳酸脱氢酶 > 1000U/L,乳酸含量增高,但只要脑缺血、缺氧、糖无氧酵解均可增高乳酸的含量。

(3)以已知抗体检测脑脊液中的相应抗原,明确病原体。

(4)血培养:阳性率 45% ~ 85%。

(5)颅骨透照:在暗室内用手电筒紧按患儿头皮,如有硬脑膜下积液时手电外圈光圈较对侧大,积脓时则缩小。

(6)头颅 B 超或 CT 检查:可检查有无脑室管膜炎、脑积水、硬膜下积液等异常。

25. 新生儿化脓性脑膜炎的常见并发症有哪些? 如何诊断?

新生儿化脓性脑膜炎的常见并发症为脑室膜炎、硬膜下积液和脑积水。诊断标准如下。

(1)脑室膜炎:①脑室液细菌培养或涂片为阳性结果,与腰椎穿刺液一致。②脑室液白细胞 ≥ 50 × 10^6/L,以多核细胞为主。③脑室液糖 < 1.66mmol/L(30mg/dl)或蛋白质 > 0.4g/L。

④腰穿脑脊液已接近正常,但脑室液仍有炎性改变。确诊只需满足一条,或第二条加上③或④之一。

(2)硬膜下积液:当体温持续不退或退后复升,前囟饱满,头围在短期内增大,反复出现呕吐或惊厥,持续嗜睡或昏迷时应注意本病。确诊可做颅骨透照和硬膜下穿刺。硬脑膜下腔的液体如超过2ml,蛋白定量$>0.6g/L$,红细胞$<100\times10^6/L$即可诊断。

(3)脑积水:多数由于治疗过晚,发生粘连性蛛网膜炎,颅底的黏稠分泌物阻塞脑脊液反流,以及合并室管膜炎所致。表现为头围迅速增大,前囟饱满,骨缝分离,双眼"落日征",头部叩诊呈破壶音。

26. 新生儿化脓性脑膜炎的治疗原则是什么?

(1)抗菌治疗:原则上选用敏感和易通过血脑屏障的抗生素,静脉滴入。①当病原菌尚未明确前,可根据本地区化脑的常见病原菌选用抗生素。因致病菌以大肠杆菌和金黄色葡萄球菌最常见,故可先试用氨基青霉素,但有些地区对这种抗生素已产生耐药,故有人已采用易进入脑脊液的第三代头孢类药物。②当致病菌和药敏已明确,则对未产生耐药的葡萄球菌、B组溶血性链球菌、肺炎球菌等可选用青霉素,剂量需加大;如系大肠杆菌可用头孢塞肟或头孢曲松;如为克雷伯杆菌用头孢他啶或头孢曲松,对铜绿假单胞菌用头孢哌酮;对耐甲氧西林的葡萄球菌用万古霉素;对肠球菌和李斯特菌仍用氨苄青霉素。所有上列药剂量参阅感染概述中的抗生素剂量表,疗程3~4周,如疗效出现较晚,则疗程相应延长至4周以上。

(2)脱水剂的应用:化脓性脑膜炎时可有不同程度的水肿,轻者不一定应用脱水剂。严重者应每次给予甘露醇$1g/kg$,也可应用速尿。

(3)惊厥的处理:对于非电解质(低钠、低钙、低血糖)紊乱

所致惊厥,可应用苯巴比妥钠,负荷量 10～30mg/(kg·d)维持
剂量为 5mg/(kg·d)。

(4)液体疗法:早期液量适当控制,每日按 70%生理维持量
供给。

(5)支持治疗可予丙种球蛋白 400mg/(kg·d),连用 3～5
天提高机体免疫力;可多次输新鲜血或血浆。

(6)地塞米松的应用:地塞米松的应用争议较大,在危重症
患儿酌情应用。

(7)合并症的治疗:① 脑室膜炎的治疗。除选用上列抗菌
药物外,尚需向侧脑室插入保留导管,每天或隔天注入有效抗生
素,至脑脊液培养阴转和常规化验接近正常。② 硬膜下积液的
治疗。可行硬膜下穿刺排液,每次放液不超过 15～20ml,每日
或隔日一次,直至症状消失。若经 3～4 周,积液仍不见减少,可
考虑外科手术摘除囊膜。如有积脓,则局部注入抗生素。③ 脑
积水的治疗。多为阻塞性脑积水。应进行引流手术,以防止脑
萎缩。

27. 新生儿破伤风的诊断及治疗原则是什么?

诊断:根据有消毒不严接生史,生后 4～8 天发病,表现为牙
关紧闭,"苦笑"面容,刺激患儿即诱发痉挛发作。早期若无典
型表现时,可用压舌板检查患儿咽部,越用力下压,压舌板反被
咬得越紧,称压舌板试验阳性,即可确诊。

治疗原则:控制痉挛、预防感染、保证营养是治疗的三大要
点,疾病初期控制痉挛尤为重要。

(1)控制痉挛:是治疗本病的成败关键。首选地西泮,轻型
2.5～5mg/(kg·d),重型 5～10mg/(kg·d),每 4 小时 1 次,等
分 6 次,奶前 30 分钟鼻饲。大剂量维持 4～7 天,逐渐减量,直
至张口吸奶,痉挛解除停药。若痉挛控制不满意,也可应用
10%水合氯醛或苯巴比妥钠。

（2）抗毒素:破伤风抗毒素(TAT)可中和未与神经组织结合的游离毒素,应尽早使用。TAT 1 万 U 静脉滴注及 1 万 U 肌内注射各一次,注意皮试。也可应用人破伤风免疫球蛋白 500IU 肌内注射。

（3）抗菌药:青霉素,能杀灭破伤风杆菌,10 万 ~ 20 万 IU/(kg·d),每日 2 次,共用 10 天。甲硝唑,首剂量 15mg/kg,以后每次 7.5mg/kg,每 12 小时用 1 次。

（4）护理和营养:保持室内安静、避光、操作轻快、集中,禁止一切不必要的刺激,及时清除痰液,保持呼吸道通畅及口腔、皮肤清洁,病初应暂时禁食、以免误吸,静脉供给营养,痉挛后再用胃管喂养,保证营养和热卡。

（5）脐部处理:氧消毒剂:3% 双氧水每天 1 次清洗脐部或 1:4000 高锰酸钾将分泌物洗涤后,再涂以碘酒以消灭残余破伤风杆菌。缺氧或青紫时给氧,必要时予气管插管。有脑水肿应用甘露醇脱水剂。

（6）其他:肌张力低下时,立即停用或减少所用镇静剂。有缺氧征,可吸氧。

28. 先天性梅毒的诊断及治疗原则是什么?

（1）诊断依据

1）病史:详细询问患儿父母亲,尤其是母亲有无性病史、梅毒检验史及治疗史。

2）临床表现:① 皮肤黏膜损害。鼻炎是先天性梅毒的首发症状,表现为鼻塞、流涕和哺乳困难,伴脓性或血性分泌物;侵犯喉部引起喉炎及声音嘶哑。生后 3 周左右出现皮疹,呈淡红色或暗红色斑疹、丘疹、斑丘疹、水疱、大疱或脓疱等,常见于背部、臀部和大腿外侧,最具特征性的是手心和足底的大疱样皮疹。口角、鼻孔及肛周皮肤可发生线状皲裂,愈合后形成特征性的放射状瘢痕。② 骨骼损害也是先天性梅毒的早期表现,表现为骨软骨炎和(或)骨膜炎,受累肢体因疼痛而不愿活动,造成假性瘫痪。③全身症状。患儿常为早产,发育不良、消瘦、皮肤松弛,还可有低热、贫血、肝脾肿大、黄疸、肺炎及神经系统症状(神经梅毒)。

3)实验室检查:①梅毒螺旋体和螺旋体 DNA 阳性,血清RPR(快速血浆反应试验)或 FTA－ABS(梅毒螺旋体荧光抗体吸收试验)或 TPPA(梅毒螺旋体乳胶凝集试验)阳性;②骨影像学检查表现为长骨干骺端出现锯齿样钙化带增宽和散在局限性骨质缺损、骨膜反应和病理性骨折。

(2)治疗原则

1)治疗对象:包括①有症状的先天性梅毒;②母亲患有梅毒而未治疗或未正规治疗的新生儿,即使无症状或实验室检查(－)也应治疗;③母亲在分娩前完成驱梅治疗不足 4 周或母亲经正规青霉素治疗后 RPR 滴度未呈 4 倍降低的新生儿。

2)治疗方法:①一般措施。梅毒婴儿应严格隔离,避免感染其他疾病及他人被感染。孕妇一经查出患儿梅毒,并未接受过正规治疗者,应立即开始治疗,以预防或减轻胎儿受感染。②青霉素是治疗本病的首选药物,敏感,一般无耐药性,且能通过胎盘到达胎儿体内。水剂青霉素每次 10 万～15 万 U/(kg·d)分 2 次静点,共 10～14 天。

第五节　新生儿呼吸系统疾病

29. 新生儿肺炎如何进行分类?

新生儿肺炎的分类见图 2－2。

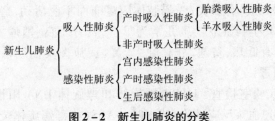

图 2-2　新生儿肺炎的分类

30. 新生儿湿肺的临床表现及 X 线表现是什么？

(1)临床表现如下：足月儿或过期产儿较多。出生时呼吸多为正常，生后 2~5 小时出现呼吸急促。轻症反应正常，哭声响，重症患儿可表现为呼吸窘迫，发绀，呻吟，吐沫，反应差，不吃，不哭，体温多数正常。不论轻症、重症，肺部体征均不多，仅有肺部呼吸音减低或出现粗湿啰音。湿肺可临床分为临床型和无症状型，后者仅 X 线胸片有湿肺症。

血气分析 pH，PCO_2 和 BE，轻症在正常范围，重症可出现呼吸性酸中毒、代谢性酸中毒、低氧血症和高碳酸血症。

本症预后良好，病程短者 5~6 小时或 1 天内呼吸正常，长者 4~5 天恢复。

(2)X 线表现：①肺泡积液征，肺野呈斑片状，面纱或云雾状密度增加，或呈小结节影，直径 2~4mm，或呈"面纱""毛玻璃样"片絮状阴影如白肺。②间质积液 X 线呈网状条纹影。③叶间胸膜(多在右肺上、中叶间)和胸膜腔积液，量少。④其他征象。肺门血管淤血扩张，呈肺纹理影增粗，且边缘清楚，自肺门呈放射状向外周伸展。⑤肺气肿征，透光度增加。

X 线表现 24 小时吸收占 71%，72 小时吸收占 97.8%，偶有延长至 4 天后吸收。肺泡和肺间质积液为最常见的 X 线征象。

31. 湿肺、肺透明膜病的鉴别诊断是什么？

二者的鉴别要点见表 2-4。

表2-4 湿肺、肺透明膜病的鉴别诊断要点

项目	湿肺	肺透明膜病
胎龄	足月儿多见	早产儿多见
母妊娠、分娩史	剖宫产多见	多有围生期窒息史
肺表面活性物质测定	成熟水平	未达成熟水平
临床表现	呼吸窘迫,呼气性呻吟少见	呼吸窘迫,呼气性呻吟,低血容量,低血压常见
血气分析	$PaO_2\downarrow$,其他变化不明显	$pH\downarrow$,$BE\downarrow$,$PaO_2\downarrow$,$PaCO_2\downarrow$
X线表现	肺泡、间质、叶间积液,过度充气,肺纹理增强	网状细胞颗粒影,支气管充气征,后呈毛玻璃状,甚至"白肺"
氧疗和辅助通气	仅需短时给氧	常需氧疗+辅助通气
病程	绝大部分<24小时	3~7天
预后	良好	死亡率较高

第六节 新生儿消化系统疾病

32. 简述新生儿呕吐的分析思路

呕吐为新生儿期常见的症状之一,这与新生儿的解剖生理特点有关。在诊疗过程中,首先要鉴别是内科性呕吐还是外科性呕吐。在询问病史、查体及行辅助检查时应从以下几个方面进行。

（1）详细问病史（生产史,分娩史,围生期病史）。

（2）喂养史（奶方、奶量、消毒与隔离情况）。

（3）服药史。

（4）呕吐情况。①开奶时间;②呕吐方式:内科（间断性,时间短）;外科（持续呕吐）;③呕吐和进食关系;④呕吐内容物;

⑤大便情况:是否生后 24 小时内排胎便。不排:肠狭窄、肠闭锁、无肛;排便少:巨结肠;⑥伴随症状:发热,惊厥,黄疸,哭闹不止(嵌顿疝等),腹胀。

(5)全面详细查体。①腹胀(是全腹,还是上腹或下腹)。②胃肠型:肠梗阻。③胃蠕动波:由左向右(幽门)。由右向左(空回肠)。④腹包块。⑤肠鸣音。⑥移动性浊音。⑦肝浊音界。

(6)辅助检查。立、卧位腹平片,钡餐,钡灌肠,消化道 B 超等。

常见的呕吐原因如下。

1)内科性呕吐:占 80% ~ 90%。病因包括:①胃黏膜受刺激。如咽下羊水、出血、应激性溃疡、服用药物等。②喂养不当。乳头内陷、奶嘴孔过大、大量吞入空气、喂奶过多过频、奶方浓度和量不合适等。③胃肠道功能失调。如胃食管反流、贲门失弛缓、幽门痉挛、胎粪性便秘及新生儿便秘等。④各种感染,包括肠道内感染及肠道外感染。⑤颅内高压、颅内出血。⑥先天性代谢性疾病。肾上腺皮质增生症、高氨血症、半乳糖血症、苯丙酮尿症等。

2)外科性呕吐:临床以呕吐胆汁或粪便成分为主,多为喷射状,呕吐量大,有明显肠梗阻表现,反复、严重呕吐常导致脱水和水电解质紊乱,X 线腹平片、胃肠道造影检查可发现各种消化道病变的特征。病因包括:①先天性幽门肥厚性狭窄。②胃扭转、穿孔及食管裂孔疝等。③食管闭锁和食管气管瘘。④肠狭窄、肠闭锁。⑤先天性巨结肠。⑥肛门及直肠闭锁或狭窄及肠旋转不良。⑦胎粪性肠梗阻、胎粪性腹膜炎。⑧肠套叠、阑尾炎、NEC、膈疝、肠重复畸形等。

33. 如何诊断新生儿坏死性小肠结肠炎?

下列 4 项特征具备 2 项可考虑临床诊断:①腹胀。②便血。

③嗜睡、呼吸暂停、肌张力低下。④肠壁积气。若无 NEC 放射影像学及组织学证据,则视为可疑。

X 线检查:为诊断 NEC 的确诊依据。①肠壁间积气:典型表现为肠壁间有条索样积气,呈离散状位于小肠浆膜下部分或沿整个小肠和结肠分布。②黏膜下"气泡征"。③门静脉积气:为疾病严重的征象,病死率达 70%。表现为自肝门向肝内呈树枝样延伸,特异性改变多于 4 小时内消失。④气腹征:提示肠坏死穿孔。

34. 新生儿腹泻病的分析思路是什么?

新生儿腹泻病分析思路见图 2-3。

感染性腹泻病 { 肠道内:细菌、病毒(轮状病毒)、真菌感染
肠道外:肺炎、中耳炎等

非感染性腹泻病 { 喂养不当
消化不良
过敏因素

图 2-3 新生儿腹泻病的分析思路

第七节 新生儿心血管系统疾病

35. 新生儿期常见的心律失常有哪些?

(1)窦性心律失常:窦性心动过速、窦性心动过缓、窦性心律不齐、窦性停搏、病态窦房结综合征(窦房结功能不良)。

(2)异位搏动及异位心律:过早搏动(房性、结区性、室性)、室上性心动过速、心房颤动、心房扑动、室性心动过速、心室扑动及颤动。

(3)传导异常:窦房传导阻滞、房室传导阻滞(Ⅰ、Ⅱ、Ⅲ

度)、束支传导阻滞、预激综合征。

36. 新生儿心力衰竭的诊断标准有哪些?

(1)心动过速:安静时心率持续 >150~160 次/分,而不能用其他原因解释者。

(2)心音减弱,且可出现奔马律。

(3)呼吸急促(安静时呼吸 >60 次/分),青紫,呼吸困难,肺部干啰音或湿啰音。

(4)肝脏右肋缘下 >3cm 或短期内进行性增大,或用洋地黄后缩小。

(5)小儿突然烦躁不安或萎靡,面色发灰,皮肤出现花纹,血压一般尚正常。

(6)尿少、下肢水肿等。

(7)胸部 X 线平片示心脏扩大,心胸比例 >0.6 及肺水肿。

37. 新生儿地高辛的用法用量是怎样的? 新生儿洋地黄中毒症状是什么?

新生儿地高辛的用法用量见表 2-5。

表 2-5　新生儿地高辛的用法用量

	矫正胎龄	地高辛化量(mg/kg)	
		肌内/静脉注射	口服
早产儿	≤29 周	0.015	0.02
	30~36 周	0.02	0.025
足月儿	37~48 周	0.03	0.04

紧急时先给首剂量地高辛化量的 1/3~1/2,余量分 2~3 次,各间隔 4~8 小时给予。末次给药后 8~12 小时开始给予维持量,剂量为化量的 1/4,分 2 次,每 12 小时 1 次,心率 <100 次/分停服。注意监测地高辛血药浓度。

新生儿洋地黄中毒的临床表现:其症状不典型。主要表现为呕吐、嗜睡、拒乳、心律失常,用药过程中如出现心率<100次/分,或出现期前收缩为常见中毒表现。如发生洋地黄中毒,立即停药,监测心电图。

第八节 新生儿血液系统疾病

38. 新生儿贫血诊断分析思路是什么?

新生儿贫血诊断分析思路见图2-4。

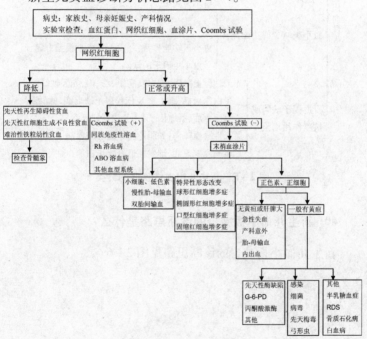

图2-4 新生儿贫血的诊断分析思路

39. 新生儿出血性疾病分类是什么?

新生儿出血性疾病分类见图 2 - 5。

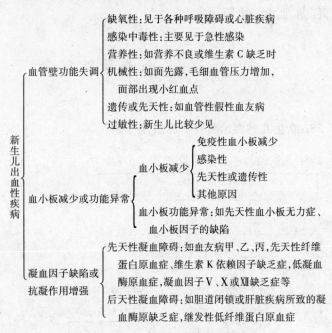

图 2 - 5　新生儿出血性疾病的分类

40. 新生儿血小板减少的诊断思路是什么?

新生儿血小板减少的诊断思路见图 2 - 6。

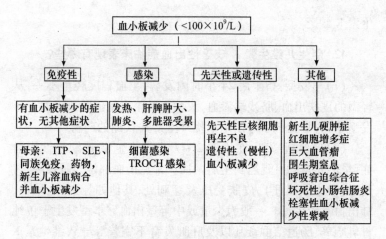

图2-6 新生儿血小板减少的诊断思路

41. 新生儿维生素 K 缺乏性出血症的病因是什么?

(1)体内贮存不足:维生素 K 不易透过胎盘,母体内的维生素 K 很少进入胎儿体内,胎儿肝酶系统不成熟,本身合成维生素 K 功能差,体内储存量少。

(2)生后摄入不够:母乳中维生素 K 含量明显低于牛乳,且母乳喂养儿肠道中的细菌主要是双歧杆菌,合成维生素 K 功能差。

(3)合成不足:肠道合成维生素 K 有赖于正常菌群的建立,但新生儿出生时肠道无细菌存在。

(4)吸收不良:新生儿胆汁中的胆酸含量较低,肠黏膜的吸收功能相对不足,影响脂溶性维生素 K 的吸收。

(5)存在肝胆疾患时,维生素 K 合成不足,进一步加剧维生素 K 缺乏。

(6)母亲产前应用某些药物如抗惊厥药(苯妥英钠、苯巴比妥、卡马西平)、抗凝药(双香豆素和华法林)、抗结核药(利福平和异烟肼)等加速维生素 K 降解或阻断维生素 K 循环而产生维生素 K 缺乏。

42. 新生儿维生素 K 缺乏性出血症临床表现有哪些?

(1)早发型:指生后 24 小时内发病,出血程度轻重不一,从轻微的皮肤出血、脐残端渗血、头颅血肿至大量胃肠道出血。早发型罕见,常见于孕母使用干扰维生素 K 代谢的药物。

(2)经典型:发生在生后 2 ~7 天的维生素 K 缺乏性出血症,早产儿发病可延迟到生后两周。常见出血部位为脐残端、胃肠道(呕血或黑便)、皮肤受压及穿刺处;其他如鼻出血、尿血、肺出血等较少见。一般为少量或中等量出血。本型发生于单纯母乳喂养、肠道菌群紊乱以及肝脏发育不完善等导致维生素 K 合成不足有关。

(3)晚发型(迟发型):指发生在出生 8 天后的维生素 K 缺乏出血。多发生在 2 周至 2 个月,死亡率和致残率高。此型起病隐匿,出血之前无任何先兆,多以突发性颅内出血为首发临床表现,临床上出现惊厥和急性颅内压增高表现。颅内出血可单独出现,也可与广泛皮肤、注射部位、胃肠和黏膜下出血等同时存在。治疗后患儿可存活,但大多留有神经系统后遗症,预后不好。

43. 新生儿红细胞增多症的定义是什么?

静脉血血细胞容积≥0.65(65%),或血红蛋白 >220g/L,可诊断为红细胞增多症。

44. 新生儿红细胞增多症的常见病因是什么?

新生儿红细胞增多症的常见病因见表 2 - 6。

表2-6 新生儿红细胞增多症的常见病因

	分类	病因
真性红细胞增多	胎盘输血	双胎输血、胎儿母体输血、围生期缺氧
	宫内慢性缺氧	过期产儿、小于胎龄儿、妊娠毒血症
	母体疾病	先兆子痫/子痫、糖尿病、应用普萘洛尔、吸烟、心脏病
	医源性	延迟结扎脐带、挤捏脐带、过量输血
	环境因素	高海拔地区(环境缺氧)
	染色体异常	21-三体综合征、13-三体综合征、18-三体综合征
	代谢异常	先天性肾上腺皮质增生症、新生儿甲状腺功能亢进/减退
继发性血液浓缩	脱水	

第九节 新生儿神经系统疾病

45. 新生儿缺氧缺血性脑病临床表现是什么(包括分度)?

新生儿缺氧缺血性脑病的临床表现见表2-7。

表2-7 新生儿缺氧缺血性脑病的临床表现

临床表现	分度		
	轻度	中度	重度
意识	兴奋抑制交替	嗜睡	昏迷
肌张力	正常或稍高	减低	松软,或间歇性伸肌张力增高
原始反射			
拥抱反射	活跃	减弱	消失
吸吮反射	正常	减弱	消失

续表

临床表现	分　度		
	轻度	中度	重度
惊厥	可有肌阵挛	常有	有,可呈持续状态
中枢性呼吸衰竭	无	有	明显
瞳孔改变	正常或扩大	常缩小	不对称或扩大,对光反射迟钝
EEG	正常	低电压,可有痫样放电	爆发抑制,等电位
预后	症状在 72 小时内消失,预后好	症状在 14 天内消失,可能有后遗症	症状可持续数周,病死率高,存活者多有后遗症

46. 如何诊断新生儿缺氧缺血性脑病?

新生儿缺氧缺血性脑病的主要诊断依据为患儿的临床表现。

(1)有明确的可导致胎儿宫内窘迫的异常产科病史,以及严重的胎儿宫内窘迫表现(胎心率 < 100 次/分,持续 5 分钟以上和(或)羊水Ⅲ度污染),或在分娩过程中有明显窒息史。

(2)出生时有重度窒息,指 Apgar 评分 1 分钟≤3 分,并延续至 5 分钟时仍≤5 分和(或)出生时脐动脉血气 pH≤7.0。

(3)出生后不久出现神经系统症状,并持续 24 小时以上。

(4)排除电解质紊乱、颅内出血和产伤等原因引起的抽搐,以及宫内感染、遗传代谢性疾病和其他先天性疾病所引起的脑损伤。

同时具备以上 4 条者可确诊,第 4 条暂时不能确定者可作为拟诊病例。

47. 新生儿缺氧缺血性脑病的治疗原则是什么？

围生期缺氧后导致全身多脏器缺氧缺血性损害,治疗时要全面维护机体内环境的稳定和各器官功能正常,同时要尽可能及早治疗,最迟不得超过生后48小时,目前早期治疗被归纳为三项支持疗法和三项对症处理,具体如下：

(1)三支持:①维持良好的通气、换气功能是支持疗法的核心,保持 $PaO_2 > 7.98 \sim 10.64kPa(60 \sim 80mmHg)$、$PaCO_2$ 和 pH 在正常范围。可酌情予以不同方式的氧疗,严重者可用机械通气、NO 吸入,但应避免 PaO_2 过高或 $PaCO_2$ 过低。②维持脑和全身良好的血液灌注是支持疗法的关键措施,使心率、血压保持在正常范围,避免脑灌注过低或过高。低血压可用多巴胺,也可同时加用多巴酚丁胺。③维持血糖在正常高值(5mmol/L),以提供神经细胞代谢所需能源。

(2)三对症:①控制惊厥。首选苯巴比妥,负荷量20mg/kg,12小时后给维持量,每日3~5mg/kg。也可加用10%水合氯醛0.50ml/kg口服或稀释后灌肠。②降颅压。避免输液过量是预防和治疗脑水肿的基础,每日液体总量不超过60~80ml/kg。颅内压增高时,首选利尿剂呋塞米,每次0.5~1mg/kg,静注;严重者可用20%甘露醇,每次0.25~0.5g/kg,静注,每4~6小时1次,连用3~5天。一般不主张使用糖皮质激素。③消除脑干症状。当重度 HIE 临床出现呼吸节律异常,瞳孔改变时,可应用纳洛酮,无效应及时予以适当的呼吸支持措施。④在急性期过后,在患儿内环境稳定的基础上,可酌情应用营养脑细胞、促进神经细胞生长的药物。

48. 如何判断新生儿缺氧缺血性脑病的预后？

HIE 的近期不良预后是早期新生儿死亡,远期不良预后多为脑神经损害的后遗症。在存活病例中缺氧缺血越严重,脑病症状持续时间越长者,越容易发生后遗症,且后遗症越重。后遗症常见的有发育迟缓、智力低下、痉挛性瘫痪、癫痫等。

提示预后不良的指征:①持续的低 Apgar 评分。生后 5 分钟 Apgar 评分为 0~3 分,10 分钟评分少于 5 分,是预后不良的敏感指标。重度窒息者,其病死率及神经系统后遗症随 Apgar 评分的时间延长而增加。②出生后 24 小时内出现惊厥或持续惊厥者。③生后较早出现肌张力低下,且长期肌张力低下或由肌张力低下转为伸肌张力增高者。④生后早期出现昏迷,有脑干损伤表现如中枢性呼吸衰竭、瞳孔改变、伸肌张力增高等及一周后异常神经症状未消失者。⑤脑电图持续异常,尤其呈周期性,多灶性或弥漫性改变者。⑥颅脑超声检查异常,特别是脑萎缩或脑实质囊性变者,或未成熟儿脑实质囊性变和脑室扩大者。⑦头颅 CT 检查有颅内出血者。

49. 新生儿颅内出血的常见类型有哪些?

(1)早产儿脑室周围 - 脑室内出血。

(2)硬膜下出血。

(3)原发性蛛网膜下腔出血。

(4)脑实质出血。

(5)其他部位出血:如小脑出血,丘脑、基底核区域出血。

第十节 新生儿营养代谢和
内分泌系统疾病

50. 新生儿低血糖症的定义及常见病因是什么?

新生儿低血糖症是指新生儿血糖值低于正常新生儿的最低血糖值,低于 2.2mmol/L,诊断低血糖症。低于 2.6mmol/L 为临床需要处理的界限值。

常见原因如下。

(1)糖原和脂肪贮存不足:低出生体重儿包括早产儿和SGA儿贮存能量少,生后代谢所需能量又相对较高,易发生低血糖。

(2)耗糖过多:新生儿患严重疾病如窒息、RDS、硬肿症和败血症等易发生低血糖。且感染时患儿的摄入、消化吸收功能均减弱,均易导致低血糖症。

(3)高胰岛素血症:暂时性的高胰岛素血症常见于母亲患糖尿病的婴儿,胰岛素-血糖激素分泌失衡及生后来自母亲的糖原中断,可致低血糖。严重溶血病因大量红细胞破坏,对抗胰岛素作用,也可是胰岛细胞代偿性增生,发生高胰岛素血症。持续性的高胰岛素血症可出现在胰岛细胞腺瘤、胰岛细胞增殖症和 Beckwith 综合征等。

(4)内分泌和代谢性疾病:新生儿半乳糖血症时因血中半乳糖增加,葡萄糖相应减少。糖原蓄积症患儿糖原分解减少,血中葡萄糖量低。亮氨酸过敏的新生儿,母亲乳汁中的亮氨酸可使新生儿胰岛素产生增加。其他如脑垂体、甲状腺或肾上腺等先天功能不全也可影响血糖含量。

(5)遗传代谢及其他疾病:偶可见到。

51. 新生儿低血糖症的治疗原则是什么?

(1)对可能发生低血糖者应从生后 1 小时即开始喂奶(或鼻饲),血糖低于界限值 2.6mmol/L,患儿无症状,应静点葡萄糖液 6~8mg/(kg·min),并每小时监测血糖,直至血糖正常后逐渐减少至停止输注。若血糖低于界限值,患儿有症状,应立即静点 10% 葡萄糖液 2ml/kg,速度为 1ml/min,随后继续静点 10% 葡萄糖液 6~8mg/(kg·min)。如经上述治疗,低血糖仍不缓解,可逐渐增加输注葡萄糖量至 10~12mg/(kg·min),治疗期间监测血糖。血糖正常 12～24 小时,逐渐减少至停止输注葡萄糖,并及时喂奶。

(2)如用上述方法补充葡萄糖仍不能维持血糖水平,可加用氢化可的松 5～10mg/(kg·d)静点,至症状消失、血糖恢复后 24～48 小时停止,激素疗法可持续数天至 1 周。

(3)持续性低血糖可用胰高血糖素 0.1～0.3mg/kg 肌注,必要时 6 小时重复应用,同时进一步检查除外高胰岛素血症,必要时应用二氮嗪和生长抑素。

(4)应积极治疗各种原发病。

(5)治疗期间还需保持一定环境温度以降低热能消耗,并监测血糖变化。

52. 新生儿低钙血症的常见病因是什么?

(1)早发性新生儿低钙血症:多在生后 2 天内出现,因妊娠后期钙经胎盘输入胎儿的量增加,胎儿轻度高钙血症是甲状旁腺受抑制,血中 PTH 降低而致低血钙。

(2)晚发性新生儿低钙血症:指生后 2 天以上至 3 周发生的低血钙,多在足月儿发生。主要发生于应用未改良乳制品喂养的人工喂养儿,因牛乳、黄豆等的代乳品中含磷高,牛乳中钙磷比低,不利于钙的吸收,相对高的磷酸盐摄入和新生儿相对低的肾小球清除能力,导致高磷酸盐血症,使血钙降低。母妊娠时维生素 D 摄入不足以及用碳酸氢钠治疗新生儿代谢性酸中毒,或换血时用枸橼酸钠做抗凝剂,均可使游离血钙降低。

(3)先天性甲状旁腺功能低下所致低钙血症:主要原因有母体患甲状旁腺功能亢进、暂时性先天性特发性甲状旁腺功能不全、永久性甲状旁腺功能不全。

第十一节 产伤性疾病

53. 新生儿头颅血肿与头皮水肿的鉴别要点是什么?

二者的鉴别要点见表2-8。

表2-8 新生儿头颅血肿与头皮水肿的鉴别要点

	头颅血肿	产瘤(头皮水肿)
病因	骨膜下血管破裂	头皮血循环受阻,血管渗透性改变,淋巴亦受阻,形成皮下水肿
出现时间	生后几小时至数天	出生时就发现
部位	位于骨上,顶骨或枕骨骨膜下	头先露部皮下组织
形状	稍隆起,圆形,境界清楚	稍平坦,梭状或椭圆形,境界不清楚
范围	不超过骨缝限界	不受骨缝限制,可蔓延至全头
局部情况	肤色正常,稍硬有弹性,压之无凹陷,固定,不易移动,有波动感	头皮红肿,柔软,无弹性,压之下凹,可移动位置,为凹陷性水肿,无波动感
消失时间	需2~4个月	生后2~4天

第十二节 新生儿呼吸窘迫综合证

54. 新生儿呼吸窘迫综合征的病因及发展过程是什么?

早产儿发生呼吸窘迫综合征(RDS)是由于肺表面活性物质的生成不足。缺氧、酸中毒、低体温和低血压,也可以导致肺表面活性物质的生成和(或)分泌不足。进而出现肺不张,通气血流(V／Q)比值失衡,以及通气不足。呼吸性酸中毒和代谢性酸中毒引起肺血管收缩,损伤了内皮细胞和上皮细胞的完整性,导致蛋白质渗出和透明膜形成,所以呼吸窘迫综合征又称为肺透明膜病。

另外,糖尿病母亲、选择性剖宫产也是引起 RDS 的高危因素。糖尿病母亲婴儿患新生儿呼吸窘迫综合征的发病率是非糖尿病母亲的 6 倍。由于胎儿的高胰岛素水平,拮抗了糖皮质激素对促进Ⅱ型肺泡细胞合成及诱导释放肺表面活性物质的作用,故肺发育延迟;羊水中卵磷脂含量下降,卵磷脂/鞘磷脂(L/S)下降,导致肺表面活性物质减少。选择性剖宫产导致 RDS 的机制为缺乏分娩的应激刺激,内源性糖皮质激素水平相对较低,从而影响肺成熟;分娩本身可以促进Ⅱ型肺泡的成熟,而剖宫产新生儿的羊水中 L/P 比值和脐血中 SP - A 较自然分娩者下降明显;同时未经过产道挤压的肺部残留液不能充分排出,肺部液体过多影响肺表面活性物质发挥作用,出现呼吸窘迫症状。

由于肺表面活性物质不足,早产儿最早于生后半小时即可在肺泡表面形成透明膜,出现呼吸窘迫的症状。肺表面活性物质缺乏越多,临床症状出现越早,呼吸窘迫表现越重。须根据临床表现尽早开始治疗。较大的早产儿,在生后 36～72 小时上皮细胞开始恢复功能,内源性肺表面活性物质开始合成;同时Ⅱ型肺泡细胞再生,肺表面活性物质的活性增加,临床症状随着肺表面活性物质的增加逐渐减轻。

55. 如何减少新生儿呼吸窘迫综合征的发生及降低其死亡率?

通过对呼吸窘迫综合征病理生理及治疗的认识,目前阶段可通过以下方法来减少 RDS 的发生并降低其死亡率。①产前使用类固醇药物,以促进肺成熟。②利用恰当时机的胎盘输血进行复苏及生后尽早应用持续气道正压通气(CPAP)促进肺泡扩张,维持通气血流(V／Q)比值平衡。③早期应用肺表面活性物质。④机械通气应用条件相对较低，以减少对不成熟肺的损伤。⑤早期诊断并治疗动脉导管未闭。⑥支持治疗：维持酸碱和电解质平衡，保持足够的能量摄入，预防感染。

56. 新生儿呼吸窘迫综合征的治疗手段有哪些?

产后，对于存在自主呼吸的早产儿生后可尽早应用持续气道正压通气（CPAP）呼吸支持。以替代气管插管并应用肺表面活性物质并尽量减少支气管肺发育不良（BPD）的发生及严重程度。同时，对于母亲有高危因素及早产倾向及新生儿出现呼吸衰竭时应尽早转运至有相应条件的医院待产或治疗。产前母亲应用皮质类固醇（倍他米松，每次 12mg），可以降低呼吸窘迫综合征和新生儿死亡的风险。

（1）肺表面活性物质：早产儿出生后，应用肺表面活性物质治疗，使 RDS 死亡率减少了约 50%。最好在生后 2 小时内应用肺表面活性物质。由于肺表面活性物质可以保护不成熟的肺，因此建议在早产儿（胎龄 <27 周）复苏后预防性使用。临床推荐肺表面活性物质的剂量 50~200mg/kg，相当于足月新生儿肺表面活性物质池的容积。快速推注给药并予呼气末正压（PEEP）3~4cmH$_2$O 呼吸支持及足够的正压以保证其均匀分布。大多数新生儿需要 2 次给药，也有用到多达 4 次的，可以间隔 6~12 小时给药。

（2）持续气道正压通气（CPAP）：CPAP 保持呼气末肺泡开放，减少右至左的肺动脉分流。应用肺表面活性物质后，如果不需要长时间辅助通气，则可应用 CPAP 治疗。同时可用于拔管后防止肺不张及预防早产儿呼吸暂停。目前国外还有应用具有加热和加湿功能的高流量鼻导管（ >2L/min）Vapotherm，其作用为呼吸支持和促进早期拔管。同时较 CPAP 可以减少鼻损伤，具有更好的耐受性。

（3）辅助机械通气：可以应用同步间歇指令通气、辅助控制通气和压力支持、高频通气(HFV)。HFV 包括:高频振荡通气、高频喷射通气、高频断续气流通气(合并有常规通气模式)。其治疗目标达到:维持 pH 值 7.25 ~ 7.4,氧分压(PaO$_2$)50 ~ 70mmHg,二氧化碳压力(PaCO$_2$)40 ~ 65 mmHg。

57. 目前应用人工合成肺表面活性物质有几种? 详细说明各组成成分及剂量

表 2 - 9　目前常用的人工合成的肺表面活性物质

名称	成分	来源	剂量
Beractant(Survanta) Surfactant – TA(Surfacten)	二棕榈酰磷脂酰胆碱(DPPC)、三棕榈精、SP – B < 0.5%、SP – C 99%	牛肺提取物	每次 4ml/kg(100mg/kg),间隔 6h 给药
Bovactant(Alveofact)	99% PL,1% SP – B 和 SP – C	牛肺灌洗物	45mg/ml
Bovine lipid extract surfactant(bLES)	75% 磷脂酰胆碱(PC)、1% SP – B 和 SP – C	牛肺灌洗物	每次 135mg/kg(5ml/kg),间隔 12h 可以给药 1 ~ 4 次
Infasurf Calf lung surfactant extract(CLSE)	DPPC、三棕榈精、SP – B 290g/ml,SP – C 360g/ml	小牛肺灌洗物	每次 3ml/kg(105mg/kg),间隔 6 ~ 12h 可以给药 1 ~ 4 次
Poractant alpha(Curosurf)	磷脂(DPPC 磷脂[PG])、中性脂肪、脂肪酸、SP – B 和 SP – C 80mg/ml[其中 54mg PC(30.5mg DPPC 和 0.3mg SP – B)]	猪肺提取物	起始剂量 2.5ml/kg(200mg/kg),随后给予 1.25ml(100mg/kg)
Colfosceril palmitate(Exosurf)	85% DPPC,9% 十六醇,6% 泰洛沙伯	人工合成	5ml/kg(67.5mg/kg),间隔 12h 可以给药 1 ~ 4 次
Lucinactant(Surfaxin)	KI4 类似于 SP – B;磷脂 DPPC、POPG	人工合成	每次 175mg/kg(磷脂含量)

58. 新生儿呼吸窘迫综合征的病理生理改变及对呼吸机参数设置的影响是什么?

根据吸气和呼气的压力容积曲线显示 RDS 时肺顺应性降低,肺顺应性可降至正常的 25% ~ 35%,功能残气量、肺容量、死腔量增加,使肺泡通气量不足,产生二氧化碳潴留及呼吸性酸中毒。因此需要较高的压力才能达到一定体积的肺膨胀,故 PEEP 设定应略高于肺压力 - 容积环低位转折点的压力水平才能使肺膨胀。由于 RDS 肺膨胀不全造成换气障碍,需给予较高的 PEEP,一般在 4 ~ 10cmH_2O。当吸氧浓度超过 60% (FiO_2 大于 0.6)时,如动脉血氧分压仍低于 80mmHg,应以增加 PEEP 为主,直到动脉血氧分压超过 80mmHg。需要注意:应用呼气末正压(PEEP)的主要目的是增加肺容积、提高平均气道压力、改善氧合。但是呼气末正压过高可引起胸腔内压升高,导致静脉回流减少、左心前负荷降低。

吸气时,扩张肺泡所需的压力增大,呼吸功增加,氧耗量也随之增加。因此在设定吸气峰压(PIP)需保证肺扩张程度,降低氧耗量。吸气峰压可设定为 20 ~ 25cmH_2O。由于不存在呼气障碍,故吸呼比设定以正常生理情况设定:吸/呼 = 1/1 ~ 1/1.5;吸氧浓度(FiO_2):RDS 由于换气障碍出现低氧血症,可根据血氧饱和度监测调整 FiO_2。因早产儿发生 RDS 较多,还需防止氧中毒。一般 FiO_2 不宜超过 0.5 ~ 0.6,如超过 0.6 时间应小于 24 小时。目标:以最低的吸氧浓度使动脉血 PaO_2 大于 60mmHg。如给氧后发绀不能缓解可加用 PEEP。

59. 新生儿呼吸窘迫综合征的合并症及其形成原因是什么?

(1)气漏:由于肺泡壁损伤造成气体漏至肺间质。或由于机械通气时吸气峰压(PIP)或平均气道压(MAP)过高引起间质气肿。气体沿血管壁游走至纵隔可引起纵隔气肿。间质气肿也可引起气胸。气漏时呼吸困难更明显。

(2)氧中毒:当吸入氧浓度(FiO_2)过高。或供氧时间过长时可能发生氧中毒。以支气管肺发育不良(BPD)和早产儿视网膜病变最常见。前者为肺本身病变,患儿离氧困难。后者表现为视网膜后纤维增生或视网膜剥离,使视力减退甚至失明。

(3)恢复期的动脉导管开放:本病经机械通气治疗后,在恢复期约有30%的患者出现动脉导管开放。由于早产儿动脉导管的组织未成熟,不能自发关闭。但在 RDS 的早期肺血管阻力增加,不发生左向右分流。至恢复期肺血管阻力下降。即可出现左向右分流。此时因肺动肺血流增加而致肺水肿。出现间歇性呼吸暂停和充血性心力衰竭,严重者甚至危及生命。在心前区胸骨左缘可听到收缩期杂音,以第 2~3 肋间最响。如肺血管阻力下降幅度大,甚至可出现连续性杂音。胸部 X 线片显示心影扩大,肺野充血。超声心动图可直接探及未闭的动脉导管。

(4)长期合并问题:如果大脑在 RDS 疾病期由于缺氧缺血或出血可以导致神经系统发育障碍,如学习困难、听力受损、视力受损等。

60. 新生儿呼吸窘迫综合征的流行病学特点是什么?

RDS 的发病情况目前在世界范围内没有准确的统计数据。在美国,每年有20000~30000 个新生儿发病,占总妊娠量的1%左右。早产儿中胎龄 26~28 周的发病率为50%,胎龄 30~31 周发病率<30%。一项多中心研究统计呼吸窘迫综合征的发病率与出生体重相关:出生体重为 501~1500g 的新生儿中 RDS 发病率为42%。其中,体重 501~750g 的发病率为 71%;体重 751~1000g 为 54%;体重 1001~1250g 为 36%;体重 1251~1500g 为 22%。

发展中国家的呼吸窘迫综合征发病率不高,考虑由于宫内的营养不足及妊娠期高血压疾病导致小于胎龄儿较多且统计数据不准确。我国目前尚无相关统计资料。

种族相关的统计显示,白种人的早产儿发病率较高。发病率没有性别差异。

61. 新生儿呼吸窘迫综合征与 B 族 β 溶血性链球菌感染的区别是什么?

B 族 β 溶血性链球菌(GBS)感染:临床表现如 Apgar 评分低、生后第 1 天有休克和呼吸暂停、心大、胸膜渗出、病情恶化快等,病史中提示有早破水、母亲感染征象。早产儿感染 B 族 β 溶血性链球菌肺炎或败血症时,其胸片与 RDS 不易区别。由于 GBS 感染发病的足月儿同时可有低氧、低血压、粒细胞减少、呼吸暂停等,则可发生持续胎儿循环。应注意有无羊膜早破及母亲产前、产时感染征象,以及患儿全身感染中毒症状。做血培养、胃液涂片找菌、母亲分泌物培养等,同时监测血象、血小板、CRP 等协助诊断。临床高度怀疑而病原菌未明确之前,应用青霉素抗感染治疗。特异性 GBS 抗体升高可以提示近期 GBS 感染。

62. 新生儿呼吸窘迫综合征需要与何种疾病相鉴别?应该如何做相关检查?

引起早期呼吸窘迫的疾病均应与 RDS 相鉴别。①B 族 β 溶血性链球菌(GBS)感染;②新生儿暂时性呼吸困难(湿肺);③吸入综合征(羊水吸入或胎粪吸入);④早产儿颅内出血;⑤代谢问题:低体温、低血糖;⑥血液系统问题:急性贫血、红细胞增多症、黄疸;⑦胃食管反流;⑧纵隔气肿;⑨气胸;⑩肺泡蛋白沉积症。

首先应在病史采集上注意有无产时、产前宫内感染迹象,有无宫内窘迫或出生窒息史。其次,根据临床情况做相应的检查。GBS 感染上题已述。湿肺患儿应动态观察病情变化,大多数给予吸氧 24 ~ 48 小时后很快缓解,病情较重者给予持续气道正压通气可明显改善症状。同时进行胸部 X 线检查,表现为两肺纹理增粗,不规则云雾状斑片影,在右肺见叶间胸膜影和少量胸腔积液。吸入综合征要进行胸片检查,如果为羊水吸入,表现为密度较淡的斑片状阴影,分布以两肺内侧带为主;若为胎粪吸入,则表现两肺不均匀粗颗粒阴影,节段性或小叶性肺不张,有些伴有肺气肿,甚至纵隔气肿、气胸等。颅内出血应及时做头颅 B 超或 CT 检查,相应血常规及生化检查。

63. 应用呼吸机治疗新生儿呼吸窘迫综合征时,相应的呼吸机参数如何设置?

根据《欧洲新生儿呼吸窘迫综合征(RDS)防治指南》,机械通气(MV)治疗 RDS 分为 4 个阶段:肺复张、稳定、恢复和撤离。

(1)肺复张阶段:呼气末正压(PEEP)和吸气峰压(PIP)或 HFOV 中的持续膨胀压(CDP)影响较大。应在肺压力 - 容积曲线顺应性较好的呼气段上维持稳定,维持其血气分析在可接受水平。尽量避免造成低碳酸血症以降低 BPD、PVL 的风险。

(2)稳定阶段:机械通气的原则是在肺复张后以适当的 PEEP 或 HFOV 时的 CDP 使肺在整个呼吸周期中持续并稳定于最佳肺容量。常规机械通气平均气道压 6 ~ 7 cm H_2O 或 HFOV CDP 8 ~ 9cm H_2O 状态下,通常能顺利拔除气管插管。拔管后改为经鼻 CPAP 可降低再插管的风险。任何机械通气都有可能造成肺损伤,最小肺损伤策略是以最佳的肺容量避免过大潮气量及肺不张。通气策略及设备较通气方式更重要。目前采用低潮气量常规通气的方法较 HFOV 在降低 BPD 发生率上作用相当。针对重症 RDS 患儿,HFOV 可以降低新生儿气漏的发生,但有增加早产儿脑室内出血的危险。表面活性物质可以改善肺顺应性和增加肺容量,在 MV 状态下接受表面活性物质治疗后患儿病情仍进一步恶化,应考虑肺过度膨胀的可能。短期肺损伤可造成气漏,如气胸或肺间质气肿,长期肺损伤可造成 BPD。故应用 PS 后需严密动态观察肺部病变情况,相应调节呼吸机参数。所有通气方式均可造成肺损伤,故应尽量缩短其使用,一旦有可能应尽早拔除气管插管。拔除气管插管后,应继续接受经鼻 CPAP 治疗,这样可减少再插管的概率。

目前应用在如下几个方面。

(1)持续气道正压(CPAP)通气:鼻塞法,压力 4 ~ 6cmH₂O,保持 PaO₂ > 60mmHg。一般适用于胎龄较大、出生体重较大、病情较轻如胸部 X 线表现为 Ⅰ ~ Ⅱ 期,并没有进行性加重的患儿。一旦病情不能控制,吸入氧浓度(FiO₂) > 0.6,压力 > 6cmH₂O,PaO₂ 仍 < 50mmHg,应及时改为机械通气。

(2)PS + CPAP:早期应用,可明显改善肺功能,减少机械通气的使用。应用肺表面活性物质后短期拔管并应用持续气道正压通气(CPAP)的新生儿,在应用机械通气时间、气漏的发生及 28 天死亡率均较应用肺表面活性物质后常规机械通气的患者有所下降。

(3)机械通气:入院时病情严重或经上述治疗仍缺氧不缓解、出现呼吸衰竭者应及时气管插管,应用呼吸机。根据血气和胸片情况调节呼吸机参数。可以考虑应用 HFOV,设置频率为 10 ~ 15Hz。注意早产儿用氧原则是用最低的吸入氧浓度维持适当的动脉氧分压,经皮氧饱和度维持在 88% ~ 93% 即可,病情好转后应尽快降低 FiO₂,防止氧中毒。

64. 新生儿呼吸窘迫综合征在应用肺表面活性物质及呼吸机的同时应注意采取何种支持治疗?

(1)维持体温稳定:在分娩、复苏及转运过程中应注意维持体温稳定以减少氧消耗。

(2)液体、代谢及营养支持:开始应用 5% ~ 10% 葡萄糖 60 ~ 80ml/(kg·d)并逐渐增加液量至 120 ~ 140ml/(kg·d)。超低出生体重儿的液量需要可达 200 ~ 300ml/kg,根据电解质监测结果补充患者需要。密切监测血糖,电解质及钙磷水平,肾功能及体重、尿量,预防电解质失衡。患儿稳定后,生后24~48小时应用静脉营养。当患儿可以耐受经口喂养后,开始小剂量经胃管喂养以刺激肠道蠕动及发育。在保证液量及热卡摄入的前提下,随胃肠耐受情况增减喂养量及静脉营养量。

(3)监测循环功能:监测心率、外周灌注及血压。维持循环功能稳定可以应用扩容及血管活性药物。

(4)减少贫血:超低出生体重儿通过血液密切进行实验室监测,当评估失血量达到全血量的10%或血细胞容积低于40%~45%需输血治疗。出生时的胎盘输血对贫血及失血影响甚微,目前可以通过体内血气和电解质评估来减少失血。在极小的早产儿可以应用促红细胞生成素和铁剂来降低贫血的发生。

(5)抗生素:生后所有存在呼吸窘迫的新生儿均须进行血培养、血常规及分类,CRP检查后开始应用抗生素。血培养阴性或母亲未发现感染的高危因素后,可在应用2~5天停用。若母亲有充分的产前检查及宫颈分泌物GBS培养阴性时,可以考虑不用抗生素。

第十三节　新生儿胎粪吸入综合征

65. 新生儿胎粪吸入综合征的病理生理改变是什么?

在宫内由于胎儿缺氧导致已发育成熟的消化系统受神经系统调节致肠系膜血管收缩,而引起肠蠕动亢进,肛门括约肌松弛在宫内将胎粪排出。由于头部和脐带受压引起迷走神经兴奋可以导致直肠括约肌蠕动及松弛。多见于消化系统发育成熟的足月胎儿。

胎粪吸入后对肺部病理生理改变主要有四方面:气道阻塞,

肺表面活性物质功能障碍,化学性肺炎和肺动脉高压。

(1)气道阻塞:胎粪完全阻塞气道会导致肺不张。部分阻塞则会因活瓣作用导致肺萎陷和肺泡过度充气。在吸气时气道扩张,而吸入胎粪的气道塌陷,导致呼气时阻力增加。当肺部过度膨胀时会导致胸膜破裂出现气胸,间质性气肿或心包积气。

(2)肺表面活性物质功能失调:胎粪刺激导致肺表面活性物质失活,同时抑制其生成。胎粪中的一些组成物质如:游离脂肪酸(棕榈酸、硬脂酸、油酸等)可以降低肺表面张力并将表面活性物质剥离,导致弥漫性肺不张。

(3)化学性肺部炎症:胎粪中的酶、胆盐和脂肪刺激气道和周围组织,引起细胞因子释放,如 TNF $-\alpha$,IL -1,IL -6,IL -8,IL -13。在吸入胎粪后几小时将导致弥漫性肺部炎症。所有这些肺部改变都将导致肺内通气/血流(V/Q)比值失调。

(4)持续肺动脉高压:由于宫内慢性缺氧刺激及肺血管增厚会出现原发或继发的新生儿持续肺高压。同时 PPHN 又进一步加重了 MAS 的缺氧症状。

66. 新生儿胎粪吸入综合征的病因与鉴别诊断是什么?

(1)病因:胎儿在宫内排出胎粪和发生胎粪吸入的确切原因尚不十分明确,可能与胎儿宫内窘迫有关。因为 <37 周胎儿肠道内的胎粪尚未达到直肠,排出的可能性很小,而孕周 >42 周,常有胎盘老化,胎盘功能减退,胎儿出现慢性或亚急性缺氧,胎粪排出的发生率增加,其危险性 >30%。宫内缺氧可刺激胎儿胃肠道蠕动增加,肛门括约肌松弛,胎便排出,同时缺氧还可刺激胎儿产生喘息,将被胎粪污染的羊水吸入气道。当有胎粪污染羊水的情况时,婴儿出生后,出现呼吸道症状和胸片改变。

(2)鉴别诊断:①羊水吸入综合征。②感染性肺炎。③先天性膈疝。④特发性肺动脉高压。⑤新生儿持续肺动脉高压。⑥败血症。⑦暂时性新生儿呼吸窘迫。⑧大动脉转位。

67. 新生儿胎粪吸入综合征的辅助检查结果分析是什么?

(1)血气分析:主要通过酸碱状况反映机体的通气 - 血流(V／Q)失调和围生期应激情况。持续性肺动脉高压的新生儿代谢性酸中毒和呼吸性酸中毒同时发生,测定动脉血气 pH 值、二氧化碳分压(PCO_2)、氧分压(PO_2),连续监测血氧饱和度对指导治疗是必要的。轻症 MAS 可有轻度二氧化碳潴留和低氧血症;重症则出现呼吸衰竭时的血气改变,表现为 $PaO_2 <$ 50mmHg,$PaCO_2 > $ 50mmHg,同时可因缺氧,引起代谢性酸中毒。PaO_2/FiO_2:比值 < 300,考虑有急性肺损伤(acute lung injury,ALI),若比值 < 200,结合临床和胸片变化,应注意发生 ARDS 的可能。

(2)血电解质、生化:MAS 常见并发症有抗利尿激素分泌异常(SIADH)和急性肾衰竭,所以应该监测钠、钾和钙浓度、肝肾功能。

(3)血常规检查:了解宫内或围生期失血、缺氧以及感染情况。必须有足够的血红蛋白和血、血细胞容积水平,以确保有足够的携氧。同时,红细胞增多症和高黏滞血症可能继发于慢性或急性胎儿缺氧。并可能导致或加剧胎粪吸入综合征和PPHN。血小板下降增加新生儿出血的危险。中性粒细胞增高或中性粒细胞核左移可能提示存在围生期感染。

(4)其他:结合其他脏器的缺氧缺血性损害,必要时应监测血糖,行神经系统检查,如脑 B 超、脑 CT、脑电图等。

68. 新生儿胎粪吸入综合征的病情发展过程及临床表现是什么?

发生 MAS 的高危因素为:过期产儿、母亲高血压、先兆子痫、慢性心肺疾病、宫内营养不良、胎儿宫内窘迫、新生儿窒息等。但并非所有胎粪污染羊水均可发生 MAS。部分患者由于胎粪色素由肺部吸收,从尿中排出,可以在生后 24 小时内观察到绿色尿。羊水被胎粪污染是重要病史,若羊水为黄色,说明胎粪排出时间较早,发生严重 MAS 的可能性较小;若羊水为绿色,尤其是含有黏稠胎粪颗粒,婴儿脐带、皮肤、甲床等也可被粪染,则表明胎儿在出生前或出生时存在急性宫内窘迫,出生后常有新生儿窒息,需要复苏。

新生儿出生后,经过正确的抽吸胎粪和复苏处理,绝大多数可不发生 MAS;但部分患儿仍可能将胎粪吸入下气道,复苏后很快出现呼吸困难、发绀,胸廓饱满,肺部听诊可闻及粗湿啰音。同时,由于胎粪吸入,造成化学性炎症反应,严重损害肺泡和肺毛细血管,引起肺间质水肿、透明膜形成,在生后前几天会出现呼吸困难加重的过程。

严重患儿可发生气漏、持续肺动脉高压(PPHN)、呼吸衰竭等,普通氧疗或呼吸支持不能维持生命,需要机械通气、甚至膜肺(ECMO)救治。

MAS 病程根据病情轻重而不同,轻症经治疗 1 ~ 2 周逐渐恢复,重症尤其有并发症者,病程可持续 1 个月以上,部分病儿有肺功能异常,包括肺泡功能残气量增加、气道高反应以及易发生肺部感染。

69. 如何预防新生儿胎粪吸入综合征的发生?

产前,产科医生应监测胎儿的状态,尽早发现胎儿宫内窘迫。美国儿科医学会(American Academy of Pediatrics,AAP)和美国心脏协会(American Heart Association,AHA)2005 年新修订的《2005 美国心脏协会心肺复苏与心血管急救指南》中有关新生儿复苏,指出对于羊水被胎粪污染的无活力婴儿(出生后若呼吸抑制、心率 <100 次/分或肌张力低下),应立即直接喉镜下气管插管,再用胎粪吸引管连接气管导管和负压吸引器,设置80 ~ 100mmHg 的负压,抽吸气管内的羊水和胎粪,时间不超过 5

秒,如没有胎粪吸出,则不重复插管、抽吸。如果吸出胎粪并不伴心动过缓,则可以重复插管吸痰。如果心率降低,则进行正压通气,稍后再考虑吸痰。在没有证实临床胎粪吸入时,不要进行胸部按压或用手指插入患儿口中处理。经上述正确处理,严重MAS 的发生率有所下降。

70. 治疗新生儿胎粪吸入综合征的方法有哪些? 详细描述

(1)常规治疗和监护:对于高危儿应进行严密监护,注意呼吸状况,及时拍胸片了解肺部情况,监测血气或经皮血氧饱和度;同时,观察缺氧对全身各器官系统的影响,如烦躁、惊厥、心功能衰竭、血压下降、少尿等,及时对症处理;维持内环境稳定,血糖、血电解质等维持正常范围,纠正代谢性酸中毒;适当控制液体摄入,避免加重脑水肿和肺水肿。

(2)氧疗:轻症患儿可给予普通吸氧(鼻导管或头罩);若吸入氧浓度(FiO_2) > 0.40,患儿 PaO_2 仍小于 50mmHg,应进行持续气道正压(CPAP)辅助呼吸,因 MAS 常存在二氧化碳潴留,建议采用较大的气体流量,8 ~ 10L/min,压力不宜过高,2 ~ 4cmH$_2$O 即可,利于排出二氧化碳。若病情继续加重,出现持续高碳酸血症和低氧血症($PaCO_2$ > 60mmHg, PaO_2 < 50mmHg),需要进行机械通气。

(3)机械通气:由于 MAS 肺部病变不均匀,有些以肺实变或肺不张为主,有些以肺气肿为主,可以采用常规机械通气方式,呼吸机参数应依据患儿体重、肺部病变及血气情况调节。有些严重的 MAS,可能伴有气胸、急性肺损伤(ALI)或急性呼吸窘迫综合征(ARDS),应用常规机械通气不能维持正常的通气换气功能,可使用高频通气(high - frequency ventilation,HFV),高频通气的压力相对较均衡,变化范围较小,利于改善氧合功能,同时对肺的损伤较小,对一些常规机械通气失败的患儿可能取得较好的治疗效果。

（4）药物治疗

1）肺表面活性物质（PS）：由于胎粪可以抑制内源性肺表面活性物质的活性，给予 PS 治疗可能改善氧合，减少肺部并发症，为取得较好疗效，应在生后 6 小时内给予，每次 150mg/kg，间隔 6 小时，可重复使用。我国进行的一项多中心、随机对照试验结果显示：应用 PS 治疗组 24 小时后的氧合状况和通气效率得到一定改善。亦有学者提出应用稀释的 PS 进行肺灌洗来治疗 MAS，可利于清除被吸入的胎粪和改善肺功能。Gianluca L 等对 8 例由于严重 MAS 导致 ARDS 的、需要机械通气的足月新生儿，在生后 1~8（平均3.5）小时内，应用 PS 稀释后进行支气管肺泡灌洗，所有患儿的氧合状况和胸片在治疗后 6 小时都得到了有效的改善。

2）抗生素：关于 MAS 是否应用抗生素，有不同意见。由于有时感染性肺炎和 MAS 在临床过程和胸部 X 线表现上难以鉴别，又有少数 MAS 可以合并感染，因此，在胸片显示有浸润性病灶时，可选用抗生素治疗，同时，应积极查找母婴感染的依据，必要时做血培养、呼吸道分泌物培养等，明确病原菌，有针对性地使用有效抗生素。Sriparna B 等研究了 144 例 MAS 患儿（已除外败血症的可能性），随机分为 2 组，研究组在生后 24~36 小时开始给予氨苄西林和庆大霉素 7 天，对照组不给药，其他支持治疗两组相同。结果显示：两组患儿在住院期间发生败血症（血培养阳性）例数（研究组 3 例，对照组 2 例）、氧疗天数、胸片恢复天数、住院天数等均无明显差异。因此，作者认为不需要常规给予 MAS 患儿抗生素治疗。

3）肾上腺糖皮质激素：虽然有研究表明 MAS 病理过程中存在炎性反应，但大多数学者不主张应用肾上腺糖皮质激素，没有证据表明应用激素对 MAS 治疗是有效的。

（5）其他：对于合并 PPHN 者，可应用一氧化氮吸入治疗，扩张肺血管。国外对于有严重合并症，呼吸衰竭难以纠正的，采取体外膜氧合(ECMO)治疗。

71. 诊断新生儿胎粪吸入综合征的患儿应注意哪些可能发生的问题(合并症)?

(1)气漏:由于胎粪颗粒阻塞不均匀,可以出现肺不张和气肿。气胸和纵隔气肿的发病率可达10%~20%,在机械通气的患儿,气漏的发生率还要高。在治疗过程中,患儿突然缺氧和呼吸困难加重,调节呼吸机或球囊加压给氧不能缓解,应考虑发生了气胸和(或)纵隔气肿,应通过肺部叩诊或胸片及时诊断。

(2)持续肺动脉高压:重症 MAS 患儿中约 1/3 可并发PPHN,患儿表现持续性全身严重青紫,吸100%氧气亦不缓解,心脏听诊常无明显杂音;应通过心脏彩超检查确诊并了解分流量大小及肺动脉高压程度。

(3)急性呼吸窘迫综合征:在 MAS 病程的数小时或1~2天后,患儿病情进行性加重,需提高呼吸机压力和吸入氧浓度,甚至用常规机械通气不能维持通气和换气功能,胸片肺部病变明显加重,甚至变为"白肺",提示发生了 ARDS。这是由于胎粪可直接引起急性肺损伤和抑制肺表面活性物质活性,导致肺间质和肺泡腔渗出性水肿、血浆蛋白渗出、炎性细胞浸润等,引起肺泡萎陷、肺不张或肺实变。

(4)多脏器功能障碍:由于发生 MAS 与围生期缺氧有密切关系,因此,MAS 常伴有其他脏器缺氧性损害,如缺氧缺血性脑病(HIE)、急性心功能衰竭、急性肾功能障碍、坏死性小肠结肠炎(NEC)等。

(5)慢性肺疾病:少数严重 MAS 患儿,病情重,病程长,较长时间应用高压力通气及高浓度氧气吸入,进一步对肺组织造成破坏,形成 CLD 病理改变,患儿表现呼吸机或氧气依赖。

72. 新生儿胎粪吸入综合征在呼吸机支持治疗时,呼吸机治疗参数如何设定?

约有30%的 MAS 患儿需要机械通气治疗。由于 MAS 肺部病变不均匀,有些以肺实变或肺不张为主,有些以肺气肿为主,呼吸机参数应依据患儿体重、肺部病变及血气情况调节,尽量降低平均气道压,吸气时间尽可能缩短。如胸片以肺不张或大片实变(炎症反应)为主,肺动力学改变主要是肺顺应性降低,换气功能障碍,设置呼吸机压力应稍高,一般吸气峰压(PIP)25～30cmH$_2$O,呼气末正压(PEEP)3～5cmH$_2$O,呼吸频率40次/分,吸气时间(TI)0.5～0.6秒;如胸片以肺气肿为主,表明小气道阻力增高,部分肺泡功能残气量增加,通气功能障碍,二氧化碳潴留明显,此种情况下,呼吸机压力设置不当,极易引起气漏,一般 PIP 20～25cmH$_2$O,PEE P2～3cmH$_2$O 即可,吸气时间(TI)可缩短至0.4～0.5秒,呼吸频率40～50次/分,较长的呼气时间(TE)和较快的呼吸频率,有利于二氧化碳排出。当患儿存在间质气肿及气胸时应尽量减低平均气道压及潮气量,避免加重肺内病变。

有些严重的 MAS,可能伴有气胸、急性肺损伤(ALI)或急性呼吸窘迫综合征(ARDS),应用常规机械通气不能维持正常的通气换气功能,可使用高频通气(HFV)。高频通气的压力相对较均衡,变化范围较小,利于改善氧合功能,同时对肺的损伤较小,对一些常规机械通气失败的患儿可能取得较好的治疗效果。同时注意避免 PaCO$_2$ <30mmHg,以防止低碳酸血症导致脑灌注减少造成神经系统损伤。

73. 新生儿胎粪吸入综合征对症支持治疗应注意什么?

(1)保持环境温度正常以尽量降低氧消耗。

(2)尽量减少不必要的刺激,以减少右向左分流,出现低氧及酸中毒。

（3）必要时镇静以减少烦躁。

（4）持续呼吸治疗，保证氧合，维持足够的动脉氧饱和度。氧饱和度应维持在 90% ~95%。

（5）保持血红蛋白高于 130g/L 以保证足够的携氧能力。

（6）监测血压，必要时予扩容补液及血管活性药物，维持体循环压力高于肺循环压力，减少经动脉导管的右向左分流。

74. 新生儿胎粪吸入综合征的合并症及远期预后如何？

少数重度 MAS 患儿，虽然存活，但由于病情严重，使用呼吸机和氧疗时间较长，可能发展为慢性肺疾病（CLD），肺功能受到一定影响，需要较长时间的治疗和恢复。同时，MAS 的患儿的肺部还在恢复过程中，在生后第一年呼吸系统感染的发病率较正常儿高。

临床预后不良、病死率增加的相关因素有胎龄 >42 周、羊水明显被胎粪污染、合并 PPHN 或气漏等严重并发症等。大多数 MAS 的患儿肺功能都能完全恢复。但是产前或产时的缺氧因素可能是导致长期神经系统损伤包括：中枢神经损伤、惊厥、神经发育迟缓及脑瘫等主要原因。

第十四节　新生儿持续肺动脉高压

75. 新生儿持续肺动脉高压病因及其临床表现是什么？

新生儿持续性肺动脉高血压（PPHN）最常见的潜在病因，包括以下几点。

（1）急性肺血管收缩：由于围生期继发于缺氧的肺实质病变，如胎粪吸入综合征、呼吸窘迫综合征或肺炎；由于窒息或其他神经系统异常导致的通气减低；低体温；低血糖。

（2）肺血管床发育不良：膈肌发展的异常导致的先天性膈疝，使腹腔脏器进入胸腔并压缩肺发育；羊水过少可能会导致肺发育不全及新生儿持续性肺动脉高压；先天性囊性腺瘤样病可能导致肺发育不全，但与 PPHN 关系不大。

（3）特发性肺动脉高压：其形成原因与胎儿宫内动脉导管收缩有关，可由于孕晚期接受非甾体抗炎药（NSAIDs），如布洛芬或萘普生有关。另外，由于宫内胎儿长时间缺氧和（或）肺动脉高压造成血管异常发育出现肺实质及血管疾病，如肺小动脉壁过度增厚，平滑肌增生。目前对于宫内的血管重塑的过程还不清楚。肺动脉高压也受遗传因素影响。有报道关于新生儿持续性肺动脉高压（PPHN）和甲酰磷酸合成酶基因多态性之间的关联。但还需进一步深入研究。

临床表现主要为发绀，伴有呼吸急促和呼吸窘迫，不伴呼吸暂停和吸气三凹征（通常发生在生后 6 ~ 12 小时）。呼吸窘迫与低氧血症严重程度无关。吸高浓度氧后多数患儿的青紫症状缓解不明显。

查体：心前区可闻及响亮的 S_2 杂音或在胸骨左缘继发于三尖瓣关闭不全的收缩期杂音。当合并心功能不全时，可闻及奔马律并有血压下降、末梢灌注不良及休克等症状。

心电图可见右室肥厚，电轴右偏或 ST - T 改变；胸部 X 线检查可表现为心影扩大，肺门充血及肺原发疾病表现；超声心动图提示心功能较差，估测肺动脉压力明显增高，并可发现存在经动脉导管或卵圆孔的右向左分流。

76. 详述新生儿持续肺动脉高压药物治疗的方法及机制

药物降低肺动脉压力，治疗目的是使肺血管平滑肌舒张、血管扩张，但不同病因所致的 PPHN 对药物有不同的反应。

（1）硫酸镁：能拮抗 Ca^{2+} 进入平滑肌细胞；影响前列腺素的代谢；抑制儿茶酚胺的释放；降低平滑肌对缩血管药物的反应。

硫酸镁剂量:负荷量为 200mg/kg,20 分钟静脉滴入;维持量为 20~150mg/(kg·h),持续静脉滴注,可连续应用 1~3 天,但需监测血钙和血压。有效血镁浓度为 3.5~5.5mmol/L。

(2)妥拉唑林:因妥拉唑林有胃肠道出血、体循环低血压等不良反应,已较少用于 PPHN。1~2mg/kg 静脉注射,10 分钟注完;维持量为 0.2~2mg/(kg·h)。

(3)前列腺素与依前列醇(前列环素):PPHN 患者在前毛细血管存在前列环素合成酶缺乏,依前列醇(前列环素)能增加牵张引起的肺表面活性物质的分泌;在低氧时,依前列醇(PGI_2)对降低肺血管阻力尤其重要;近年来证实气管内应用依前列醇(PGI_2)能选择性降低肺血管阻力;依前列醇(PGI_2)与磷酸二酯酶 5 抑制剂联合应用有协同作用。

临床治疗方法有如下几种。

(1)前列腺素 E_1:常用维持量为 0.01~0.4μg/(kg·min)。

(2)依前列醇(前列环素):开始剂量为 0.02μg/(kg·min),在 4~12 小时内逐渐增加到 0.06μg/(kg·min),并维持;可用 3~4 天。

(3)肺表面活性物质:成功的 PPHN 治疗取决于呼吸机应用时保持肺的最佳扩张状态。低肺容量引起间质的牵力下降,继而肺泡萎陷,FRC 下降;而肺泡过度扩张引起肺泡血管受压。因均一的肺扩张,合适的 V/Q 对 PPHN 的治疗关系密切,肺表面活性物质应用能使肺泡均一扩张,肺血管阻力下降而显示其疗效。

(4)磷酸二酯酶抑制剂:NO 引起的肺血管扩张在很大程度上取决于可溶性 cGMP 的增加。抑制鸟苷酸环化酶活性可阻断 NO 供体的作用,提示该途径对 NO 发挥作用很重要。cGMP 通过特异性磷酸二酯酶(PDE5)灭活。双嘧达莫(潘生丁)为 PDE_5 抑制剂,在动物实验中能降低肺血管阻力 35%。扎普司特(敏喘宁)雾化吸入能显示选择性肺血管扩张作用。PDE_5 与吸入 NO 有协同作用。动物实验发现：吸入一氧化氮 6ppm 加上扎普司特可增加肺血流 88%。PDE_5 抑制剂用于预防反跳性肺血管痉挛：PPHN 在治疗撤离时（尤其是 NO 应用停止后）可出现反跳性肺血管痉挛及肺动脉高压，表现为肺动脉压增加 40%，使用 PDE_5 抑制剂可显著减少反跳。该治疗方法的临床应用前景有待进一步观察。

（5）一氧化氮吸入：一氧化氮（NO）是血管平滑肌张力的主要调节因子，已证实它就是内皮衍生舒张因子（EDRF）。NO 通过与鸟苷酸环化酶的血红素组分结合，激活鸟苷酸环化酶，使 cGMP 产生增加，后者可能通过抑制细胞内钙激活的机制，使血管平滑肌舒张。当 NO 以气体形式经呼吸道吸入后，能舒张肺血管平滑肌，而进入血液之 NO 很快被灭活，使体循环血管不受影响。NO 与血红素铁有高度亲和力，结合后形成亚硝酰基血红蛋白（NOHb），后者被氧化成高铁血红蛋白，高铁血红蛋白被进一步还原成硝酸盐及亚硝酸盐，通过尿液、少量通过唾液和肠道排泄。由于 NO 在血管内快速灭活，它对体循环不产生作用。这是目前选择性的肺血管扩张药。

77. 体外膜肺在治疗新生儿持续肺动脉高压中的作用是什么？

ECMO（体外膜氧合，简称体外膜肺），当常规治疗不能维持可接受的氧合和灌注时，应用 ECMO 以保证心肺循环体外通路。通过膜氧器吸收氧排出二氧化碳，代替肺完成气体交换后再输回体内。ECMO 可以保证足够的氧合及有效地排出 CO_2，维持体内酸碱平衡。新生儿可以应用 ECMO 的基本标准包括：胎龄大于 34 周；体重大于 2000g；头颅 B 超显示没有大的颅内出血（即超过Ⅱ级的颅内出血）；肺部疾病可恢复或机械通气 7~14 天；没有致命的先天性发育异常或不能手术的心脏病的证据。同时进行风险因素评估，包括侵入性操作和肝素化治疗的可行性分析。治疗是在机械通气的基础上使用 ECMO。应用时呼吸机条件降低,使肺处于休息状态,以减少机械通气副作用;病情好转后,停用 ECMO 再转入机械通气治疗。

在 ECMO 治疗新生儿重症呼吸衰竭的随机试验中发现,接受 ECMO 治疗的死亡率为 32%,而接受常规治疗新生儿死亡率近 60%。因此,ECMO 对降低持续肺动脉高压的新生儿(PPHN)的死亡率有重大影响。目前证实虽然吸入 NO 可以有效地扩张肺血管,但是 ECMO 在危重 PPHN 仍是唯一的治疗维持方法。但因为 ECMO 需配备较高的技术设备及相关专业人员,费用昂贵,在国内应用较少。

78. 新生儿持续肺动脉高压的相关检查及其意义是什么?

(1)PPHN 常规检查

1)动脉血气分析:评估 pH 值,动脉血二氧化碳分压($PaCO_2$)、动脉血氧分压(PaO_2),吸入氧浓度,并计算出肺泡 – 动脉氧分压差。但要注意导管前后取血的影响。氧合指数(OI)是判断氧合的指标,若 OI 过低达 40,通常提示应用 ECMO 支持。因为动态监测血气的需要,最好放置脐动脉或周围动脉(如桡动脉或胫后动脉)留置导管。

2)血常规检查:血细胞容积,注意有无红细胞增多症、高黏滞综合征等可能产生或加重 PPHN 的疾病。白细胞(WBC)计数和分类有助于确定是否存在潜在的感染。血小板计数尤其是在新生儿胎粪吸入综合征或窒息时经常下降。

3)动态监测血电解质和血糖水平。维持葡萄糖和钙离子水平非常重要。因为钙是保证 NO 合成酶活性的辅助因子。低血糖和低血钙可以加重 PPHN。

(2)影像学检查

1)胸片:是在决定是否存在肺实质损伤(如胎粪吸入综合征,肺炎,表面活性物质缺乏)。同时可以发现潜在的疾病,如先天性膈疝。在特发性肺动脉高压的新生儿胸片显示肺野清晰,肺血管影减少。PPHN 时心脏大小正常或略有扩大。

2)超声心动图:以排除发绀型先天性心脏病。可以通过超声检查计算右心室收缩压,因此,估算 PPHN 的程度。在开始一氧化氮吸入治疗之前,超声心动检查除外主动脉弓离断、左心室发育不全、主动脉瓣狭窄等 NO 治疗的禁忌证。通过超声确定是否存在,并予以纠正后才考虑使用肺血管扩张剂。

3)颅脑超声:确定新生儿是否存在脑室出血和脑实质出血或梗死情况,以决定是否可用 ECMO。

(3)血氧饱和度监测:持续脉搏血氧饱和度监测在治疗 PPHN 中非常重要,可以使护理人员动态评估患者的氧合情况,以确定是否存在组织水平的氧运输异常。在动脉导管未闭的患者,监测应置于导管前(右手)和导管后(右或左足)以评估右至左分流的水平。

(4)心导管检查:在极少数情况下,超声心动图检查不明确时,可以考虑应用心导管检查,以排除先天性心脏病,特别是肺静脉异位回流。

79. 详述新生儿持续肺动脉高压的鉴别诊断

持续肺动脉高压的新生儿(PPHN)的鉴别诊断最主要的就是新生儿期其他中央性青紫。

(1)青紫型先天性心脏疾病:完全性肺静脉回流;先天性膈疝;CCAM;肺泡毛细血管发育不良。

(2)感染性疾病:肺炎;败血症。

(3)肺部疾病:表面活性物质缺乏(呼吸窘迫综合征);胎粪吸入综合征;吸入综合征;气胸。

病史、体格检查,结合心电图、X 线表现,可有助于发现心脏或肺部的原发病。结合纯氧试验,导管前后的氧饱和度监测有助于了解导管水平的右向左分流情况,并初步鉴别心内分流或肺内分流。超声心动检查可以明确先天性心脏发育异常。同时也是本病最重要的诊断方法之一。不仅可作定性诊断,而且可以提供有价值的肺动脉压力的定量数据,为不可缺少的鉴别诊断手段。同时,可根据病史行相应的血常规、血培养检查以辅助除外感染性疾病。

80. 新生儿持续肺动脉高压目前的流行病学情况是什么?

目前国内尚无相关统计学资料,在美国发病率为每1000名活产婴儿中发生2~6例PPHN。

20世纪后期,PPHN的死亡率接近40%,发生神经系统后遗症的概率为15%~60%。应用体外膜肺氧合和其他疗法(如:NO吸入)后对降低PPHN死亡率有重大影响。在ECMO治疗重症新生儿呼吸衰竭的随机试验中发现,接受ECMO治疗的死亡率是32%,而接受常规治疗死亡率近60%。

发病年龄:PPHN是新生儿疾病。但是肺动脉高压也有一些是在支气管肺发育不良造成慢性呼吸功能不全的婴儿中发生。

第十五节 新生儿坏死性小肠结肠炎

81. 何种临床表现需要考虑新生儿坏死性小肠结肠炎?

新生儿坏死性小肠结肠炎(NEC)的非特异性临床表现包括呕吐、腹泻、喂养不耐受和胃潴留。其起病的临床表现可以以消化道症状为主,也可以是全身感染症状首发。

消化道临床表现,可以包括下列任何或全部:①喂养不耐受;②胃排空延迟;③腹围增加;④腹胀和(或)腹部压痛;⑤肠梗阻/肠鸣音减弱;⑥腹壁可见肠襻(表明肠循环功能不良,肠管固定扩张);⑦排便性状改变;⑧便血;⑨腹部可触及包块;

⑩腹壁红斑。

系统体检可以包括下列任何一项：①呼吸衰竭；②周围组织灌注下降；③循环衰竭；④出血倾向。如呼吸暂停、心动过缓、嗜睡、体温不稳定、低血糖及休克。

当出现上述表现时，应高度怀疑存在 NEC 的可能。

82. 详述新生儿坏死性小肠结肠炎的病因

虽然坏死性小肠结肠炎（NEC）的确切病因尚不清楚，但研究表明，它是多方面因素引起缺血和（或）再灌注损伤，导致炎性反应加剧造成。同时，感染也是不可忽视的病因。

（1）异常肠道菌群：健康人肠道环境的特点是有双歧杆菌的优势。对于母乳喂养的孩子可使肠腔中的低聚果糖增多。而接受不含低聚果糖配方喂养的婴儿则梭状杆菌占优势。

（2）肠黏膜发育不成熟，在 NEC 的发生发展中起着重要的作用。有研究发现随着胎龄的增加 NEC 的风险明显下降。早产儿生后胃酸和胃蛋白酶产量均低。胰腺外分泌功能不全，导致胰蛋白酶原转化为胰蛋白酶减少，从而使肠内毒素的水解作用减低。不成熟的杯状细胞的黏液分泌减少。肠道蠕动活动缺乏协调。同时，在非母乳喂养早产儿的肠道缺少分泌型免疫球蛋白（sIgA）。早产儿，黏膜细胞发育不成熟，缺乏成熟的抗氧化功能会导致黏膜屏障受损。

（3）肠缺血：由于妊娠期高血压疾病、先兆子痫导致胎盘血流减少，提示宫内胎儿缺血，则 NEC 发病率增加。生后由于动脉导管未闭，先天性心脏病造成体循环血量减少，导致肠道缺血也是 NEC 发病的高危因素。

（4）药物：应用黄嘌呤衍生物，如茶碱、氨茶碱，导致肠道蠕动缓慢及代谢过程中产生氧自由基。用于治疗动脉导管未闭的抗炎药，可能会导致内脏血管收缩，导致肠道缺血受损。维生素 E 用于治疗早产儿视网膜病变，可以损害白细胞功能，均是增加

NEC 发病的危险因素。另外,有研究表明,在极低出生体重儿应用雷尼替丁,也使 NEC 的发病风险增高。

(5)先天的遗传倾向:双胞胎的研究表明易感性 NEC 可能有遗传因素的影响。

83. 新生儿坏死性小肠结肠炎的发病情况及其预后情况如何?

(1)发病情况:NEC 的发生率美国统计为 0.3～2.4/1000 活产婴儿,而日本统计在 NICU 的发病率仅为 0.3%。加拿大统计胎龄小于 32 周而存活超过 5 天的新生儿中发病率为 6.4%。其发生率与胎龄及出生体重相关,出生体重小于 1000g 的新生儿中发病率为 4%～50%。而出生体重 1500～2500g 的新生儿中发病率仅为 3.8%。

(2)预后:体重低于 1500g 婴儿,由于 NEC 的严重程度不同,其死亡率为 10% 到超过 50%,在体重超过 2500g 的婴儿死亡率为 0～20%。极低出生体重儿的死亡率 40%～100%。有研究显示足月儿和早产儿 NEC 的死亡率分别为 4.7%、11.9%。随着新生儿重症监护的发展,包括机械通气、麻醉手术技术及肠外营养开展,从 20 世纪后期开始 NEC 的预后逐步改善。特别是胎龄 28 周,体重低于 1000g 以下超低出生体重儿的预后改善明显。但是由于患儿年龄、体重差异以及疾病严重程度不同,在统计分析上存在一定困难。存活下来的 NEC 超低出生体重儿,50% 并发有长期的后遗症。

1)最常见的并发症是肠狭窄和短肠综合征。肠狭窄发生率是 25%～33%,可以合并穿孔。出现在肠缺血修复部位,由于纤维化和瘢痕形成,造成管腔狭窄。最常发生狭窄的部位是升结肠、回肠末端。非手术治疗的 NEC 患者最易发生肠狭窄,通常会在 NEC 恢复 2～3 周后出现有便血、喂养不耐受和(或)肠梗阻的症状时,应怀疑存在肠狭窄。

2)短肠综合征:短肠综合征是 NEC 最严重的术后并发症,

肠切除患者中发生率高达23%。由于吸收必需的营养物质的小肠切除过多,造成营养吸收不良。

3)胆汁淤积性肝病:由长期禁食和全肠外营养引起的胆汁淤积性肝病。其特点是肝大、转氨酶和直接胆红素水平升高。治疗是尽可能刺激胆汁流量、尽早开始肠内喂养。

4)NEC复发:4%～6%的NEC患者会出现复发。其发生与是否手术治疗、肠内喂养的时间,或病变部位无直接相关。

84. 新生儿坏死性小肠结肠炎与何种疾病相鉴别?

(1)新生儿败血症伴中毒性肠麻痹:由于感染可以出现胃肠道症状,包括腹胀、腹泻、呕吐等。易将坏死性小肠结肠炎误诊为中毒性肠麻痹,但本病通常无便血,X线片上无肠壁积气等表现。

(2)肠扭转及肠旋转不良:呕吐频繁,腹部X线平片示十二指肠梗阻影像,胃及十二指肠扩张显示"双泡征"。腹部阴影密度均匀增深,并存在不规则多形气体影,无明显充气扩张的肠曲。

(3)机械性肠梗阻:X线腹平片上液平面的跨度较大,肠壁较薄,无肠壁间隙增宽模糊,无肠壁积气,再结合临床不难区别。

(4)先天性巨结肠:有腹胀,X线片上有小肠、结肠充气影,需与早期坏死性小肠结肠炎鉴别。前者有便秘史,无血便,X线片动态观察无肠壁积气征。

(5)自发性胃穿孔:多由于先天性胃壁肌层缺损引起,常见于胃大弯近贲门处。于生后3～5天突然进行性腹胀,伴呕吐、呼吸困难和发绀,X线平片腹部仅见气腹,无肠壁积气或肠管扩张。

(6)新生儿出血症:生后2～5天出现,可以胃肠道出血为主,需鉴别。无腹胀,X线片也无肠道充气和肠壁积气,维生素K治疗有效。

85. 新生儿坏死性小肠结肠炎的 Bell 分期是什么？相应治疗如何？

Bell 分级量表是目前最常用的 NEC 诊断分级标准,同时对治疗起到指导作用。

Ⅰ期 - 疑似 NEC

ⅠA 期表现:轻度非特异性体征,如呼吸暂停、心动过速或体温不稳定。

轻度肠道体征,如胃潴留增加及轻度腹胀。

X 线检查:正常或表现为轻度非特异性的肠淤张。

ⅠB 期表现:诊断表现与ⅠA 期相同,另外可见肉眼血便。

Ⅱ期 - 确诊 NEC

ⅡA 期表现:体征表现同ⅠA 期

胃肠道体征:包括所有Ⅰ期表现同时伴有肠鸣音消失及腹肌紧张。

X 线检查:肠梗阻和(或)肠壁积气。

ⅡB 期表现:除Ⅰ期体征表现外还有系统症状,如轻度代谢性酸中毒和血小板减少。

腹部检查:包括明确的腹肌紧张。可能有部分皮肤出现红斑或变色,和(或)右下腹包块。

X 线检查:门静脉积气和(或)腹水。

Ⅲ期 - NEC 进展期合并有严重疾病,必要时需要外科干预

ⅢA 期表现:患者表现为严重的全肠的 NEC 改变。除上述所有表现外还有低血压、心动过缓、呼吸衰竭、严重代谢性酸中毒、凝血功能障碍和(或)中性粒细胞减少。

腹部检查:包括明确的腹肌紧张伴有腹膜炎表现。

X 线检查:多数可见腹水。

ⅢB 期表现:除ⅢA 期表现外出现肠穿孔。

分期治疗方案如下。

Ⅰ期(ⅠA 及ⅠB 期)治疗:禁食并且应用抗生素 3 天。静脉输液保证液量,同时可应用胃肠外营养。

Ⅱ期(ⅡA 及ⅡB 期)治疗:呼吸及心功能衰竭的支持治疗,包括:液体复苏、禁食并且应用抗生素 14 天。当病情稳定后应用胃肠外营养。必要时外科会诊,但不需要外科手术干预。

ⅢA 期治疗:禁食 14 天。液体复苏、血管活性药物支持、机械通气支持。外科干预。胃肠外营养治疗。

ⅢB 期治疗:常规治疗同ⅢA 期。同时需要外科治疗。

86. 新生儿坏死性小肠结肠炎的影像学表现是什么?

X 线片最初表现为肠道梗阻,显示肠胀气,存在多个大肠和小肠扩张的肠襻。小肠选择性充气扩张,部分呈连续管型,部分肠管狭窄变细,形态僵直,立位片可见有中小气液平面。结肠内有少量气体或无气体。此时 X 线片无特异性。

NEC 的特异性 X 线表现为肠壁积气且气泡沿肠壁线排列。表现为囊状、线状、环状、半环状透亮影。积气可位于黏膜下和(或)浆膜下,前者为泡状、细小而密集的囊状透亮影;后者呈线性沿肠壁走行,与肠内气体间隔一条致密的肠壁组织影;浆膜下积气的肠管断面显示围绕肠管的多个环形或半环形透亮区。

肠壁积气进一步发展可以出现门脉积气。表现为肝区,沿肝门呈树枝状透亮影。门脉积气可以反复出现。门静脉积气和胆囊积气是本病严重的指标。当出现腹腔积液增加及选择性肠襻固定时,则提示肠壁全层坏死及出现肠穿孔可能。

腹部 B 超提示:肠管壁厚,蠕动减少,相对固定。可见腹腔积液。肠壁积气同时可见门静脉积气影。

87. 新生儿坏死性小肠结肠炎的胃肠外营养如何进行?

NEC 患者,由于肠道病变,必须进行长期胃肠外营养,以保证胃肠道有充足的时间恢复功能。因此,需要建立中央静脉通路,以方便肠外提供足够的热量和营养素,促进早产儿生长及代谢消耗。

应用中央静脉通路的院内感染的风险增加,主要病原菌如凝固酶阴性葡萄球菌种,以及耐甲氧西林金黄色葡萄球菌(MR-SA)。需要密切监测感染迹象。另外,导管相关性败血症的发病率也相应增加。如果怀疑感染,则需要通过中央静脉导管及外周静脉或动脉进行血培养。对于院内感染表皮菌群,应考虑给予万古霉素(长期广谱抗菌药物治疗会导致真菌败血症发病增多)。一旦被证实败血症和菌血症,则撤除中央静脉通路。

长期肠外营养可导致胆汁淤积和高直接胆红素血症。应根据肠道恢复情况,通过逐步增加肠内营养改善。一般非手术的NEC 患者禁食 10~14 天重新开始肠内营养。但因肠道功能恢复情况可能需要更长时间开始肠内营养。由于术后狭窄的发病率很高,应注意肠道通畅的评估。最好应用母乳喂养或肠道耐受性更好的、更易吸收的配方奶喂养。

88. 详述新生儿坏死性小肠结肠炎的药物治疗方法

NEC 的 I 期和 II 期治疗包括停止肠内喂养、鼻胃管减压,同时应用肠外静脉营养。并应用广谱抗生素。但具体方案应针对新生儿重症监护病房中最常见院内感染病原菌。

(1)对症支持治疗:包括病情严重伴休克者应及时给予扩容,除用生理盐水、2:1 含钠液外,还可用血浆、人血白蛋白、10% 低分子右旋糖酐等。血管活性药物可选用多巴胺、酚妥拉明等,并可给氢化可的松,作用于严重的应激反应。予以呼吸支持,缺氧时面罩吸氧,减少氧消耗。观察病情发展,及时手术。

(2)抗感染治疗:怀疑为消化道感染引起发病或血培养阳性者,抗生素选择应根据感染的细菌而定。在无病原学报告前可先选用头孢三代抗生素,如头孢噻肟钠,可以覆盖革兰阴性菌的第三代头孢菌素。其安全性是比氨基糖苷类更为有利。同时可通过血脑屏障入脑脊液治疗脑膜炎。或 β - 内酰胺酶抗生素(氨苄西林,替卡西林),如氨苄西林,干扰细菌细胞壁的合成过程中复制。另外也应考虑抗厌氧菌药物(如克林霉素,甲硝唑)的应用,克林霉素可以抑制细菌蛋白质合成,对在肠道的许多金黄色葡萄球菌和链球菌以及常见的厌氧菌起到抑菌或杀菌作用。甲硝唑用于治疗腹腔内及全身或中枢神经系统厌氧菌感染。

(3)改善循环功能:NEC 患儿常发生休克,休克原因多为感染性、低血容量或多脏器功能衰竭所致。需应用血管活性药物,如多巴胺和多巴酚丁胺等。多巴胺是一种肾上腺素受体激动剂,增加刺激血管 α 肾上腺素受体,导致血管收缩,升高血压。小剂量时,通过多巴胺受体作用,增加肾小球滤过;剂量增大,可通过 $β_1$ 受体作用,起到正性肌力作用。多巴酚丁胺为肾上腺素受体激动剂。作用于心脏 $β_1$ 受体,导致收缩力增加。

(4)其他:同时益生菌逐步成为一个可行的预防性治疗措施。如嗜酸乳杆菌/双歧杆菌,乳酸产生物可以酸化肠道内容物,并防止选择性细菌生长,以恢复或保持肠道内正常的微生物菌群。

89. 新生儿坏死性小肠结肠炎的外科干预指征及治疗方法?

(1)手术指征为:①肠穿孔、肠坏死。肠穿孔和严重肠坏死可伴有或不伴有气腹、腹膜炎、通过腹腔穿刺抽出脓性物。②肠狭窄。部分患者经非手术治疗后数周或数月发生肠狭窄,需要切除狭窄肠段来重新恢复肠道的正常结构。③经药物保守治疗,病情恶化。包括腹膜炎征象,顽固性酸中毒并加重,持续性血小板减少,白细胞升高或进行性减少,血流动力学不稳定。

(2)术前处理:保证患儿状态稳定,提供补液,纠正贫血或凝血问题,并保证足够的尿量至少1ml/(kg·h)。尽量减少热量散失,保温、加热和加湿的氧气和麻醉气体的使用可能会进一步减少热量散失。准备血液制品,以备手术过程中可用。

(3)术中处理:肠穿孔及坏死患者,切除坏死和穿孔的肠段,如果残留肠段显示无缺血,可做肠段重新吻合术。随着败血症和腹膜炎的改善,肠道营养可经数周或数月后重新建立。肠狭窄部位多发生于脾曲处的结肠,需要切除狭窄肠段来重新恢复肠道的正常结构。

(4)术后处理:婴儿应继续接受静脉注射抗生素和全肠外营养,至少2周。支持治疗,包括呼吸支持,监测液体和电解质并维持平衡,纠正贫血和凝血功能障碍,应该继续下去。若患儿临床病情恶化,必须重新进行评估,并可能重复手术探查。

第十六节　极低及超低出生体重儿

90. 极低及超低出生体重儿的临床特点是什么?

(1)体温不稳定:体表面积/体重比高,棕色脂肪储存少,糖原供给不足,生后热量散失很快。低体温会导致低血糖、呼吸暂停、代谢性酸中毒。

(2)低血糖:胎儿由母亲通过胎盘维持正常的血糖水平。极低出生体重由于生后失去了母亲的糖来源,因此很难维持正常的血糖水平,另外这些早产儿糖原储备不足,应激消耗大。通常容易出现低血糖(早产儿血糖<2.5mmol/L)。

(3)体液和电解质:极低出生体重儿的细胞外液明显多于细胞内液,体液中水分所占比例高。另外其肾小球滤过率和重吸收功能减低,肾小管功能不成熟,排钾和其他离子功能下降且尿液浓缩功能不足。生后肾小管重吸收肌酐增加了血清肌酐水平,易出现非少尿性高钾血症。由于极低出生体重的婴儿暴露在辐射暖台和光疗下,相对干燥的环境致大量的水分丢失,易造成高钠血症。生后最初几天由于水分分布异常可以出现稀释性低钠,需要限制液体入量及补充钠离子。

(4)营养:极低出生体重儿的营养储备少。生后热量和蛋白质摄入量不足。需早期提供肠外营养,以保证最初几周的能量供给。根据其病情及胃肠道耐受情况,尽早开始肠内营养。少量肠内喂养约 10ml/(kg·d)可以刺激消化道,防止黏膜萎缩。若分次喂养不能耐受可以考虑持续喂养方式。

(5)高胆红素血症:极低出生体重儿极易出现高胆红素血症。由于肝脏不成熟导致胆红素清除能力降低。同时,大多数早产儿肠蠕动弱,口服摄入不足,延缓胆红素排泄,进入肝肠循环的结合胆红素增加。这些婴儿发生核黄疸的胆红素水平远远低于成熟儿且发生风险高。

(6)呼吸窘迫综合征和慢性肺部疾病:极低出生体重儿由于早期表面活性物质缺乏引起的呼吸窘迫综合征(RDS)。RDS的发病率与胎龄成反比,常见的并发症包括气漏综合征、慢性肺部疾病或 BPD、早产儿视网膜病变(ROP)。对于极低出生体重婴儿,BPD 的总发病率为 40%,多达 77% 需要机械通气的婴儿发展为 BPD。

(7)动脉导管未闭:足月新生儿,由于血氧浓度升高诱导血管收缩,通常 PDA 在出生后 48 小时内关闭。然而,早产儿不受氧的影响,多达 80% 的极低出生体重的婴儿有临床 PDA 表现,体循环血量减少,出现尿量减少、喂养不耐受、低血压等。

(8)感染:感染是造成早产的主要因素,同时也是导致极低出生体重儿死亡的重要因素。可出现在临床病程中任何时间。早期感染发生在生后 72 小时内,可以表现为出生后不久的呼吸窘迫或无症状。其感染病原为母体产道定植细菌及疱疹病毒等。晚期感染通常发生在 3 天后,主要为院内感染多见。感染表现为非特异性的,包括温度不稳定(低温或高温),心动过速,活动减少,外周循环不畅,呼吸暂停,心动过缓,喂养不耐受,氧需求或通气条件增高,代谢性酸中毒等。新生儿期的早期败血症最常见的原因是 B 组链球菌(GBS)和大肠埃希菌。院内感染的来源,包括凝固酶阴性葡萄球菌(CONS)和克雷伯菌和铜绿假单胞菌,同时耐甲氧西林金黄色葡萄球菌也越来越普遍。真菌,最常见的白色念珠菌,经常是在极低出生体重儿及血小板减少的婴儿发生迟发性败血症的原因,尤其是当患儿已经应用广谱抗生素时。另外,留置导尿管,可能会引起多达 40% 的极低出生体重儿出现迟发性败血症。

(9)坏死性小肠结肠炎:坏死性小肠结肠炎(NEC)是早产儿最常见的消化道急症。NEC 的发病与胎龄直接相关,其风险因素包括窒息或胃肠道缺血。母乳已被证明有一定的保护作用,但不能阻止 NEC 发生。肠内营养对 NEC 的作用是有争议的。临床症状不典型,包括呼吸暂停、心动过缓、腹胀、胃潴留、代谢性酸中毒及嗜睡等。X 线表现,包括肠壁积气、门静脉积气和气腹(肠穿孔)。NEC 常发生在生后 2~3 周左右正在肠内喂养。

(10)脑室出血:出血由脑室周围的室管膜下生发基质开始,进一步发展到脑室引起出血。IVH 的发生率和严重程度与胎龄呈负相关。任何破坏血管自动调节的因素,包括缺氧、缺血、快速补液和气胸均可导致脑室出血。其症状包括呼吸暂停、高血压或低血压、突发性贫血、酸中毒和惊厥发作。生后 72 小时内最易发生 IVH,需进行颅脑超声监测。

(11)早产儿呼吸暂停:早产儿呼吸暂停是极低出生体重儿呼吸停止 20 秒以上伴有心动过缓或发绀。主要继发于呼吸中枢发育不成熟。其发病率与胎龄和体重呈负相关。可以通过使用心电监测和脉搏血氧饱和度监测诊断。

(12)贫血:早产儿出现贫血较足月儿早且重。主要由于红细胞发育不成熟、叶酸、维生素 B_{12} 或维生素 E 不足造成红细胞寿命短,同时医源性失血(检查用血)也是引起贫血的主要原因。

91. 超低出生体重儿的合并症有哪些?

(1)呼吸系统:呼吸暂停、慢性肺疾病等。

(2)神经系统:脑室出血;脑室周围白质软化;长期后遗症包括:脑瘫、发育延迟、学习功能障碍等。

(3)视觉系统:视网膜后纤维增生;斜视和屈光不正。

(4)听力损伤:由于早产本身、高胆红素血症、低血压、脑膜炎、耳毒性药物(氨基糖苷类、速尿)等造成听力受损。

(5)婴儿猝死综合征:与早产儿呼吸暂停及气道梗阻有关。

92. 超低出生体重儿的随访有哪些?

几乎所有的极低出生体重儿需要进行神经发育的随访监测。这些婴儿通常回家后还需要多种治疗。新生儿随访的目标是早期识别其发育发展障碍,对家长进行辅导,鉴别和治疗并发症。为新生儿专家、儿科专家、妇产科专家及其他相关人员提供反馈信息。因此对认知能力发展、视觉和听觉、神经发育进度的评价非常重要。

大多数早产儿的脑瘫和智力低下的发病率确实比一般人群高。有研究发现,在出生体重小于 1000g 的婴儿中感觉神经异常的发病率高达 25%,脑瘫发生率达 14%,失明 1%,耳聋多达 7%。另外认知功能障碍发生也较高,如语言障碍、视觉感知问题、注意力缺陷和学习障碍。脑室内出血Ⅲ级和Ⅳ级或脑室周围白质软化症(PVL)的婴儿,生后 4~6 周常规 B 超检查发现脑实质囊性改变的婴儿,出现智障的风险最大。其他发育障碍的危险因素包括母亲的绒毛膜羊膜炎、脑膜炎、败血症、新生儿窒息、头围生长缓慢、慢性肺疾病。

视力监测:早产儿视网膜病变(ROP)是早产儿视网膜血管尚未完全发育血管疾病。严重 ROP 的高危因素包括早产儿和氧暴露。极低出生体重婴儿应接受由经验丰富的儿科眼科医生进行眼科检查,检查年龄为:实足年龄 4 周(或矫正胎龄 31 周),并根据结果,至少每 2 周检查一次直到视网膜血管发育成熟。根据早产儿视网膜病变情况,决定是否进行重复检查及激光手术。ROP 婴儿的近视、斜视和弱视的后遗症发生风险较高。因此极低出生体重儿,有没有发生 ROP 均应进行 6 个月的后续眼部检查。

听力:所有婴儿在出院前均应接受听力测试,使用诱发耳声发射或者脑干听觉诱发电位。极低出生体重儿发生听力障碍的风险较高。其他高危因素包括脑膜炎、新生儿窒息、换血治疗及耳毒性药物如庆大霉素治疗。这些婴儿应该在 6 月龄时复查听力。

其他疗法:极低出生体重儿应有相应的早期干预计划。由物理治疗、职业及言语治疗评估并提供家庭治疗方案。

93. 超低出生体重儿在心肺复苏时需注意什么问题?

(1)常规心肺复苏:与新生儿复苏一致。

(2)呼吸系统:极低出生体重儿由于其胸壁薄、呼吸肌弱、肺泡小、呼吸中枢发育不成熟,易出现呼吸衰竭。故生后需立即进行呼吸支持,包括气管插管机械通气及 NCPAP。

(3)心血管系统:有条件可以考虑放置脐动脉导管以取血标本和监测血压。可以应用多巴胺维持血压,尽量减少静脉推注液体以减少血压波动。除非明确的低血容量性低血压。

(4)氧治疗:维持 SaO_2 在 88% ~93%。减少氧的损伤。

第十七节　新生儿外科急症

94. 以呼吸窘迫就诊的外科急症有哪些?

（1）先天性膈疝：因胸腔脏器受到疝入肠管等物压迫而引起呼吸循环功能障碍。腹腔脏器疝入胸内，肺脏和心脏被推向对侧，患儿可出现呼吸困难和发绀表现。随着医疗水平的进展，先天性膈疝已可以在胎儿期诊断。生后明确尽早给予手术治疗。

（2）食管闭锁、食管气管瘘：由于食管闭锁，新生儿生后出现唾液增多外溢，吐沫。呼吸时因咽部分泌物较多造成呼吸不畅。喂养时出现非喷射性呕吐。咽下奶汁反流入气管，引起呛咳及青紫，甚至窒息、呼吸窘迫。容易继发吸入性肺炎，可进一步出现发热、气促、呼吸困难等症状。

（3）坏死性小肠结肠炎：本病是由于多种引起肠黏膜损害，缺血、缺氧，导致小肠、结肠发生弥漫性或局部坏死的一种疾病。病因包括：①肠道供血不足，如新生儿窒息、肺透明膜病、脐动脉插管、红细胞增多症、低血压、休克等；②饮食因素，如高渗乳汁或高渗药物溶液可损伤肠黏膜，食物中的营养物质有利于细菌生长和碳水化合物发酵产生氨气；③细菌感染侵入肠黏膜造成损伤，或引起败血症及感染中毒性休克加重肠道损伤。呼吸窘迫为其全身感染中毒症状的一个表现。

（4）先天性肠闭锁并发肠穿孔：先天性肠闭锁是新生儿肠梗阻中较多见的原因之一，早期一般情况良好，晚期继发吸入性肺炎，同时若伴发肠穿孔时则腹胀严重，大量气体进入腹腔，膈肌上抬影响换气，患儿出现呼吸窘迫。

（5）肠旋转不良并发肠绞窄、肠坏死：本病新生儿生后24

小时内可有正常胎便排出,一般在生后第3~5天突然出现大量胆汁性呕吐。根据十二指肠受压程度,可表现为部分或完全梗阻。并发肠扭转时呕吐咖啡样液或呕血、便血,提示发生肠绞窄。肠坏死或穿孔时可出现腹膜炎、高热、脱水等中毒性休克症状。呼吸窘迫为全身中毒症状的表现。

(6)新生儿阑尾炎、腹膜炎:新生儿阑尾壁薄、免疫机制不健全,感染后易发生穿孔。另外由于大网膜短,不能包裹阑尾,容易使感染扩散形成全腹腹膜炎。病情发展较快且较重,早期即出现高热、呕吐等症状;右下腹体征不明显,不典型,但有局部压痛和肌紧张;由于其穿孔率高,很快合并腹膜炎等感染中毒并发症,因此全身中毒休克表现较突出,可以出现呼吸窘迫。

(7)胃穿孔:新生儿胃穿孔为小儿外科罕见的急腹症。一般于生后2~7天发病,病死率很高。病因不清。考虑与胚胎发育期胃壁肌层缺损,胃收缩拉力不均,胃肠壁局部缺血造成。胃破裂后,大量气体进入腹腔,膈肌上抬影响换气,患儿出现呼吸困难。

95. 引起肠梗阻的新生儿外科急症有哪些?

新生儿肠梗阻可以是完全性梗阻(闭锁)或不完全性梗阻(狭窄)。闭锁者经常伴随肠系膜发育缺陷。狭窄者肠及肠系膜正常。狭窄通常发生在小肠或肛门。闭锁多发生在食管、胃、十二指肠、空肠、回肠、结肠和直肠,或直肠形成盲端及肛门未成形(闭锁)。

(1)肠旋转不良:本病是由于胚胎发育中肠管旋转发生障碍,即肠系膜上动脉为轴心的旋转运动不完全或异常,使肠道位置发生变异和肠系膜的附着不全,从而并发肠梗阻或肠扭转,如十二指肠梗阻、中肠扭转、游动盲肠、空肠梗阻,亦可发生肠反向旋转。出生后引起完全或不完全性肠梗阻,是造成新生儿肠梗阻的常见原因之一。

（2）先天性肠闭锁：在北京儿童医院是造成肠梗阻仅次于新生儿先天性巨结肠的第二位病因。肠闭锁的主要症状是呕吐。闭锁部位愈高，呕吐出现的时间亦愈早。低位闭锁患儿呕吐物则多呈粪便样。持续性反复呕吐并进行性加重。闭锁患儿生后多无正常胎粪排出，但有少数患儿，可排出少许绿色干胎便。

（3）先天性巨结肠：是一种功能性梗阻。肠道本身发育正常，但由于缺乏神经节细胞，只能处于收缩状态，无法进行正常蠕动，造成肠道梗阻。

（4）肛门闭锁：很容易通过会阴检查诊断。与近端肠梗阻相比，远端小肠或结肠的梗阻表现为腹胀、胎粪排出延迟、缺乏过渡便。X线检查表现为小肠近端扩张，远端结肠和直肠没有气影。

（5）胎粪阻塞综合征：对于远端肠梗阻的患者，应用泛影葡胺灌肠可以作为诊断及治疗同时进行的手段。

96. 怀疑新生儿外科急症需做何种检查？

新生儿外科急症与先天性发育异常关系密切。严重的青紫发作，首先要考虑心脏超声检查，以辅助检查是否为先天性心脏发育异常。通过胸腹联合X线检查可以明确先天性膈疝，放置胃管后造影剂检查，可以确定食管闭锁及食管气管瘘。通过造影剂灌肠检查可以定位低位肠梗阻：小结肠——说明小肠完全梗阻；远端结肠扩张且肠腔内可见团块状影——胎粪阻塞综合征；扩张与狭窄的结肠——先天性巨结肠；腹立位片：腹部充气少，双泡征——十二指肠闭锁；多个气液平面伴扩张肠襻——空回肠闭锁；钙化影，大小不一的肠管，钡灌肠提示小结肠及胎粪影——提示有胎粪性梗阻，宫内肠穿孔造成的胎粪性腹膜炎等。腹部平片检查及造影可以诊断多数外科急症。同时也可行腹部超声及CT检查辅助诊断。

97. 食管闭锁及食管气管瘘术前应给予何种治疗?

如果确诊食管闭锁及食管气管瘘应行手术修复治疗。对于没有肺部并发症的患儿应在出生后的尽快进行修补手术。对于低出生体重、肺炎或其他重大发育畸形的患儿将暂缓手术治疗可以保守治疗。术前,应放置带套囊的气管插管,以防止胃内容物反流入肺。在食管重建前及食管气管瘘狭窄或吻合口瘘时需应用持续机械通气支持。注意抬高床头,经常吸引口腔分泌物。放置胃管,以减少胃食管反流,可放置空肠营养管以保证营养摄入。通过肠外营养、胃造瘘和盲端吸引,以减少吸入、保证营养供给达到耐受手术的水平。

98. 引起消化道梗阻的常见病因是什么?

十二指肠狭窄、十二指肠闭锁、环状胰腺为前肠畸变的结果。肠旋转不良、空肠和回肠闭锁由于中肠发育不良。胎粪性肠梗阻为回肠末端异常。先天性巨结肠症、胎粪阻塞综合征、肛门闭锁为后肠发育畸变的结果。

目前研究发现,形成消化道畸形梗阻的原因均与遗传因素相关。十二指肠闭锁的婴儿有50%可以是21–三体综合征、肛门闭锁、先天性心脏病。空回肠闭锁的婴儿($<1\%$)很少有染色体异常。囊性纤维化跨膜传导调节因子(CFTCR)异常破坏膜的氯离子,随后影响钠离子转运,导致胎儿胎粪黏稠,同时肠道蠕动功能不成熟,出现末端回肠腔内梗阻。通过灌肠提示小结肠从近端即出现梗阻。

导致先天性巨结肠症的遗传缺陷是由于多个染色体的异常,包括位于染色体10q11、21上的RET原癌基因。

99. 先天性膈疝的诊断及术前治疗方法是什么?

先天性膈疝应动态监测动脉血气,pH、$PaCO_2$ 和 PaO_2 并注明采样部位。因为新生儿持续性肺动脉高压往往伴随 CDH，出现右向左分流，往往导管前(右手)PaO_2 较其他部位高。血乳酸有助于评估循环系统功能不全或严重的低氧血症与组织缺氧情况。对所有危重新生儿，监测血电解质、离子钙和葡萄糖水平。保证血糖正常，并维持钙离子平衡。可以进行相关染色体研究，以观察遗传基因异常情况。怀疑先天性膈疝，应进行 X 线检查，拍胸腹联合片。放置经口胃管，有助于扩张的胃减压，并确定胃管与膈肌之间的位置关系。本病多发生于左外侧胸部，左侧胸廓内可见充气肠管，相应的心脏则推移至右侧。同时注意胸片是否存在气胸。由于伴发 CDH 的先天性心脏发育异常发生率较高(约25%)，因此，需要进行心脏超声检查同时评估心肌功能。先天性膈疝中有 6% ~ 8% 的患者可存在泌尿生殖系统异常，应考虑肾脏超声检查。中枢神经系统发育缺陷(如，神经管缺陷，脑积水等)，可伴有先天性膈疝。当考虑应用体外循环支持时，应首先进行床旁颅脑超声检查，以评估脑室出血及缺氧缺血情况并排除重大颅内异常。

由于 CDH 伴发持续肺动脉高压和肺发育不全，先天性膈疝术前治疗目的是保证氧合，避免气压伤。在产房，如果已知或怀疑有先天性膈疝，立即放置一个开放的经口胃管并连接持续吸引，以防止肠管扩张和进一步肺压缩。避免面罩给氧，立即气管插管。避免高吸气峰压，防止发生气胸。为避免高吸气峰压，同时保证同步机械通气，可考虑应用高频通气(HFV)治疗。危重先天性膈疝应动态监测氧合、血压和灌注。减少刺激及侵入性操作，如吸痰等。维持血糖和钙离子浓度的参考值范围内。如果有必要，可应用正性肌力药维持血压。多巴胺、多巴酚丁胺或米力农有助于保持血压。如果存在心肌功能障碍，可应用多巴酚丁胺和米力农。

回顾性研究表明，允许性高碳酸血症有助于改善存活率。但低碳酸血症导致脑血管收缩，脑血流量降低，可出现神经系统后遗症,包括高频率的神经性耳聋。

第十八节　新生儿肺出血

100. 简述新生儿肺出血的定义及发病情况

新生儿肺出血是指肺内大量出血。可以是肺泡出血、肺间质出血,或两者同时存在。多见于早产儿及低出生体重儿。多为新生儿多种疾病的严重并发症,一般为临终表现。其发病率占活产婴儿的 0.1% ~ 0.5%,尸检检出率为 7% ~ 10%,而极小的早产儿尸检检出率高达 80%。男女发生比例为 1.5 ~ 3.6∶1。

101. 引起肺出血的病因有哪些?

(1)缺氧:为肺出血的最常见原因。原发病为围生期窒息、新生儿呼吸窘迫综合征,应用 PS 及 ECMO、MAS、肺发育不良及严重的颅内出血等,早产儿、低出生体重儿多见。

(2)感染:见于败血症、重症感染性肺炎,足月儿多见。

(3)低体温:严重的寒冷损伤综合征的终末状态。

(4)严重的先天性心脏病:缺损较大的 VSD、PDA 及大血管错位等。

(5)其他因素:高黏滞血症(胎儿成红细胞增多症)、凝血机制缺陷障碍、Rh 溶血等。

102. 如何治疗新生儿肺出血?

肺出血的紧急处理包括:气管内插管保持气道通畅、供氧、正压通气。为减少肺出血应增加平均气道压(MAP)同时相应给予高 PEEP(6 ~ 10cmH$_2$O)或高频通气。对于凝血障碍给予相应治疗。出血量大则予以输血治疗以维持足够的血容量。

第十九节 新生儿休克

103. 新生儿休克的定义

新生儿休克是由于急性循环功能衰竭引起的一系列复杂的临床综合征,为新生儿的危重状况,以组织和器官灌注不足为特点。氧及营养物质的供给不能满足全身组织代谢的需要,代谢产物不能有效清除。从而导致细胞功能障碍,最终细胞死亡。灌注不足可累及单个器官或整个机体。休克时大多数情况为心输出量降低,伴发低血压,但并非全部。

104. 新生儿休克的病因及诊断是什么?

病因:①心源性因素。心脏泵血功能衰竭。②低血容量性因素。血容量不足,由于急性失血或丢失体液和电解质引起。③血管床血流分布异常。脓毒性休克、败血症、使用血管扩张剂、心肌收缩受抑制、内皮损伤等。④阻塞限制性因素。由于张力性气胸或心包压塞造成的血流受限。⑤游离异常。由于严重贫血或高铁血红蛋白血症造成的氧释放能力不足。均可导致组织灌注不足,出现休克表现。

在临床和实验室检查中,没有休克诊断的特异性指标。主要观察循环系统功能不全的表现。低血压只是其中表现之一。

低血压是指血压低于预期的参考范围。参考范围被定义为胎龄依赖和产后年龄依赖性血压值的第5(或第10)和第95百分点(或第90)之间为正常。低血压的临床表现,包括毛细血管再充盈时间延长、心动过速、皮肤色斑、四肢凉、尿量减少。仔细观察心音、外周动脉搏动和呼吸音。体检应准确评估血压,是否有心脏杂音,股动脉搏动是否存在。动态监测新生儿血压以明确新生儿休克的诊断。

105. 新生儿休克的常规治疗方法有哪些？

（1）常规治疗：发生休克后应尽快建立支持治疗，包括：呼吸道保护，保证气道通畅，供氧和正压通气，建立静脉或骨髓通路，并静脉给予 10ml/kg 胶体或晶体液（必要时等量重复）。当由于出血造成的休克时，需要输血治疗而不是简单地使用晶体或胶体液。在休克过程中，需要严密监测出凝血指标以观察是否出现弥散性血管内凝血（DIC），相应可给予新鲜冷冻血浆、血小板和（或）凝血因子。

动脉导管未闭（PDA）是早产儿低血压的重要原因。增加左心室输出（LVO）和其他代偿机制在最初可能抵消导管分流的影响增加全身血液循环量，使 LVO 随着时间延长而减少。但是仍可能导致器官灌注不足，因此治疗休克应尽早关闭 PDA。

由于休克，脏器灌注不足可以导致胃肠道出血和坏死性小肠结肠炎，尤其是在早产儿的风险较高。原发病为先天性心脏病和心律失常往往需要特定的药物或手术治疗。

休克患者应禁食，直到胃肠道功能恢复再开始喂养。情况允许时，尽早开始胃肠外营养治疗。

严密监护休克患者的生命体征，将患者转至有条件的新生儿重症监护单位进行治疗。同时根据休克分类，进行相应的积极治疗。

（2）药物治疗：抗休克药物的选择取决于休克的病因。表2-10为治疗新生儿休克的常用药物。

表 2-10 新生儿休克的常用药物

用途	药物	初始剂量	备注
扩容	生理盐水	10~20ml/kg 静脉注射(iv)	首选药物
	白蛋白(5%)	10~20ml/kg,iv	血制品,价格昂贵,输液前需要行相关的检查
	血浆	10~20ml/kg,iv	血制品,价格昂贵,输液前需要行相应的检查
	乳酸林格液	10~20ml/kg,iv	
	等渗葡萄糖	10~20ml/kg,iv	低血糖应用
	成分输血	10~20ml/kg,iv	
血管活性药物	多巴胺	5~20mg/(kg·min),iv	
	多巴酚丁胺	5~20mg/(kg·min),iv	
	肾上腺素	0.05~1mg/(kg·min),iv	
	肼屈嗪	0.1~0.5mg/kg,每3~6h,iv	降低心脏后负荷
	异丙肾上腺素	0.05~0.5mg/(kg·min),iv	
	硝普钠	0.5~8mg/(kg·min),iv	降低心脏后负荷
	去甲肾上腺素	0.05~1mg/(kg·min),iv	
	酚妥拉明	1~20mg/(kg·min),iv	降低心脏后负荷
	米力农	22.5~45mg/(kg·h),iv 持续静脉滴注	心功能不全者降低后负荷;肾功能受损者减量

在扩容、血管活性药物和正性肌力药无效的情况下,可应用糖皮质激素(如地塞米松、氢化可的松),可调节心血管的肾上腺素受体的表达,可以稳定心血管功能和减少压力支持的药物应用,当考虑为应激状况下肾上腺皮质功能不全时,应及时应用。

106. 新生儿不同临床病因继发休克的治疗有何不同?

(1)低血容量性休克:围生期失血引起低血容量性休克。复苏成功的关键是早期识别和给予适当的扩容。估计新生儿血容量为 $80\sim85ml/kg$。失血性休克的临床症状取决于血容量丢失程度,丢失量小于 25% 为代偿性休克;失血量在 25% ~40%,为失代偿休克;超过 40% 为不可逆休克。

如果失血得到证实,最初给予 20ml/kg 液体复苏可达到全血量的 25%。首选输血,但在紧急情况下,可用胶体或晶体液替代。如果仍存在循环血量不足,则可重复应用。但要明确低血压的原因且每输入 10ml/kg 的液量需要重新评估循环状态。可以放置脐静脉或中央静脉导管连续测量中心静脉压(CVP)以指导治疗低血容量休克的扩容量。

(2)心源性休克:多数由于严重的产时窒息、先天性心脏发育异常或心律失常。心肌缺血降低收缩功能引起继发三尖瓣瓣膜功能不全。心源性休克表现为周围组织水肿、肝大、心脏扩大,心脏杂音提示三尖瓣关闭不全。在大多数情况下需要应用正性肌力药及周围血管扩张剂。先天性心脏发育异常或心律失常需要特殊的药物或手术治疗。过度扩容治疗会加重心脏负荷,存在一定的风险。

(3)脓毒性休克:由于血流异常分布引起的休克最常见为感染脓毒性休克。脓毒症时,心输出量可能正常或者升高,但由于血液微循环的异常分布仍不能满足组织供氧,组织灌注下降。在感染性休克、心功能下降时通常左室受影响程度大于右室。

新生儿心脏储备很低，脓毒性休克时往往伴有低血压和心血管功能衰竭。因此对于病因的诊断和治疗相对困难。可以根据病史及辅助检查尽早诊断并开始治疗，以降低其病死率。

脓毒性休克的生存依赖于维持高循环状态。在早期阶段，应该应用扩容药物保证血管的开放。正性肌力药及是否应用周围血管扩张剂则可以根据病情随后再定。

早期应开始针对感染的经验性抗生素治疗。当病原学诊断明确，应用敏感药物治疗。

（王亚娟　齐宇洁）

第三章　感染性疾病

第一节　病毒感染

1. 无症状巨细胞病毒感染指的是什么？是否需要治疗？

无症状巨细胞病毒感染是指有巨细胞病毒（CMV）感染证据但无症状和体征；或虽无症状，却有病变脏器体征和（或）功能异常。后者又称亚临床型感染。绝大多数儿童 CMV 感染表现为无症状性或亚临床型感染。

抗病毒治疗对免疫抑制者是有益的；而免疫正常个体的无症状或轻症感染无需抗病毒治疗。

2. 巨细胞病毒感染的母亲是否可以哺乳？

已感染 HCMV 婴儿可继续母乳喂养，无需处理；早产和低出生体重儿需处理带病毒母乳。母乳在 -15℃ 以下冷存至少 24 小时可明显降低病毒滴度，再加巴斯德灭菌法（62.5℃）可消除病毒感染性。

3. 先天性巨细胞病毒感染的诊断标准是什么？

先天性巨细胞病毒感染是指于出生 14 天内（含 14 天）患儿证实有 HCMV 感染，为宫内感染。先天感染常有多系统器官受损或以下表现的不同组合。黄疸（直接胆红素升高为主）和肝脾大最常见。可有血小板减少性淤斑,中枢神经系统受累如小头畸形、脑室扩大伴周边钙化灶、感音神经性耳聋、神经肌肉异常、惊厥和视网膜脉络膜炎。外周血异形淋巴细胞增多,脑脊液蛋白增高和肝功能异常。常见腹股沟斜疝等畸形。感音神经性耳聋发生率在症状性感染为 25% ~ 50%,无症状性感染为 10% ~ 15%,可呈晚发性或进行性加重。

4. EB 病毒感染的患儿持续发热该怎样处理?

EB 病毒感染是儿科发热原因待查的重要病因。EB 病毒感染临床表现的多样性给确诊带来一定困难,EB 病毒感染的不同阶段均可表现为发热,针对 EB 病毒感染患儿持续发热的患儿,临床医生需要对 EB 病毒感染的不同阶段与疾病状态有所认识。

典型的 EBV 原发感染,如:传染性单核细胞增多症中,发热是其表现之一,如有发热则应该积极退热治疗,同时积极控制感染,待病情控制后体温则会有所恢复,中药的治疗也是重要的手段之一。

而在 EBV 相关的疾病中,如:EBV 相关的肿瘤,EBV 相关嗜血细胞综合征,慢性活动性 EB 病毒感染等,体温则不易控制,在采取药物及物理降温的同时应积极寻找病因。待明确诊断后即可给予相应的干预才能达到控制病情。

5. EB 病毒感染患儿出现嗜血细胞综合征怎样诊断与处理?

EBV 感染的患儿出现 HLH - 2004 方案 8 条中的 5 条即可诊断嗜血细胞综合征:①发热。②脾脏大。③外周血至少两系减少,血红蛋白 $< 90g/L$,血小板 $< 100 \times 10^9/L$,中性粒细胞 $< 1.0 \times 10^9/L$。④高三酰甘油血症和(或)低纤维蛋白原血症。⑤骨髓、脾脏或淋巴结中有噬血现象。⑥NK 细胞活力降低或缺乏。⑦血清铁蛋白 $\geqslant 500mg/L$。⑧可溶性 CD25(SIL - 2R) $\geqslant 2400U/ml$。

嗜血细胞综合征的治疗,应参照 HLH－2004 嗜血方案进行化疗,药物中常用 DEX,VP16 及 CSA,部分患儿需要骨髓移植。

6. 什么情况下诊断慢性活动性 EB 病毒感染?

CAEBV 的诊断标准见表 3－1。

表 3－1　CAEBV 的诊断标准

同时满足下列 Ⅰ、Ⅱ 和 Ⅲ 条者,可以诊断 CAEBV

Ⅰ. 持续或反复发作传染性单核细胞增多症类似症状和体征 3 个月以上,有下列临床表现之一

　(1)发热

　(2)持续性肝功能损害

　(3)多发性淋巴结病

　(4)肝脾大

　(5)全血细胞减少

　(6)视网膜炎

　(7)间质性肺炎

　(8)牛痘样水疱及蚊虫过敏

Ⅱ. EBV 病感染及引起组织病理损害的证据,满足下列条件之一

　(1)血清 EBV 抗体滴度异常增高,包括抗 VCA－IgG≥1:640 或抗 EA－IgG≥1:160,VCA/EA－IgA 阳性

　(2)在感染的组织或外周血中检测出 EBER－1 阳性细胞

　(3)外周血 PBMC 中 EBV－DNA 水平高于 $10^{2.5}$ 拷贝/g DNA

　(4)受累组织中 EBV－EBERS 原位杂交或 EBV－LMP1 免疫组化染色阳性

　(5)Southern 杂交在组织或外周血中检测出 EBV－DNA

Ⅲ. 排除目前已知自身免疫性疾病、肿瘤性疾病以及免疫缺陷疾病所致的上述临床表现

---

7. 重症手足口病的早期表现是什么? 如何早期诊断?

重症手足口患者多见于 3 岁以下。①其早期表现为:持续高热不退;精神差、嗜睡、头痛、呕吐;易惊、肢体抖动、肌阵挛;无力或急性弛缓性麻痹;少数重症病例皮疹不典型,应仔细检查。

②体征:呼吸浅促、减慢或节律不整;心率增快、脉搏浅速;肢体抖动,眼球震颤;末梢循环不良,皮肤花纹,四肢发凉,毛细血管再充盈时间延长(>2 秒);血压升高。③化验:外周血白细胞计数明显增高;高血糖;ALT、AST、CK - MB 升高;乳酸升高;血气分析 PaO_2 降低,$PaCO_2$ 升高或降低,代谢性酸中毒;胸片双肺纹理增多,网格状、斑片状阴影,部分病例以单侧为著。

根据流行病学史、上述表现临床考虑重症手足病,根据下列病原学检查之一可确诊:肠道病毒特异性核酸检测阳性;分离出肠道病毒;血清 IgM 抗体检测阳性;血清 IgG 抗体由阴性转为阳性或 4 倍以上增高。

8. 儿童原发细小病毒 B19 感染有什么特征? 怎样诊断?

细小病毒 B19 是细小病毒属中与人类相关的唯一的一种小 DNA 病毒。传染源主要是急性期患者,也可为无症状带毒者,感染后可引起传染性红斑、再生障碍性贫血、关节炎、紫癜、无菌性脑膜炎、呼吸道疾病等,儿童有较高的感染率。在免疫功能不完善的小儿可引起持续性病毒血症,胎儿感染可致死胎。

当有呼吸道症状、皮肤红斑、关节炎及血液系统疾病时,特别是溶血性贫血患儿发生再障危象时,或接受化疗、免疫抑制剂的患儿,突然发生全血细胞减少时,应警惕本病。特异性 IgM 于感染后 3 天阳性,持续 6~8 周,IgG 阳性可持续终生。急性期电镜可直接观察血中病毒颗粒,并可用对流免疫电泳、ELISA 法或分子生物学方法检测血中抗原。

9. 如何诊断原发人疱疹病毒 6 型与 7 型感染?

人疱疹病毒 6 型与 7 型在儿童感染后可引起皮疹、反复热惊厥,甚至脑炎、肝炎和肺炎等严重后果。有报道人疱疹病毒 7 型与慢性疲劳综合征、慢性 EB 病毒样感染等有关。由于大部分健康成人的唾液中含有这种病毒,可为传染源。通过与激活的脐血或外周血淋巴细胞共同培养分离病毒诊断病毒感染。临床常用血清学检测方法,如酶联免疫吸附试验以及针对感染细胞中的抗原进行免疫印记试验等,来获得明确诊断。

(胡　冰　陈荷芙　刘　钢)

第二节　细菌感染与抗菌药物选择

10. A 族链球菌感染的诊断标准与治疗疗程怎样把握?

A 族链球菌引起人类多种疾病,包括急性咽峡炎和急性扁桃体炎、猩红热、丹毒和淋巴管炎、蜂窝织炎、肺炎、中毒性休克综合征以及链球菌感染后疾病如风湿热与急性肾小球肾炎。诊断主要依据链球菌感染的流行状况与患者接触史及特征性的临床表现。有的只根据其临床表现即可确诊,如丹毒;有的则需对感染部位分泌物及血液进行细菌培养方可确诊;检测细菌毒素及酶等抗原物质致使患者产生的相关抗体,临床常用咽培养与测定抗链球菌溶血素"O"(ASO)水平,恢复期抗体滴度 4 倍升高可确定诊断。

关于治疗疗程,一般 A 族链球菌感染急性期应选用头孢或青霉素类药物治疗 7～10 天,坏死性筋膜炎和中毒性休克综合征抗菌治疗应按照早期、联合、足量、长程的原则进行治疗,并强调对症治疗。而针对链球菌感染的患儿,每月肌内注射长效青霉素,疗程 6 个月,并应定期监测尿常规、肾功能、心电图及心脏超声以动态观察病情变化,监测血沉、ASO 滴度的变化。

11. 链球菌感染后低热的观察与处理是怎样的?

急性链球菌感染控制后,患者尚可有持续性低热,常伴有疲乏无力,食欲减退,而体征和辅助检查未见异常,有关节痛和自主神经功能紊乱症状,抗链"O"可增高,但血沉正常,为链球菌感染后低热,可能与体温调节中枢对温度调定点的功能尚未恢复有关。应长期观察,一般情况良好,不影响正常生活和工作,体温可自行缓解。

链球菌感染后低热患者应注意询问并检查心脏、关节、肾脏等相关脏器的症状与体征,注意进行心电图、抗链"O"与血沉等检查,注意与非典型风湿热鉴别,同时要除外其他引起低热的器质性疾病。

12. 如何避免耐药菌感染?

(1)避免耐药菌感染应首先强调合理选择抗菌药物,避免因抗菌药物使用不当导致细菌耐药的发生,同时尽量缩短住院时间,也能在一定程度上减少耐药菌感染。

(2)医院应加强耐药菌监测,对多重耐药菌感染病例尽量选择单间隔离,也可以将同类多重耐药菌感染患者或定植患者安置在同一房间。隔离房间应当有隔离标识。不宜将多重耐药菌感染或者定植患者与留置各种管道、有开放伤口或者免疫功能低下的患者安置在同一房间。多重耐药菌感染或者定植患者转诊之前应当通知接诊的科室,采取相应隔离措施。没有条件实施单间隔离时,应当进行床旁隔离。与患者直接接触的相关医疗器械、器具及物品如听诊器、血压计、体温表、输液架等要专人专用,并及时消毒处理。轮椅、担架、床旁心电图机等不能专人专用的医疗器械、器具及物品要在每次使用后擦拭消毒。医务人员对患者实施诊疗护理操作时,应当将高度疑似或确诊多重耐药菌感染患者或定植患者安排在最后进行。接触多重耐药菌感染患者或定植患者的伤口、溃烂面、黏膜、血液、体液、引流液、分泌物、排泄物时,应当戴手套,必要时穿隔离衣,完成诊疗护理操作后,要及时脱去手套和隔离衣,并进行手卫生。

(3)医务人员严格遵守无菌技术操作规程,特别是在实施各种侵入性操作时,应当严格执行无菌技术操作和标准操作规程,避免污染,有效预防多重耐药菌感染。

(4)各科室加强多重耐药菌感染患者或定植患者诊疗环境的清洁、消毒工作以及物体表面的清洁、消毒等,这都是减少耐药菌感染的因素。

13. 临床发现耐甲氧西林金黄色葡萄球菌感染病例该怎样处理?

首先要确定耐甲氧西林金黄色葡萄球菌(MRSA)是定植还是感染,定植是指发现 MRSA 但没有临床症状,而感染是指临床出现发热、乏力、白细胞减少、肺炎、败血症等。针对感染患者治疗措施应为综合干预。建议住院并最好单间治疗,并应采取感染控制与防护。抗生素选择可应用万古霉素或其他糖肽类的抗生素,也可选择夫西地酸或联合利福平。

14. 多重耐药革兰阴性杆菌的治疗选择是什么?

(1)对产超广谱 β - 内酰胺酶(ESBLs)肠杆菌科细菌感染的轻至中度患者,首选复方 β - 内酰胺类/β - 内酰胺酶抑制剂(包括阿莫西林/克拉维酸、氨苄西林/舒巴坦、哌拉西林/他唑巴坦、替卡西林/克拉维酸等)。次选氨基糖苷类与头孢菌素抗菌药物联合治疗(包括阿米卡星、妥布霉素、头孢西丁、头孢咪唑等)。疗效不佳者,换用碳青霉烯类抗菌药物(包括亚胺培南、美罗培南等)。

(2)对严重的产 ESBLs 肠杆菌科细菌感染,以及医院发生产 ESBLs 肠杆菌科细菌感染,首选碳青霉烯类抗菌药物或联合治疗方案。对产 ESBLs 铜绿假单胞菌的抗菌药物治疗,可以选择复方 β - 内酰胺类/β - 内酰胺酶抑制剂治疗(哌拉西林/他唑巴坦、替卡西林/克拉维酸)、氨基糖苷类联合头孢菌素类抗菌药物(阿米卡星、妥布霉素、头孢西丁、头孢美唑等)或碳青霉烯类抗菌药物。

(3)对产 ESBLs 不动杆菌感染,首选碳青霉烯类抗菌药物(推荐亚胺培南、美罗培南),次选氨苄西林/舒巴坦、哌拉西林/他唑巴坦、替卡西林/克拉维酸。

(4)针对多重耐药的铜绿假单胞菌和鲍曼不动杆菌,多数学者推荐 β - 内酰胺类与氨基糖苷类联合治疗,临床上头孢吡肟与阿米卡星、多黏菌素 B 与下列 1 种或数种:碳青霉烯类、氨基糖苷类、喹诺酮类或 β - 内酰胺类组合。

目前还缺乏针对多重耐药菌感染治疗方案的大样本病例的比较与评价资料,建议应因地制宜,结合本地区病原菌耐药状况与患者情况确定具体治疗方案。

15. 抗生素治疗过程中何时考虑出现药物超敏反应综合征?临床该怎样处理?

药物超敏反应综合征是一种具有特异性的重症药疹。目前认为,在一定的遗传背景下,机体对药物活性代谢产物解毒功能的缺陷是其病因之一。人疱疹病毒 - 6 感染再激活也参与了此病的发生。药物及病毒再激活引发的免疫过敏反应所致组织损害主要由 CD_8 细胞毒性 T 淋巴细胞造成。当有复杂用药史,且在药物治疗过程中,尤其在应用药物 1~2 周后患儿出现皮疹,并伴有多脏器功能的损害,以肝损害为主,同时患儿血常规提示有嗜酸性粒细胞计数的升高,应考虑到本病的可能。常见引起本病的药物有:青霉素、β - 内酰胺类、水杨酸类、抗癫痫药物等。治疗上首先应停用可疑的药物,保护受损脏器的功能,并给予激素及丙种球蛋白抑制炎性反应及封闭体内特异的抗原。

16. 肝功能损伤时选择抗生素需要注意什么?

按肝功能减退时抗生素药代动力学和药物的肝毒性等因素,分为下述几种情况。

（1）药物无明显肝毒性，主要由肾脏排泄，肝功能减退患儿可按正常剂量使用。属于此类的抗生素有青霉素、氨基糖苷类（庆大霉素、妥布霉素、阿米卡星等）、头孢他啶、万古霉素、多黏菌素等。

（2）药物无明显肝毒性，但主要由肝脏清除，肝功能减退时药物清除减慢或清除减少。此类药物应谨慎使用或减量给药，如林可霉素、克林霉素、红霉素（不包括红霉素酯化物），有条件者应监测血药浓度。

（3）药物经肝、肾清除，肝功能减退时则清除减少，血药浓度升高，若患儿同时有肾功能减退则血药浓度升高更明显，易导致肝损害。此类药物应减量使用，脲基青霉素类中的美洛西林、阿洛西林，头孢霉素类的头孢哌酮、头孢三嗪、头孢噻肟等。

（4）药物主要由肝脏清除且有肝毒性，肝功能减退时药物清除减少导致毒性反应发生，属于禁用或避免使用的，包括红霉素酯化物、利福平、异烟肼、四环素类、磺胺类、氯霉素、两性霉素B、酮康唑、咪康唑等。

17. 肾功能不全时选择抗生素需要注意的问题有哪些?

（1）肾功能损害的严重程度。

（2）抗生素对肾毒性的大小。

（3）抗生素的代谢和清除等体内过程，即药物代谢动力学的特点（抗生素的血半衰期）。

（4）抗生素经血液透析或腹膜透析的可清除程度。

（5）维持原治疗剂量或略减少。此类抗生素包括红霉素、利福平、多西环素、氨苄西林、阿莫西林、哌拉西林、头孢哌酮、头孢三嗪、氯霉素等。肾功能轻度受损时，此类抗生素可按原治疗量给予，中度、重度损害时剂量略减少。

（6）剂量需适当调整。此类抗生素包括青霉素 G、羧苄西林、头孢他啶、头孢唑肟、头孢唑林、氧氟沙星等。上述药物无明显肾毒性或仅具轻度肾毒性,但肾为其主要排泄途径,肾功能不全时,可在体内积聚,所以肾功能不全者均需按照其减退程度适当调整剂量。

(7)剂量必须减少。氨基糖苷类、多黏菌素类、万古霉素等均有明显肾毒性,且主要经肾排泄。

(8)不宜应用。包括四环素类(除多西环素外)、呋喃类、萘啶酸等。

(胡 冰 刘 钢)

第三节 诊断与鉴别

18. 什么情况下考虑感染相关血管炎? 最常见的引起感染相关血管炎的病原体是哪些?

当有明确的感染证据的同时,患儿伴有多脏器受损(如出现皮疹、结膜充血、肺间质病变、肾脏损害、关节炎、心脏及心血管受损等);不明原因的长期发热,而抗感染效果不佳;血压异常,眼部受累并伴有炎性指标明显升高时应予以考虑。

常见的病原如:病毒(以 DNA 类病毒常见,如 EB 病毒、单纯疱疹病毒、巨细胞病毒、乙肝病毒等)、支原体、结核杆菌以及部分细菌等。

19. 哪些病原体在感染过程中容易出现反应性关节炎?

引起反应性关节炎的常见微生物包括肠道、泌尿生殖道、咽部及呼吸道感染菌群,这些微生物大多数为革兰染色阴性,具有黏附黏膜表面侵入宿主细胞的特性,如志贺菌属、沙门菌属、耶尔森菌、弯曲杆菌属、乙型溶血性链球菌感染与反应性关节炎的发病密切相关。甚至病毒、支原体、衣原体及原虫等均可引起反应性关节炎。

20. 哪些病原体感染容易合并出现虹膜睫状体炎？如何诊断与治疗？

各种细菌感染,包括:结核杆菌、布鲁杆菌、淋球菌、脑膜炎双球菌,以及梅毒螺旋体、钩端螺旋体、单纯疱疹病毒、巨细胞病毒、EB病毒、麻风病毒、真菌、原虫等不同病原体感染都可以出现虹膜睫状体炎,需要细致检查和全面分析,才能够明确病因。眼部表现可缺乏特异性,需要在临床检查中证实身体其他部位的感染性质,进行必要的病原学、组织学及必要的试验治疗来明确诊断。还需要眼科专家进行虹膜睫状体炎局部治疗指导,必要时进行局部注射药物。

21. 哪些病原体感染过程中容易出现皮疹？

各种病毒感染,包括疱疹病毒、肠道病毒、麻疹病毒、风疹、细小病毒以及支原体、螺旋体、A族链球菌、金黄色葡萄球菌、脑膜炎双球菌、铜绿假单胞菌等不同病原体感染都可以伴有皮疹,需要结合临床过程、疹型、发热与皮疹的关系、辅助检查及必要的试验性治疗明确。

22. 淋巴结活检的适应证是什么？

对于诊断不清为明确诊断以及需要病理确诊的导致淋巴结肿大的疾病均可进行淋巴结活检。如考虑坏死性淋巴结炎、淋巴瘤、特殊的病原感染(淋巴结结核、黑热病、真菌病)等。对位于锁骨上、深达筋膜的淋巴结、质地硬、直径超过2cm或持续肿大超过2周而临床经验性治疗无效,无法用感染性疾病解释者应尽早进行淋巴结活检。

(胡 冰 刘 钢)

第四节 特殊用药

23. 感染性疾病临床应用丙种球蛋白需要注意的问题有哪些?

注射丙种球蛋白是一种被动免疫疗法。它是把免疫球蛋白内含有的大量抗体输给受者,使之从低或无免疫状态很快达到暂时免疫保护状态。由于抗体与抗原相互作用起到直接中和毒素与杀死细菌和病毒的作用。因此免疫球蛋白制品对预防细菌、病毒性感染有一定的作用,主要用于麻疹、水痘、腮腺炎、带状疱疹等病毒感染和细菌感染的防治,与抗生素合并使用,可提高对某些严重细菌性和病毒性疾病的疗效,也可用于治疗先天性无丙种球蛋白血症和免疫缺陷病等。

临床再输入丙种球蛋白时需注意:丙种球蛋白使用不当可引起不良反应,如反复多次注射,可形成抗球蛋白抗体,当人体需要丙种球蛋白的保护时,注射后会迅速中和及排泄而失去预防效果。此外,还会出现以下问题。

(1)过敏反应:丙种球蛋白中有少量 IgA,IgA 缺乏症患者输入丙种球蛋白后可产生抗 IgA 的 Ig 抗体,当再次输入丙种球蛋白时可产生过敏反应。

(2)全身反应:注射丙种球蛋白可出现发热、寒战、皮疹、恶心、头疼、胸闷等,多发生在输注初期,速度过快易发生,亦可在输注多日后发生,可能与Ⅲ型过敏反应有关,减慢输液速度可缓解。

(3)神经系统副作用:常见有头痛,与输注速度过快有关。亦有丙种球蛋白引起无菌性脑膜炎的报道。

(4)血液系统的副作用:由于丙种球蛋白中含少量抗 A 或 B 的 IgG,少数可发生溶血(乙肝合并溶血性黄疸)。

（5）肾脏的损害：可发生短暂的无症状的血肌酐，尿素氮的升高，可能与丙种球蛋白中的添加剂对肾小管功能有影响。

（6）病毒传播：现有研究表明，丙种球蛋白不传播 HIV、CMV、HBV，但是是否传播丙肝尚不能确定。

（7）其他：脱发、眼葡萄膜炎等丙种球蛋白副作用。

24. 感染性疾病临床应用激素需要注意哪些问题？

一般感染性疾病不用激素，严重感染和炎症反应小剂量短疗程应用激素，这些感染包括：结核性浆膜炎，结核性脑膜炎，血行播散性肺结核，肺结核合并肺心病，呼吸衰竭，肺性脑病，肺结核大咯血，暴发型败血症与暴发型脑膜脑炎型，其他化脓性脑膜炎出现高热、昏迷、抽搐且脑脊液蛋白含量甚高者，败血症伴有休克或并发中毒性脑病、中毒性心肌炎、中毒性肝炎时，细菌性食物中毒伴有严重周围循环衰竭（中毒性休克）者，破伤风出现对高热不退、化脓性胆管炎等严重感染中毒性休克时；病毒性疾病如急性重型肝炎、人禽流感、严重急性呼吸综合征（SARS）；流行性乙型脑炎、森林脑炎及其他病毒性脑炎、重症手足口病；流行性腮腺炎合并脑膜炎、睾丸炎、心肌炎出现心律失常者，Ⅲ度 A－V 传导阻滞伴阿斯综合征，传染性单核细胞增多症出现高热伴有明显中毒症状者、肝炎、中枢神经系统症状、多发性神经根炎、脊髓炎伴瘫痪及严重血液系统改变等，可在有效抗生素治疗基础上加小剂量甲基泼尼松龙 1～2mg/（kg·d），疗程小于一周。

激素应用会改变原有的热型和临床表现，导致延误诊断与疗效判断，长期应用加重原有的感染性疾病或诱发二重感染等并发症，从而延误治疗，还会出现溃疡、Cushing 综合征、高血压、惊厥发作、骨质疏松等，应在激素应用过程中监测药物副作用。

（刘　钢）

第五节　中枢神经系统感染

25. 如何早期识别颅内高压?

主要症状:①前囟膨隆或紧张。②瞳孔不等大或扩大。③视盘水肿。④呼吸节律不规整。⑤不明原因的血压升高。次要症状:①昏睡或昏迷。②惊厥和(或)四肢肌张力增高。③头痛。④呕吐。⑤甘露醇实验治疗。1g/kg,4 小时内临床症状好转,血压下降。

具备 1 项主要症状、2 项次要症状可诊断。

26. 中枢神经系统感染病例病程中持续出现视盘水肿该怎样处理?

中枢神经系统感染病例病程中持续出现视盘水肿的原因很多,最重要和最常见的原因是颅内压增高,颅内压增高可引起大脑蛛网膜下腔的压力增高,这是产生视盘水肿的根本原因。而中枢神经系统感染病例同时伴有的脑细胞水肿、脑积水、视神经炎、静脉窦栓塞等诸多原因都可导致视盘水肿。

治疗有如下措施。

(1)首先应进行病因的治疗:尽早明确病因并根治病因。

(2)持续的视盘水肿,要注意监测患儿的病情变化,随时进行评价,如:脑脊液压力,眼压,眼底检查,血压等。

(3)治疗可用脱水药物(甘露醇及甘油果糖)、乙酰唑胺、利尿剂及激素治疗,以减少渗出水肿,减轻对视神经轴索的压迫;可适当应用扩张血管、改善微循环的药物,促进渗出水肿的吸收,改善局部血液供应,以利视功能的恢复。

(4)手术治疗:对顽固性颅内压增高性视盘水肿,或伴有严重头痛及已出现视神经损害症状的患者,可选用视神经鞘开窗减压术或腰椎腹膜分流术,也可先行分次连续腰穿以降低颅内压。

(5)营养支持疗法:对中度及重度视盘水肿患者,可给予 B 族维生素及肌酐、ATP 等神经营养支持治疗。

27. 如何考虑静脉窦栓塞? 怎样干预?

静脉窦栓塞是指颅内静脉窦的血栓引起窦腔狭窄、闭塞、脑静脉血回流和脑脊液吸收障碍的一种疾病。以矢状窦、海绵窦、横窦血栓多见。

当出现以下情况时需要考虑。

(1)颅内压增高。

(2)邻近栓塞静脉窦的头皮、颜面肿胀,静脉怒张迂曲;海绵窦血栓则更有眼睑、结膜肿胀充血和眼球窦出(非搏动性且无血管杂音,可与海绵窦内动脉瘤和动静脉瘘鉴别),且可通过环窦而使对侧海绵窦出现相同症状。

(3)除横窦、窦汇和上矢状窦中段不全闭塞外,脑部因水肿、继发的出血性梗死或出血、血肿而呈现各种限局症状。①上矢状窦血栓:以下肢或近端为重的肢体瘫痪(双下肢瘫、偏瘫、三肢或四肢瘫)、限局性癫痫、双眼同向偏斜、皮质感觉障碍、精神症状和一过性尿潴留等。②海绵窦血栓:因动眼神经和三叉神经Ⅰ、Ⅱ支受累,眼球活动受限或固定,颜面疼痛和角膜反射消失。③乙状窦血栓:岩窦受累时三叉神经和展神经麻痹;血栓累及颈静脉时,舌咽神经、迷走神经和副神经受累。④直窦血栓:出现去大脑性强直和不自主运动。

头颅血管的核磁有利于诊断。

治疗上以原发病治疗为主,可给予血管活性药物,如:低分子右旋糖酐静点改善循环,严重者应给予溶栓治疗,如华法林。同时监测影像及凝血功能。

28. 怎样诊断特发性颅内压增高症?

特发性颅内压增高症主要是指由头痛和视盘水肿等颅内压增高症状,无其他神经系统的阳性体征,脑脊液检查除压力增高外,各项化验检查均正常,神经影像学检查排除颅内占位性病变,这是一种发展缓慢、能自行缓解的高颅压综合征。

诊断要点:①颅内压升高(大于 1.96kPa)。②除视盘水肿及展神经麻痹外,无其他神经系统阳性体征。③神经影像学检查无占位性病变或脑室扩大。④脑脊液蛋白正常或较低,白细胞数正常。⑤无临床及影像学上可疑的静脉血栓形成的证据。

29. 何时考虑低颅压综合征? 如何避免? 怎样处理?

低颅压综合征一般是由于脑体积的减少、脑脊液的减少或脑内血液量的减少形成颅内总的体积减小而使颅压下降,并且造成一系列的临床表现。儿童中常见的原因如:感染或感染变态反应性慢性软脑膜炎和脑脉络膜室管膜炎时,腰穿放脑脊液后,应用甘露醇降颅压后,颅脑外伤或颅脑手术后,由于手术或外伤导致脑循环量减少和局部脉络丛血管的反射性痉挛等。

当出现以下症状,并且无明显的颅高压证据时应予以考虑。如:头痛剧烈,呈全头痛或枕颈额颞持续性胀痛或无固定位置痛,可向颈肩放射。坐起站立及活动时头痛加剧,多在平卧或头低脚高位时头痛减轻或消失。常伴有恶心、呕吐、耳鸣、畏光、眩晕、步态不稳,少数有短暂的晕厥发作、精神障碍、抽搐、心悸、出汗,站立时头痛加剧可能与脑脊液压力降低本身以及站立时脑穹隆面的疼痛敏感结构移位有关。

处理上应严格掌握脱水剂、利尿剂的应用指征,一旦有所好转应及时减用和停用。

严格掌握腰穿指征;对于多发性损伤休克的患者应及时纠正低血压休克,及时恢复灌注压和脑血流量。有脑脊液漏应及时行脑脊液漏修补术。本病一旦确诊,应使患者去枕平卧,对于较重的患者床尾抬高10°~30°,适当增加液体入量,促进脑脊液的分泌,提高颅内压。

30. 再发性化脓性脑膜炎如何避免再发?

再发性化脓性脑膜炎,简称再发化脑,是指每次发病都具有典型化脓性脑膜炎的临床表现及脑脊液的特点;经足量足疗程抗生素治疗症状、体征消失,脑脊液恢复正常;化脓性脑膜炎再发次数≥2次,再发间隔≥3周;两次发作之间无任何不适。

先天解剖异常是造成化脑再发的主要因素,其中以皮毛窦、先天性内耳畸形合并脑脊液耳漏占多数。这些先天性结构异常易成为细菌入侵中枢神经系统的门户;脊柱或头面部手术或外伤亦是导致病原菌侵入颅内引起颅内感染的因素,而免疫功能异常则是引起再发化脑的另一原因。

无论对首发还是再发化脓性脑膜炎患者,我们都应积极寻找病因,应尽可能寻找能引起化脑再发的因素。随着影像学及实验室技术的发展,为寻找再发化脑病因方面提供了安全、快捷、准确性高的诊断手段,但病史的采集、仔细的体格检查在寻找患儿再发病因中显得尤为重要,如有无耳聋、耳鼻流清水、头颅外伤或手术史、反复感染史、是否存在皮毛窦等,可指导临床医师进一步行相关检查以寻找化脑再发原因。一旦发现有先天解剖结构畸形,应及时手术治疗,防止再发,发现免疫缺陷病例,通过替代疗法、免疫重建以减少再发机会。

31. 肺炎链球菌脑室膜炎的诊断标准是什么?何时需要脑室内注射?怎样注射?

肺炎链球菌脑室膜炎诊断标准有如下几点。

(1)具有脑室膜炎表现:病情危重、频繁惊厥、呼吸衰竭。

(2)脑超声波或 CT、核磁等检查有明显脑室扩大。

（3）脑脊液具有炎性改变：①脑脊液白细胞数 $\geqslant 50 \times 10^6/L$（50 个/mm^3），以多核细胞为主。②脑脊液糖 < 300mg/L（30mg/dl，1.68mmol/L），或蛋白定量 >400mg/L（40mg/dl）。

（4）脑脊液中培养出肺炎链球菌。

脑室内注射时机：脑室液外观呈脓性、细菌多、全身抗感染治疗无效、对抗生素耐药，均需加用脑室内注射，可根据致病原选择适当抗生素侧脑室注射。

侧脑室注射可每日或隔日注射一次，一般连用 3 ~ 5 次，直至脑脊液转为清亮，细胞数明显下降，细菌培养阴性。若治疗 3 次后脑脊液仍有明显炎性改变时，可延长鞘内注射时间，甚至连续用 7 ~ 10 次。

32. 耐青霉素肺炎链球菌脑膜炎的抗生素治疗选择是什么？

肺炎链球菌作为细菌性脑膜炎的常见致病原之一，其对青霉素耐药性的增加正逐步加大，因此，在抗生素选择上可考虑应用 β - 内酰胺类，如头孢曲松、头孢吡肟等，由于耐青霉素肺炎链球菌可能也对部分 β - 内酰胺类抗生素有不同程度的耐药，故可给予可穿透血脑屏障的糖肽类抗生素，常用的为万古霉素。建议监测听力、肾功能及血药浓度。此外，利奈唑胺在治疗效果不佳时可酌情应用。完善病原学的检查，并根据药敏试验及治疗效果及时调整抗生素的应用。

33. 脑脓肿的诊断与治疗原则是什么？何时停药？

脑脓肿多由于中耳、额窦或牙科感染扩散或通过慢性肺部、皮肤、骨盆和腹腔感染，以及心内膜炎、发绀型心脏病进行血源性播散发生的。脑脓肿的好发部位依次为额叶、顶叶、额顶叶、小脑或枕叶，多由脑炎进展至组织坏死，局部纤维化被膜形成。

诊断主要依靠局灶性症状或神经系统体征，可伴有视神经乳头水肿，行 CT 或 MRI 对比增强扫描明确，应在除外局限性脑水肿后,进行腰椎穿刺检查。

关于治疗:大剂量抗生素静脉治疗周期必须延长(6～8周),常选择覆盖口腔菌群的青霉素使脓肿局限,并应用杀死所有厌氧菌的甲硝唑以及覆盖革兰阳性和革兰阴性需氧菌的头孢三嗪或头孢噻肟;若为假单胞菌感染,可改用头孢他啶或头孢吡肟,如有外伤后脓肿,怀疑金黄色葡萄球菌菌血症,可用苯唑西林或万古霉素。早期脑炎的病例要定期随访影像学检查,必要时请神经外科选择针吸术进行脓液培养和引流。头部创伤合并真菌性脓肿推荐开放性手术切除。出现病情危重、精神状态差以及难以控制的脑水肿时,可考虑应用激素。若患者住院期间病情迅速进展、脓肿破入脑室以及较早出现昏迷等预后不佳。

在脑脓肿治疗过程中要动态监测头颅影像变化,建议维持治疗至症状、体征、脑脊液恢复及颅内病灶消失为止。

34. 单纯疱疹病毒脑炎的诊断标准是怎样的? 如何选择抗病毒药物?

在诊断上,单纯疱疹病毒脑炎相比于其他病毒所致的脑炎来说起病急、进展快、病情重,可出现不同程度的脑损伤以及相应的临床症状。头颅影像有特异性的改变,如以额颞叶为主的受累,沿脑回的线性强化等。脑脊液符合病毒性脑炎的改变。确诊仍有赖于病原学的检查,包括血清及脑脊液的单纯疱疹病毒 IgM 抗体及 DNA 的检测确定诊断。

治疗上目前常用的是静脉滴注阿昔洛韦及更昔洛韦。在治疗的过程中需监测药物的副作用。

35. 单纯疱疹病毒脑炎的激素选择适应证是什么? 疗程怎样?

在抗病毒治疗的基础上,联合应用糖皮质激素可在一定程度上改善单纯疱疹病毒脑炎患者的预后。早期激素治疗抑制初始免疫反应可能对病毒控制不利,而延迟激素治疗(感染 3 天后)可产生适当反馈调控作用而发挥保护作用。针对颅内病变重、有明显的细胞毒性水肿以及难以控制的颅高压病例可以应用激素。疗程则应视患儿病情恢复情况以及头颅影像所提示脑细胞水肿改善的情况而定。

36. 如何诊断肺炎支原体脑炎？

(1)神经系统症状体征。

(2)脑脊液符合病毒性脑炎改变,但血液及脑脊液病毒检测除外病毒感染。

(3)血清中支原体抗体 IgM≥1∶160 或脑脊液支原体抗体 IgM≥1∶160 或(和)支原体 PCR 阳性或(和)支原体培养阳性。

(4)头颅 CT 或磁共振检查共脑实质有水肿,血管周围渗出、出血、微血栓形成、梗死,脱髓鞘改变,神经细胞变性与坏死等。

(5)脑电图异常改变。

符合 1、2、3 项为诊断支原体脑炎的必备条件,同时出现 4、5 两项更有助于诊断。

37. 巨细胞病毒脑炎的诊断标准和治疗疗程怎样把握？

巨细胞病毒脑炎多见于 HIV/AIDS 患者,骨髓、器官移植术后,SLE 治疗过程中出现免疫功能低下的患者。在免疫大致正常的人群中,也可发生 CMV 脑炎。CMV 脑炎的临床类型包括脑炎、脑膜炎、脑脊髓炎,其症状表现多样,包括发热、寒战、疲劳、无力、感觉异常、定向障碍、谵妄、单侧或双侧视力缺失、昏迷、尿潴留、便秘等。临床类型可分为两种,一种是突发型,常表现为持续数分钟到数小时头痛等,可出现限局性症状体征,预后较好。另一种类型是单向型,常表现为反复发作的各种类型癫痫,年龄大者预后差。

CMV 脑炎按照病毒感染机体的时间分为出生后获得性与

先天性两种。先天性 CMV 脑炎是由于 CMV 具有亲嗜上皮细胞和脑、视网膜的神经细胞等实体细胞的特性,胎儿的中枢神经系统对 CMV 的易感性非常高,CMV 直接侵犯脑组织,影响脑代谢和发育,导致脑萎缩,逐渐出现精神智力损伤、生长发育迟缓、听力障碍、视力损伤等。这些婴儿可有明显的先天性宫内感染的症状,如宫内发育迟缓、黄疸、肝脾大、小头畸形、颅内钙化、视网膜炎症等,大多数为无症状感染的婴儿,逐渐表现出精神运动发育落后和听力的丧失。

先天性 CMV 脑炎诊断标准:是指临床符合先天性 CMV 感染表现,血清抗 CMV IgM 阳性,同时脑脊液抗 CMV IgM 阳性,血和脑脊液 PP65 抗原阳性,恢复期脑脊液与血抗 CMV IgG 抗体由阴性转为阳性或 4 倍以上增高。

关于儿童 CMV 脑炎治疗资料很少,更昔洛韦可用于治疗有中枢神经系统症状的 CMV 感染新生儿,以预防听力损害。从药物对听力的影响推断,更昔洛韦应用 3 个月最有效的作用是防止听力恶化,而不是改善听力功能,其有利效应可能是阻止中枢神经系统的进一步损害。更昔洛韦可能对宫内发生严重脑损伤的婴儿无益。

38. 怎样诊断 EB 病毒脑炎?

EB 病毒感染的患儿,无论有无传染性单核细胞增多症典型症状,都可出现中枢神经系统损害表现,包括脑炎、脑膜炎、急性播散性脑脊髓炎、吉兰 - 巴雷综合征、脑神经麻痹、小脑共济失调、精神改变等。临床符合病毒性脑炎表现,急性期血清 VCA - IgM 阳性,恢复期血清 EB 病毒 VCA - IgG 滴度由阴性转为阳性或 4 倍以上增高,脑脊液 EB 病毒 VCA - IgM 阳性则可以确诊 EB 病毒脑炎,脑脊液 EBV PCR 检测结果在诊断及评估 EB 病毒脑炎的应用价值有待大样本资料的研究论证。

39. 白色念珠菌脑膜炎应该怎样诊断与治疗？

白色念珠菌脑膜炎主要发生于新生儿，尤其早产儿及低出生体重儿，当机体免疫功能异常，长期应用免疫抑制剂及大量广谱抗生素时，可因机体正常菌群生长受到抑制及破坏而致病。

白色念珠菌脑膜炎有其自身的特点，虽与化脓性脑膜炎好发年龄一致，都为小婴儿，但临床表现不同：①病程多迁延，精神反应相对较好，感染中毒症状不重。②颅内压增高症状不明显。③脑脊液改变与化脑相似，但容易反复，表现为细胞数的升高，以轻到中度升高为主，分类以多核为主，糖常降低显著，而同时患儿精神反应可无异常改变，蛋白常显著升高。④炎性指标可无显著的升高，白细胞正常或轻度升高，CRP及血沉轻度升高。⑤抗生素治疗无效。这些特点可能与白色念珠菌毒力较低，易形成局限性化脓灶或肉芽肿有关。

白色念珠菌脑膜炎的治疗建议联合用药，足疗程，一般病例可应用氟康唑，对于重症病例可考虑联合应用两性霉素B与氟胞嘧啶，如病原菌为耐药菌株，则可选用伊曲康唑或伏立康唑。目前推荐的治疗药物为：伊曲康唑，两性霉素B，氟康唑；二线用药：伏立康唑，卡泊芬净。目前常用方案为氟康唑、两性霉素B加5-氟胞嘧啶，由于两性霉素B副作用大，部分患儿无法耐受，可考虑应用两性霉素B脂质体，效果肯定，且副作用小，耐受性好。主张联合用药至少4周以上，病情控制稳定后，即临床症状、体征恢复可逐渐减少用药，并最终单药维持治疗至症状、体征、脑脊液恢复及颅内病灶消失为止。

40. 隐球菌脑膜炎反复高热抽搐该怎么办？

隐球菌脑膜炎在治疗过程中患儿出现反复高热，首先需采取积极的退热治疗，同时判断病因及患儿当时病情，如为疾病本身所致，提示感染尚未得到有效控制，则应该继续积极抗感染治疗,并监测体征及炎性指标的变化。此外,部分抗真菌药物,最常见的为两性霉素 B,亦可导致患儿出现高热、寒战等药物的副作用,若为此因,则需适当调整药物的应用方法。

患儿反复抽搐最常见的原因仍为颅内高压所致。颅内高压是本病最严重的症状之一。可表现为不同程度的头痛、呕吐、球结膜水肿等症状。因此,要密切观察患者的神志、瞳孔大小、对光反射、头痛、呕吐以及生命体征变化,尤为重要的是对患者的意识观察,防止发生脑疝。可给予甘露醇及甘油果糖或速尿等药物降颅压处理。嘱患者卧床休息,取低枕卧位,利于颅内静脉回流以减轻颅内压力,要严格按时按量准确执行脱水治疗并观察疗效。及时给予氧疗改善脑组织缺氧症状。要严格控制患者的液体输入量及输液速度,防止脑水肿加重。必要时可采取腰大池引流。

41. 隐球菌脑膜炎的疗程怎样确定?

根据美国感染病协会 2010 年最新的隐球菌管理的临床实施指南,隐球菌脑膜炎治疗方案:治疗过程分为诱导治疗、巩固治疗、维持治疗。

(1)诱导治疗:非 HIV 感染,非器官移植受者。①首选两性霉素 B + 5 - 氟胞嘧啶,疗程 ≥4 周,无神经系统并发症,且治疗 2 周后脑脊液真菌培养阴性,本疗程 4 周,有神经系统并发症的为 6 周。②未使用 5 - 氟胞嘧啶/使用中断,用两性霉素 B/两性霉素 B 脂质体,疗程 ≥6 周。③对于早期诊断,没有其他疾病或免疫抑制状态、初始联合抗真菌治疗 2 周疗效很好,诱导疗程可为 2 周。

(2)巩固治疗:氟康唑为 6mg/(kg·d)口服 8 周。

(3)维持治疗:氟康唑为 3mg/(kg·d)口服 6 ~ 12 个月。最终应达到临床治愈标准,即临床症状消失,脑脊液新型隐球菌培养涂片镜检连续阴性 4 次以上,脑脊液蛋白、糖及细胞数恢复正常 4 次以上。

42. 隐球菌脑膜炎鞘内注射的指征是什么?

虽然目前隐球菌脑膜炎的治疗得到很大改善,但仍不乐观,存在治疗时间长、费用昂贵、病死率及复发率高等缺点。针对病情重、静脉治疗不成功病例,在患儿进行诱导治疗后病情控制仍不理想,包括患儿症状不能改善,脑脊液的持续低糖水平,可考虑进行两性霉素 B 的鞘内注射,有助于缩短治疗时间,提高疗效。应注意鞘内注射可能出现的不良反应,如头痛、恶心、呕吐及短暂性双下肢麻痛感、截瘫、尿潴留等。

(胡　冰　陈荷芙　刘　钢)

第六节　免疫缺陷病

43. 什么样的患儿要怀疑有原发免疫缺陷病?怎样进行筛查?

对于有以下特征的患儿应怀疑有原发免疫缺陷病。

(1)1 年内感染次数超过 8 次。

(2)1 年内严重窦道感染超过 2 次。

(3)抗生素治疗 2 个月疗效欠佳。

(4)1 年内患肺炎次数大于 2 次。

(5)婴儿体重不增或发育异常。

(6)反复深部皮肤或组织脓肿。

(7)1 年内口腔或皮肤持续念珠菌感染。

(8)需静脉给予抗生素清除病灶。

对于怀疑有免疫缺陷病的患儿,要注意询问家族史、进行体格检查时关注免疫器官的发育状况,并有计划地进行初筛实验,进一步检查,特殊研究明确免疫缺陷病类型。针对 B 细胞缺陷类疾病,可进行抗体水平检测,如 IgG,IgM,IgA 水平、抗链球菌溶血素检测抗体、分泌型 IgA 水平等初筛试验,再进行 B 细胞计数(CD_{19} 或 CD_{20})、IgG 亚类水平、疫苗接种后抗体反应,以及侧位 X 线片咽部腺样体影等检查,进一步确定诊断可通过淋巴结活检、基因突变分析等明确。怀疑 T 细胞功能缺陷可进行外周淋巴细胞计数及形态、胸部 X 线片胸腺影、迟发皮肤过敏实验等,进一步检查包括:T 细胞亚群计数(CD_3、CD_4、CD_8)、丝裂原增殖反应或混合淋巴细胞培养、HLA 配型和染色体分析;还可在此基础上进行细胞因子及其受体测定、细胞毒细胞功能(NK,CTL,ADCC)以及细胞活化增殖功能和基因突变分析等确定。怀疑吞噬细胞功能可进行白细胞计数及形态学、NBT 试验等初筛,以及化学发光试验、白细胞动力观察、特殊形态学、移动和趋化性、吞噬功能测定、杀菌功能测定等进一步研究以及基因突变分析等。

怀疑补体缺陷病筛查可进行 CH50 活性、C_3 水平、C_4 水平,进一步检查包括调理素测定、

各补体成分测定、补体活化成分测定(C_{3a}、C_{4a}、C_{5d}、C_{5a})、补体旁路测定、补体功能测定(趋化因子、免疫黏附)、同种异体分析等。

44. 选择性 IgA 缺乏症患儿为什么不能输注丙种球蛋白?

输注含 IgA 的血浆、全血或 IVIG 可使患儿致敏,产生高浓度抗 IgA 抗体。当再次输注含 IgA 的血制品时,则可发生严重过敏反应,包括过敏性休克。

45. 怎样诊断 X 连锁淋巴细胞异常增生症?

X 连锁淋巴细胞异常增生症(XLP),又称为 Duncan 病,是一种少见的,通常是致命的性染色体连锁遗传性免疫缺陷病,女性为突变基因的携带者,男性发病,临床上表现为患者对 EB 病

毒极其易感,感染后症状重,目前治疗方法有限,预后差。患者被 EB 病毒感染后不能产生有效的免疫应答,出现失控性的淋巴组织和细胞增生。该病是由 SH2D1A 突变造成,该基因位于 X 染色体长臂(xq25)。

诊断标准有如下几点。

明确诊断:男性患者出现一种或多种 XLP 的临床表现,并且存在 SH2D1A 的基因缺陷。

临床诊断:男性患者出现一种或多种 XLP 的临床表现,其兄弟、叔叔、姨表亲或侄子之一有 XLP 的表现,但并不了解基因的情况。

可疑诊断:男性患者出现一种或多种 XLP 的临床表现,而家族中并未发现其他人出现相同症状,也不清楚基因的情况。

(陈荷芙 胡 冰 刘 钢)

第七节 不明原因发热

46. 伪装热的特征是什么?如何诊断?

目前由于精神压力的增加,伪装热的病例比例在逐渐上升。其特点主要表现为:患儿体温升高,以腋温升高为主,但同时患儿无明显的伴随症状,精神反应好,发热时皮温正常。完善与发热相关的检查均未发现明显异常。比如:部分患儿上学会出现发热,而在家及放假时体温正常。患儿常可用以下手段增加体温表的温度,如:反复摩擦,测量体温时喜喝热水,将体温表在他人不注意时放入热水中等。诊断上则需要医生详细询问病史及进行相关体格检查及实验室检查以除外器质性疾病所致的发热,并有相应的诱因则需考虑。判断上可在可疑病例患儿腋温升高时进行肛温的同期检测以确诊。

47. 暑热症如何诊断?

暑热症有明显季节性,多在夏天 6~8 月发病。好发于 2 岁以下的婴幼儿。高热可持续在 39~40℃,部分可持续 3~4 个月之久,当外界气温下降时,可暂时体温下降,秋凉后多能自愈。次年可复发。口渴、多饮、多尿,每天排尿次数可达 20 次以上,尿液清长。患儿一般情况良好,体检及实验室检查无特殊。也可见于外胚层发育不良的患儿(皮肤活检可明确)。

48. 周期性发热的诊断标准是什么? 怎样管理这样的病例?

周期性发热是指一组大多有遗传基础,免疫和代谢均受累,从未找到任何感染证据,未发现自身免疫特征,起病一般在儿童期的各种周期性发热病例。已在世界各地陆续报道和积累,并引起医学界广泛关注,将这一类疾病统称为周期性发热综合征(periodic fever syndrome,PFS)。

PFS 具有下列共同特征。

(1)复发性和周期性发热。

(2)发热持续时间大多相同,少则 2~8 天,多则 2~4 周,比一般的原因不明发热时间短。

(3)多系统炎症,滑膜、浆膜及(或)眼、皮肤等炎症表现。

(4)自限性。

(5)实验室检查中急性期反应物显著升高,但始终查不到感染性病原,迄今也未查到任何自身免疫疾病的特征。

(6)在无症状间歇期患者可完全正常。PFS 周期呈规律性,但有些规律性并不明显。大多数 PFS 证实有遗传基础。

目前按照间歇期的不同形式分为:①无热间歇期固定的EFG;②无热间歇期不固定而有所变异的 EFG;③缺乏无热间歇期的 PFS。

针对周期性发热病例,首先要除外急性感染,注意在发热的过程中观察皮疹、肝脾淋巴结肿大情况、口腔炎症以及多浆膜腔积液的有无与性质,检测炎症指标等,结合基因诊断明确,需要注意一些周期性发热临床表现可以不典型,或在病程中出现变化。而有些疾病,如炎症性肠病也可反复发热、出现咽炎、颈部淋巴结炎等,应予以鉴别并密切随诊。

49. 如何尽早诊断不明原因发热?

诊断的策略包括:病史的采集、详尽的体格检查、发热及热型的判断、停用不必要的药物、基本的辅助检查、有目的的补充检查以及对病情的进一步观察与随诊等。

50. 发热伴中性粒细胞减少病例应该如何处理?抗生素选择的原则是什么?

治疗方法及抗生素的选择见图 3 - 1 ~ 3 - 3。

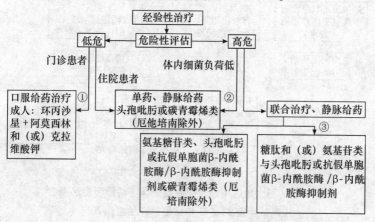

图 3 - 1 亚太地区中性粒细胞减少伴不明原因发热患者的抗生素初始应用规范

①如果肠埃希菌属耐药 <20% 而且不曾给予预防用药;②如果考虑应用头孢他啶,专家组推荐检测该地区的耐药模式,特别是铜绿假单胞菌、肠埃希菌属和产生广谱 β - 内酰胺酶的菌属;③如果出现严重的黏膜炎、血管插管部位感染体征、耐甲氧西林金黄色葡萄球菌菌落、严重的败血症、败血症性休克和呼吸窘迫。

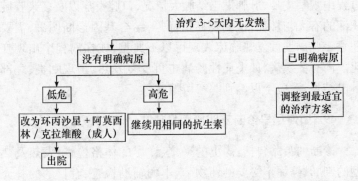

图 3－2 亚太地区中性粒细胞减少伴不明原因发热患者应用
抗生素 3～5 天无发热患者评估应用规范

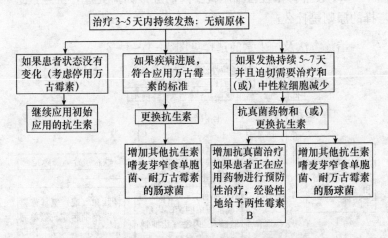

图 3－3 亚太地区中性粒细胞减少伴不明原因发热患者
应用抗生素 3～5 天持续发热评估应用规范

（胡　冰　刘　钢）

第八节 结核病

51. 小儿结核病化疗原则、方案和注意事项是什么?

(1)小儿结核病短程化疗原则:①早期治疗。早期病变中的细菌多,药物最易发挥作用,病变较易恢复。②剂量适宜。既能发挥最大杀菌或抑菌作用,同时毒性反应不大。③联合用药。针对各种代谢状态细菌及细胞内外菌联合用药,可强化疗效,防止耐药性产生。④规律用药。用药不能随意间断。⑤坚持全程。目的在于消灭持存菌,防止复发。

(2)化疗方案:目前推荐的短程化疗方案分为强化治疗和巩固治疗两个阶段。①强化期。用强有力的药物联合治疗,目的在于迅速杀灭敏感菌及生长分裂活跃的细菌,以减轻临床症状、限制疾病进展和播散以及减少获得性耐药的危险。一般选用异烟肼(H)、利福平(R)和吡嗪酰胺(Z)3 种药物,必要时加用乙胺丁醇(E)或链霉素(S),时间 2 ~ 3 个月,是化疗的关键阶段。②巩固期。目的在于消灭间断繁殖、代谢缓慢的持存菌,巩固治疗效果,防止复发。常联用异烟肼和利福平,时间一般 4 ~ 6 个月。

(3)注意事项:①小儿肺结核多为新近感染,易于发生或同时合并血行播散,防治脑膜受侵很重要,应首选易于透过血脑屏障的药物,如异烟肼、利福平及吡嗪酰胺。②异烟肼和利福平联合使用时,各自剂量以不超过 10mg/(kg·d)为宜。使用链霉素或乙胺丁醇,必须知情同意。③为了提高血药峰值浓度,一般建议异烟肼、利福平清晨空腹顿服。④治疗中必须定期随访,根据体重调整用药剂量,定期检查肝肾功能和血常规,服用乙胺丁醇应定期检查视力,链霉素应定期检查听力。

52. 影响抗结核药物疗效的因素是什么?

(1)病变中结核菌的代谢状态:在人体病变中存在有三种菌群。①快速繁殖菌群。在空洞内细胞外环境中,pH 值中性且富含氧气,结核菌代谢旺盛、繁殖活跃,对处于生长繁殖活跃的结核分枝杆菌 INH、RFP 及 SM 有较好疗效。②间断繁殖菌群。闭合干酪病灶内的结核分枝杆菌,相对低氧或酸环境中,代谢缓慢,间断分裂繁殖,RFP 对这种病灶内的结核菌疗效较好,INH 次之。③巨噬细胞内偶然分化菌(潜伏菌)。仅偶尔分裂繁殖,这种几乎处于不分裂状态代谢衰弱的结核菌称休眠菌,细胞内环境为酸性,最适于 PZA 发挥作用,RFP 及 INH 亦有较强作用。

(2)药物浓度:一般认为抗结核药物浓度达到试管内最小抑菌浓度(MIC)10 倍以上时才能起到杀菌作用,如在 10 倍以下则起到抑菌作用。INH 及 RFP 在细胞内、外浓度都可达到 MIC 的 10 倍以上,所以对细胞内外结核菌均可杀灭,称全杀菌药。SM 在细胞外浓度可达 MIC 的 10 倍以上,可杀死细胞外病菌。而 PZA 在细胞内浓度可达 MIC 的 10 倍以上,可杀死细胞内病菌,二者称为半杀菌药。其他药如乙胺丁醇(EB)、对氨基水杨酸钠(PAS)、氨硫脲(TB_1)等都是抑菌药。

(3)细菌所处环境的 pH 值:肺空洞 PO_2 最高,环境是中性或略偏碱性,最适于结核菌生长分裂、繁殖,SM 在中性或偏碱性环境中有杀菌作用,因此,SM 对细胞外菌杀菌力最强。INH 及 RFP 在任何 pH 值均可发挥作用。

53. 小儿结核病的诊断依据有哪些方面?

(1)病史:应询问卡介苗接种史,结核病接触史及有关麻疹或百日咳等传染病史。小儿活动范围小,传染源多为父母等家庭成员。

(2)症状和体征:注意询问结核中毒症状,如低热、乏力、盗汗等。原发性肺结核往往呼吸道症状较轻,肺部体征也不明显,与肺部影像中病变严重程度不成比例。

（3）结核菌素试验:是临床诊断小儿原发性肺结核的重要依据,儿童肺结核大约85%为阳性反应。应正确判断结核菌素试验阳性和阴性的意义,以及区分卡介苗接种后反应和自然感染的不同。

（4）影像学检查:是诊断肺结核的重要手段,对可疑病例进行反复胸片检查或进行胸部CT检查,而部分病例需要行增强肺CT以进一步明确纵隔淋巴结肿大情况、有无环行强化,以及实变内有无坏死性病变。

（5）支气管镜检查:支气管淋巴结结核极易损害毗邻的气管、支气管,临床及胸部X片显示有气管、支气管阻塞征象者,支气管镜检见气管、支气管内有病变者高达80%～90%。

（6）实验室检查:取痰液或连续3次清晨空腹抽取胃液直接涂片进行抗酸染色或结核杆菌培养,如阳性可确诊;血清学检查结核杆菌抗原或抗体在儿童结核病的诊断价值有限。基于T细胞反应的γ干扰素释放试验对于结核感染的诊断具有较高的敏感性和特异性。

（7）活体组织检查:属创伤性检查,仅用于疑难病例,根据患儿病情可行周围淋巴结穿刺活检以及胸膜或肺活检。

54. 小儿主要抗结核药物用法和常见不良反应有哪些?

目前大多数国家推荐的一线抗结核药物包括异烟肼（INH）、利福平（RFP）、吡嗪酰胺（PZA）、链霉素（SM）和乙胺丁醇（EMB）。INH用量为10～15mg/（kg·d）,全日量1次顿服,每日最大量不超过0.3g。必要时可静滴。在严重结核性脑膜炎患儿可鞘内注射,剂量每次20～50mg,每日或隔日1次。RFP用量为10mg/（kg·d）,早餐前1～2小时顿服。每日最大量不超过0.45g。PZA每日20～30mg/kg,顿服或分2～3次口服,儿童一日最大量不超过 1.5g。SM 剂量为 20mg/kg,一日 1 次,最大量不超 0.75g。EMB 剂量为一日 15～25mg/kg,一次顿服或分次服用。

不良反应:INH、RFP 和 PZA 常见共同的副作用为胃肠道反应和肝毒性反应。胃肠道反应多不严重,肝毒性反应一般也多表现为一过性转氨酶升高,不伴任何症状,较重者可表现为食欲不佳、异常乏力、恶心或呕吐及眼或皮肤黄染。INH 肝脏毒性与其代谢产物乙酰肼有关, INH 与 RFP 联用肝脏毒性作用增加。INH 能增加维生素 B_6 排泄和降低维生素 B_6 利用而引起周围性神经炎。表现为步态不稳、麻木针刺感、烧灼感或手脚疼痛。RFP 还可引起过敏反应,如流感样症状和皮肤综合征等,血液学异常和肾损害。服 RFP 后尿、大便、汗、泪液可呈红色。PZA 的代谢产物吡嗪酸能抑制肾小管排泄尿酸,引起高尿酸血症,尿酸沉积于关节引起关节疼痛、肿胀、活动障碍等痛风症状。小儿可见轻度尿酸增高,但未见痛风报道。EMB 主要不良反应是视神经炎,表现为视力模糊、视野缩小和红绿辨色障碍等,个别发生双侧视神经萎缩及不可逆性失明。SM 主要不良反应为听神经损害,表现为头晕、眩晕、运动失调、耳鸣、听力减退及耳聋等,其次为肾损害和过敏反应。

55. 小儿原发性肺结核的发病过程及临床演变是什么?

小儿通过呼吸道吸入含有结核杆菌的飞沫而感染。结核杆菌进入肺泡内停留,产生含有中性粒细胞的浆液纤维素渗出,形成初染性结核性肺泡炎。侵入的结核杆菌被肺泡吞噬细胞所吞噬,并在细胞内大量繁殖,引起宿主肺泡巨噬细胞裂解。结核杆菌在细胞、病变组织内生长繁殖,形成多核白细胞集聚的小病灶结核性肺泡炎,而后被单核细胞代替,炎症范围扩大,同时结核杆菌进入局部淋巴系统、侵犯病灶部位引流的肺门和纵隔淋巴结,形成结核性淋巴结肿大和炎症。肺内病灶、引流淋巴管、相应淋巴结三部分炎症构成原发综合征。

绝大多数小儿原发性肺结核向好的方向转化,发病3~6个月后开始吸收或形成硬结,2年内痊愈和钙化。但在延误诊治或人体环境不利情况下病变可进展甚至恶化,主要有以下几种情况。①原发灶扩大,形成空洞:原发灶周围肺实质出现干酪样坏死,干酪样坏死物经支气管排出,形成原发空洞。②淋巴结病变扩大:肺门或纵隔淋巴结显著扩大压迫、侵蚀和穿透相邻支气管,引起支气管结核或淋巴结支气管瘘,导致支气管部分或完全阻塞,形成局限性肺实变和肺不张。③支气管播散:淋巴结支气管瘘和原发灶液化破溃后可导致支气管播散。④干酪性肺炎:干酪样坏死淋巴结穿孔或原发空洞进一步扩散可导致大叶或小叶性干酪性肺炎。⑤出现胸膜结核病:是胸膜下肺实质原发灶或淋巴结病变的直接蔓延或血行播散的结果。⑥发生血行播散:可导致急性粟粒性肺结核和全身其他脏器结核病。

56. 小儿原发肺结核的临床表现和影像特征有哪些?

临床表现轻者可无症状,稍重者以结核中毒症状为主,表现为乏力、食欲不振、体重不增、盗汗等,可伴有慢性咳嗽。婴幼儿可急性起病,持续2~3周高热后转为低热。部分小儿可出现眼疱疹性结膜炎、皮肤结节性红斑或多发性一过性关节炎。当胸内淋巴结高度肿大时可出现一系列压迫症状,如痉挛性咳嗽、喘鸣和呼吸困难等。查体肺部可无阳性体征,有支气管受压或阻塞时可听到喘鸣音。

胸部X线典型表现是由肺内原发灶、淋巴管炎和肿大肺门淋巴结形成哑铃状双级阴影,支气管淋巴结结核分为肿瘤型和浸润型。胸部CT可以发现平片不能显示的原发灶,更好地显示肺门和纵隔淋巴结肿大,增强扫描后淋巴结肿大周围环型强化。

57. 小儿原发性肺结核支气管镜检查的适应证、镜下表现和临床意义是什么?

儿童原发性肺结核病常合并支气管结核,多由于肿大淋巴结压迫、侵蚀支气管壁,发生淋巴结支气管瘘引起。对于临床和影像表现符合肺炎、肺不张,但需要排除肺结核者;已确诊为肺结核需进一步除外支气管结核者;或已诊断支气管结核需要进行支气管镜下治疗者均应进行支气管镜检查。

支气管结核支气管镜下表现分四型。①黏膜型:病变累及黏膜层,表现支气管黏膜粗糙、充血、水肿、花斑、纵形皱褶、糜烂、溃疡、分泌物增多、血管走行粗乱及触之易出血等。②干酪型:病变侵及黏膜下层,表现为黏膜干酪样坏死形成、黄白色点斑样病灶及脓苔不易脱落。③管腔型:病变为黏膜下层纤维瘢痕组织增生所致,特点是管腔炎性狭窄,开口肿胀、闭塞、牵拉移位,肉芽组织增生,管腔牵拉、移位、通气不畅,窦道形成或有管外压迫、隆突转位等。④混合型:即以上三型中的任何两型或三型并存。

通过支气管镜直视其黏膜及管腔的形态改变,可早期诊断支气管结核,同时可获取支气管肺泡灌洗液、病变黏膜组织、干酪样坏死物质、肉芽肿等标本送结核培养、抗酸染色及病理等检查协助诊断。另一方面通过支气管镜进行局部治疗。①介入治疗:有气道肉芽和干酪阻塞的患儿,可经支气管镜嵌取或微波等方法,清理气道和气管远端,冲洗扩张管腔,改善患者通气。对气管、支气管瘢痕牵缩造成的管腔狭窄,可经气管镜用注水式柱状球囊扩张导管进行扩张术,或置放支架。②局部注药化疗:将抗结核药物直接注入到结核病灶内,使病灶局部药物浓度达到全身化疗无法达到的高浓度。局部注入抗结核药物有异烟肼和阿米卡星等。

58. 急性血行播散性肺结核的临床和影像表现是什么？

大多数患儿急性起病,持续高热,中毒症状重,与伤寒相似;部分患儿除高热外还出现咳嗽、呼吸急促和发绀。半数以上患儿并发结核性脑膜炎,出现脑膜刺激症状。少数患儿除弛张高热和中毒症状外,有全身紫癜和出血现象;另有少数婴儿表现为消化道症状、营养不良和明显消瘦。体格检查往往缺乏明显体征,与 X 线肺内表现重不一致。少数患儿晚期肺部可听到细湿罗音。半数以上可有淋巴结和肝脾大,少数病例可有皮肤粟粒疹。

肺部 X 线检查:在浓密的网状阴影上密布均匀一致的粟粒结节,其大小、密度、分布均匀一致,这种"三均匀"征象,是本病特征性 X 线表现。婴幼儿由于病灶周围反应显著和易于融合,点状阴影边缘模糊、大小不一而呈雪花状。胸部 CT 显示早期粟粒型肺结核较 X 线胸片更敏感。

59. 急性血行播散性肺结核的鉴别诊断有哪些？

典型胸部 X 线变化出现前应与流感、肺炎、败血症和伤寒等鉴别,胸部 X 线片显示粟粒样阴影后,需与以下疾病鉴别。①各种原因引起的肺炎:非典型病原体如肺炎支原体、沙眼衣原体感染和真菌,如白色念珠菌、曲霉菌、新型隐球菌等感染引起的肺炎,胸部影像均可表现为双肺粟粒样、网状结节样阴影,但它们无结核感染依据,血支原体和衣原体抗体检测阳性或真菌培养阳性。②特发性肺含铁血黄素沉着症:本病反复发作后,肺部遗留网状和粟粒阴影,可误诊为急性粟粒性肺结核。但本病有反复发作贫血或咳嗽、咯血症状,以及面色苍白史;症状发作时外周血象有小细胞低色素性贫血表现;胸部 X 片有片絮状、雪花状或斑片状阴影,多分布于中、下肺野近肺门处,肺尖多清晰,一般在 3 ~ 7 天消失;痰液能找到大量含铁血黄素细胞。

③朗格汉斯细胞组织细胞增生症:本病胸部影像学除有粟粒阴影外,还存在囊性病变和结节性病变,结节性病变中可有空洞形成;颅骨或其他部位有骨质破坏;可伴有特征性皮疹,为棕黄色或暗红色斑点疹,继而呈出血性湿疹样或脂溢样皮疹,部分有小脓疱,有棘手感,皮疹成批出现,皮疹消退后留有色素脱失。
④其他间质性肺疾病,如过敏性肺泡炎和间质性肺炎以及肺转移瘤也需与血行播散性肺结核鉴别。

60. 小儿应用抗结核药物预防性化疗的对象及方案是什么?

(1)对象:①密切接触家庭内活动性肺结核患者的儿童。②3岁以下未接种卡介苗,结核菌素试验阳性者。③任何年龄结核菌素试验反应≥15mm或呈强阳性者。④结核菌素试验新近由阴性转为阳性者。⑤结核菌素试验阳性伴结核中毒症状者。⑥结核菌素试验阳性需较长期使用糖皮质激素或其他免疫抑制剂者。⑦结核菌素试验阳性,胸片显示肺内有钙化灶者。⑧结核菌素试验阳性的艾滋病病毒感染者及艾滋病患儿。

(2)方案:①密切接触者方案。首先给予 INH 10mg/kg(≤300mg/d)3个月,3个月后重复结核菌素试验,如阴性则停用,如阳性按潜伏结核感染继续治疗至9个月。②潜伏结核感染者方案。INH 每日 10mg/kg(≤300mg/d),疗程6~9个月。或 INH 每日 10mg/kg(≤300mg/d)联合 RFP 每日 10mg/kg(≤450mg/d),疗程3个月。如果传染源对异烟肼耐药或患儿不能耐受 INH,可应用 RFP 4~6个月。如果对 INH 和 RFP 均耐药,应至少应用另外2种敏感药物,并咨询多耐药结核病专家。

61. 干酪性肺炎的临床表现和影像特征有哪些?

起病多较急,有高热及明显中毒症状、呼吸困难、咳嗽多痰,可咯血,体温可呈稽留热,数周后体温逐渐波动或转为弛张热,体温下降时伴有大量出汗。继之,患儿一般情况恶化,面色苍白,消瘦,食欲不振,并出现发绀。也有起病较缓慢,症状较轻者,但病程迁延,若不及时治疗,病情逐渐恶化。体检见患儿呈重病容,呼吸可急促,大叶性干酪性肺炎可有肺实变体征。肺部听诊轻者有少许干啰音,重者有管状呼吸音及大量中小水泡音。

大叶性干酪性肺炎胸部 X 线片可见大片浓密阴影,较细菌性肺炎的渗出性阴影密度高,其内有透亮区;小叶性干酪性肺炎可见两肺散在密度不均的团块状阴影,内有蜂窝状透亮区或大小不等的无壁空洞。胸部 CT 在显示空洞、支气管播散病灶、淋巴结肿大方面优于普通 X 线片,并可测定实变阴影的 CT 值,高 CT 值提示干酪性肺炎,增强 CT 扫描可显示肺组织坏死。

62. 结核性胸膜炎临床特点及鉴别诊断是什么?

结核性胸膜炎多见于 5 岁以上儿童,多数起病较急,开始为 38～40℃高热,1～2 周后渐退为低热,同时有胸痛、疲乏、咳嗽、气促等,积液增多后胸痛渐消失。结核菌素试验大多阳性,但在大量胸腔积液时可呈阴性反应。胸水多为草黄色渗出液,白细胞数常为数百,以淋巴细胞占优势,胸水蛋白升高,糖正常或减低。胸水腺苷酸脱氨酶(ADA)升高,常≥40U/L,胸部影像多表现为一侧胸腔内中等量以上积液,而肺实质内未见明显病变;部分患儿肺内可见活动性结核病灶,肺门/纵隔淋巴结肿大或陈旧性钙化病灶。

鉴别诊断:①化脓性胸膜炎。高发年龄为婴幼儿,呼吸道症状明显,胸水外观混浊脓性,白细胞明显升高,以中性粒细胞为主,糖降低,外周血白细胞和中性粒细胞及 CRP 明显升高,胸水涂片和细菌培养阳性,易于合并肺脓肿或脓气胸。②支原体性胸膜炎。往往咳嗽较明显,多伴有明显的肺内炎症,胸水一般为少至中量,往往能较快吸收,很少发生胸膜粘连和包裹,血和胸水支原体抗体阳性。③真菌或寄生虫感染引起胸膜炎,较少见,往往有真菌感染的易感因素或寄生虫感染的流行病史。④结缔组织病引起胸膜炎。如类风湿关节炎全身型、系统性红斑狼疮等，往往发热同时伴皮疹和关节炎症状，或同时有多系统损害表现，如面部蝶形红斑、口腔溃疡、蛋白尿和白细胞减少等，胸水抗核抗体阳性。⑤肿瘤引起胸膜炎。如淋巴瘤、转移瘤、胸膜肺母细胞瘤等，胸水多为血性，胸水/血乳酸脱氢酶一般超过3倍，胸水不易吸收，部分可找到肿瘤细胞。

63. 浸润型肺结核的临床特点和影像特征有哪些？

浸润型肺结核是继发性肺结核主要类型之一，多见于10岁以上儿童及成人，又称成人型肺结核，传染性较强，其发生是由于内源性复燃或外源性再感染。多数起病缓慢，表现为慢性结核中毒症状，少数起病急，表现畏寒、高热，开始为稽留热，持续数周后，逐渐变为弛张热。早期轻微干咳，咳少量白色黏液痰，痰中带血和胸痛等。随病情进展可出现剧烈咳嗽，中等量甚至大量咯血。合并有肺不张、气胸、胸膜炎等并发症时，可表现有气短、呼吸困难等。体检在病变范围较大时可叩诊浊音，听诊局部呼吸音粗糙、减低，有时可听到中小水泡音。胸部影像表现圆形、片状或团块状阴影，多位于肺的上部。肺门和纵隔淋巴结一般不肿大，浸润性病灶容易液化发生空洞，并在两肺中下部发生广泛的支气管播散性病变。圆形密度较高的病灶直径超过1.5cm者称结核瘤。

64. 如何进行小儿结核性脑膜炎的临床分期和分型？

典型结核性脑膜炎临床上可分为3期。①早期（前驱期）：病程1～2周，表现为结核中毒症状和性格改变，如不规则低热、食欲减退、消瘦、精神淡漠、少言、懒动、喜哭、易怒，年长儿可述头痛。②中期（脑膜刺激期）：病程1～2周。表现颅内高压症状、脑神经麻痹、脑实质损害症状、脊髓症状、脑膜刺激征和自主神经功能障碍。患儿可有头痛、呕吐、嗜睡、惊厥、口角歪斜、偏瘫、截瘫、失语、失明、震颤等,脑膜刺激征阳性和皮肤划痕征阳性。③晚期(昏迷期):病程1~3周。表现昏迷,频繁惊厥,可呈角弓反张。

根据病理变化、临床表现和病程轻重,可分为4型。①浆液型:浆液渗出物只局限于颅底,脑膜刺激症状和脑神经障碍不明显,脑脊液改变轻微。②脑底脑膜炎型:炎性病变主要位于颅底,临床有明显的脑膜刺激症状及脑神经障碍,可有程度不等的颅内压增高及脑积水症状,但没有脑局灶性症状。脑脊液有典型结脑变化。③脑膜脑炎型:除脑膜刺激症状、颅内压增高及颅神经受损症状外,有脑实质受损表现,如精神运动性兴奋、不同程度的意识障碍、瘫痪、抽搐和失语等。脑脊液变化常较脑底脑膜炎型为轻,预后差,常留有后遗症。④脊髓型:有脊髓损害的表现,如截瘫、腱反射亢进、感觉障碍、括约肌功能障碍等。脑脊液通路梗阻时有明显的蛋白、细胞分离现象。

65. 小儿结核性脑膜炎头颅影像表现有哪些?

头颅CT表现如下。①脑膜密度增强:显示脑底部各脑池失去正常的透明度、轮廓模糊,脑膜广泛密度增强。增强扫描时脑膜明显强化。②脑实质粟粒状结核灶:广泛分布于大脑皮层或脑组织内细小的低密度或等密度结节。③脑结核瘤:早期表现呈等密度影,中期呈盘状,略高密度,周围伴低密度脑水肿。增强显示中心为较低密度的明显环状强化。晚期呈高密度小盘状影,周围已无脑水肿。④脑水肿:在结核灶周围呈大片低密度水肿带,无强化。⑤脑积水:可为交通性或梗阻性。⑥脑梗死:最常见于大脑中动脉供血区,表现为广泛的低密度病灶。⑦结核性脑脓肿:显示脓肿呈单发或多发圆形或椭圆形低密度区,灶周水肿明显。增强后呈环形强化,环壁可薄可厚,灶周水肿占位效应明显。

对于结核性脑膜炎,MRI 的诊断优于 CT,具有高度敏感性和特异性。MRI 主要表现如下。①脑基底池闭塞与明显强化:以鞍上池最多见,次为环池与侧裂池渗出,充塞物呈长 T1 与 T2 信号。②脑内结核瘤:MRI 增强显示的瘤灶比 CT 增强明显,可呈多发性,结节状强化或环形强化。③局灶性脑缺血与脑梗死:基底节最多见,次为丘脑、中脑及脑室周围深部白质,呈长 T1 与 T2 信号。④局灶性脑出血:多见于基底节,乃梗死后出血的表现。⑤脑积水:脑水肿呈长 T1 与 T2 信号。⑥结核性脑脓肿:呈单发或多发圆形或椭圆形低密度区,灶周水肿明显。增强后呈环形强化。⑦钙化斑:呈低信号黑影。⑧脑血管表现:脑动脉管腔可均匀变窄,主要发生在颅底动脉干,包括颈内动脉硬膜内段、大脑中动脉和前动脉近段,脑静脉亦可广泛变细。

(李惠民　徐保平)

第四章 呼吸系统疾病

第一节 呼吸系统生理及病理生理特点

1. 小儿呼吸的生理特点是什么?

呼吸的目的是排出二氧化碳,吸进新鲜氧气,保证气体交换的正常进行。小儿呼吸的特点以婴儿时期最为明显。小儿肺脏的容量相对较小,潮气量(每次呼吸量)的绝对值也小于成人。而代谢水平及氧气的需要则相对较高。从满足机体代谢需要考虑,小儿的肺容量处于相对不利的地位。由于小儿胸廓解剖特点的限制,要满足机体代谢的需要,只有采取浅快的呼吸作为消耗能量最少的方式,故小儿呼吸频率较快。年龄越小,呼吸越快。高度柔软的胸壁使婴儿在呼吸负担增大时难于有效地增加通气量。由于婴儿横膈肌纤维的化学成分和解剖特点决定了婴儿在呼吸负担增加时易于出现呼吸肌疲劳。由于婴儿功能残气相对小,其肺内氧储备也相对小于成人,但氧消耗量却相对较高,因此在呼吸功能不全时易于出现氧供应不足。值得注意的是,新生儿组织耐受缺氧的能力比成人强,可能与新生儿细胞在缺氧时可代谢乳酸和酮体有关。由于小儿以上的呼吸特点,在应付额外负担时的储备能力较成人差。例如,婴幼儿肺炎时,其代偿缺氧的呼吸量最多增加2.5倍左右,故易发生呼吸衰竭。

2. 小儿呼吸的病理生理特点是什么？

维持正常呼吸的条件时要有足够的通气量，使空气能进入肺内并呼出（通气功能），同时吸入肺泡内的气体能与血液内气体进行有效交换（换气功能）。在此全过程中任何一环节的异常均将影响正常的呼吸。通常动脉二氧化碳分压主要反映通气功能，氧分压主要反映换气功能，但二者也互有影响。通气障碍包括阻塞性与限制性两类。凡气道阻塞引起的通气障碍属于前者，由于肺扩张受限制引起的通气障碍属于后者。通气量不足的情况见于以下情况：①中枢神经系统疾病，如感染、中毒、外伤及肿物等引起的脑水肿和脑疝影响呼吸中枢者。②脊髓灰质炎、多发性神经根炎等所致的呼吸肌麻痹；破伤风及其他抽搐状态所致的呼吸肌痉挛；胸部外伤所致的肋骨骨折等。③呼吸道阻塞，如喉痉挛、哮喘、痰液堵塞、异物的压迫等。④肺部疾患，如肺炎、肺不张等。⑤肺活动受限制，如气胸、胸腔积液等。

各种原因引起的通气量不足都能造成二氧化碳潴留和一定程度的缺氧。肺泡内气体与血液内气体的交换发生障碍，包括气体分布不均、肺泡弥散功能异常（通透性减低和换气面积减少）、肺泡通气和血流比例失调、肺内分流（静、动脉混合）增加等项。换气障碍的结果是动脉氧分压下降，CO_2 分压则可低可高。小儿呼吸系统疾患时可有不同的换气障碍，如支气管哮喘，以气体分布不均为主，急性呼吸窘迫综合征以肺内分流增加较著；通气与血流比例失调，是一般肺部病变时较普遍存在的情况。

3. 小儿呼吸暂停有哪些表现类型？

呼吸暂停有三种类型：中枢性、阻塞性与混合性。中枢性呼吸暂停胸廓运动和上呼吸道气体流动均消失；阻塞性呼吸暂停有胸廓运动，但无气体流动；混合性则可以有以上两型特点。

确切的诊断要进行多导睡眠图检查。诊断小儿呼吸暂停的时间标准随年龄而不同,超过同年龄小儿平均呼吸时间的三个标准差可视为呼吸暂停,也有人认为重要的是根据呼吸暂停对患儿的临床影响,即有无心血管和神经系统异常来判断呼吸暂停是否为病理性的。

由于婴儿氧消耗比成人高,但肺容量和氧储备相对较小,故呼吸暂停在婴儿更易引起严重后果。中枢性呼吸暂停多因脑部病变或缺氧、药物中毒引起。睡眠呼吸暂停在小儿以阻塞性多见,反复上呼吸道感染引起的扁桃体和腺样体肥大是主要原因。与成人不同,小儿阻塞性呼吸暂停多表现为部分气道阻塞和通气不足,呼吸暂停发作的次数较少,持续时间亦较短。早产儿呼吸暂停很常见。早产儿呼吸停止 20 秒以上诊断为呼吸暂停,若暂停时间不足 20 秒,但伴有发绀、苍白、心动过缓、低张力等亦诊断为病理性呼吸暂停。早产儿呼吸暂停可以是某些严重疾病的伴随症状(如败血症、脑膜炎),但大多与呼吸中枢不成熟有关。由于呼吸暂停的早产儿化学感受器敏感性降低,对高碳酸血症和低氧血症表现为通气不足,若不及时处理,可导致严重后果。

第二节　耳鼻喉科疾病及上呼吸道感染

4. 小儿什么情况下考虑扁桃体切除?

一般认为扁桃体是中枢性免疫器官,具有细胞免疫和体液免疫功能。可抑制细菌在呼吸道黏膜的黏附、生长和扩散,对病毒有中和与抑制扩散作用,还可通过补体的活化,增强吞噬细胞功能。扁桃体的免疫功能在小儿期(3～5 岁)最活跃,此期行扁桃体手术应慎重。

如需手术,应严格掌握手术适应证。

(1)慢性扁桃体炎引起局部各项症状者:如常发生急性扁桃体炎,曾患扁桃体周围脓肿;扁桃体增生肥大,妨碍呼吸及语调;入睡打鼾,睡眠不安;食欲减退,生长迟缓;扁桃体小窝内常见栓塞物,患儿口臭不适。

(2)慢性扁桃体炎使附近器官发生其他病症者:如常发生中耳炎及颈淋巴结炎等。

(3)慢性扁桃体炎引起身体其他器官发生病症者:如风湿热、心肌炎及肾炎等。

(4)扁桃体多次发炎以致经久低热而找不出其他原因者。

5. 先天性喉软骨软化病怎么识别? 需不需要治疗?

先天性喉软骨软化病即先天性喉喘鸣、会厌两裂、先天性喉蹼、喉膨出、声门下狭窄等,其中以先天性喉喘鸣最常见。先天性喉喘鸣是一种婴儿病,到 2 岁左右恢复常态。病因为喉部狭小,喉软骨软化。

吸气性喉鸣为此病的主要症状。大多数患儿生后无症状,多在生后 7～14 天症状显露。轻者喘鸣为间歇性,当受惊或哭闹时症状明显,安静或入睡后症状缓解或消失。重者喘鸣为持续性,入睡后或哭闹时症状更为明显,并有吸气性呼吸困难(吸气时三凹征明显,尤以胸骨上窝下陷显著)。继发呼吸道感染时,呼吸困难加重,可出现发绀;同时呼吸道分泌物排出不畅,发生痰鸣。患儿哭声及咳嗽声音如常,并不嘶哑,此点与大多数喉梗阻性疾病不同,值得重视。轻症患儿可照常哺乳,对发育和营养无明显影响。重者由于影响哺乳及睡眠,常有不同程度的营养不良。由于呼吸困难及长期缺氧,有时可表现为明显的漏斗胸或鸡胸,甚至心脏也可增大。轻者听诊时无明显改变,重者有不同程度的呼吸音减弱或痰鸣音。有时可发生阵发性青紫,并出现反复肺部感染,X 线检查可见心影大小反常。

治疗包括精心护理和加强喂养。如母亲饮食缺钙或孕期有四肢酸麻情况,宜及早给患儿及其母亲足量的钙及维生素 D,并晒太阳。特别应注意防治呼吸道感染。因严重的呼吸困难而需行气管切开术者极少。一般喉部间隙随年龄增大,大多在 2 岁左右,症状逐渐消失;气管环随年龄增大,逐渐发育变硬,症状便可缓解。对继发于气管腔外压迫的病例,应针对压迫原因,进行治疗,以解除呼吸道梗阻。

6. 急性喉炎如何掌握气管切开指征?

为了便于观察病情,掌握气管切开的时机,按吸气性呼吸困难的轻重将喉梗阻分为以下四度。

(1)I 度喉梗阻:患儿在安静时如常人,只是在活动后才出现吸气性喉鸣和呼吸困难。胸部听诊,呼吸音清楚。如下呼吸道有炎症及分泌物,可闻及啰音及捻发音,心率无改变。

(2)II 度喉梗阻:患儿在安静时也出现喉鸣及吸气性呼吸困难。胸部听诊可闻及喉传导音或管状呼吸音。支气管远端呼吸音降低,听不清啰音。心音无改变,心率较快,120 ~ 140 次/分。

(3)III 度喉梗阻:除 II 度梗阻的症状外,患儿因缺氧而出现阵发性烦躁不安,口唇及指、趾发绀,口周发青或苍白,恐惧、出汗。胸部听诊呼吸音明显降低或听不见,也听不到啰音。心音较钝,心率在 140 次/分以上。

(4)IV 度喉梗阻:经过呼吸困难的挣扎后,渐呈衰竭,半昏睡或昏睡状态,由于无力呼吸,表观暂时安静,三凹征也不明显,但面色苍白或发灰。此时呼吸音几乎全消失,仅有气管传导音。心音微弱极钝,心率或快或慢,不规律。贻误诊断可致死亡。

IV 度喉梗阻者应立即行气管切开术抢救。III 度喉梗阻呼吸困难经治疗无效者,也应做气管切开。

7. 咽后脓肿的特点是什么？治疗原则是什么？

咽后脓肿常见于 3 个月至 3 岁婴幼儿，半数是 1 岁内婴儿。3 岁后咽后间隙淋巴结逐渐萎缩，7 岁时已完全消失，故年长儿少见此病。本病分急性、慢性两型。

急性者并发于上呼吸道感染、猩红热、麻疹、咽后壁外伤或咽异物。慢性者均由颈椎结核或咽后壁结核性淋巴结炎所引起。急性咽后脓肿起病较急，有发热、拒食、吞咽困难与咽痛、咳嗽、言语不清等症状。呼吸带鼾声。如脓肿压迫气管或炎症侵及喉部，则有音哑、吸气性呼吸困难及喘鸣音，入睡时加重。因少食、呛水，可发生脱水。患儿头后仰，哭声如鸭鸣，口流唾液。患侧颌下淋巴结肿大，但牙关不紧。检查咽部，可见咽后壁一侧充血、肿胀，呈半圆形突起，将软腭及同侧腭弓向前推移。

慢性咽后脓肿起病缓慢，病程长，患儿年龄较大。脓肿位于咽后壁中央，表面黏膜充血不著。有时自然破裂，破裂口发生肉芽肿，此类脓肿多为结核杆菌感染。颈侧位 X 线摄片可确定脓肿部位及颈椎病变。

咽后脓肿应与扁桃体周围脓肿、咽旁脓肿、咽后壁动脉瘤、淋巴管瘤或肿瘤、颈椎畸形等相鉴别。

致命性并发症是喉梗阻、脓肿破裂误吸窒息、纵隔脓肿、败血症、大血管糜烂出血、海绵窦栓塞、脑膜炎和迷走神经反射等。

此症必须及时诊疗，否则可发生严重后果。治疗包括控制感染、引流脓液及防治并发症。

8. 气道异物如何识别？

误吸异物的病史为诊断呼吸道异物的重要依据，一般家长多能详述。少数家长事后遗忘，或未目睹，需反复询问。如无上呼吸道感染而突然无故剧咳，必须排除气道异物。有些患儿不能诉说吸入异物及健康小儿忽然剧烈呛咳的病史，但肺内确有病变,既不像肺结核,又不像典型的支气管肺炎或其他肺部疾病,这类病例应怀疑异物,做支气管镜检查可以明确诊断。

胸部体征因梗阻的部位及性质而不同。活动于气管的异物,除咳嗽时可闻拍击音之外,两肺有不同程度的呼吸音降低及痰鸣。若异物梗阻一侧支气管,可表现一侧或某叶肺不张或肺气肿的体征,患侧肺部叩诊或浊音或鼓音,视肺部病变而异,但呼吸音均减低,如有继发感染则可闻及痰鸣或喘鸣音。由于脂酸性异物所致的支气管炎,取出异物后,则可闻及中小水泡音,这是因潴留的分泌物排出所致。一般术前多不易听到。

X线检查对不透X线的异物,可确定其部位、大小及形状,以区别气管或食管异物。故除拍正位片外,应拍侧位片,以确定异物在气管内或在食管内。对透X线的异物,可以观察呼吸道梗阻情况,如肺气肿、肺不张及纵隔移位等而确定诊断。仔细地透视检查为气管、支气管异物X线诊断的主要方法,因透视时,可反复观察纵隔、心脏和横膈等器官的运动情况。若需摄胸部X线片时,必须同时拍摄吸气时及呼气时的照片。近年随着螺旋CT的临床应用,其在儿童呼吸道异物的判断和定位中具有重要的价值。通过三维重建的仿真支气管镜可以显示出异物所在的部位及大小,对于难以诊断的和形态特异的异物的手术具有指导意义。如疑有气管、支气管异物时,应做支气管镜检查进一步明确。

9. 急性上呼吸道感染的并发症有哪些?

急性上呼吸道感染如不及时治疗,可引起很多并发症,特别在婴幼儿时期更多见。并发症分三大类:①感染自鼻咽部蔓延至附近器官。较为常见的有急性结膜炎、鼻窦炎、口腔炎、喉炎、中耳炎和颈淋巴结炎。其他如咽后脓肿、扁桃体周围脓肿、上颌骨骨髓炎、支气管炎和肺炎亦不少见。②病原菌通过血液循环播散到全身,细菌感染并发败血症时,可导致化脓性病灶,如皮下脓肿、脓胸、心包炎、腹膜炎、关节炎、骨髓炎、脑膜炎、脑脓肿和泌尿系感染等。③由于感染和变态反应对机体的影响,可发生风湿热、肾炎、肝炎、心肌炎、紫癜、类风湿及其他结缔组织病等。

10. 急性上呼吸道感染如何预防?

(1)积极锻炼:如户外活动和体育锻炼等都是积极的方法。

(2)讲卫生,避免发病诱因:穿衣过多过少、室温过高过低、天气骤变、环境污染和被动吸烟等,都是上呼吸道感染的诱因。

(3)避免交叉感染:接触患者后洗手。在一般托幼机构及医院必要时穿隔离衣,隔离不但保护邻近小儿,还可减少患儿发生并发症。病房应实行通风换气,保持适宜的温度湿度,及时消毒患者的床铺衣物,以免病原播散。在家庭中,成人患者应避免与健康儿童接触。

(4)药物预防:卡慢舒,婴幼儿 5ml,儿童 10ml 口服,一日 3 次,3~6 个月为一疗程。左旋咪唑 25mg/(kg·d),每周服 2 天,3 个月为一疗程。中药黄芪每日 6~9g,连服 2~3 个月。以上药物有提高机体细胞免疫和体液免疫功能的作用,反复上呼吸道感染儿童应用后可减少复发次数。

(5)疫苗:最近认为,应用减毒病毒疫苗,由鼻腔内滴入和(或)雾化吸入,可以激发鼻腔和上呼吸道黏膜表面分泌型 IgA 产生,从而增强呼吸道对感染的防御能力。大量研究指出,分泌型 IgA 对抗呼吸道感染的作用比任何血清抗体更佳。由于肠道病毒和鼻病毒的型别太多,很难用疫苗预防。

第三节 肺 炎

11. 急性毛细支气管炎的临床特点有哪些?

急性毛细支气管炎是一种婴幼儿较常见的下呼吸道感染,仅见于 2 岁以下婴幼儿,多数是 1~6 个月的小婴儿,主要由呼吸道合胞病毒等引起,病变主要累及细支气管,临床以骤发喘憋和阻塞性肺气肿为特征。

起病急,多见于冬春季。初始症状为流涕、咳嗽等上感表现,2~3 天后出现持续干咳和发作性呼气性呼吸困难、喘憋,咳与喘憋同时发生为本病的特点。体温一般不超过 38.5℃,症状在 5~7 天消失。喘憋发作时呼吸快而浅,有明显鼻扇及三凹征,肺部听诊可闻及广泛的哮鸣音,喘憋时常听不到湿啰音,喘憋稍缓解时可有弥漫性细湿啰音或中湿啰音。可合并急性呼吸衰竭、脑水肿、心力衰竭,甚至出现呼吸暂停、窒息而导致死亡。

血常规白细胞总数及分类多在正常范围。胸片以肺纹理增粗、肺气肿为主要改变,或有小片阴影和肺不张。目前国内大多采用直接或间接免疫荧光法与 ELISA 技术做病毒抗原或抗体快速诊断病原。

12. 肺炎的分类

目前对于肺炎的临床诊断分类,主要是依据病理形态、病原体、病程、感染的地点等。

(1)按病理分类:可分为大叶性肺炎、支气管肺炎、间质性肺炎、毛细支气管炎以及其他不常见的肺炎,如吸入性肺炎等。其中以支气管肺炎最为多见。

(2)按病原体分类:可分为病毒性肺炎、细菌性肺炎、支原体、衣原体肺炎等。

（3）按病程分类：大部分肺炎为急性过程，在发病后 1 个月以内者称为急性肺炎。有营养不良、佝偻病等并发症时，以及免疫缺陷的患者，病程容易迁延。病程长达 1 ~ 3 个月者，称为迁延性肺炎；超过 3 个月者称为慢性肺炎。

（4）按病情分类：根据是否有呼吸困难及呼吸系统以外的系统受累，分为轻症肺炎和重症肺炎。

（5）根据感染的地点可将儿童肺炎分为社区获得性肺炎（community acquired pneumonia, CAP）和院内获得性肺炎（hospital acquired pneumonia, HAP）。CAP 是指无明显免疫抑制的患儿在医院外或住院 48 小时内发生的肺炎。HAP 是指住院 48 小时后发生的肺炎。

13. 小儿严重社区获得性肺炎的标准是什么？

依据《儿童社区获得性肺炎管理指南（试行）》要求，小儿 CAP 应做严重度评估。

婴幼儿重度 CAP 应包括以下表现：①腋温≥38.5℃。②呼吸≥70 次/分（除外发热、哭闹等因素影响），胸壁吸气性凹陷、鼻扇、发绀、间歇性呼吸暂停、呼吸呻吟。③拒食。

年长儿重度 CAP 应包括以下表现：①腋温≥38.5℃。②呼吸≥50 次/分（除外发热、哭闹等因素影响），鼻扇、发绀、呼吸呻吟。③有脱水征象。

14. 小儿肺炎的常见病原是什么？

发达国家的小儿肺炎病原以病毒为主，发展中国家小儿肺炎病原以细菌为主。国内小儿肺炎分离的病原菌主要是肺炎链球菌、流感嗜血杆菌、金黄色葡萄球菌、表皮葡萄球菌、肺炎克雷伯杆菌、不动杆菌、枸橼酸杆菌及肠道杆菌等。近年来，一些无致病性或致病性不强的细菌渐成为小儿肺炎的重要病原菌。肺炎链球菌、金黄色葡萄球菌和流感嗜血杆菌是重症肺炎的重要病原。在一些研究中人们还发现化脓性链球菌和肠道革兰阴性菌也能引起严重肺炎。

不同年龄阶段儿童的病原不同,常见病原如下。①出生至生后 20 天:B 族链球菌、革兰阴性肠道细菌、巨细胞病毒、莫氏厌氧菌。②生后 3 周至 3 个月:沙眼衣原体、呼吸道合胞病毒、副流感病毒、肺炎链球菌、百日咳博德特菌属、金黄色葡萄球菌属。③4 个月至 5 岁:呼吸道合胞病毒、副流感病毒、流感病毒、腺病毒、鼻病毒、肺炎链球菌、流感嗜血杆菌属、肺炎支原体、结核分枝杆菌。④5 岁至 15 岁:肺炎支原体、肺炎衣原体、肺炎链球菌、结核分枝杆菌。

15. 小儿肺炎的临床表现有哪些?

小儿肺炎的临床表现包括以下几点。

(1)一般症状:骤发的有发热、拒食或呕吐、嗜睡或烦躁等症状。发病前数日可先有轻度的上呼吸道感染症状。早期体温多在 38 ~ 39℃ ,亦可高达 40℃ 左右,大多为弛张型或不规则发热。弱小婴儿大多起病迟缓,发热不高,拒食、呛奶、呕吐多见。

(2)呼吸系统症状:有咳嗽及咽部痰鸣,一般早期就很明显,常见呼吸困难。

(3)体征:呼吸增快,可达 40 ~ 80 次/分,呼吸和脉搏的比例自 1:4 上升为 1:2 左右。严重者呼气时有呻吟声,鼻翼扇动、三凹征、口周或甲床发绀。有些患儿头向后仰,以使呼吸通畅。肺部体征早期常不明显,或仅有呼吸音变粗或稍减低。以后可闻及中、粗湿啰音。数天后,可闻及细湿啰音或捻发音。病灶融合扩大时,可闻及管状呼吸音,叩诊浊音。如果发现一侧肺部叩诊实音和(或)呼吸音消失,则应考虑有无合并胸腔积液或脓胸。

世界卫生组织儿童急性呼吸道感染防治规划特别强调呼吸增快是婴幼儿肺炎的主要表现。呼吸急促指: < 2 月龄,呼吸 ≥

60 次/分;2～12 个月,呼吸≥50 次/分;1～5 岁以下,呼吸≥40 次/分。重症肺炎征象为激惹或嗜睡、拒食、下胸壁凹陷及发绀。这为基层医务人员和初级卫生保健工作者提供简单可行的诊断依据,值得推广。

16. 肺炎常见的肺外表现有哪些?

较多见于重症患者。其表现如下。

(1)消化道症状:婴幼儿患肺炎时,常伴发呕吐、腹泻、腹痛等消化道症状。呕吐常发生在强烈的咳嗽之后。腹胀严重时致膈肌上升,压迫胸部,更加重呼吸困难。有时下叶肺炎可引起急性腹痛,应与腹部外科疾病(急腹症)鉴别。

(2)循环系统症状:较重肺炎患儿可出现脉搏加速,可达140～160 次/分,心音低钝,如患儿心率增至 160～200 次/分或以上,与体温升高和呼吸困难不相称,肝脏显著增大或在短时间内增大,面色苍白,口唇发绀,或颜面、四肢水肿,尿少,则为充血性心力衰竭的征象。有时四肢发凉、口周灰白、脉搏微弱,则为末梢循环衰竭。

(3)神经系统症状:常见烦躁不安、嗜睡,或两者交替出现。幼婴易发生惊厥,多由于高热或缺钙所致。如惊厥的同时有明显嗜睡或烦躁,持续性昏迷,甚至发生强直性肌痉挛、偏瘫或其他脑征,则可能并发中枢神经系统病变如脑膜脑炎、中毒性或缺氧性脑病。

17. 金黄色葡萄球菌肺炎的临床特点是什么?

金黄色葡萄球菌肺炎常见于 1 岁以下的幼婴。起病急,肺炎症状进展迅速。表现为呼吸和心率增快、呻吟、咳嗽、青紫等。有时可有猩红热样皮疹及消化道症状,如呕吐、腹泻、腹胀(由于中毒性肠麻痹)等。患儿可有嗜睡或烦躁不安,严重者可惊厥,中毒症状常较明显,甚至呈休克状态。肺部体征出现较早,早期呼吸音减低,有散在湿啰音。在发展过程中可迅速出现肺脓肿,常为散在性小脓肿;脓胸及脓气胸是本症的特点。并发脓胸或脓气胸时,叩诊浊音、语颤及呼吸音减弱或消失。临床症状与胸片所见不一致。当肺炎初起时,临床症状已很重,而 X 线征象却很少,仅表现为肺纹理重,一侧或双侧出现小片浸润影;当临床症状已趋明显好转时,在胸片上却可见明显病变如肺脓肿和肺大疱等表现。严重的还并发纵隔积气、皮下气肿及支气管胸膜瘘。胸片上病灶阴影持续时间较一般细菌性肺炎为长,在 2 个月左右阴影仍不能完全消失。白细胞一般超过 $15 \times 10^9/L$,中性粒细胞增高,白细胞内可出现中毒颗粒。半数小婴儿可减低至 $5 \times 10^9/L$ 以下,而中性粒细胞百分比仍较高。白细胞总数减低多示预后严重。C 反应蛋白增高。对气管咳出或吸出物及胸腔穿刺抽出液进行细菌培养阳性者有诊断意义。

18. 腺病毒肺炎的特点是什么?

典型婴幼儿腺病毒肺炎有如下特点。

(1)大多数病例起病时或起病不久即有持续性高热,经抗生素治疗无效。

(2)自病后第 3 ~ 6 日出现嗜睡、萎靡等神经症状,嗜睡有时与烦躁交替出现,面色苍白发灰,肝大显著,以后易见心力衰竭、惊厥等并发症。上述症状提示腺病毒肺炎不但涉及呼吸道,其他系统也受影响。

(3)肺部体征出现较迟,一般在发病第 3 ~ 5 日以后方出现湿性啰音,病变面积逐渐增大,易有叩诊浊音及呼吸音减低,喘憋于发病第 2 周日渐严重。

(4)白细胞总数较低,绝大多数患儿不超过 $12 \times 10^9/L$,中性粒细胞不超过 70%,中性粒细胞的碱性磷酸酶及四唑氮蓝染色较化脓性细菌感染时数值明显低下,但如并发化脓性细菌感染则又上升。

（5）X线检查肺部可有大片状阴影或融合病灶，以双肺下野和右上叶多见。有条件的单位，可进行病毒的快速诊断。目前可进行免疫荧光技术（间接法较直接法更为适用）、酶联免疫吸附试验及特异性 IgM 测定。常规咽拭子病毒分离及双份血清抗体检查，只适用于实验室作为回顾诊断。

19. 支原体肺炎的临床特点是什么？

支原体肺炎是学龄儿童及青少年常见的一种肺炎，婴幼儿也不少见。主要病原为肺炎支原体，主要通过呼吸道飞沫传播。症状轻重不一，可伴发多系统、多脏器损害。

（1）起病可急可缓，潜伏期 2～3 周，四季均有发病，冬季较多。临床表现为发热、咳嗽，咳嗽为阵咳或呛咳，吐白色黏痰，少数吐血性痰，伴胸痛、头痛、倦怠、食欲减退。一般用青霉素和头孢菌素治疗无效或体温下降后咳嗽迁延不愈。

（2）一般无明显呼吸困难，肺部体征少，大部分患儿仅呼吸音粗或减低，少数可闻及湿啰音，部分婴儿闻及喘鸣音，约10%患儿合并胸膜炎。

（3）可有多种肺外表现：神经系统损害表现为脑膜脑炎、小脑损害、周围神经炎等；血液系统能引起溶血性贫血，血小板减少等；皮肤损害多是斑丘疹、疱疹、猩红热样皮疹等；此外还可并发肌肉病变、关节病变、心肌炎、心包炎、心律失常、心衰、急性肾炎、肾衰竭、肠炎及肝功能损害等。

（4）血常规示白细胞计数大多正常或稍低，中性分类为主。大部分患儿可表现为 CRP 升高，血沉增快。

（5）X线表现：可表现为大片阴影，病变占数个节段或肺叶；或弥漫或局限性纹理增多；或间质病变基础上并有斑片影。

（6）支原体抗体测定：ELISA 法测定支原体抗体 IgM，一般发病 1 周末滴度开始增高，2～4 周达高峰，2～3 个月滴度下降，持续数月到 1 年。支原体培养费时费力，技术难度大，临床应用较少。

20. 小儿肺炎的治疗原则是什么?

(1)一般治疗:①加强护理,保证休息、营养及液体入量。保持环境安静,保持适宜的温度(20℃左右)和湿度(相对湿度以60%为宜)。②烦躁不安常可加重缺氧,可予镇静。但不可用过多的镇静剂,避免咳嗽受抑制反使痰液不易排出。

(2)氧疗:海平面、呼吸空气条件下,$SaO_2 \leqslant 0.92$ 或 $PaO_2 \leqslant 60mmHg$ 患儿,应予氧疗。常规给氧方法仍难以纠正的低氧血症者可使用无创正压通气给氧。

(3)抗病原微生物治疗原则:应根据可能的病原给予针对性治疗。CAP抗生素治疗应限于细菌性肺炎、支原体肺炎和衣原体肺炎、真菌性肺炎等,单纯病毒性肺炎没有使用抗生素指征。但需注意病毒、细菌、支原体、衣原体等混合感染的可能。

(4)糖皮质激素治疗:下列情况可短程使用糖皮质激素:①喘憋明显伴呼吸道分泌物增多者;②中毒症状明显的重症肺炎,如合并中毒性脑病、休克、脓毒血症者,有急性肺损伤或全身炎性反应综合征者;③胸腔短期有较大量渗出者;④肺炎高热持续不退伴过强炎性反应者。但不能将糖皮质激素作为"退热剂"使用。

(5)对症治疗:需针对各种并发症,如急性呼吸衰竭、急性心力衰竭、中毒性脑病等。

对伴有喘息患儿可雾化吸入短效 β_2 受体激动剂平喘及吸入激素抑制气道炎症。

21. 如何预防肺炎的发生?

(1)加强护理和体格锻炼:婴儿时期应注意营养,及时增添辅食,培养良好的饮食及卫生习惯,多晒太阳。防止佝偻病及营养不良是预防重症肺炎的关键。从小锻炼身体,室内要开窗通风,经常在户外活动或在户外睡眠,使机体耐寒及对环境温度变化的适应能力增强,就不易发生呼吸道感染及肺炎。

(2)预防急性呼吸道感染及呼吸道传染病:对婴幼儿应尽可能避免接触呼吸道感染的患者,尤以弱小婴儿受感染后易发展成肺炎。注意防治容易并发严重肺炎的呼吸道传染病,如百日咳、流感、腺病毒肺炎及麻疹等。尤其对免疫缺陷性疾病或应用免疫抑制剂的患儿更要注意。

(3)对高危人群可进行疫苗接种,如流感疫苗、肺炎链球菌疫苗、流感嗜血杆菌疫苗等。高危人群是指婴幼儿、慢性病患儿、使用免疫抑制剂者以及与患者有密切接触者等。

22. 减少呼吸机相关性肺炎的发生有哪些措施?

(1)尽可能避免使用气管插管,适当地使用无创正压通气。

(2)建议使用鼻咽通气管。

(3)减少机械通气的时间。

(4)应用持续性上气道吸引。

(5)保持气管插管气囊压力大于 20cmH$_2$O,以防止上喉部的细菌分泌物进入到肺内。

(6)避免不必要的呼吸器回路的操作。

(7)仔细地清除从呼吸器回路中产生的污染物。

(8)保持患者头部抬高 30°。

(9)避免过度的麻醉和麻痹,以免损害患者的咳嗽功能。

(10)避免胃酸反流的治疗可以减少医院内肺炎的发生率。

23. 痰液的革兰染色和培养是否有助于社区获得性肺炎的诊断?

病原学检查有助于社区获得性肺炎的病原学诊断,并指导抗生素使用。来自无菌部位的标本如血液、胸腔积液的病原学检查可信度高,阳性意义大,但需进行有创操作获得。痰液的革兰染色和培养是非侵入性和价格便宜的诊断实验,临床应用广泛,但非无菌部位获得,需注意有口咽部污染及菌落定植等因素的影响。首先需做标本细胞学检查,镜检鳞状上皮细胞 < 10个/低倍视野、多核白细胞 > 25 个/低倍视野视为合格痰标本。痰液的革兰染色的阳性结果需结合临床分析。如与临床表现相符,可作为病原诊断依据并指导抗生素选择。如果阳性结果与临床情况不符,需复查痰检,阳性结果仅供参考。

24. 哪些原因导致肺炎经验性治疗失败?

经验性抗生素治疗 3 天,临床症状恶化或对治疗无反应,提示治疗失败,需要对患者进行全面再评估,并进行进一步检查。肺炎经验性治疗失败时应考虑以下因素。

(1)抗生素治疗是否恰当? 是否覆盖致病菌?

(2)是否给予足够的剂量?

(3)是否存在细菌耐药?

(4)是否为特殊病原体感染,如结核分枝杆菌、真菌、肺孢子虫、病毒或地方性感染性疾病?

(5)患者是否存在基础疾病,如免疫功能低下、先天性心肺疾患等?

(6)是否存在非感染因素?

(7)是否存在肺内外并发症? 如肺脓肿或脓胸、心内膜炎、化脓性关节炎、脑膜炎等。

(8)是否存在急性呼吸窘迫综合征?

(9)是否合并新的医院获得性感染(尿路感染、中心静脉感染、鼻窦炎)?

25. 哪些非感染性的肺疾病可以表现出急性肺炎的症状和体征?

主要包括急性呼吸窘迫综合征、肺创伤、结缔组织病相关的肺炎、过敏性肺泡炎、药物相关性肺炎、弥漫性肺泡出血、肺肉芽肿病、支气管扩张、间质性肺炎、肺嗜酸性粒细胞增多症、化学性肺炎和肺恶性肿瘤等。

26. 慢性肺炎的病因有哪些?

病程超过 3 个月者为慢性肺炎。近年来小儿急性肺炎病死率正在降低,但重症肺炎患儿有时未彻底恢复,复发及演变成慢性肺炎者并不少见。因此,及时防治慢性肺炎非常重要。促成慢性肺炎的因素有以下几种:①营养不良、佝偻病、先天性心脏病或肺结核患儿发生肺炎时,易致病程迁延。②病毒感染引起间质性肺炎,易演变为慢性肺炎。③反复发生的上呼吸道感染或支气管炎,以及慢性鼻窦炎均为慢性肺炎的诱因。④深入支气管的异物,特别是缺乏刺激性而不产生初期急性发热的异物(如枣核等),可被忽视而长期存留在肺部,形成慢性肺炎。⑤免疫缺陷小儿,包括体液及细胞免疫缺陷,补体缺乏及白细胞吞噬功能缺陷皆可致肺炎反复发作,最后变成慢性。⑥原发性或继发性呼吸道纤毛结构及功能异常可致肺慢性炎症。

第四节 支气管哮喘及其他呼吸系统疾病

27. 支气管哮喘的定义和诊断标准是什么?

支气管哮喘是由多种细胞,包括炎性细胞(嗜酸性粒细胞、肥大细胞、T 淋巴细胞、中性粒细胞等)、气道结构细胞(气道平滑肌细胞和上皮细胞等)和细胞组分参与的气道慢性炎症性疾病。这种慢性炎症导致易感个体气道高反应性,当接触物理、化学、生物等刺激因素时,发生广泛多变的可逆性气流受限,多数患儿可经治疗缓解或自行缓解。

诊断标准如下。

(1)反复发作喘息、咳嗽、气促、胸闷,多与接触变应原、冷空气、物理和化学性刺激、呼吸道感染以及运动等有关,常在夜间和(或)清晨发作或加剧。

(2)发作时在双肺可闻及散在或弥漫性、以呼气相为主的哮鸣音,呼气相延长。

(3)上述症状和体征经抗哮喘治疗有效或自行缓解。

(4)除外其他疾病所引起的喘息、咳嗽、气促和胸闷。

(5)临床表现不典型者(如无明显喘息或哮鸣音),应至少具备以下1项:①支气管激发试验或运动激发试验阳性。②证实存在可逆性气流受限。a. 支气管舒张试验阳性或 b. 抗哮喘治疗有效,使用支气管舒张剂和口服(或吸入)糖皮质激素治疗1~2周后,FEV1增加≥12%;c. 最大呼气流量(PEF)每日变异率(连续监测1~2周)≥20%。

符合(1)~(4)或(4)、(5)者,可以诊断为哮喘。

28. 哮喘的治疗原则、治疗目标和基本用药是什么?

哮喘的治疗原则是使用最小的有效控制剂量,减少或避免促发因素,治疗并发症,如鼻炎、鼻窦炎、胃食管反流。

哮喘治疗的目标是达到并保持哮喘症状的控制,能参加正常的体育活动,保持肺功能正常或尽可能接近正常,预防哮喘发作,避免药物副反应,防止哮喘发作引起的死亡。

哮喘的治疗应针对于减轻气道炎症反应,包括吸入、口服或注射给药。吸入治疗可使药物直接到达气道,增加局部药物浓度,而降低全身副反应。哮喘的药物分为控制药物和缓解药物。

控制药物是每天使用的药物,通过其抗炎作用使哮喘得以长期控制。包括吸入和全身使用激素、白三烯调节剂、吸入型长效 β_2 受体激动剂联合糖皮质激素、缓释茶碱及抗 IgE 抗体。其中吸入糖皮质激素是目前最有效的控制药物。

缓解药物按需使用,用于快速解除支气管痉挛、缓解症状,常用的药物有短效吸入 β_2 受体激动剂、吸入抗胆碱能药物、短效茶碱及短效口服 β_2 受体激动剂等。增加缓解药物的使用,特别是每天使用,提示哮喘控制的恶化,则需要重新评估。

哮喘急性发作的基本治疗包括反复吸入速效支气管扩张剂,早期使用全身激素及氧疗,以尽快缓解气道阻塞和低氧血症,防止病情反复。

如果现有治疗不能使哮喘得到控制,治疗应升级,直至达到哮喘控制。如果哮喘控制,并维持至少 3 个月,则可考虑降级,直至维持哮喘控制的最小剂量。如部分控制,应考虑增加药物剂量或增加药物,以达到哮喘控制。

29. 儿童慢性咳嗽需考虑哪些疾病?

儿童慢性咳嗽是指不伴有提供病因线索的其他特异症状,胸片正常,持续大于 4 周的咳嗽。主要考虑以下疾病可能。

(1)呼吸道感染及感染后咳嗽:4 周内有明确的呼吸道感染病史,如伴有发热、咳痰、炎症指标升高、病原学检查阳性、抗感染治疗有效等,既往体健,随感染控制咳嗽症状逐渐减轻,直至消失。

(2)上呼吸道咳嗽综合征:如患有鼻息肉、鼻炎、鼻窦炎、咽扁桃体炎、腺样体肥大等上呼吸道病变,多伴有鼻部症状,喉痒、疼痛、咳黏液脓性痰,部分患儿喉部有分泌物流动感,咽部淋巴滤泡增生,可呈鹅卵石样,即以往所说的鼻后滴漏综合征,需耳鼻喉科会诊协助诊断。

(3)咽和声带异常、咽肌异常:多伴有发声或吞咽异常,耳鼻喉科会诊可协助诊断。

(4)哮喘或咳嗽变异型哮喘:有湿疹、食物药物过敏、过敏性结膜炎、过敏性鼻炎等过敏体质表现,有哮喘家族史,咳嗽为干咳无痰,有环境诱因或运动后咳嗽,无典型鼻咽或胃肠道症状,过敏原检测阳性,IgE 升高,肺功能正常或显示小气道阻塞性通气功能障碍,支气管激发试验阳性,哮喘试验治疗有效。

（5）胃食管反流:症状大多出现在饮食后,呈阵发性咳嗽,有时较剧烈,多发生于夜间,部分患儿伴有上腹部或剑突下不适、胸骨后烧灼感、胸痛、咽痛等,食管 24 小时 pH 值监测显示病理性反流,抗反流的试验性治疗有效。

（6）抽动症或心因性咳嗽:伴抽动或精神因素的咳嗽需考虑本病,要先除外其他所有慢性咳嗽病因,需神经科、心理科会诊协助诊断。

30. 反复呼吸道感染的判断条件与病因是什么?

反复呼吸道感染指 1 年内发生上呼吸道感染或肺炎的次数过于频繁,超过了一定范围。其判断条件为 0～2 岁、3～5 岁及 6～14 岁小儿 1 年内患上呼吸道感染依次在 7 次、6 次和 5 次以上;患气管支气管炎依次在 3 次、2 次和 2 次以上;以及任何年龄患肺炎 2 次以上即可依次判断为反复上呼吸道感染、反复气管支气管炎和反复肺炎。反复呼吸道感染的病因除与一般的呼吸道感染一样受到病原体的直接侵袭外,造成呼吸道感染反复的主要因素包括小儿机体内因、疾病因素及环境因素。

（1）基础疾病:如有无原发或继发免疫缺陷病,原发性纤毛运动障碍,先天畸形,如先天性心脏病、先天气道发育畸形（如先天性会厌吞咽功能不全症、先天性气管软化、狭窄等）、先天性肺发育不良、先天性肺囊肿等。

（2）慢性病灶:如有无慢性鼻窦炎、扁桃体炎、支气管扩张症等。

（3）微量元素缺乏:如锌、铁、镁、钙、硒不足时,可直接影响巨噬细胞的吞噬及杀菌能力,并削弱呼吸道纤毛净化功能。

（4）环境因素:如居室环境污染和被动吸烟等。

（5）其他:营养不良如蛋白质异常丢失,包括肾病、蛋白质丢失性肠病、皮肤损伤、脾切除等。

31. 支气管扩张见于哪些情况？

支气管扩张可分为先天性及后天性两大类。先天性支气管扩张较少见，可因支气管软骨发育缺陷所致，见于婴儿；或由于气管支气管肌肉及弹性纤维发育缺陷引起巨大气管支气管症，见于年长儿。后天性支气管扩张常见于麻疹、百日咳、毛细支气管炎及重症肺炎，尤以腺病毒 21 型、7 型及 3 型所致严重肺炎时较为多见，为闭塞性细支气管炎的主要影像学改变之一。哮喘病亦系常见，由于此类病因所致者多为双侧弥漫性支气管扩张。如果由于异物堵塞，支气管淋巴结结核或肿瘤压迫，以及支气管结核合并肺不张长期存在所致支气管扩张，多为局限性。支气管扩张与机体一些特异性的防御功能缺陷有关，主要包括体液免疫缺陷、局部免疫防御缺陷和免疫紊乱。其中，最多见于体液免疫缺陷的患者，如 X 性连锁无丙种球蛋白血症、普通变异型免疫缺陷病。IgG 亚类缺陷也为支气管扩张的病因之一。局部免疫防御缺陷见于原发性纤毛运动障碍的患者，由于纤毛运动不良，从而导致黏液纤毛清除功能减低和反复呼吸道感染，而引起支气管扩张。异物引起的气道梗阻可形成支气管扩张。遗传性疾病，如囊性纤维化的呼吸道病变主要表现为鼻窦炎及支气管扩张。另外，良性或恶性肿瘤、肋骨的骨质增生压迫也可导致支气管扩张。

32. 原发性纤毛运动障碍有哪些特点？

原发性纤毛运动障碍（primary ciliary dyskinesia，PCD）是由于纤毛结构和（或）功能异常，而出现一系列临床表现。PCD 是一组基因遗传性疾病，包括 Kartagener 综合征、不动纤毛综合征、纤毛运动方向缺陷。常见症状为慢性支气管炎、慢性鼻窦炎、慢性中耳炎、支气管扩张等。多数患者从新生儿期即出现症状。常见耳道流脓、鼻腔脓性分泌物、咳嗽、咳痰和咯血,严重时喘憋。除呼吸系统症状外,PCD 患者还可出现多系统损害,如听力异常、脑积水、肠旋转不良、肾发育不全、不孕等。其中 Kartagener 综合征占 PCD 的 40% ~ 50%,由下列三联征组成:①支气管扩张;②鼻窦炎或鼻息肉;③内脏转位(主要为右位心)。一般情况下可以依靠上述三联征临床诊断。PCD 的诊断主要依靠电镜下检查纤毛的结构和(或)显微镜下观察纤毛的功能异常诊断。

33. 咯血的病因有哪些?

咯血是指喉以下呼吸道出血,经口腔咯出。确定咯血,首先应除外鼻、咽和口腔出血,另外还需与呕血鉴别。咯血血液呈鲜红色,泡沫状,含有痰,呈碱性,咯后数天痰中带血,往往原有呼吸道疾病和胸闷,咳嗽和喉痒等前驱症状;而呕血血液呈暗红色,有血凝块,伴食物,呈酸性,往往原有消化道疾病和上腹不适,恶心和呕吐等前驱症状,并常见黑便。按出血的解剖部位分析原因如下。

(1)支气管和肺疾病:①支气管疾病,如支气管扩张症、支气管内膜结核、支气管腺瘤和支气管异物等;②肺部疾病,如各种原因引起的肺炎、肺结核、肺脓肿、肺肿瘤、先天性肺囊肿和肺含铁血黄素沉着症等。

(2)心血管疾病:先心病(伴肺动脉高压或心衰)、风湿性心脏病(二尖瓣狭窄)和肺血管畸形(肺动脉 - 静脉瘘,支气管动脉畸形,毛细血管扩张症)。

(3)全身性疾病:血液病(血小板减少、白血病、再生障碍性贫血);结缔组织病(系统性红斑狼疮、过敏性紫癜、肺肾综合征、Wegener 肉芽肿、白塞病);急性传染病(流行性出血热);外伤及医源性(支气管镜检、肺活检、抗凝剂等)。

34. 什么是单侧透明肺?

单侧透明肺是一种少见的独立疾病。临床上以胸部影像学呈某一肺叶或单侧肺有呼气相气体潴留、肺血管纹理稀少、肺体积减小为主要特征。单侧透明肺常发生于一侧,以左侧多见,男性多于女性,大多幼年时有下呼吸道或肺部感染史,特别是腺病毒肺炎。其临床表现多种多样,大部分患儿自幼体质较差,表现为反复的肺部感染,常有咳嗽、咳痰、胸闷、气短、喘息或活动后呼吸困难等症状,少数有咯血,多为痰中带血丝。有一部分患儿无任何临床症状,常规检查或继发感染时发现。胸部 X 线是本病的主要诊断手段。胸片或胸部高分辨 CT 显示患肺或肺段透光度增加,肺野和肺门偏小,肺纹理稀疏、纤细,有不同程度的支气管扩张、肺不张。单侧透明肺是导致肺心病、肺动脉高压的直接因素。健侧肺动脉干增粗与健侧肺代偿性血流增加有一定关系。患肺支气管扩张、肺气肿、反复感染、长期慢性咳嗽导致健肺逐渐出现慢性支气管炎、肺气肿是肺心病、肺动脉高压的继发因素。

35. 急性呼吸衰竭的治疗主要包括哪些?

(1)积极治疗原发病,迅速解除病因。

(2)呼吸道管理。保持头稍后仰位,经常变换体位,清理鼻前庭分泌物,雾化或温湿化给氧,拍背吸痰。

(3)氧疗。酌情选用鼻导管、口罩、头罩和经鼻气道正压给氧(CPAP)。

(4)纠正酸中毒。呼吸性酸中毒主要从改善通气入手,但当合并代谢性酸中毒,血液 pH < 7.20,可适当应用碱性液。一般用 5% 碳酸氢钠,每次 2~5ml/kg,通常稀释为 1.4% 等渗溶液静脉滴注。

(5)液体疗法。①液体量 60~90ml/(kg·d)。高热、使用暖箱、痰液黏稠、呼吸深快时,应酌加液量。心衰、脑水肿、机械通气、肾功能不良时,减少液量。②若血钠 < 130mmol/L,且有细胞外液容量减少,应予纠正。生理盐水 40ml/kg(3% NaCl 12ml/kg)提高血钠 10mmol/L,可分 2～3 次给予。若为稀释性低钠,无临床症状者,则需限制入量 40～60ml/(kg·d)和(或)用利尿剂速尿每次 1～2mg/kg。

(6)循环支持。①强心剂:西地兰、地高辛、多巴酚丁胺。②减轻心脏前后负荷:利尿剂,酚妥拉明(每分钟 1～10μg/kg)。③供心肌营养,保证心肌能量代谢:能量合剂。

(7)代谢－营养支持。首选胃肠和部分静脉混合营养。

(8)机械通气和其他呼吸支持。常规呼吸机应用时机不宜过晚,应在呼衰所致低氧血症和酸中毒尚未对脏器功能造成损害前应用。

36. 闭塞性细支气管炎的特点是什么?

闭塞性细支气管炎(bronchiolitis obliterans, BO)包括两种类型的细支气管损伤:即狭窄性细支气管炎和增殖性细支气管炎。从临床意义上讲 BO 是一种与小气道炎症损伤相关的慢性气流阻塞综合征。各种因素导致的细支气管上皮细胞和上皮下结构的损伤和炎症,以及机体对以上损伤和炎症的不正当修复是 BO 的发病原因。这些因素包括感染、器官或骨髓移植、Steven－Jöhnson 综合征、结缔组织病、吸入有毒物质、胃食管反流、药物副作用等。症状为急性感染或急性肺损伤后出现持续的咳嗽、喘息、呼吸困难,运动耐受性差,达 6 周以上,对支气管扩张剂无反应。喘鸣音和湿啰音是最常见的体征,有呼吸增快,重者可有三凹征,杵状指、趾不多见。胸部高分辨 CT 显示马赛克灌注征、支气管扩张、支气管壁增厚和气体滞留等特征性改变。肺功能显示小气道阻塞性通气功能障碍的表现,舒张试验阴性。BO 总体治疗效果差,预后不良。

第五节　呼吸系统疾病常用诊疗技术

37. 简述胸腔穿刺术的适应证和注意事项

（1）胸腔穿刺术适应证：①诊断性穿刺。②胸膜腔内有大量积液、积气伴有压迫症状。③脓胸反复抽脓，冲洗治疗。

（2）胸腔穿刺术的禁忌证：①病情垂危者。②凝血功能障碍者。③严重肺结核及肺气肿者。④穿刺部位皮肤感染者。

（3）进行胸腔穿刺术应注意以下情况：少量胸腔积液时B超引导下更为安全；抽液（气）过程中要固定好患儿及穿刺针，沿肋骨上缘进针；进针勿过深，防刺伤肺脏；应避免在第9肋间以下穿刺，以免穿透横膈，损伤腹腔脏器；抽液（气）勿过多过快，诊断性穿刺年长儿50～200ml，治疗性穿刺不超过600ml，婴儿酌减，以防发生纵隔摆动等意外；穿刺过程中要严密监测患儿变化，一旦出现胸痛、刺激性剧咳或极度烦躁、大汗、苍白、呼吸困难等虚脱现象及抽出鲜血，均应立即停止放液，将患儿平卧，必要时给予0.1%肾上腺素注射等对症治疗；如抽不出液体或气体时，可将针缓慢进或退0.5～1cm，或改变进针方向，再抽；注意保暖，并及时送检标本。

（4）胸腔穿刺的并发症：感染、出血、气胸、血胸、肺挫伤或撕裂伤；刺破横膈、脾脏或肝脏；或造成支气管胸膜瘘。

38. 支气管镜检查的适应证和禁忌证是什么？

（1）支气管镜检查的适应证：①气管、支气管、肺疾病。②性质不明的弥漫性肺病变、浸润灶、肺不张、孤立性结节或肿块。③吸收缓慢或反复发作性肺炎。④经支气管镜取异物后及怀疑留有残渣者。⑤哮喘、难以解释的咯血、干咳或局限性喘鸣音。⑥不能解释的声带或偏侧膈麻痹、上腔静脉综合征、乳糜胸或胸腔积液、与气管切开或插管有关的问题(损伤、肉芽组织增生、气管软化等)。⑦观察气管、食管瘘及吸入有害气体引起的气管、支气管损伤情况。⑧麻醉术中气管插管困难者引导插管。

(2)支气管镜检查禁忌证:①大咯血急待抢救者及严重出血性疾病患者。②肺功能严重减退者(必要时应在充分给氧和心脏监护下进行)。③心、肾、肝功能严重衰竭者。④一般情况太弱(严重营养不良、恶病质等)不能承受检查者。⑤具有高危疾患者(近期心梗、严重心律失常、主动脉瘤压迫食管、肺动脉高压、不能纠正的低氧血症、明显的出血倾向、尿毒症、利多卡因中毒、全身情况极度衰弱)。

(王 维 徐保平)

第五章　消化系统疾病

第一节　总　论

1. 小儿肠道屏障的特点是什么？

胃肠道的屏障功能包括：机械屏障、生物屏障、化学屏障和免疫屏障共4方面。与成人相比较，小儿尤其是新生儿、婴幼儿消化系统的解剖和功能尚未发育健全，因此小儿胃肠道的运动、分泌、消化、吸收和免疫功能均与成年人有所不同，肠道屏障功能不成熟，容易出现病原微生物和过敏原的渗漏现象。生物屏障主要指肠道正常菌群对人体的保护作用，小儿出生前肠道并无细菌存在，出生后细菌很快进入胃肠道，主要来自分娩过程、母乳喂养以及周围环境，早产儿、剖宫产儿以及较早使用过抗生素的小儿肠道微生物群建立延迟、组成异常，可影响到其肠道免疫功能。

2. 腹痛如何进行临床评估？

（1）关于腹痛症状的评估：包括发病的诱发因素、起病方式、腹痛的部位、腹痛的性质、腹痛的时间、加重和缓解的因素。

（2）追问有无其他伴随症状：包括发热、呕吐、腹泻、黄疸、休克、皮疹、关节疼痛和血尿等表现。

（3）重要体征：全身情况（包括生命体征）和腹部体征等。

（4）辅助检查：血常规、尿常规、便常规及潜血、血生化及淀粉酶、影像学（包括超声、腹平片、消化道造影、CT 和 MRI）、消化内镜、腹腔镜及剖腹探查等。

3. 呕吐的常见病因是什么？

（1）消化道感染：各种感染性或者非感染性炎症可以刺激胃肠，导致反射性呕吐。

（2）消化道器质性梗阻：食管、胃或肠内容物传输受到阻碍，逆行以致呕吐。

（3）消化道动力和功能异常：常发生在各种胃肠动力和功能性疾病、全身性感染和代谢障碍等情况时。

（4）中枢神经系统疾病：包括颅内占位、小脑或前庭功能异常以及癫痫等。

（5）中毒：各种药物、毒物可以刺激胃肠道或者作用于中枢神经系统而致呕吐。

（6）遗传代谢性疾病及内分泌疾病：如肾小管酸中毒、线粒体病等。

4. 黄疸的鉴别诊断有哪些？

黄疸的鉴别诊断见表 5 - 1。

表 5 - 1 黄疸的鉴别诊断

	血清间接胆红素增加	血清直接胆红素增加
肝前性	溶血性黄疸（间接胆红素的生成过多） 红细胞内外缺陷：红细胞膜、酶异常或补体过敏、棘形红细胞增多症，免疫或者药物因素导致溶血	

续表

血清间接胆红素增加	血清直接胆红素增加
肝细胞性 胆红素摄取障碍 　Y 蛋白功能障碍	胆红素肝内转运障碍 　Dubin‑Johnson 综合征、Rotor 综合征
胆红素合成障碍 　葡萄糖醛酸转移酶活性降低: 　Gilbert 综合征 　葡萄糖醛酸基转移酶缺乏:Crigler‑Najjar 综合征 　葡萄糖醛酸基转移酶被抑制: 　母乳性黄疸、缺氧、低血糖等 　因素 　葡萄糖醛酸基转移酶不成熟: 　新生儿生理性黄疸	胆红素摄取、结合和排泄障碍 　感染因素:病毒如肝炎病毒、CMV 和 EBV 等;细菌如沙门菌等;其他如钩端螺旋体、寄生虫等 　代谢性疾病:α_1‑抗胰蛋白酶缺乏、肝豆状核变性、糖原累积病、甲状腺功能减退等 　药物及其他中毒:解热止痛药、磺胺嘧啶、砷等 　肿瘤:原发性肝癌、白血病和淋巴瘤等
肝后性	胆红素排泄障碍 　肝内胆汁淤积:药物性淤胆、感染性淤胆、先天性肝内小胆管发育不全、家族性肝内胆汁淤积、原发性胆汁性肝硬化等 　肝外胆汁淤积:先天性胆道闭锁、胆管结石、胆总管囊肿、胆道蛔虫等引起的狭窄和梗阻

5. 小儿常见的先天性消化道畸形有哪些?

（1）食管畸形:先天性食管闭锁、食管气管瘘等。

（2）胃、十二指肠畸形:先天性幽门肥厚性狭窄、胃扭转和先天性十二指肠闭锁等。

（3）先天性中肠畸形:环形胰腺、肠旋转不良、小肠闭锁或狭窄以及肠道重复畸形等。

（4）先天性巨结肠和先天性肛门直肠畸形。

6. 小儿常用的消化系统检查技术有哪几类？

（1）影像学：胸腹部平片、胸腹部透视、消化道造影、胆管造影和内镜逆行胰胆管造影（ERCP）、腹部 CT 和磁共振成像（MRI）等。

（2）胃肠动力和功能检查：胃肠测压、胃电图、24 小时食管 pH 监测和核素扫描等。

（3）消化道内镜检查：电子胃镜、双气囊小肠镜、电子结肠镜以及胶囊内镜等。

（4）实验室检查技术：^{13}C 呼气试验、氢呼气试验和胃肠激素测定等。

7. 儿科常用的胃肠动力与功能检查有哪些？

（1）食管动力检测：包括食管测压、食管 pH 监测、食管胆汁监测、Bravo 食管 pH 监测、Impedance 电阻抗测定和核素显像等。

（2）胃肠动力检测：包括胃及十二指肠压力测定、高分辨率测压（HRM）、胃电图、胃排空、胃肠通过时间、饮水试验、氢呼气试验、核素显像、胃肠超声、CT 和 MRI 等。

（3）肛门直肠动力检测：包括肛门直肠测压和感觉功能、胃肠通过时间、核素、超声和肌电图等。

（4）其他：包括功能性磁共振（fMRI）和自主神经功能检查等。

（丁召路）

第二节 食 管

8. 介绍小儿胃食管反流病的概念

胃食管反流(GER)是指胃十二指肠内容物(包括从十二指肠流入胃的胆盐和消化酶)反流到食管甚至口咽部的现象。胃食管反流病(GERD)是指反流物导致了一系列食管内、食管外症状和(或)并发症的临床综合征,需要进行评估和干预。反流的临床表现随年龄而异。

9. 胃食管反流与胃食管反流病有何区别?

胃食管反流(GER)分为生理性和病理性两种,因此不一定所有的反流都会导致症状并需要治疗。正常小婴儿由于哭闹、吸吮、食管较短、His角偏钝以及平卧时间较长等因素,容易出现生理性反流。而胃食管反流病(GERD)则是指反流现象引起了一系列的临床症状,属于病理性GER,因此需要及时诊断和治疗。

10. 如何区分胃食管反流与呕吐?

反流所致的吐食与呕吐表现相似,临床上需认真区分。吐食是由于胃食管抗反流屏障的削弱,导致胃内容物被动地从食管进入口腔并流出,而呕吐是机体的一种主动性保护性反射,其抗反流屏障可能是正常的,见于胃肠道、中枢神经系统和其他系统性疾病。

11. 胃食管反流病有哪些分型?

根据内镜下表现可分为三种类型:非糜烂性反流病(nonerosive reflux disease，NERD）；糜烂性食管炎（erosive esophagitis，EE），也称反流性食管炎（reflux esophagitis，RE）、Barrett 食管（Barretts esophagus，BE）。既往认为这三种类型是同一个疾病的不同阶段，是一个延续性的过程。但近年研究表明，这三种类型实际上是三个相对独立的疾病，并不是一个疾病的不同临床阶段。儿童 GERD 中，NERD 占绝大多数（50% 以上），小部分是 RE，BE 所占的比例很小。通过对儿童以及成年患者的观察发现，GERD 患者不论是何种类型，经过治疗好转后，再复发后的类型大部分仍然和原来一样，不会转化为其他类型。无论患者治疗与否、治疗反应如何，三型之间没有明确的转化关系。研究还发现 Barrett 食管是相对独立的类型，与遗传易感性有关。

12. 小儿胃食管反流病的临床表现是什么？

小儿胃食管反流病症状复杂，通常分为食管内和食管外症状，又可分为典型与非典型症状。近年发现，与 GERD 相关的症状日益增多，可分为三类：典型症状、非典型症状和消化道外症状。

（1）典型症状：主要是胃内容物反流相关的表现，以吐食为主，婴幼儿表现为溢乳、反刍；年长儿表现为反酸、反胃、嗳气、胸骨后或剑突下烧灼感，严重者可出现呕血、黑便。

（2）非典型症状：拒食/吞咽困难、上腹痛、胸痛、体重丢失或不增、生长发育不良、贫血、易激惹和夜惊。

（3）消化道外症状：慢性咳嗽、支气管哮喘、肺炎、呼吸暂停、声音嘶哑、慢性咽喉炎、中耳炎、鼻窦炎和口腔溃疡等，甚至出现婴儿猝死。因此，除了观察 GERD 的典型临床表现之外，还要注意分析其非典型临床表现。许多儿科患儿会到口腔科、耳鼻喉科或呼吸科就诊，如果不能及时考虑到 GERD 的诊断，患儿得不到及时的治疗，会影响到疗效和预后。

13. 小儿胃食管反流病有哪些实验室诊断手段？有何不同？

除观察临床表现之外，可以通过调查问卷的方式，评价患儿的相关症状，初步筛选儿童胃食管反流病的患者，减少误诊率和漏诊率。主要的实验室检查如下。

（1）X 线检查：由于该检查的无创性，使得儿科患者较容易接受。但 X 线检查对于 GERD 不敏感，只能发现较为显著的结构或功能异常。

（2）电子胃镜：可以区分 NERD 和 RE 患者，同时可进行组织学检查。

（3）24 小时食管 pH 监测：是诊断胃食管酸反流的经典手段，其重复性和敏感性均较高，重复性在儿科可达到 77% 以上。

（4）Bravo 胶囊：使用无线技术，儿童较易耐受，监测时间长，可提高诊断阳性率，但仅适用于 6 岁以上患儿，目前儿童中应用经验不多。

（5）Impedance 测定：电阻抗检查可以区分胃食管反流是液体反流、气体反流或混合反流，可以与食管 pH 监测同时进行。

（6）食管测压：如果食管体部和下食管括约肌压力明显减低，可以支持 GERD 的诊断，但食管测压缺乏敏感性和特异性，只能作为辅助的诊断手段。

14. 小儿胃食管反流病的转归如何？

在 2 岁以下的婴幼儿中，胃食管反流现象非常多见。随着下食管括约肌和食管体部抗反流屏障的健全，50% ~60% 的患儿在 2 岁以后可以自行缓解，少数患儿可以持续至 4 岁左右，还有更少一部分持续到青少年甚至成人期。

15. 小儿胃食管反流病目前有哪些治疗方案？

小儿胃食管反流病治疗目的：缓解症状，改善生活质量以及防治并发症。

（1）一般治疗：①体位治疗。将床头抬高 15°~30°。患儿采用仰卧位，年长儿左侧卧位。②饮食治疗。适当增加饮食的稠厚度，少量多餐，睡前 2 小时内避免进食。低脂、低糖饮食，避免过饱。肥胖患儿应控制体重。

（2）药物治疗：应注意药物适用年龄及不良反应。①抑酸剂：疗程 8~12 周，推荐降阶梯"step-down"方案，临床多用质子泵抑制剂（PPI），必要时疗程可延长至 6 个月以上。无效者可适当增加 PPI 剂量或延长用药时间，或改用不同种类的 PPI。②促动力剂：常用吗丁啉，疗程 4 周。③黏膜保护剂：疗程 4~8 周。

（3）手术治疗：适应证如下。①反流症状严重，合并食管狭窄、溃疡、出血，或严重影响生长发育。②存在显著解剖异常，如食管裂孔疝伴反复消化道出血。③与反流有关的呼吸道疾病难以控制，如吸入性肺炎、难治性哮喘和窒息。

16. 小儿贲门失弛缓症的定义是什么？有哪些治疗方法？

贲门失弛缓症是一种病因不明的原发性食管动力性疾病，其特征性表现为下食管括约肌（LES）舒张功能障碍和食管体部蠕动性收缩的缺失，从而导致远端食管的功能性阻塞。临床症状包括吞咽困难、吐食和胸痛等。诊断手段包括消化道造影、电子胃镜和食管测压等。

对本病尚无彻底治疗方法。治疗的目标为：不同程度地缓解 LES 松弛功能障碍，从而缓解症状、改善生活质量、纠正营养状态和防治并发症。治疗方法包括一般治疗、药物治疗、内镜下扩张术、LES 肉毒素注射和手术肌切开术。目前以内镜下扩张术和手术肌切开术较为肯定。

治疗方法包括以下几点。

（1）一般治疗：患者应注意饮食成分和进食速度，适当增加饮水量。

(2)药物治疗:对于早期、暂时不需要内镜下扩张和手术患者,可以选择对于 LES 平滑肌具有松弛作用的药物,改善食管排空,缓解症状,包括硝酸酯类和钙通道阻断剂两类。常用药物为消心痛和心痛定,应坚持每餐前用药,常见副作用为头痛和低血压等,长期应用可出现耐受性。

(3)内镜下扩张术:原理为通过探条或气囊强有力扩张 LES 区域,使局部环形肌部分破裂,起到类似手术作用,从而改善 LES 松弛障碍,药物无效或不能耐受患者可以考虑本方法。临床常用气囊扩张术,可明显改善症状、放射学检查结果以及食管动力,较药物治疗和肉毒素局部注射疗效肯定,且维持时间长,大部分患者疗效保持 1 年以上,部分可达 5 年以上。尽管住院天数、费用和并发症低于开胸后肌切开术,但是远期效果不及后者。其并发症包括:食管胃交界处破裂穿孔(发生率2% ~ 6%)、出血,严重营养不良患者更易出现,少许患者可继发反流性食管炎,因此扩张气囊压力应根据患儿情况循序渐进。气囊扩张失败后可以考虑肌切开术。年龄较小的患儿气囊扩张疗效不肯定,有学者主张尽早手术。

(4)LES 肉毒素注射:内镜下在 LES 局部多点注射肉毒杆菌毒素,对抗乙酰胆碱对 LES 的兴奋收缩作用,改善 LES 松弛功能。短期有效率较高,但是50%患儿1年内需要重复注射,才能接近气囊扩张的有效率。并发症包括皮疹、胸痛等,部分患者可出现肉毒素抗体而导致肉毒素抵抗。由于反复注射破坏 LES 结构,不利于以后进行扩张术和外科手术,因此目前本疗法仅适用于药物无效又不适合扩张术和外科手术的患者,不作首选。

(5)外科手术:经过药物和扩张术疗效欠佳者,应考虑尽早外科手术治疗,以防止营养不良影响患儿生长发育,常在内镜下气囊扩张术失败后进行,是目前疗效最高、维持时间最长的治疗方法。最常用的术式为改良 Heller 手术,经胸腔或腹腔纵行切开下端食管肌丛,直至黏膜下,该手术对切口深度和上下缘范围有严格要求,既达到一定的切开深度和范围,又保留 LES 区域一定张力,这样既能缓解症状,防止复发,又可减少术后反流性食管炎的发生率。有学者主张同时采用常规胃底折返术(Nissen 术)预防术后反流。近年采用胸腔镜或腹腔镜开展微创肌切开术治疗儿童贲门失弛缓症,并发症少,疗效可靠,应用前景良好,但远期疗效尚待观察。

(丁召路)

第三节 胃与十二指肠

17. 幽门螺杆菌有哪些检测方法?

目前幽门螺杆菌(Hp)感染的实验室检测技术包括两大类。

(1)侵入性检查:通过胃镜下取胃窦部黏膜组织做快速尿素酶试验(RUT)、组织切片嗜银染色(Warthin – Starry)或改良 Giemsa 染色镜检、组织细菌培养及药敏试验等。

(2)非侵入性检查:^{13}C 尿素呼气试验、血清抗 Hp 抗体测定和大便 Hp 抗原检测。

18. 幽门螺杆菌根除的适应证有哪些?

幽门螺杆菌根除的适应证见表 5 – 2。

表 5 – 2 幽门螺杆菌根除的适应证

Hp 阳性疾病	必须	支持
消化性溃疡	√	
胃 MALT 淋巴瘤	√	
慢性胃炎伴胃黏膜糜烂、萎缩	√	

续表

Hp 阳性疾病	必须	支持
慢性胃炎伴消化不良症状		√
计划长期服用非甾体类抗炎药		√
不明原因缺铁性贫血		√
特发性血小板减少性紫癜(ITP)		√
个人要求治疗		√

注:对无症状或症状轻微的儿童,不主张为了预防成人期 Hp 相关性疾病而进行根除治疗。

19. 儿童幽门螺杆菌的常用治疗药物和方案有哪些?

目前用于儿童 Hp 治疗的药物包括以下 3 类。

(1)抗生素类:包括克拉霉素(C)、阿莫西林(A)、甲硝唑(M)或替硝唑、呋喃唑酮(F)等,剂量分别如下:克拉霉素 15 ~ 20 mg/(kg·d)、阿莫西林 30 ~ 50mg/(kg·d)、甲硝唑 15 ~ 20 mg/(kg·d)、替硝唑 15 ~ 20 mg/(kg·d)、呋喃唑酮 4 ~ 8mg/(kg·d),每日分 2 次口服。

(2)质子泵抑制剂(PPI)或 H_2 受体拮抗剂(H_2RA),常用奥美拉唑(O),剂量为 0.8 ~ 1mg/(kg·d),每日分 2 次口服,H_2RA 作为 PPI 的替代用于一线治疗依据不足,不主张使用。

(3)铋剂:常用雷尼替丁枸橼酸铋(RBC),剂量为 15mg/(kg·d),每日分 2 次口服,如条件允许,可采用胶体次枸橼酸铋。有资料显示成人过量铋剂可导致脑病及肾衰竭,因此其在儿童中使用需慎重,不推荐首选,多用于二线治疗。

20. 儿童幽门螺杆菌的常用治疗方案有哪些?

理想的方案应该是:根除率高(≥90%),副作用小,耐药率低,价格合适,同时还应考虑到患儿的依从性和耐受情况,治疗药物不宜过多,疗程不宜过长。PPI 联合两种抗生素是目前根除儿童 Hp 感染的最理想方案,疗程 7~14 天,一般选择 7 天、10 天或 14 天,总体上 14 天疗程的根除率要高于 7 天,优于以铋剂为基础的三联方案。推荐方案有:PPI + 阿莫西林 + 克拉霉素;PPI + 阿莫西林 + 甲硝唑(或替硝唑);PPI + 克拉霉素 + 甲硝唑(或替硝唑),各方案均为每日 2 次用药,PPI 于早、晚餐前服用,抗生素则于餐后服用。由于儿童药物临床试验的困难性,目前国内外儿童 Hp 感染的根除方案大多沿袭自成人治疗方案,儿科医师应该根据儿童用药自身的特殊性进行必要的调整。由于成人使用的二线药物(如四环素、利福布丁、环丙沙星等)都被禁忌或尚未被批准用于儿童,因此儿童可选择的抗生素和治疗方案较为有限,治疗较成人困难,更应注意首次治疗的规范化,提高首次治疗的根除率,以减少耐药菌株的出现和传播,同时应加强卫生宣教预防再次感染。

对于初治无效的患儿,通常有两种对策可以酌情选择:①重复原有方案,但是应延长疗程、调整 PPI 或抗生素剂量,已证实可提高根除率,疗程不主张超过 14 天,否则并不能提高疗效反而可能增加副作用。②调整治疗方案,可换用另一种 PPI 或抗生素种类,也可采用序贯疗法,如先采用 PPI 加阿莫西林,5~7 天后换用 PPI 加替硝唑以及克拉霉素,继续治疗 5~7 天,总疗程 10~14 天。应根据患儿第 1 次治疗情况,选择没有使用过的 PPI 或抗生素进行重新组合,疗程尽量选择 14 天。对于复治失败者,即采用上述①和②方案均仍无效者,可选择四联疗法,即胶体次枸橼酸铋 + PPI + 两种抗生素(可用呋喃唑酮替代耐药率较高的甲硝唑),根除率高于三联疗法。

21. 消化性溃疡的药物治疗有哪些?

(1)抑酸治疗:多选用质子泵抑制剂(PPI),奥美拉唑 0.6~0.8mg/(kg·d),每日 1 次,早餐前半小时服药。也可选用 H_2

受体拮抗剂(H_2RA):西咪替丁 $10 \sim 15mg/(kg \cdot d)$,每日分2次口服或睡前一次服用。疗程:十二指肠溃疡疗程为4周,胃溃疡为 $6 \sim 8$ 周。

(2)抗 Hp 治疗:适用于 Hp 阳性患者。

(3)黏膜保护剂:可采用磷酸铝凝胶等。

22. 上消化道出血的临床诊断思路是什么?

临床上以十二指肠 Treitz 韧带为界,将消化道出血分为上消化道出血和下消化道出血。上消化道出血主要表现为呕血和便血,呕血是指血液经上消化道从口腔呕出。

诊断思路包括以下4方面。

(1)明确上消化道出血是否成立:首先识别鼻出血、口咽部出血及咯血咽入胃内后呕出的可能,必要时请相关科室会诊。同时追问就诊前有无应用中药史。

(2)判断出血量:根据患儿的消化道失血量、全身情况和血红蛋白水平来估计出血量,应注意成人患者可根据大便潜血、黑便、柏油便和呕血等症状判断出血量,但并不适合儿科患者。小量出血与胃液混合后,表现为咖啡色呕吐物,而出血量大则可呕吐鲜血,同时多伴暗红色或柏油便。由于有效循环血量不足,可出现血尿素氮水平的升高。

(3)判断出血病因:儿童上消化道出血的常见原因有急性胃黏膜病变(如解热止痛药物和应激)、消化性溃疡、食管胃底静脉曲张、食物过敏症和贲门黏膜撕裂症等,其中贲门黏膜撕裂症在出血前多有反复呕吐的病史。另外还要注意除外肝胆胰腺疾病及全身性出血性疾病。

(4)判断是否存在活动性出血:通过观察患儿出血情况、胃管引流物、生命体征、肠鸣音和血红蛋白水平等指标的变化,来判断是否存在活动性出血。

诊断手段方面:首先应尽快行急诊胃镜检查,争取在发病

24 小时内进行，必要时可行内镜下止血治疗。儿童的急诊超声检查可发现消化性溃疡和食管胃底静脉曲张的证据。对于活动性出血且内镜检查阴性者，如有条件可行选择性动脉血管造影。

23. 慢性胃炎的分类有哪些？严重程度如何判定？

慢性胃炎按照病理分为非萎缩性胃炎和萎缩性胃炎两类，按照病变的部位又可分为胃窦胃炎、胃体胃炎和全胃炎。有少部分是特殊类型胃炎，如化学性胃炎、淋巴细胞性胃炎、肉芽肿性胃炎、嗜酸细胞性胃炎、胶原性胃炎、放射性胃炎、感染性（细菌、病毒、真菌和寄生虫）胃炎和 Menetrier 病。诊断应包括部位分布特征和组织学变化程度，有病因可循的要报告病因。胃窦和胃体炎症程度相差二级或以上时，加上"为主"修饰词，如"慢性(活动性)胃炎，胃窦为主"。

根据黏膜层慢性炎症细胞的密集程度和浸润深度分级。正常：单个核细胞每高倍视野不超过 5 个，如数量略超过正常而内镜下无明显异常，病理可诊断为基本正常；轻度：慢性炎症细胞较少并局限于黏膜浅层，不超过黏膜层的 1/3；中度：慢性炎症细胞较密集，不超过黏膜层 2/3；重度：慢性炎症细胞密集，占据黏膜全层。计算密度程度时要避开淋巴滤泡及其周围的小淋巴细胞区。

（丁召路）

第四节　小肠与大肠

24. 腹泻病的定义

以患儿大便性状的改变（稀水便、稀糊便或黏液脓血便）和大便次数的增多为依据，可做出腹泻病的诊断。

25. 腹泻病如何分类?

(1)根据病程分类:分为三类。急性腹泻病:病程≤2周;迁延性腹泻病:病程2周~2个月;慢性腹泻病:病程>2个月。

(2)根据病因分类:分为感染性腹泻病和非感染性腹泻病。

(3)根据病情严重程度分类:分为轻度、中度和重度腹泻病。

26. 轮状病毒肠炎的临床特点是什么?

本病是秋冬季小儿腹泻最常见的病因,又称作秋季腹泻,多经粪-口传播,多呈散发或小流行。潜伏期为1~3天,多发生在6~24个月婴幼儿。起病急,常伴上呼吸道感染症状。发病初常发生呕吐,随后出现腹泻,表现为大便次数多、量多和水分多,呈黄色水样或蛋花样便,无脓血和腥臭味。容易并发脱水、酸中毒和电解质紊乱等并发症。亦可侵犯全身多个脏器,导致神经系统和心肌等脏器损伤。本病为自限性,自然病程3~7天。

27. 轮状病毒肠炎的治疗原则有哪些?

本病主要治疗措施为纠正脱水、电解质紊乱和代谢性酸中毒,轻者可口服补液盐,重者需采取静脉补液。出现全身脏器受累者应及时对症处理。

28. 小儿急性腹泻脱水程度的分级及补液治疗原则是什么?

表5-3 小儿急性腹泻脱水程度的分级及补液治疗原则

脱水程度	轻度	中度	重度
丢失体液(占体重%)	<5%	5%~10%	>10%
精神状态	稍差	萎靡或烦躁	嗜睡,甚至昏迷

续表

脱水程度	轻度	中度	重度
皮肤弹性	尚可	差	极差(捏起皮肤回复≥2秒)
黏膜	稍干燥	干燥	明显干燥
前囟、眼窝	稍有凹陷	凹陷	明显凹陷
肢端	尚温暖	稍凉	发凉
尿量	稍少	明显减少	无尿
脉搏	正常	增快	明显增快、减弱
血压	正常	正常或稍降	降低,甚至出现休克

补液治疗原则有以下几点。

(1)预防脱水:尽早口服足够的液体以预防脱水。母乳喂养儿应继续母乳喂养。人工喂养儿选择口服补液盐(ORS)或米汤类。混合喂养的婴儿,应在母乳喂养基础上给予ORS。

(2)轻-中度脱水:首选应用ORS,密切观察患儿病情。如果治疗后患儿仍有脱水表现,要调整补液方案,必要时可静脉补液。

(3)重度脱水:应该尽快静脉输液,首先给以2∶1等张液20ml/kg,于30~60分钟内快速滴注,以迅速扩充血容量,改善循环和肾脏功能。扩容后根据脱水性质按80ml/kg继续静滴,补充累积损失量,于8~12小时内输入。补液过程中,每1~2小时重新评估患儿脱水情况,酌情调整补液速度。继续丢失量和生理需要量在剩余的12~16小时内输入,如患儿能够口服尽量口服。同时根据血气分析和电解质检测结果判断有无酸碱失衡和电解质紊乱,及时对症处理。

29. 急性腹泻病的治疗原则有哪些？

表5-4 急性腹泻病的治疗原则

项　目		具体方法
饮食疗法		大多患儿可以继续母乳喂养，如进食应选择易消化的食物。严重的轮状病毒肠炎可以考虑短期改用免乳糖奶粉喂养，平稳后再恢复正常喂养
纠正脱水	口服补液	ORS液，用于轻度、中度脱水时累积丢失的补充
	静脉补液	用于中度、重度脱水或患儿不能进食者，中度脱水按80~100ml/kg，重度脱水按100~120 ml/kg，根据病情选择不同性质的液体配方
抗生素治疗	应用指征	仅用于细菌感染引起的腹泻病，可以根据血常规、CRP、便常规以及便培养判断是否存在细菌感染
	具体药物	一般选用三代头孢菌素，头孢类抗生素过敏者可选用多黏菌素E口服，小儿不考虑使用喹诺酮类
微生态疗法		常用微生态制剂有双歧杆菌、乳酸杆菌和粪链球菌等，可抑制有害菌的定植，有助于恢复肠道正常菌群的生态平衡，改善肠道生物屏障
黏膜保护剂		常用蒙脱石散，可吸附毒素和病原体，维持肠黏膜机械屏障的完整性

30. 慢性腹泻病的治疗原则有哪些？

表5-5 慢性腹泻病的治疗原则

项　目		具体方法
饮食疗法		食物过敏患儿饮食要去除过敏原，牛奶蛋白过敏患儿可以选用水解氨基酸营养配方粉或深度水解蛋白配方粉
抗生素治疗	应用指征	慢性腹泻病通常不主张应用抗生素，除非明确细菌感染引起的腹泻病，可以根据便培养指导治疗
	具体药物	一般选用三代头孢菌素、多黏菌素E或黄连素。注意真菌感染等抗生素相关腹泻
微生态疗法		可选择不同种类的益生菌制剂口服

续表

项 目	具体方法
补充微量元素、维生素	重点是补充锌剂
肠黏膜保护剂	可吸附病原体和毒素,维持肠黏膜屏障的完整性,常用蒙脱石散
营养支持	对于慢性腹泻以及营养不良患儿,注意补充多种维生素和微量元素,适当输注白蛋白和丙种球蛋白

31. 小儿慢性腹泻病的诊断思路是什么?

需要结合患儿的临床特点分阶段、分层次地采取相应的检查手段。

(1)首先应该进行完整的病史采集(如食物过敏史、大便的性状和次数)、体格检查和营养状态评价。观察患者的生长发育状况有无异常,以及调整饮食结构能否改善腹泻。

(2)在此基础上可以酌情完善便检查、血液检查、超声检查和消化道造影。粪便检查包括:细菌培养、pH 值、还原糖、潜血试验、红白细胞、苏丹Ⅲ染色、虫卵和寄生虫等,必要时行蓝氏贾第鞭毛虫抗原检测、大便电解质含量和渗透压等。血液检查包括:肝肾功能、血清蛋白水平、自身抗体、免疫功能、过敏原筛查、电解质和血常规等。有条件者可以进行氢呼气试验,可用于诊断乳糖不耐受和小肠细菌过度生长等。超声检查可观察肝胆胰腺和消化道情况。上下消化道造影可有效地评价消化道的解剖结构和功能。

(3)如上述检查仍然不能明确诊断,选择性进行如下检查。①内镜下小肠黏膜活检:可经胃镜取十二指肠黏膜或经结肠镜取回肠黏膜。大体病理可以除外小肠淋巴管扩张、嗜酸性粒细胞性胃肠炎等疾病,还可通过电镜观察绒毛形态,以除外乳糜泻等。②小肠镜和胶囊内镜可用于较大儿童慢性腹泻的病因诊断。

32. 小肠疾病的诊断手段有哪些?

儿童小肠检查方法包括:超声、小肠钡剂造影、放射性核素显像、血管造影、胶囊内镜、双气囊小肠镜和 CT 仿真内镜。常用的有以下方法。

(1)超声检查:儿童的腹壁和肠壁较成人薄,超声检查可有效地观察小肠结构和病变,对于炎性肠病、过敏性紫癜、憩室和息肉等病变有很好的诊断价值,但要求操作医师有丰富的经验。

(2)小肠钡剂造影:小肠钡剂造影可显示疾病的部位、范围等,但敏感性较低。

(3)放射性核素显像:为非创伤性诊断技术,临床主要用于小肠出血的定位,其敏感性强于血管造影。首先输注锝^{99}标记的红细胞,之后进行腹部核素扫描判断出血部位。

(4)动脉血管造影检查:对消化道出血有很好的诊断价值,同时可进行介入治疗。

(5)胶囊内镜:可用于较大年龄的儿童,相对安全、无创,依从性好,对小肠病变的检出率达 80% 以上,常用于原因不明消化道出血和 Crohn 病的诊断。缺点是不能进行病理检查和内镜下治疗。

(6)双气囊小肠镜:可弥补胶囊内镜不能进行病理检查及内镜下治疗的不足,进一步提高了疾病的检出率,是诊断小肠疾病的金标准。

33. 蛋白丢失性胃肠病的常见病因有哪些?

引起蛋白丢失性胃肠病的疾病较多,常见有以下几种。

(1)肠道感染:如肠结核。

(2)非感染性炎症性疾病:如炎性肠病和嗜酸性粒细胞性胃肠炎。

(3)胃肠道肿瘤:如消化道淋巴瘤和结肠癌。

（4）自身免疫性疾病：如系统性红斑狼疮、血管炎累及消化道。

（5）心血管疾病：如充血性心力衰竭、缩窄性心包炎和心脏手术后。

（6）淋巴管结构异常：如原发性或继发性小肠淋巴管扩张症。

（7）过敏因素：如牛奶蛋白过敏症。

34. 小肠淋巴管扩张症的临床诊断和治疗思路是什么？

小肠淋巴管扩张症（IL）的诊断依据共包括 5 条。①典型的临床表现：反复腹泻、水肿、低蛋白血症和胸腹腔积液等。②外周血淋巴细胞绝对计数下降。③血浆白蛋白和球蛋白同时降低，即出现非选择性低蛋白血症。④内镜活检或手术标本病理证实。⑤实验室检查证实存在肠道蛋白质丢失。具备前 3 条为疑诊，具备后 2 条可确诊。

原发性小肠淋巴管扩张症尚无特效疗法，以综合治疗为主。继发性小肠淋巴管扩张症主要是治疗原发病，并予对症支持治疗。

内科治疗方面：中链三酰甘油（MCT）摄入治疗效果尚可，因 MCT 通过门静脉直接入血吸收，无需先合成乳糜微粒经过淋巴管吸收，避免了长链脂肪酸吸收后导致的淋巴管内压力升高，从而减少淋巴液的漏出，改善临床症状。重症者可行静脉营养，输注白蛋白和丙种球蛋白，同时予利尿对症处理。

外科治疗方面：对于存在淋巴管阻塞者，可行淋巴管静脉吻合术。对于局限性淋巴管扩张者，切除病变肠管即可获得较好的效果。

35. 嗜酸性粒细胞性胃肠炎有哪些临床表现？需要鉴别哪些疾病？

嗜酸性粒细胞性胃肠炎(EGE)是以胃、小肠和结肠肠壁嗜酸性粒细胞浸润为主要病理损害,以胃肠道症状为突出表现的一种消化系统疾病。在儿童主要与进食过敏性食物有关。临床表现与累及的范围和部位有关。①黏膜病变为主型:主要表现为腹痛、恶心、呕吐和腹泻,病程较长者可出现体重下降。②肌层病变为主型:主要表现为腹胀、腹痛、恶心和呕吐等消化道梗阻症状。胃窦部平滑肌受累可出现幽门狭窄、梗阻,小肠平滑肌层受累可出现小肠管腔狭窄、梗阻。③浆膜下层病变为主型:此型很少单独出现,往往出现在肌层受累的基础上,主要表现为腹痛、腹胀和腹水。④混合型。

本病需要与药物过敏、肠道寄生虫感染、恶性肿瘤、自身免疫性疾病、肠结核和炎性肠病等相鉴别。

36. 慢性假性肠梗阻的病因有哪些？

慢性假性肠梗阻的病因分特发性和继发性两大类。

(1)特发性慢性假性肠梗阻:目前病因尚不明确,可能与遗传因素和免疫紊乱有关。不同致病因素引起 Cajal 间质细胞受累和(或)肠神经系统(ENS)退化,导致抑制性神经元缺失而使环形肌持续处于无序收缩状态,致使胃肠蠕动和推进障碍,另有部分患儿出现纵行平滑肌变性并被纤维组织替代。分为以下几型。①家族型:家族性内脏肌病、家族性内脏神经病。②非家族型或散发型:内脏肌病、内脏神经病。根据组织病理学变化,可以分为内脏神经病变和内脏肌病两大类。家族性内脏神经病变/内脏肌病多为常染色体显性或隐性遗传,也可为性 X - 连锁遗传。

(2)继发性慢性假性肠梗阻:是由于各种消化道外疾病损伤胃肠神经肌肉所致。常见于:结缔组织病(硬皮病、皮肌炎和系统性红斑狼疮)、内分泌代谢性疾病(糖尿病和甲状旁腺功能减退)、感染(EB 病毒和巨细胞病毒感染)、神经系统疾病(如帕金森病)、淀粉样变、肿瘤、中毒(如铅中毒)和某些药物(如三环抗抑郁药和抗帕金森病药物)等。

37. 儿童 Crohn 病应与哪些疾病相鉴别?

儿童 Crohn 病应与肠结核、肠阿米巴病、白塞病、嗜酸性粒细胞性胃肠炎和淋巴瘤等疾病相鉴别。其中主要与肠结核和淋巴瘤鉴别。

(1)肠结核:本病临床表现、内镜下表现、X 线和病理表现接近 Crohn 病,鉴别诊断非常困难。对于有长期发热、病变位于回肠末端及回盲部、病程进展缓慢者,鉴别尤其困难,因为并非所有肠结核患者均伴有典型结核中毒症状、腹泻与便秘交替和 PPD 皮试强阳性等典型表现,肠镜检查及病理活检有助于鉴别。如果临床鉴别非常困难,必要时可采用诊断性抗结核治疗。

(2)淋巴瘤:儿童原发性消化道恶性淋巴瘤往往不伴有浅表淋巴结的肿大,胸部 CT 也可没有纵隔淋巴结肿大,骨髓穿刺及血液白细胞计数及分类均可正常,同时消化系统症状也无特异性,因此误诊率、漏诊率较高。对于常规治疗困难、常见胃肠道疾病难以解释的患儿,应尽早行消化内镜进行诊断。

38. Crohn 病与溃疡性结肠炎如何鉴别?

二者的鉴别要点见表 5 - 6。

表 5 - 6　Crohn 病与溃疡性结肠炎的鉴别诊断

鉴别要点	Crohn 病	溃疡性结肠炎
发病部位	多累及小肠,也可同时累及小肠和结肠,肠壁呈全层性病变	多累及直肠和左半结肠,少数波及右半结肠及全结肠,肠壁黏膜表层病变,很少累及肌层
腹泻	少见,血便少	多见,血便常见
腹部肿块	多见	少见

续表

鉴别要点	Crohn 病	溃疡性结肠炎
X 线和内镜所见	回盲部、右侧结肠呈非连续性、节段性分布,较深的纵行裂隙状溃疡和鹅卵石样改变为其特征	直肠、左半结肠为主的弥漫性病变,可见弥漫性、浅小的糜烂和溃疡,黏膜呈颗粒状,表面脓血分泌物附着,有时可见假息肉形成
肠腔狭窄、肛旁脓肿和瘘管	常见	少见
组织学所见	非干酪性肉芽肿为其特征	隐窝脓肿为其特征

39. 溃疡性结肠炎的治疗原则是什么?

溃疡性结肠炎(UC)的治疗方案取决于疾病活动度、疾病范围和严重程度。活动期以控制肠壁炎症、促进黏膜愈合和缓解症状为主要目标,而缓解期主要目标是保持缓解状态、预防复发。综合治疗包括:药物、营养支持和对症处理,应遵循个体化的治疗原则(表 5 - 7)。

表 5 - 7 溃疡性结肠炎的治疗原则

	远段 UC	广泛 UC
轻度	直肠局部应用或口服 5 - ASA、直肠局部应用 GCS	口服 5 - ASA
中度	直肠局部应用或口服 5 - ASA、直肠局部应用 GCS	口服 5 - ASA
重度	口服或静脉应用 GCS、直肠局部应用 GCS	口服或静脉应用 GCS,静脉应用 CsA
顽固性	口服或静脉应用 GCS 加 AZA 或 6 - MP	口服或静脉应用 GCS 加 AZA 或 6 - MP
缓解期	直肠局部应用或口服 5 - ASA,口服 AZA 或 6 - MP	直肠局部应用或口服 5 - ASA,口服 AZA 或 6 - MP

注:5 - ASA—氨基水杨酸;GCS—糖皮质激素;AZA—硫唑嘌呤;6 - MP—6 - 巯基嘌呤;CsA—环孢菌素。

40. 慢性便秘的定义和分类是什么?

慢性便秘主要是指粪便干结、排便困难或不尽感以及排便次数减少等症状持续至少 1 个月以上。儿童便秘患病率 3% ~ 8%,根据病因分为器质性便秘和功能性便秘,其中 90% 为功能性便秘,仅小部分是由于器质性疾病导致。功能性便秘占儿科普通门诊的 3% ~5%,儿科消化门诊的 25%,可见于各个年龄段儿童,多在婴儿期以后起病,2 ~4 岁儿童为发病高峰,随着年龄增长患病率有升高趋势,相当一部分存在家族史。根据发病机制的不同,功能性便秘可以分为两个基本类型:慢传输型和出口梗阻型,同时具备两者特征则为混合型。

41. 针对慢性便秘的分型,可选择哪些针对性的辅助检查?

首先应除外器质性和系统性疾病导致的便秘,完善内分泌代谢检查(甲状腺功能、血糖和血钙等)、中毒、自身抗体和感染等指标。钡剂灌肠造影可鉴别先天性巨结肠症和肛门直肠畸形。脊髓和脑的 MRI 检查可以除外神经系统病变。

针对功能性便秘,如果临床考虑出口梗阻型,可进行如下检查。

(1)放射学检查:钡剂灌肠造影不仅可鉴别先天性巨结肠症和肛门直肠畸形,并可观察结肠形态(肠腔扩张、结肠冗长等)和粪块。排粪造影能动态观察肛门直肠的解剖和功能变化。

(2)肛门直肠压力测定:对于便秘意义较大。能显示肛门括约肌有无排便生物力学的异常,又可同时了解直肠感觉功能。结合超声内镜检查更为直观可靠。

(3)气囊排出试验:可反映肛门直肠对排出气囊的能力。

(4)会阴神经或肌电图检查:区分便秘是肌源性还是神经源性,以协助判断盆底肌功能。如果临床考虑慢传输型,可考虑胃肠传输试验,包括核素和钡条排空法,前者为金标准,但操作繁琐,多用于科研,临床少用。后者为服用20根不透X线标志物后48小时拍摄腹片,正常时90%标志物抵达直肠或已经排出体外。

42. 慢性便秘的个体化治疗思路是什么?

首先应该排除器质性便秘,方能按照功能性便秘进行治疗。治疗功能性便秘时要根据临床分型进行干预。治疗的目的不仅仅是通便和清除结、直肠内粪块,更主要的是祛除病因,改善饮食习惯和膳食成分、恢复正常的胃肠传输排空功能,改善粪便性状,恢复正常的排便习惯。针对器质性便秘,首先应祛除基础病因,同时配合对症治疗。脊髓神经病变导致便秘者可考虑盲肠造瘘术。

针对功能性便秘,可选择以下治疗方法。

(1)一般治疗:对轻型便秘可能有效。首先向患儿家长解释排便的生理过程和便秘的发病机制,配合医生共同加强对患儿排便生理和肠道管理的教育。采取合理的饮食习惯,如增加食物膳食纤维含量和饮水量,以加强对结肠的刺激,并养成良好的排便习惯。对合并心理行为障碍的患儿需积极给以相应治疗。

(2)祛除结、直肠聚积的粪便:对粪便嵌塞的患者,可清洁灌肠或短期使用刺激性泻剂解除嵌塞、快速缓解症状,再选用膨松剂或渗透性药物,保持排便通畅。

(3)通便药(缓泻剂)应用:常用于慢传输型便秘,包括渗透性(乳果糖、山梨醇和聚乙二醇)、膨松剂(麦麸、膳食纤维)、肠动力剂、润滑剂(植物油和液状石蜡)以及刺激性(番泻叶、甘油栓和便塞停)五大类,以前三类最为常用。乳果糖肠内不直接吸收,作用温和,无严重副作用,长期服用耐受性好。聚乙二醇通过其氢键固定水分保留于结肠腔内,软化粪便,不在消化道内分解代谢,不改变肠道 pH,不产生有机酸和气体,可长期用药。润滑剂可影响脂溶性维生素 K、维生素 A、维生素 D 的吸收,不能长期使用,尤其对小婴儿。刺激性泻药如番泻叶长期使用可损伤结肠壁神经丛,造成结肠黑变病,应避免长期滥用。

(4)生物反馈以及心理认知行为治疗:对于出口梗阻型便秘,用力排便时出现括约肌矛盾性收缩者,可采取生物反馈治疗,改善排便时肛门括约肌、腹肌和盆底肌群活动协调性。对直肠感觉阈值异常者,应重视对排便反射的重建和调整对便意感知的训练。

(5)益生菌制剂:益生菌可降低肠道 pH,从而刺激肠蠕动和改善排便。

(6)外科手术指征:症状严重但长期非手术治疗无效;肛门直肠测压基础压和肛门直肠反射异常;直肠内超声提示肛门内括约肌增厚。仅极少数功能性便秘患儿需行手术,目前手术方法尚不成熟,疗效亦不肯定,应严格掌握适应证,并及时对手术疗效进行预测、评估。

(丁召路)

第五节　肝胆系统

43. 婴儿肝炎综合征的诊断思路是什么?

婴儿肝炎综合征是有多种病因引起、具有下列四大特点的综合征:于婴儿期起病,伴有肝细胞性黄疸,病理性肝脏体征和肝酶异常增高。

诊断思路包括以下几点。

(1)感染因素:①病毒感染,包括巨细胞病毒、EB 病毒、单纯疱疹病毒、肠道病毒、腺病毒、水痘病毒、风疹病毒等嗜肝病毒及甲肝、乙肝、丙肝、戊肝等肝炎病毒感染。②细菌和螺旋体感染,如败血症和先天性梅毒等。③寄生虫感染,如弓形虫病。

（2）遗传代谢病:①糖代谢障碍:如半乳糖血症和糖原累积病。②氨基酸代谢障碍,如酪氨酸血症。③脂类代谢异常,如溶酶体累积病,包括尼曼－匹克病、戈谢病等;④其他代谢异常,如尿素循环酶缺陷症和有机酸代谢障碍等。

（3）肝内、外胆管及肝间质发育障碍:①肝内组织结构异常,如肝内胆管缺如和 Caroli 综合征。②肝外胆管疾病,如胆总管囊肿。

（4）中毒:化学物及药物中毒,如解热止痛药。

（5）血液系统疾病:包括噬血细胞综合征、朗格汉斯细胞性组织细胞增多症、白血病、恶性组织细胞增生症和淋巴瘤等。

44. 婴儿肝炎综合征与先天性胆道闭锁如何鉴别?

二者的鉴别要点见表 5 - 8。

表 5 - 8　婴儿肝炎综合征与先天性胆道闭锁的鉴别诊断

	婴儿肝炎综合征	先天性胆道闭锁
生理性黄疸之后	黄疸退而复现	黄疸持续加深
粪便颜色	由黄转白	出生后即为白色便
胆红素	直接和间接胆红素均升高	直接胆红素升高为主
病程早期肝酶（ALT）	升高	升高不明显
甲胎蛋白	阳性,数值较高	多阴性,即使阳性,数值也较低
超声检查	肝实质损害,胆系无发育不良	胆系发育不良或缺如
^{99m}Tc - IDA 胆道显像	肠道可出现放射性物质	肠道不能见到放射性物质
肝活检	肝脏实质损害	胆小管增生、胆栓
给苯巴比妥后测定血清胆酸	可下降	无改变

45. 药物性肝病的临床分类和诊断依据是什么？

药物性肝病临床分类包括：急性药物性肝病、亚急性药物性肝病和慢性药物性肝病三大类。前者又包括：急性肝细胞性损伤、急性胆汁淤积性损伤和混合性肝细胞胆汁淤积性损伤。

诊断依据包括：明确的用药史（如解热止痛药物）、肝细胞损害和（或）胆汁淤积的生化表现、停药后肝脏损害减轻、除外其他病因导致的肝脏损害、再次用药后的反应。必要时行肝穿刺活检明确诊断。

46. 小儿门静脉高压症的分类和病因有哪些？

门静脉高压症分为肝前、肝内和肝后三型。

（1）肝前型：儿童中较为常见，肝功损害较轻或没有肝功损害。常见病因有门静脉血栓、肝小静脉闭塞症和先天性门静脉畸形等。

（2）肝内型：较为常见，其中病毒感染和遗传代谢病是儿童患者的主要原因。

（3）肝后型：较少见，常见病因包括：缩窄性心包炎、右心衰竭及各种原因导致的肝静脉或肝段下腔静脉血栓或栓塞等。

47. 肝性脑病的治疗原则是什么？

（1）祛除诱发因素：包括上消化道出血、高蛋白食物、镇静剂、低血容量、低血钾、感染和便秘等。

（2）减少氨的产生：控制肠道感染、添加益生菌、低蛋白饮食和解除便秘等。

（3）减少氨的吸收：乳果糖在结肠内可被细菌降解，产生有机酸，肠道 pH 下降，使 NH_3 变成 NH_4^+，同时还能改善肠道微生态，减少内毒素的产生和吸收。

（4）促进氨的清除：谷氨酸钠、精氨酸等药物对肝性肝病有效。

(5)其他:包括人工肝、血浆置换和肝移植等。

(丁召路　于飞鸿)

第六节　胰腺疾病

48. 小儿急性胰腺炎的诊断思路是什么? 与成人有何不同?

小儿急性胰腺炎与成人不完全相同。成人发病与暴饮暴食和酗酒关系密切,小儿则主要以胰腺、胆道畸形为最多见病因。常见病因包括以下几点。

(1)胰腺、胆管畸形或梗阻:如胰胆管合流和胆总管囊肿。

(2)细菌和病毒感染:如流行性腮腺炎和肺炎。

(3)系统性疾病累及胰腺:如系统性红斑狼疮、高脂血症、高钙血症和甲状旁腺功能亢进症。

(4)自身免疫性胰腺炎:进行 IgG 亚类测定、影像学和胰腺活检等检查可鉴别。

(5)药物因素:如应用左旋门冬酰胺、免疫抑制剂、对乙酰氨基酚和磺胺类药物。

(6)特发性:部分患儿病因不明,目前归为特发性胰腺炎。

49. 急性胰腺炎的全身并发症及治疗原则有哪些?

(1)呼吸系统:常表现为胸腔积液和呼吸窘迫,少量胸腔积液量可暂不处理,如积液量较多且出现临床症状,应及时行胸腔穿刺或手术引流。严重的呼吸窘迫需尽早呼吸机支持。

(2)心血管系统:可表现为心包积液和心功能不全,需密切观察,及时对症治疗,少量的心包积液可暂时观察,如影响到心脏功能,则需超声引导下穿刺,以缓解症状。

（3）肾脏：如发生急性肾衰竭，需积极补充血容量，并适当应用利尿剂，必要时透析治疗。

（4）胰性脑病：应积极治疗原发病，控制急性胰腺炎，在此基础上可应用神经营养药物，对症处理。

（丁召路）

50. 慢性胰腺炎的病因有哪些？

慢性胰腺炎的病因多样，在我国儿童中，以胆道系统疾病尤其是胰腺、胆道畸形最为多见，另外尚有感染因素、自身免疫因素、药物因素（如化疗药物）及内分泌代谢性疾病，还有一部分胰腺炎分类不明，属特发性胰腺炎。

（丁召路）

第六章　心血管系统疾病

第一节　先天性心脏病

1. 胎儿循环在出生后发生怎样的变化？

胎儿的气体交换是通过胎盘和脐血管进行的。脐静脉内为含氧充足的动脉血,其中20%~80%与门静脉汇合→肝脏→下腔静脉,其余血液→静脉导管→下腔静脉。下腔静脉血(血氧含量高)→卵圆孔→左心房、室→心脏、脑及上肢。上腔静脉血(含氧量少)→右心房→右心室→肺动脉→少部分进入肺脏,大部分经动脉导管进入降主动脉,供应腹腔和下肢,血氧含量极低。降主动脉血最后经脐动脉回至胎盘,换取氧气。出生后,胎儿循环停止,形成个体独立循环,循环途径发生巨大变化。脐-胎循环停止,体循环阻力明显增加;自主呼吸建立,肺脏完全张开,肺动脉压力明显下降,从右室经肺动脉进入肺脏的血量增多,肺循环进一步完善。经肺静脉回流至左心房的血量增多,左房压力增高,卵圆孔的类瓣膜帘膜关闭,5~7个月形成解剖上的关闭。因体循环压力升高、肺循环压力下降,10~15小时发生功能性关闭,2~3个月形成解剖上关闭。

2. 房间隔缺损的特点是什么？

房间隔缺损分两型:① 卵圆孔及其附近的第二孔缺损,又称继发孔缺损,分中央型、上腔型、下腔型、混合型。其中上腔型和下腔型多合并肺静脉异位引流。② 房间隔前下方的第一孔缺损,又称原发型房间隔缺损,此型较第二孔型缺损少见,常合并二尖瓣裂、二尖瓣反流。

第二孔缺损患儿出生时心脏大小正常,在婴儿早期因右心房压力高于或接近左房,可在哭闹、用力时发生暂时性青紫。随着生长,体循环压力显著高于肺循环时,分流系左向右,青紫消失,且右心血量增加,左心血量减少,即肺循环血量多(易患肺炎),体循环血量减少(影响生长)。大多数病例在胸骨左缘第二、三肋间可闻及Ⅱ级杂音,少数患者杂音可达Ⅲ级,并伴有收缩期震颤。肺动脉区第二心音正常或稍亢进,分裂明显且固定。房缺产生杂音的原因为肺循环血量增加,右室流出道相对狭窄所致。心底第二心音分裂是右室血量增多,致使肺动脉瓣关闭延迟所致。当合并肺动脉高压时,体肺循环压力差别减小,杂音消失或减轻,肺动脉瓣区第2心音明显亢进,分裂不明显。X线检查:右房、右室扩大,肺动脉段膨隆,肺野充血,出现肺门舞蹈征。心电图示电轴右偏,常伴有不完全或完全右束支传导阻滞及右室肥大。偶见Ⅰ度房室传导阻滞。超声心动图:右室扩大。多普勒彩色血流显像可直接看到分流的位置、方向及缺损大小。

第一孔型房间隔缺损,常伴有二尖瓣关闭不全,故左室可扩大,心肌肥厚。肺动脉压正常或轻度增高。若为房室通道缺损,临床症状与第二孔型房缺相似,但程度较重。肺动脉高压较常见,可发生心力衰竭。查体见心脏增大,震颤性收缩期杂音位于胸骨左缘2~3肋间,性质粗糙。心底第二心音增强,分裂明显且固定。合并肺动脉高压时,肺动脉第二心音亢进,无明显分裂,常可听到收缩早期喷射音。胸片示心影明显增大,肺动脉段膨隆,肺血管影增加,肺门舞蹈征常见。心电图见双心室肥大,V_1保持右束支阻滞图形,一度房室传导阻滞常见。超声心动可见房间隔缺损,右心室和肺动脉扩大。

3. 室间隔缺损的分类有哪些?

（1）根据其解剖位置可分为以下几种。①流出道缺损:位于室上嵴以上肺动脉瓣下方的缺损;②流入道缺损:位于肌隔的后部,三尖瓣隔叶的下方,靠近心尖区;③膜部缺损:位于主动脉瓣及室上嵴下方,系最常见类型;④左室右房通道缺损:因三尖瓣的位置较二尖瓣低,所以左室有小部分与右房相邻,该部缺损就形成左室右房通道。

（2）又可据缺损大小分为以下几种。①小型缺损:缺损直径 < 0.5 cm;②中型缺损:直径介于 0.5 ～ 1 cm;③大型缺损:直径 > 1.0 cm。

4. 什么是法洛四联征?

法洛四联征是常见的发绀型先天性心脏病,主要病理变化包括下列四种。

（1）肺动脉狭窄:最多见的是右室漏斗部狭窄,其次是瓣膜合并漏斗部狭窄。肺动脉狭窄是此症的主要畸形,对患儿病理生理及临床表现有重要影响。

（2）主动脉骑跨:主动脉同时接受来自左右心室的血液。

（3）嵴下型室间隔缺损。

（4）右心室肥厚。

该类患儿出生后卵圆孔正常闭合,由于生理需要,动脉导管可能开放一个时期,使较多血液进入肺内氧合,因而青紫可不明显或较轻。动脉导管闭合后,肺内血液减少,青紫加重。室间隔缺损部位的血流取决于肺动脉狭窄程度及右心室压力高低,若肺动脉狭窄严重,右室压力高于左室,形成右向左分流,主动脉内为混合血,且肺动脉内含血量少,形成氧合血量不足,青紫明显。

5.何为矫正型大动脉转位,该如何治疗?

矫正性大动脉转位指大动脉转位引起的异常血流被心室转位所矫正。体循环的静脉血经右房→左室→肺动脉,进入肺循环;同样来自肺循环的动脉血进入左房→右室→主动脉,临床无青紫。由于主动脉在左侧,故成为左转位的矫正性大动脉转位。少数内脏、心脏反位的患者中,右侧为左房、右室、主动脉,左侧为右房、左室、肺动脉,为右转位矫正性大动脉转位。没有合并心脏畸形的矫正性大动脉转位病例无血流动力学异常,无需治疗,但若这类患者有心脏传导阻滞倾向时应尽早安装永久性起搏器。对于合并心脏畸形的治疗,过去只是单纯的矫治合并畸形。近年来出于考虑解剖右心室是否能长期有效保证体循环泵的功能需要,人们开始尝试采用心房内及大动脉双调转手术解剖矫治本症并获得成功。

(唐浩勋)

第二节　心肌炎

6.感染性心肌炎的病因有哪些? 临床上有哪些特点?

感染性疾病病程中并发的心肌炎包括病毒、细菌、支原体、螺旋体、真菌、立克次体感染时并发的心肌炎,其中以并发于病毒和细菌感染的较为常见,其余均属少见。

(1)症状:①典型的临床表现为在心脏症状出现前数日或2周内有呼吸道或肠道感染,可伴发热、咽痛、腹泻、皮疹等症状,继之出现心脏症状。②主要表现为疲乏无力、食欲不振、多汗、恶心、呕吐、面色苍白、呼吸困难,年长儿可诉心前区不适、胸闷、心悸、气短、头痛、头晕、腹痛、肌痛等,胸痛明显者常提示有胸膜及心包受累。③以充血性心力衰竭为主要表现,出现心脏扩大、肝大、双下肢水肿、少尿等。

(2)体征:①心尖部第一心音低钝,可有心动过速或心动过缓、奔马律、早搏,合并心包炎可闻及心包摩擦音,心界正常或扩大、血压下降、脉压低。②轻型可无症状或仅一过性心电图ST-T改变,或表现为精神萎靡、食欲不振、无力,第一心音减弱,病情较轻,经治疗于数日或数周内痊愈。③重型则暴发心源性休克和(或)急性充血性心力衰竭,患儿烦躁不安、呼吸困难、面色苍白、末梢青紫、皮肤湿冷、脉搏细弱、血压下降或不能测出,严重心动过缓或心动过速、奔马律、双肺底细湿啰音、肝大有压痛,病情进展急剧,如抢救不及时可于数小时、数日死亡,重型还可并发神经系统及肾脏损伤。

新生儿时期柯萨奇 B 组病毒感染引起的心肌炎,病情严重,常同时出现其他器官的炎症如脑膜炎、胰腺炎、肝炎等,一般在生后 10 天内发病,起病突然,出现拒食、呕吐、腹泻及嗜睡,有明显的呼吸困难和心动过速,迅速发生急性心力衰竭。

7. 如何诊断和治疗小儿心肌炎?

心肌炎指因感染或其他原因引起的弥漫性或局灶性心肌间质的炎性细胞浸润和新近的心肌纤维坏死或退行性变。主要病原是病毒。诊断标准如下。①心功能不全、心源性休克或心脑综合征。②心脏扩大(X 线、超声心动图检查具有表现之一)。③心电图改变:以 R 波为主的 2 个或 2 个以上导联(Ⅱ、Ⅲ、avF、V5)ST-T 改变持续 4 天以上伴动态变化,窦房传导阻滞,房室传导阻滞,完全性左或右束支传导阻滞,成联律、多形、多源、成对或并行性早搏,非房室结及房室折返引起的异位性心动过速,低电压及异常 Q 波。④CK-MB 升高或心肌肌钙蛋白(cTnI、cTnT 阳性)。

同时具备临床指标 2 项可临床诊断心肌炎,发病同时或发病前1~3周有病毒感染证据支持病毒性心肌炎,具备病原学诊断依据,则诊为病毒性心肌炎,凡不具备诊断依据,应给予必要的治疗及随访,根据病情变化,确诊或除外心肌炎。

儿童心肌炎的治疗宜采取综合措施,包括以下几个方面。①充分休息,一般以1~6个月为宜。②合理饮食,合理调养以减轻心脏负担。饮食方面,可以多进食西红柿、大枣等蔬菜水果,避免暴饮暴食。③身体运动要在病情痊愈后遵循循序渐进的原则,从小量开始,避免过度疲劳。④积极抗感染治疗,改善心肌代谢。维生素C大剂量静脉注射或静滴效果明显,另可静滴磷酸肌酸、果糖。中医药治疗措施也能取得良好的效果。⑤对症治疗,针对心律失常、心源性休克、心力衰竭的治疗。

8. 如何识别暴发型心肌炎?

在诊断为心肌炎的患者中,暴发性心肌炎还需满足以下几点。①入院前2~4周内曾有上呼吸道、消化道等病毒感染史。②急性起病,短时间内出现阿斯综合征或心源性休克或急性心功能不全表现。③发病短时间内出现严重心律失常并伴有临床症状者,如完全性房室传导阻滞、持续性室性心动过速等,并排除其他原因所致者。

9. 在心肌炎患儿中何时使用激素?如何使用?

在心肌炎患儿中,激素用于重症、急性期并发心源性休克、严重心律失常(完全性房室传导阻滞、室性心动过速、室颤)、ST－T形成单向曲线,伴有异常Q波酷似急性心梗及严重心力衰竭者。开始用量地塞米松0.3~0.5mg/(kg·d)或甲基泼尼松龙2mg/(kg·d),持续1~2周以后用泼尼松口服,一般1个月左右渐减量,以0.2~0.5mg/kg维持疗程3~6个月,应用时注意预防及治疗继发感染,预防电解质紊乱、低钙等。

10. 暴发型心肌炎时何时需要安装心脏临时起搏器?

以下情况需要安装心脏临时起搏器。

(1)严重的心跳过慢:严重窦性心动过缓、窦性停搏、窦房阻滞、症状性二度或三度房室阻滞,逸搏心率缓慢者。一般心室停搏3秒以上或心率经常低于40次/分,尤其是出现眼前发黑、突然晕倒的患者,应该植入临时心脏起搏器。这也是起搏器最主要和最初的治疗范畴。

(2)药物治疗无效或不宜药物或电复律的快速型心律失常:用起搏或超速起搏终止心律失常。

(3)快速型心律失常,疑有窦房结功能障碍,应用药物或电复律治疗前:可以安装临时起搏防止出现心搏骤停。

(林 利)

第三节 心肌病

11. 扩张型心肌病的临床表现有哪些?

(1)症状:①充血性心力衰竭。为本病最突出的表现。其发生主要是由于心室收缩力下降、顺应性降低和体液潴留导致心排出量不足及(或)心室充盈压过度增高所致。可出现左心功能不全的症状,常见的为进行性乏力或进行性劳动耐力下降、劳力性呼吸困难、端坐呼吸以及阵发性夜间呼吸困难等左心衰的表现,病变晚期可同时出现右心衰的症状:如肝脏大、上腹部不适以及周围性水肿。②心律失常。可发生各种快速或缓慢型心律失常,严重心律失常是导致该病猝死的常见原因。③栓塞。可发生心、脑、肾或肺栓塞。血栓来源于扩大的心室或心房,尤其是伴有心房颤动时。④胸痛。虽然冠状动脉主干正常,但仍有约 1/3 的患者出现胸痛,其发生可能与肺动脉高压、心包受累、微血管性心肌缺血以及其他不明因素有关。

(2)体征:①心前区膨隆,心尖搏动向左下移位,心界向左扩大,第一心音减弱,常有奔马律。②由于心腔扩大,发生功能性二尖瓣关闭不全,心尖部出现轻至中度吹风样收缩期杂音。③左房扩大压迫左主气管可致左下肺不张,故左背下方呼吸音减低,并可有啰音。④ 右心功能不全时可见发绀、颈静脉怒张、肝大、下肢水肿,少数有胸水、腹水。

12. β 受体阻滞剂能用于扩张型心肌病的治疗吗? 如何使用?

β 受体阻滞剂能用于扩张型心肌病的治疗。长期神经内分泌激活是心肌重塑、心衰恶化的重要因素。慢性心衰者经强心苷、利尿剂及(或)ACEI 治疗仍无好转,可加用 β 受体阻滞剂治疗。β 受体阻滞剂治疗慢性心衰的机制如下。①阻断神经内分泌系统介导的心肌重塑;②保护心肌,防止儿茶酚胺对心肌毒性作用,减少儿茶酚胺引起心肌钙负荷过重,减少儿茶酚胺代谢过程中产生的氧自由基对心肌的损害;③上调 β 受体密度,恢复心肌的正性肌力反应,改善心肌收缩功能;④减慢心率,延长舒张期,改善心肌血流灌注;⑤抗心律失常作用;⑥改善舒张功能。比如:美托洛尔初始量 $0.2 \sim 0.5 mg/(kg \cdot d)$,分 2 次口服,逐渐增量,最大耐受量 $0.5 \sim 1mg/(kg \cdot d)$。注意:在使用强心、利尿、扩血管的药物治疗心衰有效的前提下加用。从小剂量加起。应用 $2 \sim 3$ 个月后才能出现血流动力学改善的效应,用药期间应监测血压、心电图、心力衰竭征象。出现严重反应宜减量或停用。

13. 如何诊断心内膜弹性纤维增生症?

从以下几方面来诊断。①1 岁以内婴儿多数于 $2 \sim 6$ 个月时突然出现心力衰竭;②X 线胸片心脏扩大以左室为主,心搏减弱;③心脏无明显杂音;④心电图表现为左室肥厚,ST – T改变;⑤超声心动图表现为左室扩大,心内膜回声增粗,收缩功能降低;⑥组织学上确诊须行心内膜心肌活检。

14. 洋地黄和激素在心内膜弹性纤维增生症中的使用方法是什么?

(1)洋地黄类:急性心力衰竭需静脉注射地高辛或西地兰快速洋地黄化,或其他正性肌力药和强效利尿剂。地高辛维持量应长期口服,可达2~3年或数年之久,至心脏回缩至正常,过早停药可导致病情恶化。地高辛负荷量 首次 20 ~ 25μg/(kg·d),等分为3~4次,静脉6~8小时分别给入。维持量口服5~8μg/(kg·d),q12h。

(2)激素及免疫抑制剂:泼尼松 1.5 ~ 2mg/(kg·d),8周后逐渐减量,每2周减2.5~1.25mg,至0.25~0.5mg/(kg·d)作为维持量,至心电图正常,X线胸片心脏接近正常,逐渐停药,疗程1~1.5年。注:加泼尼松前做结核菌素试验,若阴性方可加药;结核菌素试验阳性,查X线胸片排除肺结核后,可加口服抗结核药同时加激素。加用足量激素期间需监测血压、血生化、血常规等,并需补充钙剂和鱼肝油,注意和口服地高辛间隔4小时以上。泼尼松无效或治疗不满意者可用硫唑嘌呤2mg/(kg·d)。

15. 肥厚型心肌病临床表现是什么?

儿童肥厚型心肌病多无明显症状,常因心脏杂音或家族中有肥厚型心肌病的患者而首次就诊。临床表现具有多变性,并因发病年龄而不同。1岁以下婴儿较1岁以上儿童严重。60%婴儿肥厚型心肌病有左右室流出道梗阻,常发生心力衰竭,多于1岁之内死亡。1岁以上儿童通常无症状,只有少数发生左室流出道梗阻,但较婴儿易发生猝死。婴儿常见症状有呼吸困难、心动过速、喂养困难,较重者发生心力衰竭,伴随青紫。心脏扩大,有心脏杂音或心律失常。少数儿童有呼吸加快、乏力、心悸、心绞痛、头晕、晕厥前兆及晕厥,并可于活动后发生猝死。即便无明显症状,也有发生猝死的危险。心力衰竭罕见。体征有脉搏短促、心尖搏动呈抬举样或双重性搏动。第一心音正常,第二心音多数正常,少数因左室流出道梗阻,出现反常分裂。胸骨左缘下端及心尖部有 3/6 级收缩期喷射性杂音,于运动后即时加强,蹲坐位减弱。

16. 肥厚型心肌病产生左室流出道梗阻的原因是什么? 临床上有哪些风险?

原因:肥厚型心肌病主要由于心肌肥厚引起,在临床上分为梗阻型和非梗阻型,梗阻型主要是由于室间隔非对称性肥厚。产生左室流出道梗阻的原因主要是室间隔上部的非对称性肥厚。

风险:最严重的风险为猝死。主要由于左室流出道梗阻导致心排量减少,心肌缺血,从而影响心脏舒缩的功能,严重时可导致心肌梗死,引起猝死。还可有劳累后气急、昏厥或头晕和活动后心绞痛。约 10% 的病例因阵发性或持续性心房颤动引起心悸或体循环栓塞。晚期病例则出现心力衰竭、端坐呼吸和肺水肿。

17. 如何治疗肥厚型心肌病?

(1)一般治疗:避免过劳,限制患儿参加紧张或剧烈活动,避免使用正性肌力药及强效利尿剂。

(2)药物治疗:①β 受体阻滞剂可使心肌收缩减弱,减轻流出道梗阻,减少心肌氧耗,增加舒张期心室扩张,且能减慢心率,增加心搏出量,如心得安 3~4mg/(kg·d),根据症状及心率调整剂量;②钙通道阻滞剂有负性肌力作用以减弱心肌收缩,又可改善心肌顺应性而有利于舒张功能,如异搏定 4~6mg/(kg·

d);③出现室性心律失常时可用胺碘酮,负荷量 5mg/kg,半小时泵入,维持量 10μg/(kg·min)泵维 1~5 天,同时 10mg/(kg·d)口服,监测 Q-T 间期、PR 间期。药物治疗无效时考虑电击复律。

(3)减轻流出道狭窄:①可安装起搏器(DDD);②经皮室间隔消融;③切除肥厚的室间隔心肌;④合并严重二尖瓣关闭不全者,可做二尖瓣置换术。

18. 限制型心肌病的临床特点是什么?

(1)症状:依两心室纤维化程度分为右心室型、左心室型及混合型,以左心室型多见。

左心室型表现为呼吸困难、咳嗽、双肺啰音,有心悸、心前区不适、疼痛。混合型、右心室型以右心衰竭为主要表现,下肢水肿、腹部胀大。

(2)体征:左心室型表现双肺啰音;右心室型以右心衰竭为主要表现,下肢水肿、肝大、腹水、颈静脉怒张类似缩窄性心包炎。当二尖瓣和(或)三尖瓣受累,则出现收缩期反流性杂音。血压偏低,脉压小,有奇脉,心房扩大可伴有房性心律失常:房速、房扑、房颤等;同时可有血栓形成,并出现相应器官的栓塞表现。

19. 限制型心肌病与缩窄性心包炎怎样鉴别?

缩窄性心包炎有以下特点有助于与限制性心肌病鉴别。

(1)有活动性心包炎的病史。

(2)奇脉。

(3)心电图无房室传导障碍。

(4)CT 或 MRI 显示心包增厚。

(5)胸部 X 线有心包钙化。

(6)超声心动图示房室间隔切迹,并可见心室运动协调性降低。

(7)心室压力曲线的特点为左右心室充盈压几乎相等,差值 <5mmHg。

(8)心内膜心肌活检无淀粉样变或其他心肌浸润性疾病表现。

20. 怎样治疗限制型心肌病?

(1)改善心肌舒张功能:可应用 β 受体阻滞剂小剂量开始 0.2mg/(kg·d),可加到 0.5～2mg/(kg·d)。

(2)给予 ACEI 类药物:开博通 0.5～1mg/(kg·d)。

(3)利尿剂:急重患者可给予速尿每次 1～2mg/kg,静脉注射。慢性患者给予噻嗪类利尿剂双氢克尿噻 1～2mg/(kg·d)口服,同时可应用保钾利尿剂:安体舒通 1～2mg/(kg·d)口服。

(4)伴有房性心律失常者,可应用洋地黄制剂,控制心室率。对持续房扑、房颤的患儿,需考虑应用小剂量的阿司匹林抗凝治疗。

(5)限制钠、水摄入可缓解腹水、水肿。

(6)有栓塞现象可用溶栓和抗凝治疗。

(7)外科手术切除纤维化的心内膜取得近期疗效。

(8)心脏移植。

21. 什么是心动过速性心肌病? 其临床特点是什么?

心动过速性心肌病(tachycardiomyopathy,TCMP)属于获得性原发性心肌病。长期发作的快速心律失常可导致心脏扩大、心功能不全。长期心动过速发作时间超过每天总量的 10%～15% 就可产生 TCMP。

如临床资料符合以下几点即可诊断为 TCMP:心动过速发作前心脏不大,心功能正常;频繁或持续心动过速发作后心脏扩大,心功能呈进行性损害,并可排除其他导致心功能减退的因素;心动过速转为窦律或心室率控制后心功能迅速改善。临床就诊时往往忽略了心动过速的病因,而误以为是扩张型心肌病。而心动过速性心肌病本身在心律失常纠正后,心脏的结构、功能可以完全恢复。在小儿,心动过速性心肌病主要见于房性心动过速。

22. 怎样治疗心动过速性心肌病? 预后如何?

本病的治疗重点在于控制心律失常,预防猝死。同时避免剧烈活动,尤其是竞技性运动。

治疗以药物为主,针对不同种类的心律失常应用不同的抗心律失常药物。注意治疗应循序渐进,逐步加量,避免药物副作用产生。

对药物治疗无效或不能耐受药物的患者,有手术适应证者,可进行射频消融手术。

心动过速性心肌病的预后大多良好。心动过速终止后,心脏收缩功能即有恢复,但恢复时间差异很大。早期及时治疗能使心功能在短期内迅速恢复。但文献报道也有心功能恢复不理想,严重者有心动过速恶化为心源性休克和死亡的病例,因此早期诊断和合理治疗本病非常重要。

(王　勤　高　路)

第四节　风湿性心脏病

23. 什么是风湿性心脏病?

风湿性心脏病简称风心病,是指由于风湿热活动,累及心脏而造成的心脏病变。包括累及心脏内膜可导致心内膜炎,此类型最常见,表现为二尖瓣、三尖瓣、主动脉瓣中有一个或几个瓣膜狭窄和(或)关闭不全;累及心肌可导致全心炎;累及心脏外膜可导致心包炎。患病初期常常无明显症状,后期则表现为心悸、气短、乏力、咳嗽、肢体水肿、咳粉红色泡沫痰,直至心力衰竭而死亡。有的则表现为动脉栓塞以及脑梗死而死亡。本病多发于冬春季节,寒冷、潮湿和拥挤环境下,初发年龄多在5~15岁,复发多在初发后3~5年内。

24. 风湿热的诊断标准是什么?

具备两个主要依据,或一个主要依据加两个次要依据,同时有链球菌感染证据时可以诊断(表6-1)。

表6-1 风湿热的诊断标准

主要临床表现	链球菌感染证据	次要临床表现
心脏炎	关节疼痛	咽拭子培养阳性
多发性关节炎	发热	快速链球菌抗原阳性
舞蹈症	红细胞沉降率增快和CRP阳性	ASO滴度升高
环形红斑	心电图P-R间期延长	
皮下小结		

注:特殊情况:①舞蹈症可作为风湿热的唯一表现;②潜在的心肌炎可以是风湿热数月后的唯一表现;③部分复发患者达不到上述标准。

两个主要依据比一个主要依据加两个次要依据更有诊断意义。关节疼痛或心电图P-R间期延长在有关节炎和心脏炎时不能作为次要临床表现。

25. 怎样治疗风湿热?

(1)青霉素40万~80万U/d,每日2次肌内注射,疗程10~14天,对于青霉素过敏者可红霉素30mg/(kg·d),分3~4次口服,疗程10天。

(2)无心脏受累的风湿热治疗:阿司匹林80~100mg/(kg·d),分3~4次口服(有效血浓度200~250mg/L)2周开始减量,总疗程4~6周。

（3）合并心脏炎的风湿热治疗：泼尼松1.5~2mg/（kg·d），2~4周逐渐减量，减量同时加阿司匹林同上。激素减量过程中如出现反跳，需加回同剂量的激素治疗。

（4）心衰治疗：绝对卧床休息，吸氧，限制水钠摄入，利尿、强心（地高辛慎用，如需使用酌情减半量）。

（5）小舞蹈症的治疗：重症选用鲁米那、氟哌啶醇、丙戊酸、氯丙嗪或皮质激素。

（高　路）

第五节　川崎病

26. 什么是不完全川崎病？

不完全川崎病是指患儿具有发热大于5天，但是在其他5项临床特征中仅具有2项或3项，且需除外猩红热、药物过敏综合征、Stevens – Johnson综合征、中毒性休克综合征，腺病毒感染、Epstein – Barr（EB）病毒感染等发热性疾病。该类患儿的临床特征少于典型川崎病患儿。

27. 川崎病冠状动脉损伤危险因素是什么？

目前为止文献报道的川崎病冠状动脉损伤的危险因素包括以下四个方面。

（1）患儿一般情况：①年龄<6个月或≥7岁男性；②发热>10天或更长；③复发病例。

（2）实验室检查结果：①C反应蛋白的明显升高；②血沉明显增快；③末梢血白细胞>15×10^9/L，尤其是中性粒细胞升高；④血小板>900×10^9/L；⑤白蛋白<30g/L，血钾<3.5mmol/L，

血钠 <135mmol/L;⑥心电图窦性心动过速,P-R 间期延长,非特异性 ST-T 改变,心肌肌钙蛋白升高。

(3)治疗方法与时间:发病 10 天后应用丙种球蛋白,及丙种球蛋白应用总量不足。

(4)急性期单独使用激素。

28. 川崎病六个主要临床表现出现时间及持续时间?

发热是川崎病最常见的表现也是诊断的必备条件。眼结膜充血占 86% ~90%,多发生在疾病初期 3~5 天内,年龄小的患儿出现率高。口腔改变包括口唇红肿、皲裂,杨梅舌,咽部红肿,占 77% ~90%。皮疹在发热 2~3 天出现,发生率 91% ~92%,约 5 天消退。四肢末端改变急性期 87% ~95%患儿出现掌心和足底红斑,75% ~76%出现硬肿,发病 10 天出现脱皮。淋巴结肿大占患儿的 60% ~70%,颈部淋巴结肿大多发生在发热同时或发热前。不是所有患儿在同一时间会出现 6 条主要表现,不同的表现往往出现在不同时间,且不同年龄组患儿的临床表现不完全相同,淋巴结肿大发生较早,而眼睛、口腔、皮疹及手足硬肿多发生在发热第 2 天,四肢末端脱皮发生在 10 天后。

29. 什么是丙种球蛋白无反应川崎病,其治疗方法是什么?

对丙种球蛋白无反应者定义存在争议,一种意见认为首次丙种球蛋白治疗 36 小时后仍有发热,体温仍超过 38.5℃,另一种意见认为在发病 10 天内接受丙种球蛋白及阿司匹林疗法 48 小时后患儿体温仍高于 38℃或给药后 2~7 天甚至 2 周内再次发热。其治疗方法建议在初始丙种球蛋白治疗无效患儿应首先采用 2g/kg 的丙种球蛋白重复治疗,仍无效者可以再次给予 2g/kg 的丙种球蛋白,对第 3 剂丙种球蛋白治疗无效的患儿可给予糖皮质激素治疗。

30. 什么是川崎病冠状动脉瘤,其急性期治疗注意事项是什么?

冠状动脉瘤是指冠状动脉扩张段内径与相邻段内径比值超过 1.5,且内径超过 4mm。冠状动脉内径≤4mm 为小冠状动脉瘤,5～8mm 为中等冠状动脉瘤,＞8 mm 为巨大冠状动脉瘤。

冠状动脉瘤其急性期治疗重点是抗凝治疗,要常规使用阿司匹林及双嘧达莫,对巨大冠状动脉瘤要注意有无冠状动脉瘤内血栓形成,如有瘤内血栓要积极溶栓治疗。

31. 心包压塞有哪些表现?

症状:呼吸困难、呼吸急促、烦躁不安、发绀、面色苍白、出汗、严重者有休克表现。

体征:血压下降、脉搏细弱、动脉收缩压降低、脉压差减少、可有奇脉。心率增快,颈静脉怒张,静脉压增高。心尖搏动消失,心浊音界向两侧扩大,心音遥远,心动过速。左肩胛下可出现浊音和支气管呼吸音。

32. 心包穿刺如何进行? 操作时应注意什么?

(1)操作方法

1)术前做普鲁卡因皮试。向患者说明穿刺目的,消除紧张情绪,必要时给镇静剂。

2)患者取半卧位,检查血压和心率,并作记录。

3)穿刺部位:①剑突下与左肋缘相交的夹角处;②左侧第五肋间,心浊音界内侧 1～2cm 处。

4)常规皮肤消毒,打开穿刺包及无菌手套。

5)术者铺巾,局麻后,持穿刺针并用血管钳夹紧胶管按选定部位及所需方向缓慢推进。当刺入心包腔时,感到阻力突然消失,并有心脏搏动感,即固定针头,助手协助抽液。

6)抽液完毕,若需注入药物,将事先准备好的药物注入后拔出穿刺针,局部盖以纱布,用胶布固定。

（2）注意事项

1）严格掌握适应证。因此术有一定危险性,应由有经验医师操作或指导,并应在心电图监护下进行穿刺,较为安全。

2）术前须进行心脏超声检查,确定液平段大小与穿刺部位,选液平段最大、距体表最近点做为穿刺部位或在超声显像指导下进行穿刺抽液更为准确、安全。

3）抽液量第一次不宜超过 100~200ml, 以后每次抽液不超过 200~500ml。抽液速度要慢,过快、过多,使大量血回心可导致肺水肿。

4）抽出的液体为血性心包积液时,要观察是否凝固,血性心包积液是不凝固的,如抽出的液体很快凝固,则提示损伤了心肌或冠状动脉,应立即停止穿刺,严密观察有无心包压塞的症状出现,并采取相应的抢救措施。

5）穿刺针损伤心肌时可出现心律失常,要及时外撤穿刺针,严密观察。

（张永兰　林　利）

第六节　感染性心内膜炎

33. 哪些基础心脏病易好发感染性心内膜炎?

（1）先天性心脏病:国外报道 75%~90% 感染性心内膜炎发生在先天性心脏病的基础上,其中 50% 为术后患者。室间隔缺损、主动脉缩窄、法洛四联征、动脉导管未闭、大动脉转位,锁骨下动脉肺动脉吻合术为最常见合并感染性心内膜炎的心脏畸形。年长儿中,先天性二尖瓣、三尖瓣脱垂亦增加了感染危险。国内文献显示 80%~95% 感染性心内膜炎存在先天性心脏病,合并感染性心内膜炎的常见先天性心脏病中，室间隔缺损占首位(50%~71.2%)，其次为动脉导管未闭(22.7%)。近年术后感染性心内膜炎的发生率有所升高，可能与先天性心脏病存活率提高、人工材料的使用等有关。

(2)后天性心脏病：与感染性心内膜炎相关的常见后天性心脏病为风湿性心脏病、系统性红斑狼疮、抗磷脂综合征等一系列可以引起心脏瓣膜病变的疾病。近年风湿性心脏病引起感染性心内膜炎的比例逐渐下降，可能与风湿热发生率下降有关。

34. 感染性心内膜炎有何临床表现?

临床表现差异明显，尤以新生儿最不典型。起病可急可缓。部分患者早期症状、体征较轻微。持续数月的长期发热并不伴有其他症状(除体重下降)，可能是唯一病史。部分患者急性、重症起病，呈间歇高热或虚脱。所有的临床症状可归纳为三个主要方面。

(1)全身感染中毒症状：临床出现发热、疲倦、寒战、食欲下降、关节肌肉酸痛、面色苍白、恶心、呕吐、体重减轻、贫血。病情进展视不同病原体而不同，毒力弱者进展缓慢，强者发展迅速。可并发肺炎、心包炎、腹膜炎、骨髓炎及脏器脓肿。

(2)心脏症状：有基础心脏病的患儿，除有相应心脏表现外，可出现新的杂音或原有杂音性质、强度改变，尤其多发生于心力衰竭时。部分患儿会出现心律失常、心力衰竭、心肌炎、心肌脓肿、人工瓣膜破裂等。心肌脓肿多发生于葡萄球菌感染，并可破溃至心包腔，引起化脓性心包炎。病情稳定的风湿热或先天性心脏病患儿，如长期发热伴不易控制的心力衰竭提示发生感染性心内膜炎的可能。

(3)血管及栓塞症状：发热数日或数周后出现淤点、詹韦斑，指甲下偶见线状出血。偶尔指(趾)的腹面、侧面、手掌的鱼际、上臂远端皮下组织出现紫红色略带触痛的欧氏小结。病程长者可见杵状指(趾)。栓塞的具体临床表现,视栓塞的脏器不同而异。肾脏栓塞者,可出现腰痛、血尿、少尿、水肿、高血压;肝脏、肠系膜上动脉栓塞,有剧烈腹痛、恶心、血便、肝大不明显。脾栓塞者脾脏明显肿大。右心赘生物脱落引起肺栓塞,表现为剧烈胸痛、咳嗽、咯血、呼吸困难,肺部叩诊呈浊音、实音,听诊呼吸音减弱,并可有胸腔积液。部分患者发生脑栓塞,出现头痛、呕吐、偏瘫、失语、失明、抽搐、昏迷;尚因脑栓塞引起脑膜炎、脑脓肿、脑软化。若形成脑血管瘤,可发生破裂出血。中枢神经系统并发症多由葡萄球菌感染引起,为晚期症状。真菌感染易发生体循环、肺循环栓塞。

(唐浩勋)

第七节　心律失常

35. 胺碘酮在儿科心律失常中如何应用?

胺碘酮属于广谱Ⅲ类钾通道阻滞剂,同时还具有轻度非竞争性阻滞 α 及 β 肾上腺能受体的作用以及轻度Ⅰ类、Ⅳ类抗心律失常特性。作用机制是通过阻滞 Na^+ 通道减慢室内传导;阻断 β 受体、阻滞 Ca^{2+} 通道降低心率、减慢房室结传导;抑制 K^+ 通道延长心房、心室的复极,结果延长所有心肌组织的动作电位时间、复极时间和不应期,有利于消除折返,从而能有效地治疗多种室性和室上性心律失常。

胺碘酮对各型早搏、心动过速、房扑、房颤和预激综合征等有较好的疗效。该药致心律失常作用发生率低,又能扩张冠状动脉和减轻心脏前后负荷等,故越来越广泛地应用于临床,尤其是伴有器质性心脏病的患者。亦可用于心力衰竭患者。对于室性心律失常如 β 受体阻滞剂无效,可酌情选用胺碘酮。胺碘酮与β受体阻滞剂或索他洛尔可联用。对有持续性室速或室颤的心脏停搏患者,在电除颤和使用肾上腺素后,建议使用胺碘酮。胺碘酮可用于室颤或无脉室速的抢救、终止持续性室速及恶性室性心律失常的预防。

儿科口服维持剂量 5~10 mg/(kg·d),2~3 次/日(成人最大量 100~300 mg/d);静脉负荷量每次 2.5~5mg/kg,首剂不超过 150mg。稀释后缓慢静点(>30 分钟),有效后 5~10μg/(kg·min)维持,直至心律失常纠正。

不良反应:负荷量可出现体位性低血压(心功能不良患者应减量,并缓慢给药)、窦性心动过缓、消化道反应、角膜微小沉淀、甲状腺功能紊乱和肺间质纤维化等,尤长期服用者易于发生。儿科应用应采取小剂量、短疗程以减少不良反应。

36. 如何正确处理室上性心动过速?

(1)镇静并完善检查:测量血压、查电解质、拍胸片、有条件做心脏超声检查了解心功能。吸氧并开放静脉通路。

(2)用物理方法刺激迷走神经:深吸气,憋气;压舌根,刺激咽反射;冰水敷面等。如无效需采用药物治疗。

(3)药物治疗:①ATP。每次 0.2~0.4 mg/kg,可快推 3 次,每次间隔 3~5 分钟。注意窦性停搏,随时准备心外按压。最大量每次 <12mg。剂量:新生儿:每次 1~2mg;婴儿:每次 3~5mg;儿童:每次 10~12mg。②心律平。静脉:每次 1~2mg/kg 加 10% 葡萄糖 10ml,5~10 分钟缓慢静推。可用 2~3 次,每次间隔 30 分钟,总量 3 次不超过 200mg,或 <5mg/kg。单次最大量每次 50mg。若静脉有效立即给口服维持。口服:每次 4~6mg/kg(通常每次 5mg/kg),q6~8h,有副作用先减量,最低减至 q8h。③地高辛。对小婴儿效果好,特别用于小婴儿室上速伴心衰者。慢化法:化量平均分 3 份,每次 5~7μg/kg,q8h。12 小时后维持口服。禁忌证:WPW 伴旁道正传的室上速(宽

QRS)、洋地黄中毒、Ⅱ度或Ⅲ度房室传导阻滞、房扑或房颤伴心室率缓慢者、心肌炎急性期。④异搏定。静脉:每次 0.1 ~ 0.4mg/kg,缓慢静推,最大量每次 5mg,可给 3 次,间隔 20 ~ 30 分钟。口服:3 ~ 5mg/(kg·d),q8h。小于 12 个月婴儿不用。⑤胺碘酮。静脉:每次负荷量 2.5 ~ 5mg/kg + 10% 葡萄糖液 20 ~ 30ml,静滴 30 分钟。维持量 8 ~ 10μg/(kg·min),维持 2 天左右。口服:10mg/(kg·d)(与静脉维持同时用)一般分 2 次,2 周后减到 5mg/(kg·d)。有效后逐步减到最小有效量,一般用药 2 ~ 3 个月。

(4)电击复律:每次 0.5 ~ 1WS/kg,1 ~ 2 次,间隔 2 ~ 3 分钟可重复。

(5)食管调搏:程序刺激打断折返,终止心动过速,使窦房结重新控制心律。用更安全、迅速、有效、较快的频率进行心房起搏。

(6)射频消融术(RFCA):顽固性室上性心动过速,年龄大于 6 岁者,RFCA 成功率高达 95% 以上。

37. 如何正确处理室性心动过速?

对于明确诊断室性心动过速的儿童,要进一步明确病因并确定治疗方案。详细询问既往史或者相关症状有助于辨别心脏疾病,同时应详细采集家族史。仔细的体格检查可能发现一些与器质性心脏病相关的体征,如二尖瓣脱垂、肥厚型心肌病等。

(1)治疗指征:对室速制定明确的治疗指征非常困难。确定是否需要治疗基于室速的病因、机制和类型,存在的症状和发生猝死的可能性,进行综合评价。

(2)治疗原则:①尽快终止室速的发作。②去除室速的诱因。③积极治疗原发病。④预防室速的发作和心脏性猝死。

(3)终止发作: 由于室速可使心排血量急剧下降,并随时有发展为室颤的危险,属致命性心律失常,必须立即治疗,迅速终止发作。

1)血流动力学状态稳定的治疗:常选用药物有利多卡因、普罗帕酮、胺碘酮和索他洛尔等。药物选择取决于室速的类型,对缺血性室速首选利多卡因,维拉帕米属禁忌用药。特发性室速首选维拉帕米、β受体阻滞剂亦有效,而利多卡因无效。洋地黄中毒性室速则首选苯妥英钠。伴随因素,如缺氧、电解质紊乱、酸中毒应予以纠正及治疗。

2)血流动力学障碍的治疗:血流动力学障碍系指室性心动过速伴有低血压、休克、心力衰竭、晕厥者,可按下列步骤进行:①抗心律失常药物:利多卡因 1mg/kg,静脉注射,继以 20 ~ 50μg/(kg·min)静脉滴注。亦可选用静脉注射胺碘酮。②体外直流电同步电转复:电能量按 1 ~ 2J/kg 同步电击。③继续前述抗心律失常药物治疗。凡药物治疗无效而又不宜电转复的室性心动过速,可采用股静脉插管右心室起搏治疗,超速抑制法终止室速。④对顽固性或曾有致命发作的患儿,经检测后做射频导管消融或手术治疗。⑤必要时亦可采用植入式心内复律除颤器(ICD)治疗。

38. 射频消融术在儿科中的适应证是什么?

小儿具有血管细、心脏小等特征,实施射频消融术难度高、风险大,需要慎重选择。对于 4 岁以下的快速型心律失常患儿,尽量先采取药物治疗,4 岁以上可以考虑射频消融手术治疗。对于早搏等心律失常,药物不能缩短病程,只是缓解症状,药物治疗要高度警惕其毒副作用;只有当心律失常影响到孩子的生活质量、身体发育时才积极使用抗心律失常药物治疗,适合情况下采用射频消融治疗。

(1)房室折返型心动过速(包括预激综合征):房室间存在着先天性"旁路",导管射频将旁路"切断",心动过速或预激波将不再存在。

（2）房室结折返型心动过速：房室结形成"双径路"，电流在适宜条件下，在两条径路形成的折返环快速运行，引起心动过速；导管射频消融慢径，只保留快径，心动过速就不再具备发作条件。

（3）心房扑动（房扑）：房扑是心房存在大环路，电流在环路上不停地转圈，心房率250～350次/分，心室率一般在150次/分；导管射频可以破坏环路，造成双向电流阻滞，从而根治房扑。

（4）房性心动过速（房速）：房速是左心房或右心房的某一局部有异常快速发放电流的"兴奋点"或者在心房内有小折返运动；电生理检查标测到异位"兴奋点"或折返环，进行消融得到根治。

（5）室性期前收缩（早搏）：主要用于临床症状明显的单源性的频发室早；常常由于心室"兴奋灶"引起；标测到异位兴奋灶消融，室早即可消失。

（6）室性心动过速（室速）：包括特发性、束支折返性和瘢痕性室速等。特发性室速（包括右室流出道及左室间隔来源等）常见于心脏结构和功能正常人群，没有器质性心脏病证据，但心动过速频繁发作可引起心动过速性心肌病。束支折返性室速和瘢痕性室速多见于扩心病、冠心病和先心病外科手术后等器质性心脏病患者，患者发作时可以出现晕厥、抽搐，往往需紧急抢救。束支折返性室速是电流在心脏的左、右传导束支及左、右心室之间折返环路，导管电极找到并发放射频电流阻断环路；瘢痕性室速是由于心脏纤维瘢痕组织间的存活心肌细胞产生的折返环路，发放射频电流阻断环路，心动过速同样得到根治。

射频消融术对于房室折返型心动过速、房室结折返型心动过速、典型心房扑动治愈率较高。而对于局灶性心律失常，如房性心动过速、室性早搏、室性心动过速治愈率较低。

（林 利）

第八节　心力衰竭

39. 小儿哪些疾病易发生心力衰竭？

（1）收缩功能障碍：常见有心肌炎、扩张型心肌病、心内膜弹性纤维增生症及药物性心肌损害等。

（2）压力负荷过重：常见有主动脉瓣狭窄、肺动脉瓣狭窄、高血压、肺动脉高压。

（3）容量负荷过重：常见有左向右分流型先天性心脏病、瓣膜反流性心脏病等。

（4）舒张功能障碍：常见有缩窄性心包炎、限制型和肥厚型心肌病、心包压塞及左右房室瓣狭窄等。

40. 从哪些方面判断心力衰竭的出现？

（1）具备以下四项考虑。①呼吸急促：婴儿 > 60 次/分，幼儿 > 50 次/分，儿童 > 40 次/分。②心动过速：婴儿 > 160 次/分，幼儿 > 140 次/分，儿童 > 120 次/分。③心脏扩大（体检、X线或超声心动图证实）。④烦躁、喂哺困难、体重增加、尿少、水肿、多汗、青紫、呛咳、阵发性呼吸困难（2 项以上）。

（2）具备以上 4 项加以下 1 项或以上 2 项加以下 2 项可确诊。①肝大；②肺水肿；③奔马律；④周围循环衰竭：血压下降，肢端厥冷。

41. 如何选用洋地黄类药物？使用洋地黄时应该注意的问题？

洋地黄类药物适应证如下。①无禁忌证或无易发生洋地黄中毒的充血性心力衰竭；②快速性室上性心律失常：心房颤动、心房扑动、房性心动过速、阵发性房室交界区心动过速。

使用时注意事项如下。①洋地黄排泄缓慢,易于蓄积中毒,故用药前应详询服药史,原则上2周内未用过慢效洋地黄者,才能按常规给予,否则应按具体情况调整用量。②强心苷治疗量和中毒量之间相差很小,故需根据病情、洋地黄制剂、疗效及其他因素来摸索不同患者的最佳剂量。③预激综合征、主动脉缩窄慎用。④肥厚型心肌病、伴心衰禁用。⑤新生儿及未成熟儿、肾功能不全、心肌疾病、低血钾、酸中毒、缺氧等患儿对洋地黄敏感性增强,应用时易中毒。⑥地高辛与异搏定、心得安、奎尼丁、心律平、胺碘酮、卡托普利合用,可使血药浓度增高,易中毒。

42. 从哪些方面判断地高辛中毒？怎样处理？

地高辛中毒会出现以下临床表现。①心律失常:如出现窦性心动过缓(婴儿<100/分,幼儿<80次/分,儿童<60次/分)、窦房和(或)房室传导阻滞、过早搏动、交界性自律性心动过速,少数可出现心房扑动,房颤、室上性或室性心动过速、室颤等。②神经系统症状:嗜睡、昏迷、谵妄等。③胃肠道反应:恶心、呕吐、腹泻、食欲不振等。④出现黄视、绿视、视力障碍等。

处理原则如下。①停服洋地黄制剂。②误服或服毒者应尽快洗胃或催吐。③抗心律失常治疗:窦性心动过缓、窦房阻滞者可用阿托品每次0.01~0.03mg/kg,肌注或静推,或异丙肾上腺素0.5mg加入葡萄糖液100ml,以0.02~0.15μg/(kg·min)速度静脉点滴。室性心律失常,首选利多卡因1~2mg/kg加入葡萄糖液中缓慢静脉注入,必要时15分钟重复一次,总量不超过5mg/kg;或苯妥英钠2~3mg/kg,加入生理盐水缓慢静脉注入。④高钾血症及高度房室传导阻滞者禁用含钾液体并应用排钾利尿剂,低血钾者可口服或静脉点滴氯化钾每日总量不超过2mmol/kg。⑤高度房室传导阻滞者可安装心脏临时起搏器。⑥应用地高辛特异性抗体。⑦忌用电转复。

(王　勤)

第九节　心源性休克

43. 心源性休克常见于何种疾病?

(1)先天性心脏病如左心室发育不良综合征,主动脉瓣狭窄,主动脉缩窄等。

(2)心肌疾患及心肌损害如急性暴发性心肌炎,重症扩张性心肌病,心脏病术后低心排综合征等。

(3)心室射血功能障碍如急性心力衰竭,急性心内膜炎并发房室瓣穿孔,急性肺梗死,川崎病合并心肌梗死,严重心动过缓。

(4)心室舒张充盈障碍:急性化脓性或结核性心包炎,心包积液,严重快速型心律失常,原发性心内弹性纤维增生症,左房黏液瘤,严重左右房室瓣狭窄等。

(5)其他:低温,代谢障碍,洋地黄中毒。

44. 心源性休克治疗重点是什么?

心源性休克治疗包括为一般治疗及原发病治疗,其治疗重点应是抗休克治疗。①扩容治疗,应注意心源性休克患儿血容量减少不显著,尽量减少大量快速补液。②纠正酸中毒。③维持血压。④应用强心药物。⑤肾上腺皮质激素治疗。⑥应用血管扩张剂。⑦改善心肌代谢药物。⑧利尿剂。⑨清除氧自由基治疗。

45. 如何判断发生了心源性休克?

在原发心脏病基础上出现了休克的临床表现。诊断依据:①有急性发作或急性加重的心肌疾患。②动脉收缩压降至基础血压的70%以下。③有周围循环衰竭的临床表现,如表情淡漠,或烦躁不安,面色苍白,四肢湿冷,大汗,心率快,脉弱而速或不可及。④有急性肾功能不全表现如少尿或无尿。⑤中心静脉压<6mmHg,肺楔压>18mmHg。⑥排除其他类型休克和其他原因引起的血压降低。

46. 心源性休克与其他原因所致休克的区别?

休克是微循环功能急性紊乱的一组临床综合征。按病因分为三类:①低血容量性休克是由于血容量急剧减少导致心输出量减少和血压下降而致的休克。②心源性休克是由于心脏排血功能障碍,引起心排出量减少,组织器官血液灌注不足的休克,常发生在原发病基础上。③分布性休克是机体遭受强烈刺激后,通过神经体液调节引起外周血管张力下降,血液异常分布。在扩张的微血管中,血液总量没有减少,但有效循环血量急剧减少而发生的休克。分为感染性休克、过敏性休克、神经源性休克。

(唐浩勋)

第十节　高血压

47. 儿童高血压的特点? 如何分度?

儿童高血压的诊断标准因年龄不同而异,为方便临床工作,通常认为新生儿血压>90/60mmHg,学龄儿童血压>120/80mmHg,需考虑高血压可能。

儿童高血压与成人不同,成人原发性高血压占90%,儿童以继发性高血压为主。原发性高血压又称高血压病,系指原因未明,且以高血压为主要表现的一种独立性疾病。可能与遗传、肥胖、食盐过量、精神紧张、交感神经兴奋性过高和睡眠不足有关。继发性高血压，又称症状性高血压，是儿童常见的高血压，临床除血压高外，还伴有其他异常表现，可能与肾脏疾病、血管疾病、内分泌疾病、颅脑疾病、中毒及药物有关。

按血压值的百分位法可分为：正常血压，高血压前期，高血压1期，高血压2期。平均收缩压和（或）舒张压小于同性别、年龄和身高儿童血压第90百分位为正常血压；平均收缩压和（或）舒张压水平在第90和95百分位之间，或超过120/80mmHg为高血压前期。在不同时间内，3次以上平均收缩压和（或）舒张压高于第95百分位数为高血压。对高血压患儿可以进一步分期：高血压1期即血压位于第95～99百分位值+5mmHg；高血压2期为血压高于99百分位+5mmHg。

根据眼底情况可将小儿高血压分四度：Ⅰ度系正常眼底；Ⅱ度为局灶性小动脉痉挛；Ⅲ度有渗出伴有或无出血；Ⅳ度有视盘水肿。Ⅲ度以上眼底改变提示恶性高血压，若不及时治疗可发展成高血压脑病。

48. 高血压如何治疗？

在病情允许的情况下，首先应尽可能地明确高血压的类型及病因。若为继发型高血压，需针对病因进行治疗。若为原发型高血压，要消除各种精神紧张因素，并限制盐入量，推荐每天盐的摄入量为4～8岁儿童1.2g，年龄大些儿童1.5g。肥胖儿应降低体重，加强体育锻炼，尽可能恢复正常体重。若经过上述干预，血压值为高血压前期，没有慢性肾脏疾病、糖尿病、心力衰竭或左室肥厚等表现，无需药物治疗。有症状性高血压、继发性高血压和非药物治疗效果不满意的高血压，给予药物治疗。

有用药指征时应该以单药治疗开始。治疗的目标：没有其他合并症的情况下血压降到第95百分位以下；有其他合并症时血压降到第90百分位以下；严重的有症状的高血压应该静脉输注抗高血压药物进行治疗。

所有抗高血压药物都应该从最低推荐剂量开始,剂量渐增加,直到血压控制满意。达到最高推荐剂量后,应添加另外一种类型的药物。在联合用药时要注意考虑药物的互补作用,如利尿剂和 β 受体阻滞剂;利尿剂和血管紧张素转化酶抑制剂(ACEI)或血管紧张素受体拮抗剂(ARB);利尿剂和钙通道阻滞剂;钙通道阻滞剂和 ACEI 或 ARB。

(1)血管紧张素转化酶抑制剂(ACEI):适用于高肾素型高血压,对正常肾素型及低肾素型高血压也有效。①开博通:推荐剂量为早产儿及足月儿每次 0.1 ~ 0.3mg/kg,24 ~ 48 小时后逐渐加量到每次 0.5mg/kg,每日 3 次。6 个月以上患儿起始剂量为每次 0.3 ~ 0.5mg/kg,每日 3 次,最大量为每日 4mg/kg,停药时逐渐减量。②依那普利:对 ACEI 的抑制作用比开博通强 3 ~ 5 倍,剂量为每次 0.08 ~ 0.1mg/kg,每日 1 ~ 2 次,渐增至最大量每日 1mg/kg。

(2)钙通道阻滞剂:通过阻滞钙离子进入细胞内,使血管平滑肌松弛,达到扩张血管、降血压的作用。①硝苯吡啶(心痛定):每次 0.2 ~ 0.5mg/kg,每日 3 次,最大量每次 10mg,舌下含服。②异博定:每日 4 ~ 8mg/kg,分 3 次口服,1 岁以下小儿不用。

(3)利尿剂:通过降低血容量而起到降压作用。适用于低肾素型高血容量的轻中度高血压。①双氢克尿噻:每日 1 ~ 4mg/kg,分 2 次口服。②速尿:每次 1 ~ 2mg/kg,每日 1 ~ 2 次,必要时可静注。③安体舒通:每日 1.5 ~ 3mg/kg,分 2 次服。

(4)肾上腺素能受体阻滞剂:通过阻滞肾上腺素能受体,达到降低心率及心肌收缩力,降血压的作用。①酚妥拉明:每次 0.05 ~ 0.1mg/kg。②哌唑嗪:每日 0.02 ~ 0.05mg/kg,分 3 次口服。③普萘洛尔(心得安):心衰或支气管哮喘患者禁忌。剂量为每日 1 ~ 4mg/kg,总量 <60mg/d。

(5)血管紧张素受体拮抗剂:血管紧张素转换酶抑制剂部分阻断血管紧张素Ⅱ的形成,降低血压,但少数患者因干咳不能耐受,从而促使研制出完全阻断血管紧张素Ⅱ效应的血管紧张素Ⅱ受体拮抗剂,如氯沙坦、依贝沙坦等,但在儿科用药经验尚少。

(6)动脉血管扩张剂:①肼苯哒嗪。每次 0.25~0.5mg/kg,每日 3 次,最大每日 2mg/kg,静注每次 0.1~0.5mg/kg。②敏乐定。每日 0.2~1mg/kg,最大 50mg/d。

(唐浩勋)

第十一节　多发性大动脉炎

49. 多发性大动脉炎的分型是什么? 如何鉴别诊断?

(1)按受累动脉发生的部位分为 4 型。

Ⅰ型:病变位于主动脉弓及其头臂分支。引起颈动脉搏动减弱或消失,或于狭窄部位听到血管杂音,由于脑缺血而出现中枢神经系统症状,如头晕、晕厥、头痛、失语、惊厥、视力减退、偏瘫、脑电图及脑血流图异常;可出现两上肢桡动脉脉搏不对称,患侧减弱或消失,血压下降或测不到,并有麻木、肢凉、无力等;胸主动脉受累时则见上肢高血压,而下肢脉搏弱或消失,有时于胸部下方听到血管杂音。

Ⅱ型:腹主动脉及其分支病变,出现上肢高血压,而股动脉搏动减弱或消失,于腹部可听到血管杂音;如累及肾动脉,则出现严重的肾动脉性高血压,下肢无力、肢冷、跛行。

Ⅲ型:混合Ⅰ、Ⅱ型病变,此型最多见,上述症状兼有之。

Ⅳ型:肺动脉受累,常与上述各型并存,可出现心悸、气促,肺动脉区可闻及收缩期杂音,出现呼吸困难、心悸。

（2）鉴别诊断

1）先天性主动脉缩窄：男孩多见，幼年发病，上肢高血压，下肢低血压或测不到，血管杂音位置高，限于心前区及背部，无一般炎症表现。胸主动脉造影显示缩窄部位在主动脉峡部。

2）肾动脉纤维肌性结构不良：多见于女性，发生肾血管性高血压，但多无血管杂音及全身症状。腹主动脉造影显示腹主动脉无明显改变，肾动脉远端及其分支受累，成串珠样改变。

3）胸廓出口综合征：由于胸廓出口解剖结构异常压迫锁骨下动、静脉及臂丛神经引起患侧上肢发凉无力，桡动脉搏动减弱同时有明显臂丛神经受压表现，如臂及手部放射痛、感觉异常等。还可因锁骨下静脉受压出现颈部和上肢静脉怒张。体检发现桡动脉搏动弱可随头颈和上肢的转动改变。X线摄片有时可显示颈肋畸形。

50. 多发性大动脉炎治疗方法是什么？

多发性大动脉炎缺乏特异治疗。

（1）激素治疗：目前认为皮质激素对活动期患者有效，采用泼尼松 0.5～1mg/（kg·d），分 3 次，3～4 周后逐渐减量，每 2～4 周减 5～10mg，以后每 2～4 周减少 2.5mg，减至每日 5～10mg后维持一段时间，小剂量服用可长达 7～10 年。皮质激素治疗可减慢病情进展，有助于缓解或静止。症状复发时可重复用药。

（2）免疫抑制剂治疗：若用泼尼松治疗仍有进展或疗效不佳者，可加用免疫抑制剂如硫唑嘌呤、环磷酰胺等。

（3）发生高血压及心力衰竭时，应对症治疗，采用降压药、血管扩张药及强心药、利尿药。卡托普利对控制高血压效果较好，每日 1mg/kg，分 3 次。双侧肾血管病变及肾功能不全者禁忌。

（4）结核菌素强阳性，有结核感染者，给予抗结核治疗。

（5）降低血液黏滞度：用活血化瘀的中药丹参和低分子右

旋糖酐一起静脉注射,对脑血管受累病例有效。

(6)抗血小板聚集药物:潘生丁每次 25mg,每日 2 次;肠溶阿司匹林每次 0.3g,每日 1 次,有抑制血小板聚集作用,可作为辅助药物。前列环素的扩张血管及抗血小板聚集作用已逐渐为人们认识,但用于本病尚不多见。

(7)手术治疗:管腔狭窄甚至闭塞,产生严重脑、肾、上下肢等不同部位缺血影响功能的患者,以及有严重顽固性高血压药物治疗无效者,一般应在病变稳定后半年至一年、脏器功能尚未消失时手术。对严重肾血管性高血压者,应首选经皮气囊导管成型术,扩张狭窄的肾动脉及腹主动脉。不宜行导管介入治疗及动脉瘤有破裂危险者,可行人工血管重建术。肾动脉狭窄致严重高血压难以控制者可行自体肾移植。仅对单侧重度肾萎缩或肾动脉病变广泛者,行肾切除术。

(唐浩勋)

第七章 肾脏系统疾病

第一节 肾脏的结构、功能及临床检查

1. 肾脏的主要结构是什么？

肾脏,位于腰部脊柱的两侧,左右各一,形如蚕豆。肾实质由肾单位和集合管组成,肾单位是肾脏的基本结构和功能单位,每个肾脏约有 100 万个肾单位。肾单位由肾小体和肾小管组成,肾小体又包括肾小囊和肾小球,肾小球其实就是一团具有特殊结构的毛细血管,发挥着血液过滤器的作用,排泄代谢产物。

2. 肾脏的主要功能是什么？

肾脏的生理功能主要为生成尿液、排泄代谢产物。机体在新陈代谢过程中产生多种废物,绝大部分废物进入血液后,随着循环流经肾脏,当通过肾小球毛细血管时,肾小球滤过膜滤过这些废物,后者随尿液排出体外,当肾脏的这种排出功能丧失时,便会出现代谢废物在体内堆积的中毒表现。此外,肾脏通过使尿液浓缩或稀释,维持体内水的平衡;通过肾小管回吸收,维持机体的电解质和酸碱平衡。另外,肾脏能够产生肾素,通过肾素—血管紧张素—醛固酮系统来调节血压,使血压控制在正常范围;肾脏还能产生促红细胞生成素,促进红细胞生成;能将维生素 D_3 变成最具活性的物质,维持血钙值正常,骨骼发育正常。

3. 肾脏的内分泌功能有哪些? 其临床意义何在?

肾脏的内分泌功能是指可以分泌肾素、促红细胞生成素、1,25 - 二羟维生素 D_3 等激素,对血压、水、电解质平衡、红细胞的生成,以及钙、磷代谢等许多生理功能的调节起着重要的作用。

肾小球旁器中的球旁细胞是肾素合成、贮存与释放的主要场所。肾素的主要生理作用是将血管紧张素原转变为血管紧张素Ⅰ,从而激活血管紧张素醛固酮系统(RAAS)。RAAS 的主要作用是使小动脉收缩、血压升高、肾血流量减少,降低肾小球滤过率。促红细胞生成素90%来自肾脏,其作用是促进红细胞的生长。促红细胞生成素在肾性贫血的治疗中所起的作用也是极其重要的。当肾功能不全时,肾脏分泌的激素、以肾脏为靶器官的激素、在肾脏降解的激素代谢紊乱将导致一系列内分泌、代谢的紊乱。因此,临床医师了解肾脏的内分泌功能有助于正确认识和处理肾功能不全时所发生的病理生理异常。

4. 为什么血尿患者需做尿红细胞形态检查?

血尿是常见的临床表现之一,判断血尿的来源对明确病因和治疗有重要意义。应用相差显微镜观察尿中红细胞形态,对判断血尿的来源有较好的分辨性,目前已广泛用于临床。从形态上观察尿中红细胞,可将其分为两种类型。

(1)均一型:尿红细胞外形、大小基本正常,提示血尿是非肾小球疾病引起,多见于肾肿瘤、肾结核、肾外伤及泌尿系结石,又称非肾小球源性血尿或外科性血尿。

(2)多形型:尿红细胞形态变化多样,或呈面包圈状,或呈葫芦状,大小不等,有破碎的红细胞,提示血尿是肾小球疾病引起的,多见于急性肾炎、慢性肾炎及继发性肾炎,又称肾小球源性血尿或内科性血尿。应用相差显微镜来鉴别肾小球源性和非肾小球源性血尿,诊断符合率高。尿相差显微镜检查无创、快速、经济,对患明显肾实质疾病者,如尿标本收集合理、检查者称职,那么尿沉渣检查往往能提供有用的资料。

5. 肾脏 B 超检查有何意义?

肾脏本身的解剖结构形成很好的声学界面,是超声检查显示较好的脏器之一,超声不仅能显示肾脏的位置、大小、形态、内部结构,还能观察肾脏及其周围的各种病变。特别是超声检查还有一个最突出的优点就是无痛苦、无创伤,不受肾脏功能的影响,检查迅速,又经济。因此,当怀疑有先天性肾脏畸形如单侧肾缺如、异位肾、重肾、马蹄肾、肾积水等,肾脏囊性病变如肾囊肿、多囊肾等,肾结石、肾肿瘤等均可首先进行肾脏超声检查。此外,弥漫性肾脏疾病可以通过灰阶超声观察肾脏大小和内部回声的改变,一般急性肾小球肾炎在声像图上双肾体积增大、肾实质增厚,而慢性肾脏疾病晚期可引起肾萎缩。还可以进行多普勒肾脏血管超声检查,发现肾动脉狭窄、肾静脉血栓等疾病。

6. 哪些患儿适宜做肾活检?

在临床上对一些诊断不明的肾炎、持续性血尿或蛋白尿及继发性肾小球疾病、遗传性肾炎等患者须进行此项检查:

(1)原发性肾脏疾病:①孤立性血尿。红细胞管型或变形红细胞提示肾小球性血尿。②孤立性蛋白尿。持续性蛋白尿。③肾病综合征。主要是婴儿或年长儿起病、肾炎型或激素治疗无效的病例。④急性肾炎。非链球菌感染后肾炎或尿异常持续存在。⑤急进性肾小球肾炎。原则上进行肾活检。⑥急性肾衰竭。除外肾前及肾后梗阻性病因,考虑肾实质因素但无法确定者。⑦慢性肾衰竭。不明原因者,特别是要肾移植时。

(2)继发性或遗传性肾脏病:如系统性红斑狼疮和过敏性紫癜等疾病出现的肾损害也常需进行肾活检,以判断肾损害的严重程度,指导临床医生合理用药并判断预后;遗传性肾炎(Alport 综合征)、薄基底膜病(家族性良性再发性血尿)只有通过肾活检才能确诊。此外,肾活检能对肾脏疾病治疗效果进行评价,对药物毒副作用进行观察,对肾移植术后出现排异、肾功能下降、疾病复发、感染、药物毒性等进行评价。此外,对家长常关心的血尿而言,如果持续肉眼血尿,或虽为镜下血尿但合并有蛋白尿,镜下血尿持续时间超过半年或一年、家长或医生需要明确诊断的,镜下血尿的发作方式或程度较过去明显发生改变的等等,均需行肾活检。

(刘小荣　沈　颖)

第二节　急性肾小球肾炎

7. 引起急性肾小球肾炎的常见病原有哪些?

常发生于 β 溶血性链球菌 A 族、12 型(偶见于其他型)"致肾炎菌株"所致的上呼吸道感染(扁桃体炎)或皮肤感染(脓疱疮)后,也可见于其他细菌、病毒等致病微生物感染。

除乙型溶血性链球菌之外,其他细菌如草绿色链球菌、肺炎链球菌、金黄色葡萄球菌、伤寒杆菌、流感杆菌等,病毒如柯萨奇病毒 B 型、ECHO 病毒 9 型、麻疹病毒、腮腺炎病毒、乙型肝炎病毒、巨细胞病毒、EB 病毒、流感病毒等,还有疟原虫、肺炎支原体、白色念珠菌、丝虫、钩虫、血吸虫、弓形虫、梅毒螺旋体、钩端螺旋体等也可导致急性肾炎。

8. 小儿急性链球菌感染后肾小球肾炎的临床表现及实验室检查有哪些?

急性链球菌感染后肾小球肾炎常见于 3～12 岁的儿童。急性链球菌感染后肾小球肾炎的发生常有潜伏期,表现为上呼吸道链球菌感染的潜伏期为 1~2 周,皮肤链球菌感染的潜伏期为 2~4 周。临床表现主要为急性肾炎综合征,病情轻微者仅表现为一过性症状及镜下血尿,病情严重者则可发展至急性肾衰竭。偶尔会有患者出现大量蛋白尿或肾病综合征的表现,出现急进性肾小球肾炎并迅速发展至尿毒症者较少见。患者最常见的症状是血尿,约 2/3 的患者表现为镜下血尿,1/3 为肉眼血尿。肉眼血尿通常在 1~2 周后即消失,镜下血尿则可持续数月。多数患者的尿蛋白为轻中度。多为全身性水肿。部分患者还可出现少尿及一过性的氮质血症,但通常在 1~2 周即可恢复,只有很少的患者发展至无尿、急性肾衰竭。部分可出现高血压,偶尔可见高血压脑病。严重的高血压和水潴留可以导致患者充血性心力衰竭等并发症。

实验室检查可见大部分患者尿蛋白阳性,多为中等量。尿沉渣中可见红细胞及红细胞管型。少数患者血液生化检查可有一过性肌酐、尿素氮升高。抗链"O"滴度升高(一般在链球菌感染后 3~5 周达到高峰),血清总补体水平(CH_{50})及 C_3 可降低,但多在 6~8 周内可恢复正常。

9. 急性链球菌感染后肾小球肾炎的病理改变有哪些特点?

急性链球菌感染后肾小球肾炎的病理改变主要表现为毛细血管内增生性肾小球肾炎,在光镜下可见肾小球体积增大,肾小球内细胞数明显增多,以肾小球系膜细胞和内皮细胞增生为主,在肾小球内可见较多的多形核白细胞浸润。免疫荧光检查最明显的是沿毛细血管壁的颗粒状 C_3 沉积,通常亦伴有 IgG 和 IgA 沉积。电镜下可见细胞增生及电子致密物的沉积。在肾小球基底膜上皮下电子致密物形成"驼峰"是电镜下改变的特点。

10. 急性链球菌感染后肾小球肾炎有哪些严重的并发症?

少数急性肾炎患者,在疾病早期病情急剧进展时未注意休息和治疗不当,可发生一些严重的合并症。常见的并发症有以下几点。

(1)心衰:以儿童及老年人多见。有肺淤血、肝大等左心衰或右心衰的典型表现,检查时可见心脏扩大,听诊闻及奔马律。发生原因主要是肾小球滤过率降低及一系列内分泌因素引起水钠潴留,循环血容量急骤增加。常发生于急性肾炎起病的第1~2周内。

(2)脑病:多见于儿童,发生率为5%~10%,表现为剧烈头痛、呕吐、嗜睡、神志不清、严重者有阵发性惊厥及昏迷。其发病机制尚不清楚,可能与严重高血压、水钠潴留引起脑水肿及缺氧引起脑血管痉挛有关。亦有出现脑出血表现者。近年来因医疗条件的改善,治疗及时合理,此并发症的发生率已明显降低。

(3)急性肾衰竭:急性肾炎的急性期,肾小球内系膜细胞及内皮细胞大量增殖,毛细血管内凝血,甚至新月体形成,可导致少尿或无尿,发生急性肾衰竭。急性肾炎引起的急性肾衰竭者预后较其他病因所致者为佳,一般情况下,少尿或无尿持续3~5天后,肾小球滤过功能改善,尿量增加,肾功能恢复。

11. 如何治疗链球菌感染后急性肾炎?

急性起病时必须基本卧床休息,直至肉眼血尿、水肿消失,血压恢复正常,血肌酐恢复正常后可逐渐增加活动。对有水肿、高血压者应限盐及水。有氮质血症者应限蛋白,可给优质动物蛋白 0.5g/(kg·d)。有感染灶时用青霉素类抗生素 10~14 天。

(1)对症治疗:①利尿。经控制水盐入量仍水肿、少尿者可用氢氯噻嗪。无效时需用呋塞米。②降压。凡经休息,控制水盐、利尿而血压仍高者均应给予降压药如硝苯地平系钙通道阻滞剂,卡托普利系血管紧张素转换酶抑制剂。与硝苯地平交替使用降压效果更佳。

(2)严重循环充血治疗:①矫正水钠潴留,恢复正常血容量,可使用呋塞米注射。②表现有肺水肿者除一般对症治疗外可加用硝普钠静滴,用药时严密监测血压,随时调节药液滴速,以防发生低血压。

(3)高血压脑病的治疗原则为选用降压效力强而迅速的药物。①首选硝普钠,并同时静注呋塞米。②有惊厥者应及时止痉。持续抽搐者首选地西泮缓慢静脉注射。

(4)透析治疗指标:①少尿性急性肾衰竭。②高血钾。③严重水钠潴留,引起急性左心衰竭者。

12. 链球菌感染后急性肾炎常需与哪些疾病鉴别?

多种病原体可引起急性肾炎,如细菌、病毒、支原体、原虫等。可从原发感染灶及各自临床特点相区别。

(1)系膜增生性肾炎:包括 IgA 肾病及非 IgA 系膜增殖性肾炎,有急性肾炎综合征临床表现。血清 C_3 正常。IgA 肾病者潜伏期短(多于感染后数小时至 3 天内出现肉眼血尿),部分病例血清 IgA 升高。

(2)特发性肾病综合征:具有肾病综合征表现的急性肾炎需与特发性肾病综合征鉴别。若患儿呈急性起病,有明确的链球菌感染的证据,血清 C_3 降低,肾活检病理为毛细血管内增生性肾炎者有助于急性肾炎的诊断。

(3)急进性肾炎:在肾炎综合征基础上呈进行性少尿、无尿及急骤发展的肾衰竭,终致尿毒症。需及时行肾活检以与本病鉴别。

(4)其他:还应与全身系统性疾病肾脏受累如,紫癜性肾炎、系统性红斑狼疮性肾炎、乙肝肾炎等相鉴别。

第三节 肾病综合征

13. 什么是蛋白尿？它是怎样形成的？

蛋白尿是指尿中排出的蛋白量超过正常,尿蛋白定性为阳性,24 小时尿蛋白定量 $>4mg/(m^2 \cdot h)$ 或 $>150mg/24h$。正常肾小球滤过膜有微小空隙,称为分子屏障,并带有负电荷,称为电荷屏障,二者能够阻止血浆中较大分子量的蛋白质滤入尿液中。虽然较小分子的蛋白能够漏出,但通过肾小管时,其重吸收功能又将这些漏出的小分子蛋白回吸收到体内。因此,基本上尿液中含的蛋白非常微量,为 $20 \sim 80mg/24h$,其成分主要有白蛋白、比白蛋白分子量更小的蛋白质及泌尿系统分泌的组织蛋白。凡是能够引起肾小球滤过膜屏障受损或肾小管重吸收功能异常的疾病,均可使尿液中的蛋白增多,出现蛋白尿,如肾小球肾炎、肾病综合征等。但我们要注意除外假性蛋白尿,即肾脏以下泌尿道疾病产生大量脓、血、黏液等含蛋白质成分的物质,也可出现尿蛋白阳性。

14. 小儿表现为肾病综合征的常见疾病有哪些？

肾病综合征的临床特征是大量蛋白尿、高度水肿、低蛋白血症及高脂血症。目前临床上只要符合有大量蛋白尿、低蛋白血症两项条件者即可诊断为肾病综合征。

肾病综合征在临床上可以大致分为原发性肾病综合征和继发性肾病综合征。

(1)原发性肾病综合征的主要肾脏病理改变有微小病变、局灶节段肾小球硬化、膜性肾病、系膜增殖性肾炎、IgA 肾病等。

(2)引起继发性肾病综合征的常见疾病:①系统性疾病。

如系统性红斑狼疮、过敏性紫癜、混合性结缔组织病、类风湿关节炎、坏死性血管炎、多动脉炎等。②感染性疾病。链球菌感染后肾炎、感染性心内膜炎、梅毒及麻风等细菌感染、乙肝病毒感染、巨细胞病毒感染等。③肿瘤新生物。霍奇金病、非霍奇金淋巴瘤、慢性白血病等。④药物过敏及中毒。青霉胺、蜂毒、蛇毒、汞中毒及花粉、疫苗过敏。⑤遗传性疾病。Alport 综合征、先天性肾病综合征等。

15. 小儿肾病综合征的主要临床表现是什么？

（1）大量尿蛋白：主要成分为白蛋白，尿蛋白定量为 24 小时尿蛋白定量检查超过 $40mg/(m^2 \cdot h)$ 或 $>50mg/(kg \cdot d)$。

（2）低白蛋白血症：血清白蛋白浓度为 25g/L（或更少）可诊断为 NS 的低白蛋白血症。主要原因为尿中大量丢失白蛋白，另外严重水肿时，胃肠道吸收能力下降，可引起蛋白摄入减少。

（3）高脂血症：血浆胆固醇及三酰甘油均明显升高，主要由于低白蛋白血症，导致肝脏低密度脂蛋白、极低密度脂蛋白合成增加，且脂蛋白脂酶从尿中丢失，脂蛋白的分解减少等。胆固醇 $>5.7mmol/L$，LDL 和 VLDL 增高，HDL 多正常。

（4）严重水肿：主要因水、钠潴留所致。水肿程度一般与低白蛋白血症和程度一致，严重时可引起胸腔积液、腹腔积液、心包积液、纵隔积液以致呼吸困难。

16. 小儿肾病综合征的临床分型？

（1）单纯性肾病综合征：符合肾病综合征的四大临床特点，不伴有高血压、血尿、持续性低补体血症和氮质血症。

（2）肾炎性肾病综合征：除上述四大临床特点外，还有以下临床表现之一。①高血压：学龄前儿童 $>16/10.7kPa$（$>120/80mmHg$）；学龄儿童 $>17.3/12kPa$（$>130/90mmHg$）。须除外糖皮质激素的影响。②氮质血症:血尿素氮(BUN) > 10.7mmol/L。须除外少尿影响。

(3)血尿:尿 RBC > 10/HP(离心尿检查,2周内连续3次以上尿检查)。

(4)低补体血症:血清总补体或 C_3 持续降低。

17. 肾病综合征的主要并发症有哪些?

肾病综合征的主要并发症包括有水、电解质紊乱,高脂血症,高凝状态及静脉血栓,蛋白质营养不良,肾小管功能损伤,急性肾衰竭和感染等。

肾病综合征患者由于低蛋白血症导致的全身性水肿、胃肠道的水肿常引起患者食欲不振、呕吐、腹泻、血容量的减少,严重者可导致低血容量性休克和低血压的出现。如诊断及时并予少量补充血容量,常能取得较好的疗效,否则进一步发展可造成急性肾衰竭。

肾病综合征患者的高脂血症、高凝状态常导致患者的静脉血栓形成。大多数患者的血栓栓塞并发症较轻,可没有临床症状。肾静脉血栓和下肢深静脉血栓是肾病综合征患者最为常见的血栓栓塞并发症。肾静脉血栓的临床表现主要有腰痛、肉眼血尿和急性肾功能减退,患者也可常常没有明显症状和体征。典型的肾静脉血栓患者肾超声波检查可以发现单侧肾增大,肾静脉或下腔静脉血栓形成。肾静脉血栓的确诊有赖于肾静脉造影。

肾病病综合征时除大量血浆白蛋白从尿中丢失造成蛋白质营养不良外,许多携带有激素、微量元素及维生素的蛋白丢失也很严重。铁、铜和锌等微量元素的减少与它们直接从尿中丢失有关。转铁蛋白和铁丢失是引起患者贫血的原因之一。

肾病综合征患者的低蛋白血症及低血容量可引起肾小球血流动力学状态发生改变,出现肾小球滤过率的减低,甚至出现急性肾衰竭。

肾病综合征患者容易合并呼吸道感染、肺部感染、皮肤感染及泌尿系感染,出现胸膜炎、腹膜炎等表现。肾病综合征对感染的易感性可能与尿中免疫球蛋白的大量丢失及免疫球蛋白合成的异常有关。大剂量激素和免疫抑制剂的应用,也使患者的抗感染能力明显下降。

18. 小儿原发性肾病综合征患者怎样正确使用激素?

初治病例诊断确定后应尽早选用泼尼松治疗。先以泼尼松 $2mg/(kg \cdot d)$,最大量 60mg,分次服用。若 4 周内尿蛋白转阴,则自转阴后至少巩固 2 周方始减撤。以后改为隔日 2mg/kg 单餐后顿服,继用 4 周,以后每 2~4 周减总量 2.5~5mg,直至停药。疗程必须达 6 个月(中程疗法)。开始治疗后 4 周尿蛋白未转阴者可继服至尿蛋白阴转后 2 周,一般不超过 8 周。以后再改为隔日 2mg/kg 早餐后顿服,继用 4 周,以后每 2~4 周减量一次,直至停药,疗程 9 个月(长程疗法)。

19. 激素的不良反应有哪些?

向心性肥胖;类固醇糖尿病;骨质疏松;消化道症状:恶心、呕吐、应激性溃疡等。

20. 如何治疗"激素依赖型"肾病综合征?

"激素依赖型"肾病综合征,是指肾病综合征患者用激素治疗有效,但在激素减量过程中,病情复发。对于这类患者的治疗应注意以下几点。

(1)激素减量速度反应缓慢:应在开始治疗 8~12 周后,缓慢减量,至每日泼尼松 20mg 时,可逐渐过渡为隔日用药,总疗程可持续一年。

(2)联合使用细胞毒类药物:此类药物与激素合用,可巩固疗效,且易于激素减量。

（3）避免诱因：对于病情稳定、无复发的患者，应避免病毒感染、细菌感染、过敏反应、劳累过度等诱因。

（4）部分患者可合用中药。

21. 在什么情况下配合使用细胞毒药物？

原发性肾病综合征在足量、足疗程使用肾上腺皮质激素后仍不能取得临床缓解时，或激素有效，但在减量过程中复发的患者，可以联合使用细胞毒药物。另外，对于病理类型较重，系膜毛细血管性肾炎、局灶节段性肾小球硬化或单独使用激素不易诱导缓解的如膜性肾病患者，初治时可联合使用细胞毒药物。

（刘小荣）

第四节　急性肾衰竭

22. 什么是急性肾衰竭的原因分类？

（1）肾前性急性肾衰竭主要病因如下。①低血容量：如手术大量失血而未及时补充、胃肠道体液的丢失、利尿剂使用不当、大面积烧伤、挤压综合征等。②有效血浆容量不足：如败血症、休克、严重的低蛋白血症、血管扩张剂或麻醉剂使用不当等。③心输出量减少：如严重的充血性心力衰竭，严重心律失常、心包压塞、急性肺梗死等。④肾血管的阻塞：如肾动脉、肾静脉的血栓，栓塞病变等。

（2）肾后性急性肾衰竭的主要病因如下。①尿路梗阻：如尿路结石、嵌顿，尿路损伤，肿瘤压迫等。②肾乳头坏死。

（3）肾实质性急性肾衰竭的主要原因如下。①急性肾小管坏死：常见于急性肾缺血，肾中毒（使用肾毒性药物、毒蕈、鱼胆、蛇毒及重金属中毒等），异型输血反应等。②肾小管间质疾病:常见于药物介导的急性过敏反应、感染和全身性疾病等。③肾小球疾病:常见的有急进性肾炎、重症感染后急性肾小球肾炎、弥漫性狼疮性肾炎、膜增殖性肾炎等。④肾血管疾病:见于肾动脉栓塞和血栓的形成,肾静脉血栓形成及微血管病变等。

23. 急性肾衰竭的临床表现及实验室检查?

急性肾衰竭是由多种原因引起的肾小球滤过率急剧降低,导致代谢产物体内堆积,血尿素氮及肌酐升高,并引起水、电解质紊乱和酸碱平衡紊乱的一组综合征。以少尿型急性肾衰竭常见。

(1)少尿期临床表现:①尿量显著减少。24 小时的尿量 < $250ml/m^2$ 为少尿;24 小时尿量 <50ml 为无尿。少尿持续 2 周以上,预后不良。②氮质血症,表现为精神不振、嗜睡、烦躁不安、恶心、呕吐、抽搐、昏迷等。③水、电解质平衡紊乱,表现为全身水肿或胸、腹水;高血压、心衰、肺水肿、心律失常;神志淡漠、嗜睡、萎靡、意识障碍、抽搐惊厥等。心电图显示高钾血症表现,ST – T 改变、心律失常或传导阻滞。

(2)多尿期临床表现:①尿量逐渐增多。表明肾功能有所好转。可有低钠、低钾表现。②实验室检查。尿常规:尿比重固定于 1.010~1.012,有血尿、蛋白尿、管型尿等。尿渗透压 <$400mOsm/L$,尿钠排出增加、尿酶增高;血常规:轻重不一的贫血(正细胞正色素性贫血);血电解质测定和血气分析:常有高血钾、高血磷、高血镁和低血钠、低血钙、低血氯、二氧化碳结合力下降及血 pH 值下降;肾功能检查:血 BUN 和 Scr 升高,肌酐清除率降低;血和尿 β_2 微球蛋白升高。

24. 如何治疗急性肾衰竭?

(1)保守疗法(非透析疗法)

对因治疗:①肾前性 ARF。及时纠正血容量的不足,以恢复肾灌注。②肾后性 ARF。及时解除梗阻,以利恢复肾功能。③肾性 ARF。除去病因;维持水、电解质及酸碱平衡;减轻肾负荷,保护肾功能;防治合并症,争取时间以待肾功能恢复。

(2)少尿、无尿期的治疗

1)液量控制:严格记录出入量。计算公式:每日液量 = 不显性失水($400ml/m^2$) + 前日显性丢失(尿、便、吐等) − 内生水 [$100ml/(m^2 \cdot d)$]。

2)饮食调节:低盐、低蛋白[$0.5 \sim 1.0g/(kg \cdot d)$]、低钾、低磷、高糖饮食,给予充分维生素。保证基础代谢热卡[$30 \sim 40cal/(kg \cdot d)$]。

3)高钾血症:血钾 $>6.5mmol/L$ 时应积极处理,限含钾饮食摄入。给予高张葡萄糖和胰岛素(按每 $3 \sim 4g$ 葡萄糖:1U 胰岛素),每次 $1.5g/kg$ 糖可能降低血钾 $1 \sim 2mmol/L$;10% 葡萄糖酸钙 10ml 加入等量葡萄糖稀释后缓慢静注。上述保守治疗无效时,需及时施行透析疗法。

4)纠正代谢性酸中毒:给予 5% $NaHCO_3$ 1ml/kg,一般先给半量,应稀释成等渗液再用。注意可诱发低钙抽搐。

5)高血压、急性心衰:其主要治疗应以利尿、限盐、限水及扩张血管药为主。由于心肌缺氧、水肿及少尿,对洋地黄制剂非常敏感,即使少量应用,也易产生中毒,应慎用。

(3)多尿期的治疗:维持水及电解质平衡,特别要注意补钾;尿量过多要限制水分入量,以尿量的 $1/2 \sim 2/3$ 为宜。补液过多会延长多尿期;防治感染;避免使用肾毒性药物以防病情反复;支持疗法等。

(4)透析疗法:用于保守疗法无效的病例,包括腹膜透析疗法和血液净化疗法。

25. 急性肾衰竭透析指征是什么?

少尿或无尿 2 天以上;出现尿毒症症状,尤其是神经精神症状;严重水钠潴留或有充血性心力衰竭、肺水肿和脑水肿;血尿素氮(BUN) >28.5mmol/L(80mg/dl)或 BUN 增加速度每日 >9mmol/L(25.2mg/dl),肌酐 >530μmol/L(6mg/dl);难以纠正的酸中毒;血钾 >6.5mmol/L。

26. 什么是急进性肾炎综合征?

在急进性肾炎综合征(血尿、蛋白尿、水肿和高血压)基础上,短期内出现少尿、无尿,肾功能迅速恶化,短期内达尿毒症者应考虑急进性肾炎(rapidly progressive glomerulonephritis, RPGN)。

27. 急进性肾炎的病理改变特点有哪些?

本病的病理改变为肾小球囊内细胞增生、纤维蛋白沉着,新月体形成。如肾活检 50% 以上肾小球有大新月体,即新月体占肾小囊面积 50% 以上,病理可诊断为新月体肾炎。

28. 急进性肾炎的分类是什么?

(1) Ⅰ型为肾小球基底膜(GBM)抗体型:而 RPGN Ⅰ型在发病时无肺出血。将其统称为抗 GBM 抗体相关疾病更为贴切,其致病基础是血清中存在抗 GBM 成分的自身抗体。这些抗体可以结合在 GNM 上从而形成荧光检查上的线条样沉积,并引起肾小球肾炎。该病在所有 RPGN 中约占 20% 。

(2) Ⅱ型为免疫复合物型:血清中无抗 GBM 抗体和抗中性粒细胞胞浆抗体(ANCA)。实际上是由数种不同疾病所组成的新月体性肾炎,共同特点为免疫球蛋白和抗体成分在肾小球呈颗粒样沉积,提示循环免疫复合物在肾脏的沉积或肾小球内原位免疫复合物形成在此型 RPGN 的 10% ~40% ,我国此型相对较多。如果沉积的免疫球蛋白以 IgA 为主,则由 IgA 肾病或过敏性紫癜引起。也有部分患者最终被证明为多系统性疾病(如系统性红斑狼疮)或在其他原发性肾小球病基础上叠加新月体性肾炎(如膜性肾炎、膜增殖性肾小球肾炎)。

(3)Ⅲ型为少免疫沉积型:免疫荧光和电镜下肾小球内缺乏免疫球蛋白和补体成分沉积,光镜下可见局灶节性肾小球毛细血管襻纤维素样坏死,而血清中存在 ANCA。Ⅲ型占 RPGW 的50%。目前认为改型是原发性小血管炎所致,也可认为是以肾脏为首发或单独侵犯肾脏的原发性小血管炎。引起新月体性肾炎和原发性小血管炎主要指显微镜下型多血管炎(microscopic polyangiitis,MPA)和韦格纳肉芽肿病(Wegener gtanulomatosis,WG),是西方国家最常见的自身免疫性疾病之一。

29. 如何治疗急进性肾炎?

(1)糖皮质激素及免疫抑制剂:①甲基泼尼松龙。对病情进展迅速或较重的Ⅱ、Ⅲ型患者采用此疗法,15 ~ 30mg/(kg·d)(最大剂量小于1g/d)溶于5%葡萄糖注射液100 ~200ml 内,于1~2 小时内静脉滴注,连用3 天为1 个疗程,或隔日1 次,3 次为1 个疗程。间隔3~7 天,可再用1 个疗程,最多3 个疗程。以后改为口服泼尼松1 ~1.5mg/(kg·d)维持。冲击治疗中应监测血压及电解质,防治感染。②环磷酰胺。在甲基泼尼松龙冲击的基础上,加大剂量的环磷酰胺冲击疗法,环磷酰胺0.5 ~ 1g/m²,每月1 次,连用3 ~6 次,以后每3 个月一次静脉点滴。

(2)强化血浆置换疗法:RPGN Ⅰ型的首选治疗。与强化免疫抑制治疗相比,对Ⅱ、Ⅲ型并无额外益处,目前主要用于控制肺出血,合并肺出血时,常能迅速控制出血,稳定病情,抢救生命。每日或隔日1 次,每次置换2 ~4L,用于控制肺出血,连续3 次常可见效。

(3)透析治疗及肾移植。

(刘小荣)

第五节　慢性肾小球肾炎及慢性肾衰竭

30. 什么是慢性肾小球肾炎?

慢性肾小球肾炎是由多种病因引起的慢性肾小球疾病,其病理类型可多种多样。临床特点为病程长(一般超过一年),可以有一段时间的无症状期,呈缓慢进行性病程。尿常规检查有不同程度的尿蛋白、沉渣镜检常可见到红细胞,大多数患者有程度不等的高血压和肾功能损害。多见于青壮年,男性多于女性。本病为慢性进行性发展的肾脏炎症,至慢性肾炎晚期,由于肾小球肾炎不断发展,残留的肾单位逐渐减少,纤维组织增生、肾萎缩,最后导致肾衰竭。本病治疗困难,预后较差。

31. 慢性肾衰竭的临床表现有哪些?

慢性肾衰竭是多种慢性肾脏疾病造成慢性持久性肾功能减退,导致代谢废物在体内潴留、水电解质及酸碱平衡失调、呈现全身多系统症状的一个临床综合征。既往有长期慢性肾脏病史。全身症状:精神淡漠、乏力、食欲减退、恶心、呕吐、皮肤瘙痒;生长发育迟滞;面色苍白、水肿、高血压、口渴、夜尿增多、骨痛等。贫血貌;高血压相应眼底改变。心脏扩大、心脏杂音和可有心衰体征等。

32. 慢性肾衰竭的实验室检查有哪些?

(1)尿常规:血尿、蛋白尿、管型尿、尿比重固定于 1.010 左右。

(2)血常规:中、重度贫血。

(3)血生化检查:尿素氮、肌酐增高,血钙下降,血磷增高,血镁增高,血钠一般低下,血钾在后期尿量减少时增高,血 pH 值及二氧化碳结合力下降。

(4)肾功能:肾功能明显减退。

33. 慢性肾衰竭如何分期?

(1)第一期(肾功能不全代偿期):GFR 50~80ml/min(临床常用肌酐清除率来代表 GFR),血清肌酐(Scr)为 133~177μmol/L,临床上患者可以没有症状出现。

(2)第二期(肾功能不全失代偿期):GFR 20~50ml/min,Scr 186~442μmol/L,临床可出现乏力、轻度贫血、食欲减退等一般症状。

(3)第三期(肾衰竭期):GFR 10~20ml/min,Scr 451~707μmol/L,临床上出现明显的贫血、代谢性酸中毒及水电解质的紊乱。

(4)第四期(尿毒症期或肾衰竭终末期):GFR<10ml/min,Scr>707μmol/L,患者可以出现严重贫血、严重的酸中毒以及全身各系统症状均明显加重。

34. 如何治疗慢性肾衰竭?

(1)保守疗法(非透析疗法):①去除可逆因素。常见可逆因素包括感染、尿路梗阻、水及电解质紊乱及酸碱失衡、血容量不足、心力衰竭、高血压、肾毒性药物的使用、肾静脉血栓形成等。②营养疗法。重点是提供足够热量、低蛋白疗法(急性肾衰竭)和必需氨基酸疗法等。③维持水电解质平衡、纠正代谢性酸中毒。包括给予利尿剂纠正水钠潴留、纠正高钾血症及代谢性酸中毒(同急性肾衰竭)。④纠正钙磷代谢紊乱及肾性骨病,低磷饮食,给予口服钙及维生素 D。有明显骨病时常需罗钙全,每日 0.25μg,或维生素 D 1 万单位,用药过程监测血钙、磷及碱性磷酸酶。⑤肠道"清除"疗法。包括口服尿素氮吸附剂

（包醛氧化淀粉）、中药灌肠；及时有效地控制高血压。⑥控制高血脂及蛋白尿。给予低脂饮食；口服血管紧张素转换酶抑制剂等。⑦贫血治疗。促红细胞生成素（EPO）治疗，一般 50～150U/kg，皮下注射，每周 1～3 次。

（2）透析疗法：用于保守疗法无效的病例，包括腹膜透析疗法和血液净化疗法。

35. 慢性肾衰竭的维持性透析指征是什么？

维持性透析指征：主要决定于 ESRD 患儿的生化指标和临床症状。当患儿的肌酐清除率（Ccr）< 10ml/（min · 1.73m^2）时，即便临床症状不明显，也应开始透析，以防止发生营养不良，促进小儿生长；贫血（Hb < 60g／L）、明显酸中毒（HCO_3^- < 10mmol/L）、高磷酸血症（血磷 > 3.2mmol/L）、高血钾（血钾 > 6.5mmol/L）；严重高血压、肾性骨病、水潴留和心包炎；生长速度减慢、头围缩小、达不到发育指标。

36. 什么是慢性肾衰竭的营养治疗？

慢性肾衰竭营养治疗，已有约半个世纪的历史。20 世纪 60 年代以前，慢性肾衰竭营养治疗一般仅限于应用低盐低蛋白饮食，这种治疗可使尿毒症患者的临床症状获得短期缓解，但易发生营养不良。

近 30 年逐渐发现在低蛋白饮食的基础上，补充必需氨基酸使营养疗法的疗效显著提高。低蛋白低磷饮食加必需氨基酸或酮酸的现代营养疗法得到广大学者的推崇。目前现代营养疗法对慢性肾衰竭的治疗作用已经被大量实验研究和临床资料所证实。该疗法的作用主要包括缓解慢性肾衰竭症状及某些并发症，纠正电解质紊乱和代谢性酸中毒，改善营养状况，延缓慢性肾衰竭进展。慢性肾衰竭营养疗法主要通过减轻蛋白质代谢失调和氮质血症及纠正水、电解质和酸碱平衡失调来实现其作用的。尿毒症毒素,诸如尿素、胍类、多胺、芳香族胺和某些中分子物质等,基本上都是蛋白质的代谢产物。由于上述原因,低蛋白低磷饮食对减少尿毒症毒素的产生,缓解尿毒症症状,以及减轻某些慢性肾衰竭并发症有极其重要作用,通过纠正代谢性酸中毒及电解质紊乱,也有助于缓解慢性肾衰竭患者的某些症状。通过合理的营养治疗,可纠正肾衰竭患者必需氨基酸的缺乏,并供给充足热卡、矿物质、维生素等,因而使患者营养状况得到改善,生活质量提高。

(刘小荣 沈 颖)

第六节 继发性肾小球疾病

37. 如何诊断狼疮性肾炎?

狼疮性肾炎的发病形式可以是无症状性蛋白尿/血尿、急性肾炎综合征、慢性肾炎综合征、急进型肾炎、肾病综合征、慢性肾功能不全等多种表现。目前诊断狼疮性肾炎普遍采用美国风湿病学会(ARA)1982 年修订的诊断标准;以下 11 项指标中有 4 项或以上符合,并且包含第 7 项。

(1)额部红斑:扁平或高出皮肤表面的固定红斑。

(2)盘状红斑:红斑隆起,上有角化鳞屑及毛囊栓,旧皮损呈萎缩性瘢痕。

(3)光敏感:阳光照射引起皮肤过敏。

(4)口腔溃疡:口腔、鼻腔或咽部无痛性溃疡。

(5)关节炎:2 个或以上的周围性、非侵蚀性关节炎。

(6)浆膜炎:胸膜炎或心包炎。

(7)肾脏损害:持续性蛋白尿超过 0.5/24h,或有细胞管型尿。

（8）神经系异常：癫痫发作或精神障碍。

（9）血液学异常：溶血性贫血、白细胞减少、或血小板减少，随机检查 2 次以上。

（10）免疫学异常：狼疮细胞、抗双链 DNA 抗体、抗 Sm 抗体、或梅毒血清试验有 1 项以上阳性。

（11）免疫荧光或类似试验滴度异常，排除了药物性狼疮综合征。

38. 系统性红斑狼疮肾脏损害的病理改变是如何分型的?

根据 1982 年世界卫生组织提出的分类标准,将狼疮性肾炎按病理改变差异分为六型。

Ⅰ型:正常肾小球

a. 光镜、电镜及免疫荧光均无异常改变

b. 光镜下正常,但免疫荧光和(或)电镜下见系膜区免疫复合物沉积

Ⅱ型:系膜病变

a. 系膜基质增宽或伴轻度系膜细胞增殖

b. 中等度的系膜细胞增殖

Ⅲ型:局灶节段性肾小球肾炎(伴轻或中度系膜病变)

a. 活动性坏死病变

b. 活动性及硬化病变

c. 硬化性病变

Ⅳ型:弥漫增殖性肾小球肾炎(系膜毛细血管内增殖/广泛内皮下沉积物)

a. 无明显结节性病变

b. 活动性坏死性病变

c. 活动性及硬化性病变

d. 硬化性病变

Ⅴ型:膜性肾小球肾炎

a. 单纯性膜性肾病

b. 伴Ⅱ型病变

c. 伴Ⅲ型病变

d. 伴Ⅳ型病变

Ⅵ型:进行性硬化性肾小球肾炎

39. 小儿过敏性紫癜肾炎的临床表现特点是什么?

过敏性紫癜肾炎的临床表现分为肾外表现和肾内表现。肾外表现主要是发生在四肢远端伸面皮肤、下腹部及臀部的皮疹,多呈对称性分布,为出血性斑点,常于 1～2 周后逐渐消退,可多发性关节肿痛,主要累及膝、踝等大关节。患儿可有腹部痛,同时可伴有恶心、呕吐、稀便、黑便。肠穿孔、肠套叠较少发生。极少数患者还可以出现紫癜性脑病变所致的抽搐、瘫痪和昏迷等。

肾脏的表现多种多样,可以表现为单纯血尿、蛋白尿、肾病综合征、肾炎综合征及急进性肾炎综合征等。肾脏受累的程度与皮肤、关节及胃肠道受累的程度无关。过敏性紫癜肾炎分为五型:①轻型或无症状性尿异常。②急性肾炎综合征。③肾病综合征。④慢性肾炎综合征。⑤急进性肾炎综合征。一般在临床上表现为急性肾炎综合征者较为多见。

40. 小儿过敏性紫癜肾炎的病理改变特点是什么?

过敏性紫癜肾炎的病理改变主要是以肾小球系膜病变为主,有些患者可伴有不同程度的新月体改变,肾脏病理改变的轻重变化较大,目前国际上基本按照国际小儿肾脏病学会制定的分类方法将过敏性紫癜肾炎分为六级。Ⅰ级:微小病变;Ⅱ级:单纯性系膜增生,又分为局灶和弥漫性改变两类;Ⅲ级:系膜增生伴有 50% 以下的新月体形成,也分为局灶和弥漫性改变两类;Ⅳ级:同Ⅲ级,但伴有 50%、75% 的新月体形成;Ⅴ级:同Ⅲ级,但伴有 75% 以上的新月体形成;Ⅵ级:膜增生性肾炎。

肾脏免疫病理的检查主要表现为 IgA 在系膜区呈弥漫性颗粒样或团块样沉积。

41. 怎样治疗小儿过敏性紫癜肾炎?

大多数过敏性紫癜肾炎的患儿均有自限倾向,无需特殊治疗。但在急性期应该注意卧床休息,停用一切可疑的过敏药物及食物,避免接触可疑的过敏原。其他对症治疗包括抗感染、降低血压和利尿治疗。

糖皮质激素对关节肿痛、腹痛及胃肠道症状有一定的治疗作用,一般用泼尼松 $1 \sim 2 mg/(kg \cdot d)$,用 $1 \sim 2$ 周即可。对以急性肾炎综合征起病的过敏性紫癜肾炎患者,应考虑及时使用大剂量甲基泼尼松龙冲击治疗,并予以抗凝及抗血小板凝聚治疗,约半数以上的患者治疗有效。有人认为对表现为肾病综合征的过敏性紫癜肾炎患者宜采用激素治疗,尽管治疗不如原发性肾病综合征,但对消肿、减轻蛋白尿还是有一定的疗效。细胞毒药物如环磷酰胺等的治疗效果尚不肯定。过敏性紫癜肾炎的中药治疗以活血化瘀、清热解毒为主。

42. 乙型肝炎病毒相关性肾炎的诊断标准如何?

乙型病毒性肝炎是由乙型肝炎毒(HBV)感染的疾病。HBV 相关性肾炎是免疫复合物肾炎,其发生与病毒在肾脏的感染以及乙肝病毒抗原引起的免疫反应有关。乙型肝炎病毒相关性肾炎发病年龄多在 $2 \sim 16$ 岁,该病男孩发病率高于女孩,主要表现为大量蛋白尿或肾病综合征,少数患者可出现肉眼血尿。HBV 相关性肾炎最常见的病理类型是膜性肾病。目前国内常有的诊断标准为:①血清 HBV 抗原阳性;②患肾小球肾炎,并可除外狼疮肾炎等继发性肾小球疾病;③肾切片上找到 HBV 抗原。其中,第 3 点为最为重要。

43. 怎样治疗小儿乙型肝炎病毒相关性肾炎？

乙型肝炎病毒（HBV）相关性肾炎至今尚无特效药物。曾有人试用类固醇激素治疗 HBV 相关性肾炎的肾病综合征,在减少尿蛋白上虽有时可获短期效果,但多数无效,这可能与 HBV 相关性肾炎多为膜性肾病或膜增殖性肾炎有关。而激素治疗却可促进 HBV 的复制而加重病情,故此药需慎用。最近几年,不少学者试用抗病毒治疗,如 α - 干扰素、阿糖腺苷及无环鸟苷等,用药后有时可观察到 HBV 复制阴转,某些病例肾病亦随之好转。这些药物尚需进一步研究。应注意此类药物都有一定的副作用,且无环鸟苷大剂量时还有肾毒性。因 HBV 相关性肾炎的发病机制即与乙肝病毒在肾脏的直接感染及乙肝病毒抗原启动的免疫复合物有关,故可使用干扰素与泼尼松同时治疗。

（刘小荣）

第七节　小儿尿路感染

44. 小儿尿路感染有何特点？

由于儿童生理解剖特点,机体抗菌能力差且常合并先天尿路畸形、梗阻及膀胱输尿管反流等异常,儿童泌尿系感染发病率较高。本病绝大多数由肠道杆菌引起,其中以大肠杆菌为主;其他致病菌有肠球菌属、变形杆菌、克雷伯杆菌、铜绿假单胞菌、葡萄球菌、粪链球菌等。近几年儿童泌尿系感染致病菌中革兰阳性球菌及真菌培养阳性率较前有增加趋势。泌尿系感染主要感染途径为上行性感染,其次为血行感染,少数由淋巴通路及邻近感染直接波及所致。据统计,小儿患有反复泌尿系感染中,约 1/3 有肾瘢痕形成,多发生在 5 岁以前,而其中约 50% 存在膀胱输尿管反流,以后虽然已无菌尿,这些损害也会随年龄增长而加重,可发展为慢性萎缩性肾盂肾炎,甚至发生肾衰竭。故对于婴幼儿反复尿路感染小儿,特别是男性婴儿应做静脉肾盂造影检查,明确有无尿路畸形等复杂因素。如肾盂造影有异常或治疗后持续有菌尿者,应行排尿期膀胱输尿管造影,必要时行膀胱镜检查。小儿尿路感染治疗时应特别注意纠正尿路功能异常或器质性梗阻,对无症状性细菌尿小儿也宜积极治疗。感染反复发生者,尤其是有肾瘢痕形成或反流的患者,宜长期服药预防。

45. 婴幼儿泌尿道感染都有哪些症状?

急性泌尿道感染的症状随患儿年龄的不同存在较大的差异。婴幼儿泌尿道感染的症状缺乏特异性,3月龄以下婴幼儿的症状可以有如下:发热、呕吐、哭闹、嗜睡、喂养困难、发育落后、黄疸、血尿或脓尿等;3月龄以上婴幼儿的症状包括:发热、纳差、腹痛、呕吐、腰酸、尿频、排尿困难、脓血尿、血尿、尿液混浊。检查患儿时还需注意是否存在女婴外阴炎、男婴包茎合并感染等情况。

46. 尿路感染需做哪些实验室检查?

对有尿频、尿急、尿痛等膀胱刺激症状或无症状但疑为尿路感染的患者,需行以下实验室检查。

(1)尿常规检查:尿路感染时尿色可清或混浊,极少数患者可有肉眼血尿,多见于急性膀胱炎患者。尿常规检查尿蛋白多为微量~(+),尿中可有大量白细胞,有时可表现为脓尿。

(2)尿细菌学检查:是诊断尿路感染的关键性手段。如发现有真性细菌尿,虽无症状也可诊为尿路感染。尿细菌学检查分为尿细菌定性培养及定量培养。尿标本可取自中段尿、导尿和膀胱穿刺尿。尿定性培养需除外尿道及尿道周围寄生的细菌污染,结果常欠可靠。而对于尿定量培养,人们普遍认为清洁中段尿细菌定量培养菌落计数≥10^5/ml,则为有意义的细菌尿。对无症状细菌尿患者,如重复两次或更多次清洁中段尿培养,菌落计数均≥10^5/ml,且为同一菌种,则诊为尿路感染而非污染。另外,尿涂片镜检细菌及尿化学检查,因设备简单、操作方便,适用于基层医疗单位或大规模筛选试验。

(3)X线检查:尿路X线检查的主要目的是了解尿路情况,及时发现引起尿路感染反复发作的不利因素如结石、梗阻、反流、畸形等。经适当的内科或外科处理可以纠正。X线检查包括腹部X线平片、静脉肾盂造影、排尿期膀胱输尿管反流造影等,必要时行逆行肾盂造影。

(4)其他:如血常规检查。急性肾盂肾炎者,血白细胞可轻或中度升高,中性白细胞也常增多,有核左移。

47. 如何治疗小儿尿路感染?

(1)患儿应注意外阴部清洁护理,多饮水,及时排尿。

(2)上尿路感染:在尿培养结果回报前可经验用抗生素,如头孢噻肟钠80~120mg/(kg·d)分3次静注;头孢曲松钠50~80mg/(kg·d),每日1次静注或肌注。疗程10~14天。开始治疗后应连续3天进行尿细菌培养。若24小时后尿培养阴转,表示所用药物有效;否则应按尿培养药敏试验的结果调整用药。停药1周后再做尿培养1次。

(3)对反复发作者治疗:在做尿细菌培养后予以抗生素治疗1个疗程,急性症状控制后可用复方新诺明、呋喃坦啶、头孢克洛等小剂量(治疗量的1/4~1/3)每晚睡前顿服,连服4~6个月。为防止耐药菌株产生,可联合用药或轮替用药,即每种药物使用2~3周后轮换。同时检查有无泌尿系异常和膀胱输尿管反流。

(刘小荣　沈　颖)

第八节 其 他

48. 溶血性尿毒症综合征(HUS)的临床表现有哪些?

溶血尿毒综合征是一种以微血管溶血性贫血、急性肾衰竭和血小板减少三联征为主要临床特征的疾病。儿童 HUS 较成人多见,病死率高,近年来发病有增多趋势。溶血性尿毒征综合征一般分为腹泻后 HUS(典型 HUS,D + HUS)、无腹泻 HUS(非典型 HUS,D - HUS)。D - HUS 又分为特发性及继发性两大类。特发性 HUS 原因不明,常有家族遗传倾向,为常染色体显性或隐性遗传。继发性 HUS 可由于非肠道感染、原发性肾小球病变等多种原因引起。D + HUS 发病与很多细菌、病毒有关,大肠杆菌 O157:H7(E. O157:H7)及志贺痢疾杆菌 I 型最为常见,其次为 E. O26:H11。D - HUS 常见的病原体为肺炎链球菌、β 溶血性链球菌、支原体等。

腹泻后 HUS:发病前 2 ~ 14 天常有先兆性腹泻,且多为出血性腹泻,因腹痛、呕吐症状突出,易误诊为急腹症。成人及小儿均可发病,但主要发生于婴幼儿和儿童,流行期在 6 ~ 9 月份。非典型 HUS 部分可有呼吸道症状,或有家族史,另外与肿瘤等有关。

HUS 的临床表现主要包括以下几个方面:在数日内患者血红蛋白水平显著下降,网织红细胞、游离胆红素、血浆乳酸脱氢酶及丙酮酸脱氢酶水平明显升高,外周血涂片可见红细胞碎片及变形红细胞、幼红细胞;有时可出现血红蛋白尿。血小板减少性出血:HUS 胃肠道出血常见,血小板减少程度较轻。肾功能损害:急性肾衰竭是 HUS 的重要临床表现,绝大多数病例出现少尿或无尿。

49. 如何治疗溶血性尿毒症综合征?

支持治疗和血浆疗法是治疗 HUS 的主要方法,血浆疗法包括输注新鲜血浆和血浆置换。其他方法如抗凝、溶栓、输注血小板、激素、免疫抑制剂等。

(1)支持治疗:消除感染,停用可疑诱发本病的药物;补充营养,维持水电解质及酸碱平衡;如为大肠埃希菌感染者,若症状轻,通常仅予以维持水电解质平衡。

(2)透析治疗:一般当无尿超过 24 小时,BUN 迅速升高,血钾超过 6mmol/L 及(或)伴有水肿、心衰和顽固性高血压时应立即进行血液透析或腹膜透析治疗。腹膜透析不需全身肝素化,不加重出血倾向,对血流动力学影响小,特别适用于儿童或婴幼儿。

(3)输注血浆和血浆置换:输注血浆和血浆置换是目前治疗重症 HUS 最有效的方法,已大大提高了 HUS 患者的生存率。输注新鲜冰冻血浆或冷沉淀上清血浆可以去除血小板聚集物质,补充抗血小板聚集物质如 $ADAMTS_{13}$、PGI_2 等。输注新鲜冰冻血浆直至血小板升高达正常,溶血现象停止。对治疗 48 ~ 72 小时后症状无改善的难治性 HUS,或以急性肾衰竭及其他凶险症状起病的患者,可采用血浆置换疗法,每天或隔天用新鲜血浆置换。血浆置换的最佳持续时间推荐在患者血小板减少和神经系统症状缓解,血红蛋白稳定,血清乳酸脱氢酶水平正常后,在 1 ~ 2 周内逐渐减少置换量直至停止。

(4)抗血小板凝聚剂:小剂量应用阿司匹林、双嘧达莫可作为血浆疗法的辅助用药和取得缓解后的维持治疗。

50. 何为 Alport 综合征?

Alport 综合征是出现进行性血尿性肾炎和精神性耳聋的一种综合征。为遗传性肾病之一,一般仅见于青少年,多于 10 岁前发病。血尿为本病最突出表现。相差显微镜检查为变形红细胞血尿,并常伴红细胞管型。蛋白尿可随着年龄增长而加重,主要是男性,可发展至肾病综合征,但多为轻度。蛋白尿常伴随高血压,且提示预后不良。肾功能损害发生于儿童期,成人期继续进展,男性病情较重,女性进入肾衰竭晚期或不发生肾衰竭。高频性神经性耳聋是本病的一大重要特征,男性多见,但早期轻症病例需做电测听力才能发现,可逐渐加重。耳聋多为双侧,也有单侧者。15%~40%患者有累及晶状体和视网膜的眼部病变,视网膜改变较晶状体异常多见,当晶状体正常时也可有视网膜的变化。

早期肾活组织光镜检查正常,随后可出现局灶性和节段性肾小球病变、间质纤维化和肾小管萎缩。免疫荧光通常阴性。电镜检查可见最特异性的病变:基底膜不规则增厚并劈裂、基底膜变薄及两者并存。Alport 综合征的遗传具有异质性,存在不同遗传方式,包括性连锁显性遗传、常染色体显性遗传及常染色体隐性遗传。

51. 什么药物可能引起肾脏损害?

许多药物都可能引起肾脏损害,如临床上常用的抗生素大多数都有不同程度的肾毒性。由于抗生素应用广泛,由抗生素引起的急、慢性肾脏损害也就最为常见。可分为:①肾毒性大的抗生素。两性霉素 B。②中度肾毒性抗生素。氨基糖苷类抗生素(庆大霉素、卡那霉素)、多黏菌素、万古霉素、四环霉素、磺胺类。③青霉素 G、氨苄西林、先锋霉素 V、先锋霉素 VI、土霉素、利福平。解热镇痛药如阿司匹林(乙酰水杨酸)、非那西丁、布洛芬等有抗炎、解热和镇痛作用,此类药物易引起慢性间质性肾炎和肾乳头坏死,但常与长期大剂量服用有关。造影剂广泛应用于静脉肾盂造影、血管造影剂引起肾损害。④中草药。如雷公藤作为一种免疫抑制剂,木通作为一种利尿药,益母草作为一种活血药,常用于治疗多种疾病,但过量应用可导致急性肾衰竭。

(刘小荣)

第八章　血液系统疾病

第一节　白血病

1. 什么是白血病？如何分类？临床表现如何？

　　白血病是儿童时期最常见的恶性肿瘤。它是白细胞在生长、分化和发育过程中发生恶变，这种丧失正常功能的恶变细胞无节制地增长，导致对全身器官组织的广泛浸润，破坏其正常结构及功能，最终致使机体器官衰竭。它是一组形态学、细胞遗传学等差异较大的恶性疾病，按白血病细胞的起源，儿童急性白血病主要分为急性髓性白血病（AML）及急性淋巴细胞白血病（acute lymphoblastic leukemia, ALL），其中 ALL 占 75% ~ 80%，AML 占 15% ~ 20%，其他类型白血病的发病率极低。各种类型急性白血病的共同临床特征是：由于正常造血细胞生成减少而致发热、感染、出血、贫血等；同时由于白血病细胞的浸润导致肝、脾、淋巴结肿大、骨痛以及其他器官的病变。

2. 如何诊断急性淋巴细胞白血病？

　　诊断急性淋巴细胞白血病除临床具有发热、感染、出血、贫血、器官浸润等表现外，还需依靠实验室的相关检查。目前白血病的分型诊断包括细胞形态学、免疫学、遗传学以及分子生物学等方法（MICM）。MICM 分型不仅对白血病的诊断具有重要意义,而且对白血病的治疗、判断预后都有重要价值。

白血病细胞形态学是根据骨髓中白血病细胞所占比例和细胞形态特点以及免疫组化来确定白血病的不同类型,ALL 的免疫组化可表现为过氧化物酶和苏丹黑染色阴性,80% 以上的 ALL 过碘酸希夫反应为阳性,酶型为小珠状和团块状;白血病的免疫学检查主要是应用流式细胞术检测白血病细胞的免疫表型,即用特异的单克隆抗体检测白细胞的核、浆或膜上的抗原;细胞遗传学技术是利用细胞培养法和常规的显带技术检测患者的染色体改变,60% ~85% 的 ALL 患者可以检测到异常核型包括数目变化和结构改变;分子生物学方法是采用聚合酶链反应(PCR)的方法,即模拟天然 DNA 复制过程的体外扩增法,用于患者的融合基因检测,如 TEL – AML1、E2A – PBX1、MLL 基因重排、BCR – ABL、scl 基因重排以及 HOX11 基因的过表达等。

3. 流式细胞术白血病免疫分型的临床意义是什么?

骨髓血细胞是形态学分型的基础,流式细胞术白血病免疫分型是对形态学分型的重要补充和进一步深化,国际白血病 MIC 分型协作组认为免疫分型对每一例急性白血病都是必不可少的,流式细胞术(FCM)白血病免疫分型是利用荧光素标记的单克隆抗体(McAb)做分子探针,多参数分析白血病细胞的细胞膜和细胞浆或细胞核的免疫表型,由此了解被测白血病细胞所属细胞系列及其分化程度。对下列情况意义更大:①用形态学、细胞化学染色不能肯定细胞来源的白血病。②形态学为急性淋巴细胞白血病或急性未分化白血病(AUL)但缺乏特异性淋巴细胞系列抗原标记。③混合性白血病。④部分髓系白血病(目前,免疫分型对粒细胞和单核细胞白血病的鉴别尚有一定困难)。⑤慢性淋巴细胞白血病。⑥监测微小残留病。

4. 急性淋巴细胞白血病常见的免疫分型有哪些?

ALL 的免疫分型主要分为 T - ALL 和 B - ALL。按照细胞表面抗原出现的顺序将 B - ALL 分为四型:早期 B 前体细胞 - ALL 免疫表型不表达 Ig,但可呈 TDT、DR、CD34 阳性,亦可表达 CD19;前体 B - ALL 免疫表型主要表达 CD10、CD19、CD20、DR、CD34 和 TDT;前 B 细胞 - ALL 免疫表型常伴有胞浆 IgM(u) 的表达,同时还表达 DR、CD10、CD19 及 CD20,而 CD34 多为阴性;B - ALL 免疫表型典型标记是细胞膜免疫球蛋白 sIg 阳性,表型一般为 CD19、CD20、CD22、CD24 阳性,多数病例 CD10 阳性。T - ALL 免疫表型主要有:早期胸腺皮质细胞亚型免疫表型,主要表达 CD2、CD5、CD7 和 TDT;晚期胸腺皮质细胞亚型免疫表型,主要表达 CD1、CD2、CD5、CD7、$CD4^+$ $CD8^+$ 和 TDT,但 CD3 表达较少;髓质期亚型较少见,主要表达 CD2、CD5、CD7,$CD3^+$ $CD4^+$ 或 $CD3^+$ $CD8^+$,TDT 表达较少;前 T 细胞亚型,主要表达 CD7 和 CD3 而无其他 T 系抗原表达,预后较差。

5. 什么是微小残留病? 它在临床的指导意义有哪些?

微小残留病(minimal residual disease, MRD)是指白血病患者经过现代治疗,并按目前所确定的疗效标准取得完全缓解后用常规方法难以检测出来的体内残留微量白血病细胞的状态。

临床意义:微小残留白血病可估计临床缓解期间体内白血病细胞的负荷,在诱导治疗早期检测了解早期对治疗的反应,鉴别高度危险复发患儿,在整个治疗期间随时监测复发的发生,实施自体干细胞移植前检测骨髓或外周血中白血病细胞的污染程度,评定"净化"步骤的效果。

体内残留白血病细胞的水平与复发的危险度紧密相关,是影响白血病患者长期存活的主要因素。目前国际儿童白血病协作组已提出将化疗不同阶段 MRD 的检测作为危险因素的评价指标之一,并以此制定更为个体化的治疗方案。

6. 急性淋巴细胞白血病微小残留病监测方法以及原理是什么?

目前国内外儿童 ALL 微小残留病的监测方法主要有两种:

第一种是采用流式细胞术检测白血病细胞表面和胞浆内的白血病细胞异常免疫表型,即白血病发生过程中细胞表面标志的表达不同步或异常,主要包括:①跨系表达。ALL 细胞表达其他系细胞抗原。②表达阶段错误。ALL 细胞表达了不应在该分化阶段表达的抗原。③抗原表达量的改变。应高表达的抗原出现低表达或不表达,本应低表达的抗原出现高表达。④此外,还有反映白血病细胞的生物学特点如与增殖、凋亡、信号传导、耐药性相关的分子表达的应用。上述可在 95% 以上的 B 系 ALL 患者中找到白血病相关的复合的免疫表型。

第二种方法是采用荧光定量 PCR 技术,检测融合基因或免疫球蛋白/T 细胞受体(Ig/TCR)基因重排。其主要原理是 ALL 细胞也有遗传学异常,可用于与正常细胞相区别。故白血病染色体结构畸变以及融合基因不但是白血病基本的诊断标准之一,而且还是白血病微小残留病(MRD)检测的基础;ALL 是淋巴细胞恶性增殖形成的克隆性疾病,ALL 细胞起源于一个单一的淋巴前体细胞的癌性转化,因此会在大多数情况下出现 Ig 和 TCR 单克隆(或寡克隆)基因重排,从而使 ALL 细胞有别于正常的淋巴细胞和非淋巴细胞。虽然 Ig 和 TCR 克隆性基因重排只是 ALL 发生的产物,而非发生的原因,但由于其在 ALL 诊断和 MRD 检测中的重要价值,因此已被公认为 ALL 非常重要的肿瘤标志物。

7. 每个 ALL 患者都可以进行 MRD 监测吗？初诊时未进行检测以后是否还可以进行监测？

ALL 微小残留病的监测方法主要有两种,一种是采用流式细胞术检测白血病细胞表面和胞浆内的白血病细胞异常免疫表型,一般可在 90% ~95% 的 B 系 ALL 患者中进行 MRD 监测,但此种方法也存在克隆重排以及药物等因素所致抗原漂移而导致监测中的假阴性结果;另一种方法是采用荧光定量 PCR 技术,检测融合基因或免疫球蛋白/T 细胞受体(Ig/TCR)基因重排,因为 35% 左右的 ALL 患者有融合基因,故仅有少部分患者可采用此方法进行 MRD 监测,而免疫球蛋白/T 细胞受体(Ig/TCR)基因重排是运用聚合酶链反应(PCR)以及与各种抗原 - 受体基因的 V、J 片段相配对的引物确定是否发生重排,通过异源性分析以确定其克隆性,如是克隆性的则对 ALL 来源的 PCR 产物进行测序,确定重排基因的连接部位,并用这一序列设计等位基因特异性寡核苷酸,然后建立最佳的 PCR 反应条件,检测 MRD 时,用于分析治疗过程中收集标本中的单个核细胞,约 90% 以上的 ALL 患儿可以应用此方法检测 MRD,由于抗原 - 受体基因可能不停地发生重排,出现一些具有不同序列的亚克隆,在诊断时可能无法识别,造成假阴性,但最终会出现优势克隆。

文献报道采用上述两种方法对 ALL 进行监测,约 98% 的患儿可监测 MRD,所以并不是所有 ALL 均可以进行 MRD 的监测。鉴于上述技术原理,如患儿初诊时未进行 MRD 检测,在其后的治疗过程中不建议进行 MRD 的监测。

8. 影响儿童急性淋巴细胞白血病预后因素有哪些？

影响儿童急性淋巴细胞白血病预后因素主要有患者年龄、初诊时外周血白细胞计数、患者细胞遗传学和分子生物学、免疫表型特征、治疗的反应、治疗早期微小残留病水平等;年龄是影响儿童急性淋巴细胞白血病预后的重要因素之一,一般来讲年龄小于 1 岁或年龄大于 10 岁者预后不良,主要是由于此阶段高危患者的比例增高。增高的外周血白细胞计数反映肿瘤负荷重,为不利因素。大多数以白细胞计数 $50 \times 10^9/L$ 作为危险分组细胞数界定值。患者细胞遗传学和分子生物学在急性淋巴细胞白血病诊断、治疗以及预后判断上具有重要价值,高二倍体(染色体 >50)预后好,低亚二倍体预后差;11q23/MLL 基因重排阳性以及 t(9;22)/BCR - ABL 融合基因阳性的 ALL 预后差;t(12;21)/ETV6 - CBFA2 融合基因阳性的 ALL 预后好,t(1;19)/E2A - PBX1 融合基因阳性的 ALL 经过强化疗后可获得好的预后。目前因为现代强烈化疗的应用,成熟 B 系以及部分 T 系 ALL 不再归为预后不良的白血病;泼尼松试验反应差者预后差;诱导治疗早期骨髓获得缓解是预后好的指标之一,诱导治疗早期和(或)结束时 MRD 高者、治疗过程中 MRD 持续存在者或者 MRD 由阴转阳性者疾病复发风险高,预示患者预后不良。

9. 什么是急性混合细胞性白血病? 其类型以及预后如何?

大部分急性白血病可以根据其来源分为髓系、B 淋巴系和 T 淋巴系白血病,但在少数病例中,白血病祖细胞中同时表达髓系和淋系相关抗原标志,称为急性混合细胞性白血病(acute mixed lineage leukemia,AMLL)。急性混合细胞白血病进一步分为两种类型:一种是双系列型白血病(acute bilineal leukemia,BLL),指患者体内存在两种或两种以上分别表达髓系和淋系的白血病细胞亚群;另一种是双表型白血病(biphenotypic acute leukemia,BAL),这类患者体内的白血病细胞常同时表达髓系和淋系标记物。2008 年世界卫生组织在血液肿瘤分类标准中将此类白血病统一命名为混合表型急性白血病(MPAL)。MPAL 中多见克隆性的染色体异常,最常见的是费城染色体 t(9;22)和 11q23 的重排;目前缺乏统一有效的标准化疗方案,髓外浸润发生率高、易复发、疗效差、生存期短,故该病总体预后较差。MPAL虽然发病率较低,但是容易被误诊,但也需要避免对MPAL的过度诊断及过度治疗,要重视细胞遗传学和分子生物学的诊断依据,当存在与ALL或AML明确相关的细胞遗传学标志如t(12;21)(TEL/AML1)、t(1;19)(E2A/PBX1)、t(8;21)(AML1-ETO)、t(15;17)(PML/RARa)等时,这部分患者应该归类于相应谱系白血病,并给予相应谱系白血病的化疗方案。

10. 什么是维甲酸综合征? 其发病机制、临床表现及处理都有哪些?

维甲酸综合征(retinoic acid syndrome, RAS)是维甲酸诱导治疗急性早幼粒细胞白血病(APL,亦称AML-M3型)时发生的最严重的并发症,多见于APL单用ATRA诱导过程中,RAS的发生率为3%～30%,病死率为5%～29%。绝大部分RAS发生在用药早期,中位时间是用药的12天(3～23天,也有研究最长达46天)。初诊时白细胞较高和治疗后迅速上升者易发生维甲酸综合征。

临床表现多样,有以器官浸润为主的,也有以血管渗漏为主的。如发热、体重增加、肌肉骨骼疼痛、呼吸窘迫、肺间质浸润、胸腔积液、心包积液、皮肤水肿、低血压、急性肾衰竭,甚至死亡,其他不良反应有头痛、颅内压增高、骨痛、肝肾功损害、皮肤与口唇干燥、阴囊皮炎溃疡等。

其发病机制可能为在维甲酸诱导过程中,大量由于基因异常分化停滞的早幼粒细胞在维甲酸的作用下开始分化,在复杂的细胞分化过程中,细胞黏附功能、吞噬功能及渗透功能增强,细胞因子如IL-1、IL-6、TNFα大量释放和黏附因子如CD116、CDw65、VLA-4、CD11a/CD54表达增加,这样循环中逐渐分化的白血病细胞获得很强的组织穿透能力。如部分肿瘤细胞的肺部浸润引起肺组织炎性改变,反过来进一步增强细胞的渗透能力使得更多的肿瘤细胞得以浸润最终引起无法控制的肺部超炎症反应,并可能对激素治疗无效。

治疗上应暂时停服 ATRA,并予吸氧、利尿、地塞米松或者白细胞单采清除和化疗等。ATRA 联合其他治疗可提高完全缓解率和无病生存率,还可降低 RAS 的发病率和死亡率。

11. 只要经过化疗的患儿是否都应该进行预防性抗真菌治疗?

预防性抗真菌治疗是指在真菌感染高危的患者中,预先应用抗真菌治疗。

真菌感染的高危人群包括:接受高强度免疫抑制治疗的骨髓移植患者;急性淋巴细胞白血病诱导阶段,粒细胞缺乏并同时接受大剂量皮质激素的患者;急性淋巴细胞白血病高危患儿接受强化疗时,急性非淋巴细胞白血病患儿接受化疗时。

这些高危人群在存在下述因素时,应预防性抗真菌治疗。①中性粒细胞减少:计数 $<0.5\times10^9$/L,≥ 10 天;②体温 >38℃ 或 <36℃,且存在下列任何一种易感因素:之前 60 天内出现过长期中性粒细胞减少(≥ 10 天);之前 30 天内,曾使用过或正在使用强效免疫抑制剂,侵袭性真菌感染病史;存在移植物抗宿主病(GVHD)的症状和体征;长期使用类固醇激素(≥ 3 周)。

12. 肿瘤患儿化疗后出现严重骨髓抑制,需要预防性应用抗生素吗? 当出现粒细胞缺乏、发热时,如何处理?

肿瘤患儿化疗后出现严重骨髓抑制,如无感染的表现,不需要预防性应用抗生素治疗。

当中性粒细胞绝对值(ANC)低于 0.5×10^9/L 时,称为中性粒细胞缺乏。

发热的定义:一次记载体温 >38.5℃ 或体温 >38℃ 持续 1 小时以上。

粒细胞缺乏合并感染,常来势凶猛,进展迅速,因此,及时地对感染进行恰当处理至关重要。在取送各种培养后,须立即给予初始经验性治疗,待病原体明确后,再进行针对性治疗。经验性治疗:三代头孢和(或)氨基糖苷类药物。治疗 48 小时后重新评估:如果临床情况未变化,则继续原抗菌药物治疗方案;如果感染发生进展则需更改抗感染治疗方案;如果 3 ~ 5 天后仍持续发热,需考虑预防性应用抗真菌药物。针对性治疗:根据各种培养所得到的病原药敏结果来选择敏感抗生素,应注意足剂量、足疗程。

13. 血液肿瘤患者尤其是白血病患儿化疗期间为什么要服用复方新诺明?

复方新诺明(复方磺胺甲基异噁唑)在白血病的治疗过程中起着不可替代的作用。这是由于白血病患儿在化疗过程中,机体的免疫系统受到严重破坏,患儿的免疫力非常低下,容易发生各种类型的感染,其中有一种致死性感染是由肺孢子虫引起的肺炎,这种肺炎可导致呼吸困难、呼吸衰竭而危及生命。应用复方新诺明的目的是预防肺孢子虫肺炎的发生。剂量为 25mg/(kg·d),每天 2 次,每周服 3 天停 4 天。从化疗开始至停药后 3 ~ 6 个月。

(张瑞东 姜 锦)

第二节 非霍奇金淋巴瘤

14. 恶性淋巴瘤分为哪两类? 儿童非霍奇金淋巴瘤的主要病理类型有哪些? 各类型所占比例是多少?

恶性淋巴瘤分为非霍奇金淋巴瘤和霍奇金淋巴瘤。儿童非霍奇金淋巴瘤(childhood Non - Hodgkin's lymphoma, NHL)占儿童淋巴瘤的80%左右。不同于成人,儿童NHL绝大多数属于高侵袭型、高度恶性的淋巴瘤。病理类型也较简单,主要包括淋巴母细胞淋巴瘤(Lymphoblastic lymphoma, LBL)(占35% ~ 40%)、伯基特(Burkitt lymphoma, BL)和伯基特样淋巴瘤(Burkitt‑like lymphoma, BLL)(占30% ~35%)、间变大细胞淋巴瘤(anaplastic large‑cell lymphoma, ALCL)(约占15%)和弥漫大B细胞淋巴瘤(diffuse large B‑cell lymphoma, DLBCL)(约占10%)

15. 儿童非霍奇金淋巴瘤是如何分期的?

儿童NHL是按照St Jude分期系统分期的。

表8-1　St Jude儿童非霍奇金淋巴瘤临床分期

Ⅰ期

　单个淋巴结区或结外肿瘤,但纵隔及腹部肿块除外

Ⅱ期

　单个结外肿瘤伴局部淋巴结受累

　膈肌同侧2个或2个以上淋巴结区受累

　膈肌同侧2个单独的结外肿瘤,伴或不伴区域淋巴结受累

　原发于胃肠道肿瘤,常在回盲部伴或不伴有肠系膜淋巴结受累,均被完全切除的

Ⅲ期

　膈肌两侧有单独的结外肿瘤

　膈肌两侧有2个或更多的淋巴结病变,所有原发于胸腔的肿瘤(纵隔、胸膜、胸腺)

　所有广泛原发于腹腔内的病变

　所有脊柱旁或硬膜下的肿物,不论其他部位是否受累

Ⅳ期

　以上任何病变加中枢神经系统或骨髓浸润

16. 淋巴瘤化疗前需完善哪些检查？

对组织标本进行形态学及免疫组化检查明确病理类型。行影像学检查(包括 CT、B 超、MRI、PET – CT 等),骨髓涂片及活检,脑脊液检查明确肿瘤侵犯部位,并进行分期。行肝肾功能、尿便常规、血常规、心脏彩超等对患者脏器功能进行评估,为化疗做准备。

17. 淋巴母细胞型淋巴瘤和急性淋巴细胞白血病是什么关系？二者比较有哪些不同？

淋巴母细胞型淋巴瘤(lymphoblastic lymphoma,LBL)和急性淋巴细胞白血病(ALL)均来源于不成熟前体淋巴细胞,由于二者具有相同的细胞起源、形态学、免疫表型、基因型及细胞遗传学特征,因此世界卫生组织分类将二者界定为一组临床和实验室特征相似的同一肿瘤实体,并人为将骨髓中幼稚淋巴细胞比率小于 25% 的定义为 LBL,超过 25% 的定义为白血病。但二者之间又存在一些不同。

(1)临床表现不同:LBL 以肿瘤性病变为主,除淋巴结肿大外,T – LBL 常见前纵隔占位,B – LBL 易见皮肤、软组织侵犯和骨破坏。ALL 以发热、乏力、苍白、出血等全身系统性病变为主要表现。

(2)从临床过程上看:LBL 起病更凶险,病程短,病变进展迅速,早期发生广泛转移,来诊时 80% ~90% 的患者已处于临床Ⅲ、Ⅳ期。较 ALL 更易发生气道梗阻、上腔静脉压迫综合征、肿瘤溶解综合征等急症。

(3)复发形式不同:LBL 以局部复发多见,ALL 以全身系统性复发多见。T – LBL 复发时间较 T – ALL 早,中位时间为 10 个月,T – ALL 为 12 ~13 个月。

(4)前体 T 细胞或 B 细胞肿瘤中 ALL 和 LBL 所占的比例

不同:按世界卫生组织分类,前体 T 细胞肿瘤包括前体 T - LBL/ALL,其中 85% ~ 90% 表现为 LBL,少数表现为 ALL;与前体 T 细胞肿瘤正好相反,前体 B 细胞构成的肿瘤包括前 B - ALL/LBL,其中 85% 以上表现为 B - ALL,只有 10% ~ 15% 为 B - LBL。故临床上 T - ALL 在 ALL 中所占比例小,B - LBL 在 LBL 中比例偏低。

(5)二者肿瘤细胞分化阶段不同:通过 T 细胞受体基因重排的顺序可以证实,T - ALL 较 T - LBL 有更早期的分化阶段。

18. LBL 的分类及其临床特点是什么?

根据免疫表型可分为前体 T 淋巴母细胞淋巴瘤/白血病(T - LBL/ALL)和前体 B 淋巴母细胞淋巴瘤/白血病(B - LBL/ALL)。其中 T 细胞表型约占 80%,来源于胸腺 T 细胞,多见于男性青少年,约 75% 的患者有巨大的前纵隔肿块,可伴有胸腔积液、上腔静脉压迫综合征,常见颈部和锁骨上淋巴结肿大,极易扩散至骨髓、外周血和中枢神经系统。B 细胞表型约占 20%,多见于儿童,发病无明显性别特征,病变最常侵犯皮肤、软组织(尤其是头颈部)及骨、骨髓、淋巴结等,很少出现纵隔包块。二者均易发生骨髓转移,但多数患者外周血象仍可正常。

19. Burkitt 淋巴瘤有哪些典型临床表现?

Burkitt 淋巴瘤原发部位以腹腔淋巴结肿大或腹部肿物为最常见,故临床常表现腹痛、腹水、腹膜炎、复发性肠套叠或肠穿孔、肠出血、阑尾炎等急腹症表现。颌面部及鼻咽腔、扁桃体也为本型常侵犯的部位,表现为鼻塞、呼吸困难和复发性扁桃体炎。极易扩散到肝、脾、肾、骨髓及中枢神经系统,睾丸、卵巢也易受累。

20. 儿童 NHL 的主要治疗策略是什么？LBL 和 Burkitt 淋巴瘤治疗方案有什么不同？

儿童 NHL 的主要治疗策略是针对患者不同的病理类型及危险程度采用不同的治疗方案的分层治疗。联合化疗是目前主要的有效治疗手段。临床及生物学预后因素评价十分重要，主要包括：诊断时病变侵犯的程度、侵犯的部位、免疫分型、肿瘤的形态学和组织化学染色及治疗的早期反应、基因染色体类型检查等来评估预后。

LBL 主要采用类似 ALL 的方案化疗，包括诱导缓解、巩固治疗、再诱导和维持治疗。目前疗效最好的是 BFM - 90 方案，5 年无事件生存率达 90%；Burkitt 淋巴瘤治疗方案的特点是短疗程、强化疗，目前疗效最好的是 LMB - 89 方案，5 年无事件生存率为 79% ~ 96%。

21. 间变性大细胞淋巴瘤临床特点是什么？

本病为一种成熟 T 细胞来源的淋巴瘤，由大而富含胞浆的细胞组成，核为多形性，以马蹄形多见。免疫组化 CD30$^+$，多数患者 ALK$^+$，可见 t(2;5)。大多数患者(70%)就诊时已达Ⅲ ~ Ⅳ期。有表浅淋巴结和(或)腹腔淋巴结肿大，患者常有 B 组症状，特别是高热。常伴有结外浸润(如肺、骨、皮肤、软组织等)和骨髓侵犯，故较易误诊。但本病化疗效果良好。

22. 上腔静脉压迫综合征的临床表现及抢救措施有哪些？

上腔静脉压迫综合征(SVCS)是肿瘤临床上最常见的急症，主要由胸内肿瘤压迫上腔静脉引起的急性或亚急性呼吸困难和面颈肿胀，需紧急处理缓解症状。

(1)持续吸氧。

(2)卧床，抬高床头 30° ~ 45°，有利于上腔静脉回流，减少心输出量和静脉压力。

（3）适当限制患者液体及食盐的摄入，以减少因钠盐摄入导致的血容量增高。适当使用利尿剂可以减少液体潴留和消除水肿。

（4）通过皮质类固醇化疗可使肿瘤体积缩小，缓解阻塞、恢复正常的静脉回流。

（5）输液血管的选择：通过下肢静脉输液，避免使用上肢静脉，不能使用右侧上肢，上腔静脉受压后压力增高，血流速度明显减慢，药物在局部浓度明显增加，易造成血栓形成和静脉炎。静脉液速以 30～40 滴/分为宜。取下肢下垂的坐位输液。

（6）严密监测血压、脉搏、呼吸等生命体征，测血压以左上肢为准。

（金 玲 杨 菁）

第三节 霍奇金淋巴瘤

23. 霍奇金淋巴瘤临床分期及分期依据是什么？

1971 年制定 Ann Arbor 分期是霍奇金淋巴瘤分期的基础，1989 年英国 Cotswald 会议再次对其进行了修订，现在仍然是当前儿童 HL 应用最广泛的分期方法。这一分期系统根据各期临床特征修订分为 A、B 和 E 亚型，将淋巴结位置归为不同的淋巴结区，而具体分期则根据受累淋巴结区的数量、位置。见表8－2。

表 8 - 2　霍奇金淋巴瘤分期

分期	受累部位
Ⅰ	侵及单一淋巴结区或淋巴样结构,如脾脏、甲状腺、韦氏环等或其他结外器官/部位(ⅠE)
Ⅱ	在横膈一侧,侵及两个或更多淋巴结区,或外加局限侵犯 1 个结外器官/部位(ⅡE)
Ⅲ	受侵犯的淋巴结区在横膈的两侧(Ⅲ),或外加局限侵犯 1 个结外器官/部位(ⅢE)或脾(ⅢS)或二者均有受累(ⅢSE)
Ⅲ₁	有或无脾门、腹腔或门脉区淋巴结受累
Ⅲ₂	有主动脉旁、髂部、肠系膜淋巴结受累
Ⅳ	弥漫性或播散性侵犯 1 个或更多的结外器官,同时伴或不伴有淋巴结受累
	适用于各期
A	无症状
B	发热(体温超过 38℃)、夜间盗汗、6 个月内不明原因的体重下降 10% 以上
E	单一结外部位受累,病变累及淋巴结/淋巴组织直接相连或邻近的器官/组织
S	脾脏受累

24. 世界卫生组织分别于 2001 年及 2008 年发布了新版《血液病及淋巴系统疾病分类指南》,其中霍奇金淋巴瘤的病理分型及特点是什么?

2001 年及 2008 年发布的新版《血液病及淋巴系统疾病分类指南》对现在所有的血液系统恶性肿瘤进行了统一分类。这一分类为研究人员以及临床医生的诊断以及治疗提供了统一的命名法。"霍奇金病"被重新命名为"霍奇金淋巴瘤(HL)",这个名词包括两种疾病:相对常见的即经典型霍奇金淋巴瘤(CHL),以及非常少见的结节性淋巴细胞为主型的霍奇金淋巴瘤(NLPHL)。经典型霍奇金淋巴瘤形态学可见类似于肿瘤细胞的 Sternberg - Reed 细胞,不论从形态学、组织学分类以及生物学的角度,其都被认为是一种恶性肿瘤。NLPHL 则正相反,属于惰性肿瘤。CHL 病理分类依据肿瘤细胞以及背景细胞的情况又分为结节硬化型、混合细胞型、结节性富于淋巴细胞的 CHL 以及淋巴细胞消减型 HL 四种亚型。

HL 的组织学亚型有其各自独特的临床表现。结节性淋巴细胞为主型 HL 通常表现为颈部、腋窝或腹股沟/股三角区等淋巴结区的局部病灶,更常见于年轻男性患者,一般为良性的淋巴组织增生。结节硬化型 HL 更多侵及颈部、锁骨上及纵隔淋巴结,此型受累的淋巴结因为含有特征性的丰富胶原而发展为巨大瘤块,可能最终治疗结束后也不会完全消失,其为发达国家青春期儿童最常见的 HL 亚型。混合细胞型 HL 发现时多已为晚期,且多伴结外受累,与 EBV 高度相关。这种亚型通常表现出一种不寻常的"跳跃"式浸润,很少累及胸腔,而颈部及腹腔淋巴结区多受累,其多见于 10 岁以下儿童。我国儿童相对多见。儿童期淋巴细胞消减型 HL 非常少见,但在获得性免疫缺陷(如 HIV 及器官移植后的免疫抑制)时可能发生。这一亚型以骨及骨髓等部位的广泛转移为临床特征。

25. 霍奇金淋巴瘤常见的临床症状是什么? 何为 B 组症状? 为什么会出现 B 组症状?

HL 临床表现多种多样,大部分患者无症状或症状轻微。持续的无痛性颈部或锁骨上淋巴结肿大为儿童 HL 最常见的临床表现。受累的淋巴结增长迅速,易于触及,典型为橡皮样、质硬而无触痛。随着疾病进展,肿大的淋巴结融合成巨大肿块,与周围组织融为一体。超过 2/3 的儿童和青少年还伴有纵隔受累,其次为脾脏和肺受累。B 组症状一般指发病时伴下列症状:发热(体温超过 38℃)、夜间盗汗、6 个月内不明原因的体重下降 10% 以上。霍奇金淋巴瘤的肿瘤细胞 Hodgkin 和 Reed－Sternberg 细胞产生的细胞因子与 HL 一系列临床特征相关。例如其分泌的肿瘤坏死因子(TNF)、淋巴细胞毒素－α(LT－α)、白细

胞介素 –1（IL –1）、白细胞介素 –6（IL –6）明确与 B 组症状相关。

26. 儿童霍奇金淋巴瘤治疗原则是什么？

自 20 世纪七八十年代以来广泛应用 MOPP/ABVD 等多药联合化疗伴放疗治疗取得很好的疗效,霍奇金淋巴瘤已经成为儿童时期治愈率最高的恶性肿瘤之一。霍奇金淋巴瘤目前被认为是一组恶性程度相对低且可治愈的肿瘤。然而,传统治疗方案高治愈率的同时也伴发着明显的放、化疗相关近、远期毒副作用,包括药物相关的不孕不育、第二肿瘤、肺纤维化、心肌病以及放疗相关的性腺异常和其他的内分泌功能异常、乳腺癌等。随着诊治水平的不断进展,发达国家约 95% 早期 HL 及 80% 以上中、晚期 HL 患儿得以长期存活,因此发达国家治疗儿童 HL 目标已发展为继续维持高疗效的同时如何减少治疗相关合并症。总的来说,需要严格根据 HL 危险度分层治疗,对低危患儿需要减少治疗的强度以尽量减少继发副作用,而对中高危者仍强调强化治疗以增加对肿瘤的控制。

27. 影响儿童霍奇金淋巴瘤预后的常见因素是什么？

目前国外各先进儿童霍奇金淋巴瘤治疗组普遍接受的预后相关因素包括:初诊时分期（Ⅲ期以上）、B 组症状、受累淋巴结区数量（3 个以上）、巨大瘤块以及结外浸润。以上均为早期肿瘤预后的不良因素。各治疗组尤其特别强调巨大瘤块对预后的影响。另外,化疗早期即 1~2 个疗程后评估瘤灶的结果也逐渐成为重要的危险因素之一。相对来讲,组织学亚型结节性淋巴细胞为主型霍奇金淋巴瘤即 NLPHL 较经典型 HL 相对预后好。

（段彦龙）

第四节 实体瘤

28. 什么是小圆细胞恶性肿瘤？如何鉴别儿童实体瘤中常见的小圆细胞恶性肿瘤？

小圆细胞肿瘤（small round cell tumors, SRCTs）通常是指组织学上以小圆形细胞为主的一大类恶性肿瘤。组织学上所表现的共同特点是瘤细胞分化原始、幼稚，瘤细胞体积小，胞质少，核呈圆形或椭圆形，染色质粗或深染，核分裂象多见。在光学显微镜下表现为均匀一致的蓝色小圆细胞，因此，又有人把它们称为"蓝色小细胞肿瘤"。因为形态学缺乏特征性的排列及结构，仅从光学显微镜观察难以鉴别，需通过免疫组化及分子生物学进一步鉴别。儿童常见的小圆细胞肿瘤有：神经母细胞瘤、尤文肉瘤／原始神经外胚层瘤（Ewing sarcoma / Peripheral primitive neuroectodermal tumors, ES / PNET）、横纹肌肉瘤、淋巴瘤等。可以通过免疫组化的方法鉴别（表 8 - 3）。并可通过分子生物学方法鉴别，85% 的 ES/ PNET 均存在 t（11;12）染色体易位产生融合基因 EWS/FLI1，80% ARMS 中发现了 t（2;13）和 t（1;13）染色体易位产生融合基因 PAX3/FKHR 和 PAX7/FKHR，可通过融合基因的监测进行确诊。

表 8 - 3　小圆细胞肿瘤的免疫细胞化学鉴别诊断表

	波形蛋白	S - 100	Keratin	肌红蛋白	NSE	LCA	CD99
ES/PNET	+	-	-	-	-	-	+ + +
腺泡状横纹肌肉瘤	+	-	-	+ + +	-	-	+
神经母细胞瘤	+	+ + +	-	-	+ + +	-	-
淋巴瘤	+	-	-	-	-	+ + +	+

29. 神经母细胞瘤常见症状及少见合并症是什么?

(1)一般症状:贫血、乏力、兴奋、体重不增或下降及不规则发热。

(2)肿瘤压迫或浸润症状:原发部位不同则症状不同。

1)肿瘤原发于腹腔时患者腹部有肿块,因而引起腹痛、呕吐及便秘等症状。

2)原发于胸腔后纵隔的肿瘤可能压迫气管而引起咳嗽、呼吸困难。如压迫上腔静脉引起面颈肿胀。若发生于颈部压迫颈交感神经,患者会出现颈交感神经麻痹综合征(Hornor 综合征)引起瞳孔缩小、眼球内陷、上睑下垂及患侧面部无汗的综合征。

3)肿瘤侵入椎管内位于硬脊膜外压迫脊髓,有感觉异常、疼痛、下肢麻痹及排便障碍。

(3)转移瘤症状:神经母细胞瘤常转移至颅骨,如转移至眼眶引起眶内出血及眼球突出。如广泛侵犯骨髓腔则出现贫血及血小板减少。骨侵犯引起骨关节痛及病理性骨折。转移至肝可引起肝大。

(4)高儿茶酚胺血症所致症状:发作性高血压、多汗、心悸等。

(5)神经母细胞瘤少见临床综合征,即难治性腹泻综合征和急性肌痉挛脑病。发生腹泻的原因主要是肿瘤细胞可分泌血管活性肠多肽(vasoactive intestinal polypeptide,VIP),肿瘤细胞分泌 VIP 是肿瘤成熟的指征。后者的临床特征是斜视、眼阵挛、肌痉挛和躯体共济失调。推测其发生与小脑损害有关,其机制是一种针对神经母细胞瘤抗原的抗体与小脑细胞抗原发生交叉免疫反应有关,肿瘤切除后,此综合征仍持续存在,需予丙种球蛋白、激素等免疫治疗。

30. 如何看待神经母细胞瘤的肿瘤标记物的临床意义?

(1)70%~90%的神经母细胞瘤的患者尿儿茶酚胺及代谢产物增高,测定患者24小时尿 VMA 和 HVA 不仅对诊断,而且对判断疗效及复发均有帮助,VMA/HVA 比值≥1.5,提示患者预后较好。

(2)Ham 等1981年发现血清铁蛋白(ferritin)水平与肿瘤预后有密切关系,测定血清铁蛋白水平增高者几乎都有骨转移,血清铁蛋白水平正常者预后较好。

(3)神经元特异性烯醇酸(newron specific enolase,NSE)水平对诊断和预后的判定有重要临床意义,一般神经母细胞瘤患者血清 NSE 水平增高,切除肿瘤后水平下降,复发后 NSE 水平再次升高。

31. 视网膜母细胞瘤的治疗策略是什么?

视网膜母细胞瘤(retinoblastoma,Rb)是发生于婴幼儿期最常见的眼内恶性肿瘤,恶性程度高。近年来发病率有上升趋势。保住患儿生命而进行眼球摘除手术曾是治疗 RB 的主要方法,到20世纪后期以来,随着医学技术的发展,治疗目的不再仅为挽救生命,对于相对早期、肿瘤较小的患者尽可能地保留眼球和保存视力。目前保留眼球治疗的主要手段包括全身化学药物治疗和眼局部治疗。目前国际上认为眼球摘除对于单眼、单病灶 Rb 是最安全的治疗方法,单眼 Group D 期和 Group E 期眼建议行眼球摘除。Group E 期眼风险很高,对于患儿生命威胁大,无论是单眼还是双眼 Rb 均应行眼球摘除。即使是尝试性化疗,对 Group E 期眼也很危险,进行眼摘前化疗往往会掩盖肿瘤发生眼球外转移的体征。化疗联合局部治疗对于 Group B 期和 Group C 期眼效果较好,而 Group A 期眼仅通过局部治疗就可治愈。

32. 儿童实体瘤的特点是什么？

绝大多数儿童实体瘤是来自胚胎的先天性肿瘤。90%为中胚层非上皮细胞发展的"肉瘤"。约1/2伴先天畸形，发病与年龄有密切关系。小婴儿以神经母细胞瘤为多，1岁以后以肾母细胞瘤和肉瘤为主，学龄期后以骨肉瘤为主。6岁以下为发病高峰，12岁为死亡高峰。儿童实体瘤具有恶性程度高、发病隐匿和早期转移的特点：一般生长迅速，增殖部分比例较大，细胞倍增快，局部浸润，全身转移均发生较早，容易发生血行转移；自限性较明显，6个月以下小儿肿瘤自然治愈率较高；治疗难度大，单一治疗预后差，需要以化疗为主，手术及放疗为辅的综合治疗；病理类型、临床分期、治疗手段、发病年龄与预后密切相关；治愈后1年与5年生存率基本一致，2年无复发转移的生存率可代表长期生存率；治愈后需长期随诊，注意复发、后遗症及继发癌症的发生。

（金　眉）

第五节　化疗注意事项及常见不良反应

33. 为什么有些化疗药物需应用大剂量水化碱化？

某些化疗药物在使用同时需要应用水化碱化，在儿童血液系统恶性疾病及实体瘤中常需要应用水化碱化的化疗药包括：大剂量甲氨蝶呤（HD－MTX）、大剂量环磷酰胺（CTX）、顺铂（Cisplatin）等。

MTX主要经尿排出，其代谢产物溶解度甚低，尤其在酸性环境中易形成结晶，破坏后产生大量尿酸经肾脏排泄，在肾小管沉积填塞造成肾小管功能损害,以致引起肾衰竭。同时由MTX的肾毒性造成其排泄不足,导致该药在其他系统中的毒性反应增加。应用大剂量环磷酰胺(CTX)化疗时,其代谢产物丙烯醛主要从泌尿道排出,尤其是对膀胱有明显的刺激作用,临床表现为出血性膀胱炎、膀胱刺激症状、少尿及蛋白尿。顺铂的肾脏损害在近曲小管与远曲小管、集合管。

因此在静脉滴注甲氨蝶呤、环磷酰胺、顺铂前后应用大剂量的水化及碱化液,促进代谢产物排出,减轻肾脏损害。

34. 水化碱化时有哪些注意事项,应该如何计算?

(1)水化碱化计算方法

第一天水化碱化

碱化:5% $NaHCO_3$ 130~150ml/m^2(稀释3.5倍至等张)

水化:3000ml/m^2,其中1/4~1/3口服。

第二天水化碱化

碱化:5% $NaHCO_3$ 100ml/m^2(稀释3.5倍至等张)

水化:2500ml/m^2,其中1/4~1/3口服。

第三天水化碱化

碱化:5% $NaHCO_3$ 80ml/m^2(稀释3.5倍至等张)

水化:2000ml/m^2,其中1/4~1/3口服。

(2)注意事项

1)监测出入量。24小时出量少于入量的1/4~1/3可给予速尿利尿。

2)尿pH>7。

3)监测血生化,及时纠正电解质紊乱。

4)计算口服入量时最好根据患儿平时饮水量进行加减,不宜过多或过少,造成临床上患儿依从性减低。

35. HD－MTX 化疗后为何要给予亚叶酸进行解救？

（1）主要药理作用：结构与叶酸相似，与二氢叶酸还原酶结合后阻滞四氢叶酸生成致使脱氧胸苷酸合成受阻，影响 DNA 合成。

（2）不良反应：主要有黏膜炎、消化道反应及肝肾损害、皮疹、轻度骨髓抑制。

1）水化碱化：应在 HD－MTX 给予前 2 小时开始水化碱化。

2）解救：应用 HD－MTX 的 42、48 及 54 小时用 FH4－Ca 解救。

3）监测血药浓度。

4）给予 FH4－Ca 漱口减少口腔黏膜炎。

36. 左旋门冬酰胺酶使用时都需要进行哪些监测？为什么？

（1）治疗机制：肿瘤细胞不能合成其生长所必需的氨基酸门冬酰胺，必须依赖宿主供给。本品能使宿主门冬酰胺水解，从而使肿瘤细胞缺乏门冬酰胺，起到抑制生长的作用。

（2）不良反应如下。

1）过敏反应：包括皮疹、荨麻疹、关节痛、呼吸窘迫及休克等，用前应做皮内试验。

2）胃肠道反应：恶心、呕吐、食欲不振、腹泻、腹部痉挛等。

3）凝血异常：纤维蛋白原减少、纤维蛋白溶酶原减少、蛋白 C 减少等。

4）胰腺炎、淀粉酶升高、血糖升高等。

5）中枢神经系统毒性：头痛、头昏、嗜睡、精神错乱等。

6）肝、肾功能损害：肝、肾功能不全者禁用。

（3）根据药物的副作用要进行监测。

1）左旋门冬酰胺酶使用期间低脂饮食。

2）监测内容包括：①每日血压、心率、呼吸监测 Q12h；左旋门冬酰胺酶试用期间由于合并激素同时使用,应注意血压偏高的现象。②每日空腹血糖监测。③门冬酰胺酶前后监测生化全套＋淀粉酶,凝血功能,腹部 B 超:及时监测防止胰腺炎的发生。

37. 急性肿瘤溶解综合征发生的高危因素有哪些? 临床表现及治疗原则各是什么?

急性肿瘤溶解综合征(acute tumor lysis syndrome, ATLS)的高危因素、临床表现及治疗原则如下:

(1)高危因素:最易合并 ATLS 的肿瘤为伯基特淋巴瘤,其次是淋巴母细胞淋巴瘤和急性淋巴细胞白血病,与肿瘤负荷、化疗强度以及是否有肾脏的浸润有关。

(2)临床表现及治疗原则如下。

1)高尿酸血症:化疗杀死肿瘤细胞,大量肿瘤细胞溶解可引起核酸代谢产物增加,出现高尿酸血症,引起尿酸性肾病,表现为呕吐、昏睡、少尿、无尿、抽搐等肾功能不全症状以及腹痛、血尿、尿混浊含白色结晶等输尿管尿酸结石的症状。尽可能促进尿酸溶解、排出或中和尿酸,包括水化碱化(全天液量大于 $2500 \sim 3000ml/m^2$,5% 碳酸氢钠 $80 \sim 120ml/m^2$) 及别嘌呤醇 $[10mg/(kg \cdot d)]$ 口服,必要时可考虑应用尿酸氧化酶。

2)高钾血症:会抑制心脏传导系统,造成心动过缓、心律不齐,严重时会发生心室颤动、心跳停止(治疗过程中应特别注意),肌肉系统可出现肌肉刺痛及弛缓性麻痹。治疗包括每天监测血电解质,首先要停用含钾液体,静脉应用碱性液、葡萄糖＋胰岛素及葡萄糖酸钙促进 K^+ 进入细胞内,速尿利尿促进排出,必要时透析治疗。

3)高磷血症:高磷最主要的危害就是低钙血症,形成磷酸钙结晶堵塞肾小管。治疗首先是停用含磷药物,如磷酸肌酸、口服氢氧化铝凝胶和醋酸镁可以降血磷,最直接的办法是透析。

4）低钙血症：口周和指尖麻或针刺感、手足抽搐、肌肉痉挛、惊厥、腹绞痛及心电图 Q－T 间期延长。治疗可予 10% 葡萄糖酸钙每次 1～2ml/kg，在心电监测下大于 30 分钟静脉推注。

5）尿酸性肾病、肾功能不全：轻度肾功能不全可通过水化碱化尿液，促进尿酸排出而逐渐缓解。因肾功能不全而须限制液量。严重肾功能不全伴少尿、无尿、水肿时应考虑及时做肾透析治疗。

38. 化疗中出血是否就是因为血小板减少引起的呢？

化疗中出血最常见的原因是血小板减少引起的，其出血程度与血小板减少程度一致。血小板计数 $> 20 \times 10^9/L$，一般不会发生严重自发出血。当血小板计数 $< 10 \times 10^9/L$ 时，活动性出血明显增多。但化疗中出血还包括以下因素。

（1）弥散性血管内凝血（DIC）：白血病细胞大量增殖或因化疗被破坏时，胞浆内的促凝物释放入血，激活外源性凝血系统，导致 DIC。DIC 最常发生在 AML M3 型，其次是 M5 型。是白血病患者早期死亡的主要原因。

（2）血管因素：肿瘤细胞、感染、化疗药物等因素均可损伤血管内皮引起出血。

（3）其他因素：抗代谢药物、类固醇，特别是左旋门冬酰胺酶抑制肝脏合成凝血因子而影响凝血功能，导致出血。甲氨蝶呤可引起消化道黏膜损伤溃疡而致胃肠道出血。

39. 如何处理化疗中的出血合并症？

（1）化疗中应监测血常规及凝血象，如因血小板严重减低或凝血功能异常引起的出血应及时输注机采浓缩血小板及血浆。

（2）对有出血倾向的患者，需卧床休息，注意面色及各项生命体征的监测。针刺部位拔针后适当延长局部按压时间。酌情

静脉应用维生素 K_1、止血敏、立止血等预防或减轻出血。

(3)因鼻出血部位大多位于鼻中隔前下方黎氏区,鼻出血时可用手指在鼻翼两侧向内下压迫止血,或用油纱条填塞压迫止血。

(4)高度怀疑颅内出血时,予 20% 甘露醇降颅压,酌情加用激素减轻毛细血管通透性,减轻脑水肿,输注血浆补充凝血因子,输注血小板减轻出血。根据患儿情况行头颅 CT、眼底检查等协助诊断。

(5)发生消化道出血时,予禁食,必要时行胃肠减压,冰盐水洗胃。迅速补充有效血容量,补液、纠酸、输血。口服或胃管内注入云南白药减轻出血,严重消化道出血可应用垂体后叶素、生长抑素,加用奥美拉唑、甲氰咪胍等制酸剂和蒙脱石散、磷酸铝凝胶等黏膜保护剂。输注浓缩血小板、凝血酶原复合物、新鲜冰冻血浆等减轻出血、加强支持疗法。积极抗感染治疗。血止 2~3 天后方可进食流质饮食。

(张大伟 王 彬)

第六节 朗格汉斯细胞组织细胞增生症

40. 朗格汉斯细胞组织细胞增生症的发生机制是什么?

目前针对朗格汉斯细胞组织细胞增生症(langerhans cell histiocytosis, LCH)发病机制主要有两种观点:

(1)免疫学说:研究表明 LCH 损伤局部有大量炎性因子的表达,并通过实验认为 T 细胞在 LCH 发生中起着重要作用,T 细胞与 LCH 细胞相互作用引起细胞因子分泌的级联反应,继而引起 LCH 细胞的重新补充、成熟和增殖,最终导致 LCH 的发生。

（2）肿瘤学说：X 染色体失活技术证实病变部位 CD1a$^+$ 的树突状细胞（未成熟的树突状细胞）呈克隆性增生；患者存在有 P53、Fas、Bcl－2 等蛋白的异常表达，提示细胞增殖与凋亡调节异常有关。

41. 朗格汉斯细胞组织细胞增生症主要的临床表现是什么？

（1）局灶性 LCH：孤立性的骨病变可表现为骨破坏、疼痛和肿胀，多见于年长儿。颅骨为最常见的损伤部位，其他如椎骨、骨盆、腭骨、肋骨、肩胛骨等扁平骨及长骨均可受累。X 线呈"穿凿样"，椎体则呈压缩性骨折。皮肤病变表现具多样性，早期为斑丘疹，继而可有渗出、出血、结痂、脱屑、色素沉着及脱失，且上述各期表现可同时存在，触之有棘手感。以躯干、头面部皮肤最易受累。

（2）多灶性或多系统性 LCH：除骨骼、皮肤外，淋巴结、眼眶、口腔、耳、中枢神经系统及胃肠道等部位均可受累，而肝、脾、肺、骨髓被称为危险器官，这四种脏器功能损伤直接影响疾病的预后。年龄越小多系统损害的发生率越高，而其中硬化性胆管炎、肝硬化、尿崩症均为不可逆性损害。

42. 朗格汉斯细胞组织细胞增生症的影像学特点和诊断标准是什么？

（1）影像学特点

1）骨骼：溶骨性骨破坏，呈虫蚀样，椎体则呈压缩性骨折。

2）肺：以肺间质改变为主，典型表现为弥漫性网点影。

3）中枢神经系统：主要病变有占位、脱髓鞘、萎缩，下丘脑垂体轴为最常受累部位。

（2）诊断标准：病变部位病理活检可见 LCH 细胞浸润，免疫组化 CD1a 阳性或电镜见到 Birbeck 颗粒即可确定诊断，二者均为诊断的金标准;无条件做上述检测可送检 S100 蛋白、ATP 酶、α-D-甘露糖酶和花生凝集素,两种或两种以上阳性者可诊断;光镜下发现 LCH 细胞只能疑似诊断。

43. 如何对朗格汉斯细胞组织细胞增生症进行分组和治疗?

(1)分组:"危险器官"包括造血系统、肝、脾和肺。

Ⅰ组:多系统高危险度组,指多系统受累伴有"危险器官"累及,不包括单纯肺部病变。

Ⅱ组:多系统低危险度组,多器官系统受累但不伴有"危险器官"累及。

Ⅲ组:单系统、多发骨损害和局限性特殊部位受累组,患者多发骨损害;局限特殊部位累及(如易发生中枢神经系统受累的部位合并中枢软组织浸润,或椎骨破坏伴椎管内软组织扩散)。

(2)治疗:目前以联合化疗为主,主要包括长春新碱、泼尼松、甲氨蝶呤和 6-MP,根据不同的危险度分组,疗程半年至 1年。复发患者可重新用原方案治疗,若无效可考虑使用二线药物治疗,如二氯去氧腺苷(2CDA)或造血干细胞移植。

44. 朗格汉斯细胞组织细胞增生症肺部浸润的鉴别诊断是什么?

LCH 肺部影像学典型改变:双肺结节状和网状结节状影,主要累及中、上肺。早期病例在 CT 上显示为结节状和网点状改变为主,而在晚期则以囊泡状改变为主,甚至蜂窝肺。

须与以下疾病相鉴别。

(1)粟粒性肺结核:可表现为发热、盗汗、体重减轻,影像学可见双肺弥漫性粟粒样改变,病变后期未及时治疗可呈鱼网状损毁肺改变,与 LCH 不易鉴别,但 LCH 除肺部浸润外常伴有全身多系统受累,如皮疹、骨破坏及肝、脾大等,且肺结核患儿多有结核接触史或未接种过卡介苗,PPD、痰培养或支气管灌洗培养可协助鉴别。

(2)特发性肺间质纤维化:该病多见于老年人,是间质性肺疾病最常见的一种特殊类型,是一种原因不明,以弥漫性肺纤维化、肺功能损害和呼吸困难为特点的临床综合征。本病起病隐匿,主要症状是进行性呼吸困难和干咳,肺部影像学可呈磨玻璃样、网点状或蜂窝状改变,与LCH肺部浸润不易鉴别,二者的鉴别要注意LCH的肺外浸润及肺外病灶的活检,必要时需行肺活检鉴别。

(3)非特异性间质性肺炎:多见于老年人,起病隐匿,病因不明,临床表现以发热、咳嗽、呼吸困难、皮疹为主要表现,肺部影像学以磨玻璃样改变为主,也可为网点状或蜂窝样。但LCH儿童多见,二者相鉴别时要注意LCH的肺外症状,必要时需做肺活检。

(4)恶性肿瘤肺浸润:如原发于肺的恶性淋巴瘤等可引起肺部广泛间实质浸润,但淋巴瘤相对于LCH起病急,进展快,易发生广泛的全身转移,多伴有淋巴结肿大或肿块,确诊仍依靠病理。

(张　蕊)

第七节　噬血细胞综合征

45. 噬血细胞综合征是遗传的吗?

家族性和免疫缺陷综合征相关噬血细胞综合征(HLH)是遗传性疾病,其他原因所致的HLH暂时没有发现相关遗传学改变。目前发现与HLH相关的基因有以下几种。

1)FHL:PRF1、UNC13D、STX11、STXBP-2基因分别与

FHL2～5 型相关,FHL1 型相关基因目前尚不明确。

2)免疫缺陷综合征相关 HLH:XLP 相关基因为 SH2D1A 和 XI AP 基因;CHS 与 LYST 基因(溶酶体运输调节基因)相关联;Griscelli 综合征 2 型与 RAB27a 突变相关;HPS II 型与 AP3B1 基因相关。

46. 哪些疾病容易合并噬血细胞综合征?

HLH 是一个综合征,很多疾病可以导致 HLH 发生。

(1)继发性 HLH

1)感染相关:以病毒感染为主,尤其是 EB 病毒,也可见于巨细胞病毒、单纯疱疹病毒、流感病毒等。除病毒外,其他感染,如严重的细菌、真菌感染以及寄生虫感染也可引起 HLH。

2)结缔组织病相关:常见幼年类风湿全身型和系统性红斑狼疮,合并 HLH 时也称巨噬细胞活化综合征(MAS)。

3)肿瘤相关:淋巴瘤多见,淋巴瘤中又以间变性大细胞淋巴瘤、外周 T 细胞淋巴瘤和霍奇金淋巴瘤多见。

(2)遗传性 HLH

1)家族性(FHL):合并基因学缺陷,可做基因学检查。

2)免疫缺陷综合征相关:Chediak - Higashi 综合征(CHS)、格里塞利综合征(GS)、X 连锁的淋巴组织增殖性疾病(XLP)和Hermansky - Pudlak 综合征(HSP)。

(3)原发性 HLH:找不到上述任何原因,暂时归为原发性,随着医学的发展,可能会发现这部分 HLH 真正的原因。

47. 为什么会发生噬血细胞综合征?

目前认为噬血细胞综合征发病机制与免疫调节异常有关。近年发现,细胞毒淋巴细胞(CTL)和自然杀伤细胞(NK)除了行使免疫监视和免疫防御功能外,还兼有免疫调节功能。HLH 的病理改变,如骨髓、肝、脾和淋巴结内大量激活的淋巴细胞、组织细胞和吞噬细胞积聚,造成毁坏性组织器官浸润和炎性细胞因子大量产生,引起炎症因子风暴,以及由此引发的一系列临床症状,都是由于 CTL 和 NK 细胞的细胞毒途径的免疫下调功能障碍所致。CTL 和 NK 细胞的主要效应分子是杀伤颗粒中的穿孔素与颗粒酶 B,目前已发现家族遗传性 HLH 的穿孔素基因缺陷。对继发性 HLH 的发病机制目前认识尚不充分,但也发现患者激活的 T 淋巴细胞(主要为 CD8$^+$细胞)积聚,NK 细胞功能下降。

48. 噬血细胞综合征的临床表现和诊断标准是什么?

(1)临床表现

1)发热:间断或持续高热,热型不定,可呈波动性或迁延性。

2)肝脾大:显著并呈进行性发展,部分患者还可出现黄疸。

3)呼吸系统:病变累及肺部可表现有咳嗽、气促、呼吸困难,听诊可闻及湿啰音。

4)中枢神经系统受累:常出现在病程的晚期,多见于 FHL、EBV - HLH、肠道病毒。

5)感染相关 HLH,临床主要表现为抽搐、活动障碍、脑神经损伤及智力障碍等。

6)造血系统:两系或两系以上的减低,表现为贫血、出血。晚期骨髓中出现噬血细胞。

(2)诊断标准

1)发热。

2)脾大。

3)血细胞减少(外周血两系以上减少):Hb < 90g/L(新生儿<100g/L),PLT < 100×10^9/L,ANC < 1.0×10^9/L。

4)高三酰甘油血症(≥3.0mmol/L)或(和)低纤维蛋白血症(≤1.5g/L)。

5)骨髓、脾脏或淋巴结中可见噬血细胞但无恶性表现。

6)NK 细胞活性减低或缺乏。

7)铁蛋白≥500mg/L。

8)可溶性白介素 - 2 受体水平≥2400U/ml。

临床应具备发热及脾大,再满足其他标准中的三条,即满足至少以上 5 条标准或分子生物学诊断确定相关基因即可确诊。

49. 如何治疗噬血细胞综合征,如果复发了怎么办?

(1)原发病的治疗:继发性 HLH 以控制原发病为主。

(2)化疗

1)糖皮质激素:可以杀伤淋巴细胞,抑制细胞因子产生,诱导抗原提呈细胞。

2)依托泊苷:对单核和巨噬细胞及组织细胞的选择性作用强。

3)环孢素 A(CSA):CSA 对 T 细胞有明显抑制作用。

(3)免疫过继治疗:输注自体 EBV 特异性 CTL 细胞控制 EBV 感染。

(4)单克隆抗体:抗 - TNF、抗 - CD25,抗 - CD52。

(5)造血干细胞移植:遗传性 HLH 化疗控制病情后或 EBV 相关 HLH 复发后应尽早考虑造血干细胞移植。

（张　蕊）

第八节　营养性贫血

50. 什么是小细胞低色素性贫血? 所有的小细胞低色素贫血都可以补铁治疗吗?

在临床诊断贫血时,首先要明确贫血的类型和程度。按红细胞平均体积(MCV)、平均血红蛋白(MCH)、平均血红蛋白浓度(MCHC)的检测值可分为大细胞性、正细胞性和小细胞性贫血。红细胞形态有明显的小细胞低色素表现,MCV < 80fl,MCH < 26pg 和 MCHC < 0.31,即为小细胞低色素性贫血,以缺铁性贫血最常见。后者是指各种原因使体内贮存铁消耗,红细胞的成熟受到影响而导致红细胞生成减少的贫血。

营养性缺铁性贫血(iron deficiency anemia,IDA),是最常见的一种小细胞低色素性贫血,以 6 个月至 2 岁的婴幼儿发病率最高。诊断依据主要是喂养史、发病年龄和小细胞低色素性贫血,血清铁代谢指标提示缺铁,铁剂治疗有效等。如果铁剂治疗4 周后效果不佳,应想到是否为缺铁病因未去除,或诊断有误。其他小细胞性贫血或小细胞低色素性贫血还包括以下几种。

(1)珠蛋白生成障碍性贫血:常见为 β 地中海贫血,多有家族史,血片中可见多数靶形红细胞,血红蛋白电泳中可见胎儿血红蛋白或血红蛋白 A2 增加。患者的血清铁及转铁蛋白饱和度、骨髓可染铁均增多。

(2)铁粒幼红细胞性贫血:也呈低色素性,是一种少见病,血红蛋白合成障碍和铁利用不良,伴有红细胞无效生成。血清铁正常或增高,骨髓中可见较多铁粒幼红细胞,其铁颗粒多而粗大,且绕核成环状。

(3)转铁蛋白缺乏症:非常罕见,是指由于遗传缺陷,血浆中缺少或缺乏转铁蛋白。

(4)原发性肺含铁血黄素沉着症:是一种罕见的铁代谢异常疾病,其特点为广泛的肺毛细血管出血,同时伴有缺铁性贫血,痰、胃液、肺泡支气管灌洗液可找到含铁血黄素巨噬细胞,纤维支气管镜肺活检可明确诊断。

(5)慢性感染性贫血:血清铁虽降低,但总铁结合力不会增加或有降低,血清铁蛋白常有增高。

(6)慢性失血性疾病:肠息肉、消化性溃疡、梅克尔憩室、钩虫病等病史。

因此,并不是所有的小细胞低色素贫血都可以补铁治疗。

51. 营养性缺铁性贫血需要输血治疗吗?

营养性缺铁性贫血是婴幼儿期和青春期的常见病。由于出生时铁贮存不足(如早产儿)、饮食缺铁(如6个月以后不添加辅食或年长儿挑食)、长期少量失血(如少女月经过多等原因)、青春期儿童生长发育过快,所致体内贮存铁减少,血红蛋白合成减少所致的一类小细胞低色素性贫血。

治疗原则为祛除病因、加强营养和铁剂治疗,一般不需要输血治疗。以口服铁剂为主,常用的铁剂有硫酸亚铁,剂量按元素铁 $4.5 \sim 6mg/(kg \cdot d)$,铁剂治疗反应表现为给药 $48 \sim 96$ 小时内网织红细胞开始上升,$4 \sim 11$ 天达高峰,铁剂治疗时间为红细胞和血红蛋白达到正常水平后,至少8周,以补足贮存铁。

当某些少见的小细胞低色素性贫血,如地中海贫血、肺含铁血黄素沉着症、铁粒幼红细胞性贫血、消化性溃疡、梅克尔憩室等慢性失血性疾病,这些患儿存在重度贫血(血红蛋白低于60g/L)或合并严重感染或急需外科手术时可适量输红细胞。

52. 缺铁性贫血伴血小板增高的原因及处理原则是什么?

继发性血小板增多症是指川崎病、感染或缺铁性贫血等多种疾病诊治中,出现的血小板计数 $> 400 \times 10^9/L$。临床多表现为良性过程,很少伴有出血和栓塞症状,病因祛除后血小板计数降至正常。

儿童缺铁性贫血患儿伴血小板增高的原因分析如下。

(1)血小板数假性增高:缺铁性贫血为小细胞性贫血,红细胞(RBC)的体积较小且具有不均一性,而正常血小板直径在 $2 \sim 4nm$ 范围内。应用血液分析仪进行细胞计数时,当血细胞通过计数小孔时,较小的 RBC 所产生的脉冲可能符合仪器预设的血小板脉冲值,会被当做血小板加以计数,而红细胞数量远远大于血小板数量,即使有少部分小红细胞混入血小板计数范围内,也会给血小板数造成很大的影响,从而使血小板数假性增高。

(2)缺铁性贫血患儿伴感染或药物治疗后:感染、营养缺乏致骨髓红系反应性增生,以及抗贫血药物刺激使细胞因子(如 IL - 6、IL - 1、IL - 11)增多和 TPO 反应性增多,从而刺激骨髓巨核细胞产生过多的血小板。

(3)缺铁性贫血时的血液稀释:易凝性减低,血小板破坏、消耗减少。

处理原则:在分析仪器报告单时,应针对患儿可能存在血小板假性升高这一现象,正确做出判断。显微镜法是解决异常血液标本检测血小板数的一个准确而客观的重要手段。

除外假性增高后,应积极治疗感染等原发病,同时多饮水。原发病有效治疗后血小板常恢复正常时间在 2~3 个月。对血小板计数超过 $800 \times 10^9/L$,并有血栓形成危险的患儿,可用双嘧达莫(潘生丁)等预防血栓并发症。

53. 青春期女孩缺铁性贫血的主要原因是什么? 如何快速诊断?

青春期女孩的缺铁性贫血属于营养性缺铁性贫血,大多起病缓慢,开始不容易为家长所注意,其主要原因有以下几种。

(1)铁的需要量增加或摄入不足:青春期生长速度过快,铁的需要量增加,造成铁的相对缺乏。

(2)挑食或节食者容易造成铁的摄入不足。

(3)铁的丢失过多:青春期女孩多已月经来潮,每次月经超过 100ml(失铁量约 50mg),就会造成缺铁性贫血。

(4)另外,剧烈运动损坏红细胞或肌肉损伤等也可致铁丢失过多;学习压力大,铁的消耗过度也会促进缺铁性贫血的发生。

（5）铁的吸收障碍：患有胃肠道、肝、肾等疾病者，或盲目服用减肥食品等均可造成铁的吸收障碍。

快速诊治原则：贫血为一种症状，而非一种疾病，临床诊断分两步，首先明确贫血及程度，然后明确原因，进行对因治疗。对于一个青春期女孩出现贫血症状时，检查应包括近期身高和体重增长情况以评价营养发育情况。心肺、腹部和神经系统阳性体征。血常规检查通常仅表现为单纯血红蛋白低于 100g/L，红细胞数少于 3.5×10^{12}/L，MCV 和 MCH 均低于参考值。末梢血涂片为红细胞大小不等，以小细胞为主，中心淡染区扩大，严重时红细胞可呈环状，并有多染性红细胞及点彩红细胞增多。由此可快速判断为何种程度的小细胞低色素性贫血。进一步骨髓常规检查目的是以了解细胞增生情况、红细胞形态、大小等，以协助诊断。铁代谢检查以明确缺铁性贫血诊断。心电图、尿便常规和血生化检查，以了解脏器功能，除外心血管、消化系统和泌尿系统疾病。

治疗原则：青春期女孩贫血症状如果不及时纠正，极易发生严重贫血，应引起高度重视。原则是病因治疗，加强营养，必要时口服铁剂。铁剂治疗有效也是协助诊断的重要依据。服用铁剂疗程为血红蛋白恢复正常后 2~3 个月，以补足贮存铁。

54. 营养性大细胞性贫血的诊断要点是什么？需要做骨髓检查吗？

营养性大细胞性贫血又称巨幼细胞性贫血，多见于婴幼儿，尤其是 2 岁以内的小婴儿，其中单纯用母乳喂养又不加辅食者占绝大多数，而青少年发病少见。本病主要是由于维生素 B_{12} 或叶酸缺乏所致的 DNA 合成障碍，从而出现核浆发育不平衡之巨幼红细胞的特征。临床表现为贫血、胃肠道和神经系统症状。血常规特点为大细胞正色素性贫血，MCV > 94fl，MCH > 32pg，MCHC 为 32% ~36%，中性粒细胞核分叶过多，可伴有粒细胞和血小板减少。胃肠道症状包括食欲不振、舌炎、舌下溃疡、腹泻等。精神神经症状如表情呆滞、嗜睡、对外界反应迟钝、少哭或不哭、智力发育和动作发育落后、甚至倒退,此外尚有不协调和不自主的动作,肢体、头、舌甚至全身震颤、肌张力增强,腱反射亢进,踝阵挛阳性,浅反射消失,甚至抽搐。

诊断主要根据病史和临床表现,血常规表现为大细胞性贫血伴中性粒细胞核分叶过多。明确诊断需完善骨髓穿刺,骨髓中典型的巨幼红细胞生成是诊断的主要依据,血清叶酸和维生素 B_{12} 的测定具有确定诊断的意义。近年来本病发病率已明显降低,且临床表现不典型,尤其在青少年中,诊断本病需慎重,应注意与其他可致贫血性疾病相鉴别,如再生障碍性贫血、白血病、骨髓异常增生综合征等。针对性的叶酸或维生素 B_{12} 治疗有效具有辅助诊断意义。

55. 营养性大细胞性贫血的治疗原则是什么?

(1)加强营养和对症治疗:如系母乳喂养儿,应改善乳母的膳食营养,婴儿还须添加辅食,按时断奶,纠正偏食习惯。对于震颤严重者应给少量镇静剂,因震颤影响呼吸者可予氧气吸入,婴幼儿患者易合并呼吸道感染,从而使病情加重,故应尽早预防和积极治疗继发感染。

(2)补充叶酸和维生素 B_{12}:缺乏叶酸者,口服叶酸 5~15mg/d,一般持续 3~4 周,维生素 C 能促进叶酸的利用,可同时口服,以提高疗效。对肠道吸收不良者可肌注甲酰四氢叶酸钙 3~6mg/d,直至贫血和病因被纠正。如合并缺铁应补充铁剂。缺乏维生素 B_{12} 者,肌注维生素 B_{12},每次 $100\mu g$,每周肌注 1 次,连续 2~4 周,直至血红蛋白恢复正常,此后改为维持治疗,每月 $100\mu g$。有神经系统症状者维生素 B_{12} 剂量应稍大,且维持治疗宜 2 周一次。目前主张维生素 B_{12} 和叶酸联合应用,再加服维生素 C,可提高疗效。

（3）治疗后的反应：网织红细胞于用药的第 3 天开始上升，5～7 天达高峰，此时红细胞和血红蛋白迅速上升。但神经系统症状消失较慢。

（4）输血治疗：轻中度贫血且无其他并发症时不建议输血治疗，但当重度贫血（血红蛋白低于 60g/L）或合并感染等并发症时，需予输红细胞治疗。

（马晓莉）

第九节　溶血性贫血

56. 什么叫溶血性贫血？如何诊断？

由于红细胞寿命缩短，破坏增加，超过了造血组织代偿能力的一组疾病，称为溶血性贫血。诊断溶血性贫血需要同时存在红细胞破坏过多及代偿增生的证据。

（1）红细胞破坏过多证据：血红蛋白下降，血浆未结合胆红素增高，粪胆原、尿胆原排泄增加，血清乳酸脱氢酶增高；有些患者还会出现血浆结合珠蛋白减少，血浆游离血红蛋白增高，含铁血黄素尿，血红蛋白尿等表现。

（2）红细胞代偿增生的证据：网织红细胞增加；末梢血中出现多染性红细胞、嗜碱性点彩红细胞；骨髓红细胞系增生明显活跃，粒红比例降低甚至倒置，中晚期幼稚红细胞易见。

57. 溶血性贫血的分类是什么？

溶血性贫血可分为先天性和后天获得性。

（1）先天性溶血性疾病可分为以下几种。

1）红细胞膜缺陷病：如先天性球形红细胞增多症、先天性椭圆形红细胞增多症、先天性棘形红细胞增多症等。

2）红细胞酶缺陷病：无氧酵解通路中酶缺乏（如丙酮酸激酶缺乏症、磷酸葡萄糖异构酶缺乏症等），磷酸戊糖旁路中酶缺乏（如葡萄糖 - 6 - 磷酸脱氢酶缺乏症、谷胱甘肽还原酶缺乏症等），其他酶缺乏（如嘧啶 - 5′ - 核苷酸缺乏症、腺苷酸激酶缺乏症等）。

3）血红蛋白病：珠蛋白生成障碍性贫血（如地中海贫血），异常血红蛋白病（不稳定血红蛋白病、镰状细胞贫血等）。

（2）后天获得性溶血性疾病包括以下几种。

1）免疫性溶血性贫血：包括自身免疫性溶血性贫血、药物性免疫溶血性贫血、新生儿同种免疫性溶血性贫血、血型不和输血反应。

2）阵发性睡眠性血红蛋白尿。

3）微血管病性溶血性贫血（如血栓性血小板减少性紫癜、溶血尿毒综合征）。

4）物理、化学、生物等因素所致溶血性贫血（如烧伤、电离辐射、化学品致溶血，蛇毒、蜂蜇致溶血，微生物感染致溶血等）。

58. 如何区分血管内溶血和血管外溶血？

根据红细胞破坏场所不同，可分为血管内溶血和血管外溶血。血管内溶血指红细胞在循环血液中破坏，胞内血红蛋白漏入血浆。如血型不合的输血、阵发性睡眠性血红蛋白尿、蚕豆病等疾病表现血管内溶血。一般起病急，无明显脾肿大；血浆游离血红蛋白明显增高，血浆结合珠蛋白减少，有血红蛋白尿、含铁血黄素尿；切脾治疗无效。血管外溶血指异常的红细胞在单核巨噬细胞系统（主要为肝、脾）破坏，可见于遗传性球形红细胞增多症、温抗体型自身免疫性溶血性贫血。一般溶血发生相对缓慢，可有溶血危象，脾大明显；血浆游离血红蛋白、血浆结合珠蛋白正常，无血红蛋白尿、含铁血黄素尿；切脾治疗有效。

59. 溶血性疾病患者可发生何种危象？如何处理？

慢性溶血性疾病或自身免疫性溶血性贫血病程中可发生溶血危象和再生障碍危象，病情危重，需紧急处理。

（1）溶血危象是指慢性溶血性疾病患者在病程中因感染（多为病毒感染）、劳累等因素诱发红细胞破坏加速，发生溶血危象。表现突发发热、腹痛，贫血急剧加重，黄疸加深，脾大加剧，网织红细胞明显升高。

（2）再生障碍危象是指在慢性溶血病程中突然发生的短暂骨髓红细胞系造血抑制。细小病毒 B19 感染常为诱发再障危象的主要原因。表现发热、乏力等一般症状，贫血加剧，网织红细胞减少甚至消失，骨髓中可出现巨大原始红细胞。部分患者还可出现白细胞、血小板轻度下降。治疗：①输注悬浮红细胞，维持血红蛋白 >60g/L。②肾上腺皮质激素，免疫性溶血发生溶血危象可应用甲基泼尼松龙静点。③对症处理：镇静、吸氧、适量水化碱化等。④积极控制感染。⑤可适量给予免疫球蛋白。

60. 遗传性球形红细胞增多症的诊断及治疗是什么？

遗传性球形红细胞增多症是先天性红细胞膜异常疾病中最常见的一类，国内诊断标准包括以下几点。

（1）临床表现：①不同程度贫血，多为小细胞高色素性贫血。②间歇性、不同程度黄疸。③轻中度脾大，常有胆囊结石。④多有阳性家族史，呈常染色体显性遗传。

（2）实验室检查：①具备溶血性贫血的实验室检查特点，红细胞 MCHC 增高。②可见数量不等的小球形红细胞，多数 >10%（正常人 <5%）。③红细胞渗透脆性增高。如常温下结果正常，经 24 小时孵育后渗透脆性增加也有意义。④自溶实验（48 小时），溶血 >5%，温育前加入葡萄糖或 ATP 可明显减少溶血。⑤酸化甘油溶血试验缩短。⑥采用 SDS - PAGE 分析红细胞膜蛋白,80%以上的患者可发现异常。

遗传性球形红细胞增多症的治疗包括一般对症治疗及脾切除。

(1)一般治疗:包括预防感染,口服叶酸,溶血或贫血严重时可输注红细胞。

(2)脾切除:对本病疗效好。脾切除指征为:①血红蛋白60~80g/L,网织红细胞>10%,胆红素>51μmol/L的重度患者可于6岁后行脾切除,尽量避免在2~3岁以下手术。②血红蛋白80~110g/L,网织红细胞>6%,胆红素>34μmol/L的中度患者可于青春期前、学龄期行脾切除术。③血红蛋白>110g/L,网织红细胞3%~6%,胆红素17~34μmol/L的轻度患者一般暂不考虑切脾。20%~30%患者有副脾,手术时应仔细寻找一并切除,以免术后溶血复发。对于需要脾切除患儿,建议术前接受肺炎球菌、脑膜炎球菌疫苗注射,术后使用预防性抗生素如长效青霉素。

61. 红细胞葡萄糖-6-磷酸脱氢酶缺乏症的临床类型及诊断是什么?哪些药物可能诱发患者溶血发作?

红细胞葡萄糖-6-磷酸脱氢酶(G-6-PD)缺乏症的临床类型分为五型:先天性非球形红细胞溶血性贫血、蚕豆病、新生儿高胆红素血症、药物性溶血、感染性溶血。G-6-PD缺乏症的诊断包括溶血性贫血的诊断和G-6-PD缺乏症的实验室诊断。有关G-6-PD的实验检查,有筛选试验和活性定量测定两类。G-6-PD缺乏的实验室诊断标准:①一项筛选试验G-6-PD活性属严重缺乏值。②一项G-6-PD活性定量测定其活性较正常平均值降低40%以上。③两项筛选试验G-6-PD活性均为中间缺乏值。④一项筛选试验G-6-PD活性属中间缺乏值,伴有明确家族史。⑤一项筛选试验G-6-PD活性属中间缺乏值,伴有Heinz小体生成试验阳性,但要有40%

的红细胞有 Heinz 小体,每个红细胞有 5 个或 5 个以上的 Heinz 小体,并排除血红蛋白病。符合上述五项中任何一项,均可确定红细胞 G－6－PD 缺乏的诊断。

可诱发红细胞葡萄糖－6－磷酸脱氢酶缺乏症患者溶血发作药物:①抗疟药。伯胺喹啉、戊胺喹。②抗血吸虫/驱肠虫药。睇波芬、硝塞哒唑、硝拉咪唑。③抗生素。磺胺吡啶、磺胺甲噁唑、萘啶酸、呋喃坦啶、呋喃唑酮。④解热镇痛消炎药。扑热息痛、丙磺舒、乙酰苯胺。⑤其他。硝酸异山梨酯、亚甲蓝、二巯丙醇;⑥外用药与试剂。呋喃西林、苯肼、甲基硫脲、萘(樟脑)、甲苯胺蓝。

62. 温抗体型自身免疫性溶血性贫血诊断及治疗是什么?

自身免疫性溶血性贫血是指产生针对自身红细胞的抗体和(或)补体,吸附于红细胞表面,导致红细胞破坏加速而引起一种获得性溶血性贫血。根据患者自身抗体作用于红细胞时所需温度不同,自身免疫性溶血性贫血可分为温抗体型和冷抗体型,80% 为温抗体型。

温抗体型自身免疫性溶血性贫血主要为血管外溶血。小年龄儿童起病急,病前常有感染史,表现为发热、苍白、黄疸、肝大,可有呕吐、腹痛、肾功能不全;年长儿常呈进行性或间歇性发作,部分合并系统性疾病(如 SLE、淋巴瘤等)。血常规呈正细胞/正色素性贫血,网织红细胞明显增高,外周血涂片红细胞大小不等,可见球形红细胞;骨髓红系增生活跃,以幼红细胞为主;直接抗人球蛋白试验阳性(主要为 IgG 和补体 C3 型,IgA 及 IgM 型少见)。诊断依据:若 4 个月内无输血史及特殊药物史,有溶血证据及直接抗人球蛋白试验阳性即可诊断;若抗人球蛋白试验阴性,但临床符合,激素或脾切除治疗有效,除外其他溶血性贫血(如遗传性球形红细胞增多症),可诊断为抗人球蛋白试验阴性的自身免疫性溶血性贫血。

温抗体型自身免疫性溶血性贫血治疗包括以下几个方面。

（1）一般治疗：积极控制原发病、防治感染、水化碱化、注意水电解质平衡及心肾功能。

（2）肾上腺皮质激素是治疗温抗体型自身免疫性溶血性贫血的首选和主要药物，重症急性期可应用甲基泼尼松龙、氢化可的松冲击治疗，轻症或平稳后改为口服泼尼松。

（3）IVIG：0.4g/kg连用5天静脉冲击治疗对IgG介导的免疫性溶血性贫血有一定疗效。

（4）上述治疗无效可选择环孢素A、硫唑嘌呤、环磷酰胺、达那唑等免疫抑制剂。

（5）脾切除：大剂量激素治疗无效或激素依赖者可选择脾切除，但对于儿童患者，需严格掌握适应证。

（6）输血应慎重，输血应视为支持或挽救生命的措施。严重贫血者可输入经生理盐水洗涤的红细胞。输血速度尽可能缓慢，并对全过程密切监视，一旦有反应，立即停输。

（苏　雁）

第十节　再生障碍性贫血

63. 儿童再生障碍性贫血的常见病因有哪些？需要如何考虑？

（1）先天性（也称为先天性骨髓衰竭综合征）：占小儿再障的20%~30%，常见的有Fanconi贫血、先天性角化不良症、Shwachman-Diamond综合征及无巨核细胞性血小板减少性贫血。这些综合征可伴有身体畸形，但在疾病的早期并不一定有全血细胞减少，确诊时间也并非全部在儿童期，染色体分析提示此类疾病与基因异常相关。儿科临床工作中常常遇到这样的患者，他们发病年龄小、病程长、在低增生血细胞减少的情况下伴有肢体畸形或发育异常,对常规免疫抑制治疗无效,需要临床医生仔细判断,谨慎选择治疗方案,以免给患者造成不必要的伤害。

（2）获得性:占小儿再障的60%～70%,其中一部分为特发性再障（65%）,即指病因不明性再障,随着对再障研究的深入,这部分再障的病因在逐步被人们所认识,目前一致认为是机体T细胞免疫异常性疾病,需要进行免疫抑制治疗。另一部分为继发性再障,可分为以下几类。①物理因素,如各种形式的放射性或电离辐射。②化学因素:包括苯、杀虫剂、工业用胶水及油漆等化学物质。③药物:如氯霉素等。④生物因素:可由病毒、细菌、原虫等感染引起。⑤环境因素:如居住在贫困地区、长期暴露在有毒的环境中。⑥其他因素:长期未经治疗的各种贫血、慢性肾衰竭、垂体前叶及甲状腺功能减低症等。需要临床医生自己甄别,并有的放矢地对其进行系统治疗。

64. 儿童再生障碍性贫血的诊断标准是什么?

根据第四次全国再生障碍性贫血学术会议修订的诊断标准（1987）,儿童再障的诊断同成人。再障的诊断标准为以下几点。

（1）全血细胞减少,网织红细胞绝对值减少。

（2）骨髓至少1个部位增生减低（如增生活跃,须有巨核细胞明显减少）,骨髓小粒空虚,以非造血细胞为主。

（3）一般无脾大。

（4）除外引起全血细胞减少的其他疾病,如阵发性睡眠性血红蛋白尿、骨髓增生异常综合征、急性造血功能停滞、骨髓纤维化、急性白血病、恶性组织细胞病等。

（5）一般抗贫血治疗无效。

（6）诊断再生障碍性贫血血常规必须符合以下三条中的两条:①血红蛋白 $<100g/L$。②血小板 $<50 \times 10^9/L$。③中性粒细胞绝对值 $<1.5 \times 10^9/L$。

在诊断时没有"黄金"指标,强调"排他性"诊断。

65. 儿童再生障碍性贫血的分类标准是什么?

目前国内沿用 Camitta 提出的 SAA 诊断标准。

(1)重型再障(Severe Aplastic Anemia,SAA):①骨髓细胞增生程度少于正常的 25%;如少于正常的 50%,则造血细胞应 < 30%。②血常规符合下列三项中的两项:中性粒细胞绝对值 < 0.5×10^9/L;网织红细胞 < 1% 或绝对值 < 15×10^9/L;血小板 < 20×10^9/L。

(2)极重型再障(Very SAA,VSAA):符合 SAA 标准,中性粒细胞绝对值 < 0.2×10^9/L。非重型再障(NSAA:Non SAA):不符合 VSAA,也不符合 SAA 的再障。

66. 诊断时需要进行的必要检查有哪些?

由于再障为一种比较严重的血液系统疾病,需要长期治疗;诊断缺乏"黄金"指标,为"排他性"诊断,因此,在诊断时需要全面、仔细:目前现有医疗条件下应该考虑进行以下实验检查。

(1)血常规 + 网织 + CRP、尿常规、便常规、血型。

(2)骨髓检查:全面了解患儿骨髓情况至少 2 个部位,常规胸骨/髂后、小组化、小巨核酶标、骨髓活检、染色体核型。

(3)免疫学检查:了解患儿免疫功能情况,行免疫全套(Ig 系列、CD 系列、补体系列)、自身抗体检查。

(4)溶血方面:了解患儿有无溶血及 PNH 疾病:Coomb、CD55/CD59 检测。

(5)生化:了解患儿体内内环境及营养代谢情况,生化全套、铁代谢、叶酸、维生素 B_{12}。

(6)病原学检查(必要时):全面了解患儿感染情况,行病毒检测、血培养以咽、会阴、肛周、痰及感染灶等部位培养、PPD。

(7)影像检查:了解患儿实质脏器情况,如头颅 CT、肺 CT、腹部 B 超、心脏彩超、心电图。

(8)外周血染色体/DNA 断裂实验等先天性疾病诊断:以除外先天性骨髓衰竭性疾病。

67. 儿童再障的治疗原则是什么?

需要根据患者情况的不同予以选择:对于没有输血依赖的 NSAA 可以结合患者特殊的情况给予观察等待或治疗干预;对于有输血依赖的 NSAA 或 SAA 需要开始实施治疗;而对于 VSAA 则需要积极有效的治疗。治疗需要根据病因、病情进行选择,包括以下几个方面。

(1)支持治疗:输血、输血小板等。

(2)免疫抑制治疗:①NSAA:环孢素 A 口服,剂量 3 ~ 5mg/kg,分 2 ~ 3 次口服。②VSAA/SAA:ATG 强烈免疫抑制治疗或造血干细胞移植。

(3)给予粒细胞集落刺激因子、红细胞生成素、血小板生成素、雄激素及中医中药治疗。

(吴润晖)

第十一节 血小板减少性紫癜

68. 何谓 ITP? 其诊断命名有何新变化?

ITP,称为特发性血小板减少性紫癜(idiopathic thrombocytopenic purpura, ITP),是由机体免疫系统功能紊乱引起血小板破坏增加而致数目减少的获得性自身免疫性出血性疾病,主要以自身抗体介导的破坏性血小板减少为特征。2007 年国际 ITP 协作组重新命名 ITP,用免疫性血小板减少症(immune thrombocytopenia,ITP)代替了特发性血小板减少性紫癜名称。免疫性血小板减少症分为原发性和继发性两类:原发性免疫性血小板减少症即以前的"特发性血小板减少性紫癜";继发性免疫性血小板减少症是指除了原发性 ITP 以外的所有免疫介导的血小板减少症,如系统性红斑狼疮相关 ITP、奎宁诱导 ITP 等。

69. 特发性血小板减少性紫癜的临床分型是什么?

(1)新诊断的 ITP:诊断后 3 个月内血小板减少的患者。

(2)持续性 ITP:指诊断后 3~12 个月血小板持续减少的患者,包括没有自发缓解或停止治疗后不能维持完全缓解的患者。

(3)慢性 ITP:血小板减少持续超过 12 个月的患者。

(4)难治 ITP:满足以下所有三个条件:①脾切除后无效或有效后复发。②需要(包括小剂量肾上腺皮质激素及其他治疗)治疗以减低出血风险。③原发性 ITP 诊断明确,除外其他引起血小板减少的原因。

(5)重症 ITP:血小板 $< 10 \times 10^9$/L,且就诊时存在需要治疗的严重出血症状,或发生了新的出血且需要用其他提高血小板的药物治疗或者需要增加现有治疗的药物剂量。

70. 如何治疗特发性血小板减少性紫癜?

(1)一般治疗:卧床休息、限制活动、防止外伤、积极控制感染、给予维生素 C 及 P、局部止血等对症治疗。

(2)肾上腺皮质激素:是治疗本病的首选药物。急性期可选择甲基泼尼松龙、地塞米松静点,病情平稳患者可给予泼尼松口服,并逐渐减量。

(3)大剂量丙种球蛋白冲击(IVIG):400mg/(kg·d)连用 5 天或 800~1000mg/(kg·d)静点 1~2 天可迅速提升血小板。

(4)脾切除:由于儿童 ITP 治疗效果明显好于成人,且切脾后致命性败血症发生率在儿童明显升高,感染风险持续终身。因此,儿科医师对于脾脏切除越来越持谨慎和否定态度。

（5）ITP 患者不主张常规输血小板悬液来提升血小板,只有在有威胁生命的出血时才考虑输注,可以联合应用 IVIG 及大剂量激素以减少血小板破坏。

（6）利妥昔单抗:是一种抗 CD20 单克隆抗体,近年用于难治和复发的慢性 ITP 治疗。常用剂量每周 $375mg/m^2$,连用 4 周,或小剂量每次 100mg,每周 1 次,连续 4 周。

（7）促血小板生成药物:包括血小板生成素（TPO）、血小板生成素受体激动剂（Romiplostim, Eltrombopag）,近年国内/外应用于治疗慢性难治性 ITP 的药物。

（8）其他免疫抑制剂:环孢素 A、硫唑嘌呤、环磷酰胺、长春新碱等,有效率低,不良反应多,目前仅用于常规治疗无效的难治性 ITP 患者。

71. 是否可以输注血小板来治疗特发性血小板减少性紫癜?

ITP 患者体内存在大量血小板抗体,输入外源性血小板后很快破坏,因此输注血小板不作为治疗 ITP 的常规方案。但在血小板极度降低,伴有严重的威胁生命的出血时,需要紧急输注血小板达到瞬时止血的目的。严重出血时可以持续静脉输入血小板,并可以联合应用大剂量糖皮质激素或 IVIG 以减少血小板的破坏。

72. 如何判定特发性血小板减少性紫癜患者治疗疗效?

根据 ITP 患者治疗后出血表现及血小板水平来判定治疗疗效。

（1）完全反应（CR）:治疗后血小板 $\geq 100 \times 10^9$/L 且没有出血表现。

（2）有效（R）:治疗后血小板 $\geq 30 \times 10^9$/L,并且至少比基础血小板数增加 2 倍,且没有出血表现。

（3）无效（NR）:治疗后血小板 $< 30 \times 10^9$/L 或者血小板数

增加不到基础值的 2 倍或者有出血表现。

注意:在定义 CR 或 R 时,应至少检测 2 次血小板,期间至少间隔 7 天。

(苏　雁)

第十二节　血友病

73. 血友病是什么样的疾病? 在诊断时需要注意同哪些疾病鉴别?

血友病是一组遗传性的出血性疾病,呈 X 性连锁隐性遗传。临床上分为血友病 A(凝血因子Ⅷ缺陷症)和血友病 B(凝血因子Ⅸ缺陷症)两型。临床表现以关节、肌肉、内脏和深部组织自发性或轻微外伤后出血难止为特征,常在儿童期起病。主要需要鉴别的疾病为以下几种。

(1)血管性血友病(vWD):vWD 是常染色体显性遗传性疾病,患者常见的临床症状是皮肤和黏膜出血,如鼻出血,手术或拔牙后出血难止以及青春期女性月经过多等。根据不同的类型,vWD 患者出血的严重程度差异很大。由于 vWD 患者的出血病史和临床症状无特异性,因此,确诊 vWD 必须依赖于实验室检查,主要通过 VWF:Ag、瑞斯托霉素辅因子活性、FⅧ:C 等检查来确诊。

(2)获得性凝血因子缺乏:比较常见的有维生素 K 依赖性凝血因子缺乏、肝功能衰竭和弥散性血管内凝血。除出血外常有诱因,起病急,病程短,实验室检查还有 APTT 以外的异常。儿童患者常在病毒感染后出现一过性凝血因子抑制物,但很快恢复,很少引起严重的出血。

(3)获得性血友病:抗 FⅧ抗体属自身免疫抗体,多成年发病,很少关节畸形,但往往表现为软组织血肿。既往无出血史,无阳性家族史,男女均可发病,有原发性和继发性之分。抗体筛选试验(APTT 延长的纠正试验)和抗体滴度测定(Bethesda 法)以诊断因子抑制物阳性。

(4)遗传性凝血因子Ⅺ缺乏:过去被定义为血友病丙(C),但由于遗传方式和疾病特点与血友病不同而从血友病中分出。本病系常染色体隐性遗传性疾病,男女均可发病,自发性出血少见。实验室检查 APTT 延长,FⅪ:C 降低。

(5)其他遗传性凝血因子缺乏性疾病:如因子 Ⅱ、Ⅶ、Ⅴ、Ⅹ、Ⅷ + Ⅴ、遗传性维生素 K 依赖性因子缺乏、纤维蛋白原缺乏等,常为常染色体隐性遗传,有一定(不明确)的出血表现,实验室相应凝血因子检测可以明确诊断。

74. 血友病的临床表现是什么?

延迟、持续而缓慢的渗血是其典型的临床特点。血友病的出血在各个部位都有可能发生,以关节最为常见,肌肉出血次之;内脏出血少见,但病情常较重。出血发作是间歇性的,数周、数月甚至多年未发生严重出血并不少见。除颅内出血外,出血引起的突然死亡并不多见,但年幼儿可因失血性休克致死。出血程度:取决于患儿体内的凝血因子水平。血友病根据其体内凝血因子水平分为轻、中、重三种类型。①重型患儿常在无明显创伤时自发出血。②中型患儿出血常有某些诱因。③轻型极少出血,常由明显外伤引起,患儿常在外科手术前常规检查或创伤后非正常出血才被发现。部分女性携带者由于其因子水平处于轻度血友病的水平,也表现为与轻度男性血友病患儿相同的出血表现。出血时间顺序:首次出血常为学步前皮肤、软组织青斑、皮下血肿;走路后关节、肌肉出血开始发生,若此时无合适治疗,关节出血常反复发生并在学龄期后逐步形成血友病性关节病,不仅致残而且影响患儿就学、参与活动及心理发育。血友病A 和 B 的临床表现相似,很难依靠临床症状鉴别。

75. 有哪些实验室检查可以帮助诊断?

由于血友病无特异性临床表现,实验室检查尤为重要。按照诊断的顺序应该逐步进行以下检查。

(1)筛选试验:内源途径凝血试验(部分凝血活酶时间,APTT)、外源途径凝血试验(凝血酶原时间,PT)、纤维蛋白原(Fg)或凝血酶时间(TT)、出血时间、血小板计数、血小板聚集试验等。以上除 APTT 外,其他试验均正常。

(2)确诊试验:因子Ⅷ活性(FⅧ:C)测定和因子Ⅸ活性(FⅨ:C)测定可以确诊血友病 A 和血友病 B,并对血友病进行临床分型;同时应行 vWF:Ag 和瑞斯托霉素辅因子活性测定(血友病患者正常)与血管性血友病鉴别。

做抗体筛选试验和抗体滴度测定以诊断因子抑制物是否存在。

(3)有条件者应该进行基因诊断试验。

76. 血友病患者出血时的基本治疗原则、制剂和计算方法是什么?

应用相应的凝血因子进行替代治疗是血友病目前最有效的止血治疗方法,而强调早期、足量、足疗程地应用合适的凝血因子是有效治疗的关键。

(1)制剂选择:血友病 A 首选 FⅧ浓缩制剂或基因重组人 FⅧ,其次可以选择冷沉淀;血友病 B 首选 FⅨ浓缩制剂或基因重组人 FⅨ或凝血酶原复合物;如上述制剂均无法获得,可选择新鲜冰冻血浆(每次≤10ml/kg)。伴随抑制物患者,可根据血友病类型选用凝血酶原复合物(PCC)或重组人活化的凝血因子Ⅶ(rhFⅦa)制剂。

(2)治疗剂量:计算方法如下。FⅧ首次需要量 =(需要达到的 FⅧ浓度 - 患者基础 FⅧ浓度)× 体重(kg)× 0.5;应每

8~12小时输注首剂一半。FⅨ首次需要量=(需要达到的FⅨ浓度－患者基础FⅨ浓度)×体重(kg);在首剂给予之后每12~24小时输注首剂一半。

77. 何为血友病出血危重症? 处理原则是什么?

危及生命的出血情况有:中枢神经系统/头部出血、颈部/舌或喉部出血、胃肠道出血、腹腔内出血、髂腰肌出血、严重创伤出血等。要求是切忌怀疑和等待,应该立即开始有效的处理。

处理原则:维持生命体征,尽早、足量、替代治疗。国内多使用下列治疗水平表。

表8-4 血友病凝血因子制品治疗的欲达到因子水平和疗程

出血程度	欲达因子水平(%)	疗程(天)
极重度(颅内出血)及大手术	60~80	10~14
重度(威胁生命出血:包括消化道、腹腔、咽喉、髂腰肌等)	40~50	7~10
中度(关节、非危险部位肌肉等出血)	30~40	5~7
轻度(皮下、非危险部位软组织等出血)	20~30	3~4

(吴润晖)

第十三节 输血注意事项

78. 什么是成分输血? 输注成分血有什么好处吗?

将全血经科学的方法分离加工成各种血液成分或用血细胞分离机直接采集某一种血液成分,然后根据不同患者的不同需要以血液成分的方式进行输注治疗,称为成分输血,也有人称为血液成分疗法。成分输血包括两个概念,广义地讲,凡是血液中的成分输注都可以称为成分输血,它可以包括有形成分以外的白蛋白、球蛋白、凝血因子以及各种细胞因子;而专业人员经常讲的是狭义的成分输血的概念,它仅包括红细胞、血小板、白细胞、血浆和冷沉淀五种成分。

成分输血的好处:有效成分浓度高,疗效显著;输用安全,不良反应少;减少白细胞引起的输血反应;便于保存和运输;综合利用、节约血液资源。

79. 什么是洗涤红细胞？什么情况下需要输注洗涤红细胞？免疫性溶血选择洗涤 O 型红细胞还是洗涤同型红细胞？

洗涤红细胞是在少白细胞红细胞的基础上用无菌生理盐水反复洗涤 3 遍以上制备而成。经过洗涤的红细胞去除了 80% 以上的白细胞和 98% 的血浆蛋白,也去除了大量的细胞碎屑、代谢产物、抗凝剂、乳酸盐、钾、氨和微聚物,同时也损失了 30% 左右的红细胞。

洗涤红细胞适用于各类需要输注红细胞的患者,但更适用对血浆蛋白有严重过敏反应的患者、自身免疫性溶血性贫血、阵发性睡眠性血红蛋白尿、高钾血症及肝肾功能障碍者及新生儿换血。

免疫性溶血可以选择洗涤 O 型红细胞或者洗涤同型红细胞。

80. 机采血小板与手工血小板有什么不同？

机采浓缩血小板即为单采血小板,它是指通过血细胞分离机一次从一个献血员 4000 ~ 5000ml 循环血量中所采集到的血小板,同时采集血浆 200ml,每袋含血小板 $2.5 \times 10^{11}/L$,其产品中几乎不含红细胞及白细胞。理论上一个成人(体重为 60 ~

70kg)输注 1 袋单采血小板可以提高血小板量 $30 \times 10^9/L$。

手工血小板为全血经自然沉淀或离心后,各种成分因密度不同而依次排列成血浆、血小板、白细胞及红细胞等层面,将所需的成分导出,每 200ml 全血所获得的血小板即为 1 单位血小板。其血小板含量明显低于机采血小板。

81. 什么患者需要输注辐照血?

经过 γ 射线照射的血叫辐照血。实验证明使用最好的白细胞过滤器也不可能完全去除白细胞,剩余的 T 淋巴细胞仍可能会使受体发生输血后的 GVHD,最可靠的办法是用 γ 射线进行照射。血液中的淋巴细胞经过 25～30Gyγ 射线照射基本被灭活,而对其他成分没有明显影响。

照射后的血液及成分主要用于免疫缺乏或免疫抑制的患者。在血液科主要用于准备做移植及已经移植患者。

82. 临床中如何输注血制品以减少无效输注?

临床中应尽量减少不必要的血制品的输注;选择同型的血制品输注,必要时可以到中心血站进行特配血的输注;积极控制可以引起无效输注的原因如发热、感染、DIC、肝大等。

(王 彬)

第九章 神经系统疾病

第一节 基本概念和基础知识

1. 意识障碍怎样进行临床分级

临床上通常将意识障碍分为三级。

(1)嗜睡:为意识障碍早期表现。患者处于持续睡眠状态,刺激时能被唤醒,可正确回答问题和配合检查,唤醒时患者对自身或环境的正常认知程度降低,如不再刺激患者会再次入睡。

(2)昏睡:意识水平障碍较嗜睡降低。患者只有受到强烈刺激才能被唤醒,醒后表情茫然,只能含糊回答问话,不能配合检查,对提问或指令不能做出适当反应,刺激停止后立即陷入深睡。

(3)昏迷:意识水平下降到更严重程度。患者无意识反应,强烈刺激也不能唤醒,对疼痛刺激反应为反射性,又分为浅、中、深昏迷,分别代表意识抑制的水平达到皮质、皮质下和脑干。①浅昏迷:对疼痛刺激有反应,可有无意识自发动作,腱反射存在,瞳孔对光反射存在,生命体征无变化。②中昏迷:重刺激才有疼痛反应,很少有无意识自发动作,腱反射消失,瞳孔对光反射迟钝,生命体征有轻度变化。③重昏迷:对疼痛刺激无任何反应,无任何自发动作,腱反射消失,瞳孔对光反射消失,生命体征发生显著变化。

2. 昏迷的定位诊断

昏迷的定位诊断见表 9-1。

表 9-1 昏迷的定位诊断

项目	大脑	皮质下	中脑	脑桥	延髓
意识	正常或无动性缄默（双侧扣带回）	昏睡（丘脑）	昏迷	昏迷	清醒
呼吸	正常或过度换气后呼吸暂停	嗜睡（下丘脑）	中枢性过度换气	深长吸气、丛状呼吸	呼吸节律失调
瞳孔	正常	小,有反应	核性:中位固定,单侧扩大,固定	针尖大	Horner 综合征
静止时眼球运动	眼球飘动或凝视麻痹（向病灶侧）	眼球飘动或凝视麻痹（向病灶对侧）	眼球向下向外	凝视麻痹（向对侧）	
玩偶眼和热刺激	有	有	无或异常反应	无或异常反应	
运动	偏瘫	去皮质强直	去大脑强直	去大脑(脑桥旋转)强直	四肢瘫痪

3. 昏迷的病因有哪些?

（1）中枢神经系统病变:①感染。各种病原（细菌、真菌、结核、支原体、病毒、寄生虫等）直接侵犯所致脑炎、脑脊髓炎、脑膜炎、脑脓肿等;中毒性脑病:败血症、中毒性菌痢等。②颅内占位性病变。原发性或转移性肿瘤、硬膜下或硬膜外血肿、颅内血肿等。③脑外伤。颅内出血、脑或脑干挫裂伤、弥漫性轴索损伤等。④脑血管病。脑出血、脑梗死(大面积)、脑桥出血、小脑出血、脑干梗死、小脑梗死、蛛网膜下腔出血等。⑤癫痫发作。

(2)代谢性或中毒性疾病:①电解质紊乱。低钠或高钠血症,低钙血症,低镁或高镁血症。②低血糖、高血糖、酮症酸中毒、严重的代谢性酸中毒。③肝脏衰竭。④肾衰竭。⑤甲状腺疾病。甲状腺危象,黏液性水肿昏迷。⑥药物或毒物中毒。安眠药、酒精、农药、化学品、一氧化碳、吗啡、动植物毒素、重金属等。⑦胆红素脑病。⑧肺性脑病。⑨体温过低。⑩先天性遗传代谢病。尿素循环障碍、氨基酸血症、有机酸血症、生物素酶缺乏等。

(3)物理性损害:中暑、触电、溺水、高山病、低氧血症、新生儿窒息、代谢性酸中毒等。

(4)心血管疾病:严重心律失常如病态窦房结综合征等、心力衰竭、高血压脑病、低血压脑病等。

4. 什么是 Glasgow 昏迷量表?

临床为了准确评估患者的昏迷程度,由英国的 Glasgow 于1974 年首创昏迷程度评定量表(表9-2),主要包括眼动、语言和运动三项。

表9-2   改良的 Glasgow 昏迷量表(1995)

功能测定	<1 岁	>1 岁	评分
睁眼	自发	自发	4
	声音刺激时	语言刺激时	3
	疼痛刺激时	疼痛刺激时	2
	刺激后无反应	刺激后无反应	1
最佳运动反应	自发	服从命令动作	6
	因局部疼痛而动	因局部疼痛而动	5
	因疼痛而屈曲回缩	因疼痛而屈曲回缩	4

续表

功能测定	<1岁	>1岁	评分
最佳运动反应	因疼痛而呈屈曲反应（似去皮层强直）	因疼痛而呈屈曲反应（似去皮层强直）	3
	因疼痛而呈伸展反应（似去大脑强直）	因疼痛而呈伸展反应（似去大脑强直）	2
	无运动反应	无运动反应	1

功能测定	0~23个月	2~5岁	>5岁	评分
最佳语言反应	微笑,发声	适当的短词,短语	能定向说话	5
	哭闹,可安慰	词语不当	不能定向	4
	持续哭闹,尖叫	持续哭闹,尖叫	语言不当	3
	呻吟,不安	呻吟	语言难以理解	2
	无反应	无反应	无说话反应	1

注:15分:正常。13~14分:轻度昏迷。9~12分:中度昏迷。<8分:重度昏迷。低于3分:脑严重损伤。

5. 昏迷患者的神经系统查体有哪些?

(1)呼吸状态:阵发性 Cheyne – Stoke 呼吸提示可能为大脑半球病变,不规则呼吸可能是脑桥或延髓病变,呼吸变频或过缓见于代谢性脑病。

(2)瞳孔:瞳孔缩小但对光反射存在,常提示下丘脑或脑桥病变,脑桥被盖部病变针尖样瞳孔,吗啡或镇静药中毒瞳孔也可小似针尖,瞳孔固定于正中位提示中脑病变或催眠药导眠能严重过量,光反射存在,见于代谢性脑病。瞳孔散大见于脑缺氧及动眼神经受压如钩回疝,瞳孔反应正常,可能为大脑半球病变或心因性障碍。光反射消失通常与昏迷严重程度一致,但巴比妥中毒的特点是虽呈深昏迷,仍可见较弱的光反射。

(3)头眼反射及眼 – 前庭反射:用冷或热水刺激外耳道诱发眼 – 前庭反射试验,出现两眼球强直性同向偏斜,大脑半球抑制,反应消失或非同向性偏斜提示脑干损害,反应正常见于心因性假昏迷。

(4)眼底:视盘水肿可见于颅内占位性病变,眼底片状出血见于蛛网膜下腔出血和大量脑出血。

(5)瘫痪:偏瘫和四肢瘫有助于鉴别半球和脑干病变,去大脑强直发作常见于间脑及中脑病变。

(6)脑膜刺激征:见于脑膜炎和蛛网膜下腔出血等,颈强直 – Kernig 征分离见于后颅窝占位性病变和小脑扁桃体疝。深昏迷时脑膜刺激征消失。

(7)疼痛反应:通常可深压眶上缘、胸骨或甲床观察昏迷患者的疼痛反应,以判定昏迷程度。①对疼痛刺激的去皮质强直反应,常与丘脑病变有关;去大脑强直,常见于中脑受损,提示更严重的脑功能障碍。②双侧对称性姿势异常可见于双侧结构性病变或代谢性疾病,单侧或非对称性姿势提示对侧大脑半球或脑干结构性病变。③脑桥和延髓病变通常对疼痛刺激无反应,偶可见膝部屈曲(脊髓反射)。

6. 哪些意识状态的改变需要与昏迷鉴别?

(1)睡眠:是生理性意识丧失,可轻易唤醒,唤醒后意识状态完全正常。但是长期睡眠剥夺、酒精中毒后状态或中枢神经系统抑制剂可导致过度睡眠,需与昏迷鉴别。

(2)闭锁综合征:为脑桥基底部病变导致的临床综合征,患者表现为四肢瘫、面瘫、舌瘫、吞咽反射消失,不能讲话,状似昏迷,但是意识清晰,能按指令眼球上视,并保存辐辏反射,有觉醒睡眠周期,能自发睁眼。

(3)无动性缄默症:为丘脑、基底节、双侧扣带回或第三脑室后部(脑干上部 ARAS)不完全受伤所致,皮质完好。患者交流明显减少,不能自发运动,刺激可有运动,意识不清或部分保留,不能发音或有断续字词。

（4）去皮质综合征：常见于严重脑损伤或皮质广泛损伤的昏迷患者，脑干反射恢复后不能恢复有意识的清醒。患者能无意识的睁闭眼，反射性眼球运动和瞳孔对光反射、角膜反射存在，有觉醒和睡眠周期，喂食可有无意识吞咽动作，四肢肌张力增高，病理征阳性。患者不能认知外界环境，尿便失禁。

（5）额叶疾病：常为前额和双侧病变。患者表现为刺激后较长时间的反应迟钝。

（6）痴呆：患者逐渐失去对周围环境的适当反应能力。主要表现为记忆、逻辑和连贯思维能力受损。患者清醒，通常对简单的刺激如疼痛、微笑或问候能做出适当反应。重度痴呆者到晚期可完全无反应。

（7）精神性无反应：患者对疼痛或有害刺激无反应，表现清醒或入睡，但缺少意识反应。反射性反应正常（如眼球追踪运动）提示意识清醒。患者常强烈抗拒睁眼和查体，提示严重精神障碍，偶可为诈病。

（8）非惊厥持续状态：应与复杂部分性发作持续状态或失神发作鉴别。

7. 神经系统疾病的诊断步骤是什么？

全面地掌握临床资料，包括详尽的病史问诊，系统的体格检查、神经系统检查，以及必要的实验室、电生理和影像学检查，是神经系统疾病诊断的基础。神经系统疾病的诊断步骤可概括为几个方面。

（1）定向诊断：强调机体的整体性原则，全面分析病情，确定诊断方向。根据临床资料注意区分这些症状体征是由神经系统疾病引起，还是骨、关节、周围血管和结缔组织病所致。

（2）定位诊断：应用解剖学和生理学等基础知识，对患者的临床资料进行分析，初步确定病变的解剖部位。

（3）定性（病因）诊断：结合起病方式、疾病进展演变过程、个人史、家族史、临床体格检查和辅助检查资料等,通过综合分析,筛选出可能的病因。

8. 如何鉴别痉挛性瘫痪与弛缓性瘫痪?

痉挛性瘫痪:又叫上运动神经元瘫、中枢性瘫痪。是中央前回运动区大锥体细胞及其下行的锥体束(皮质脊髓束、皮质延髓束)病变所致。常见于脑卒中、急性脊髓炎等,因病变部位不同可分为单瘫、偏瘫、截瘫和四肢瘫。表现为瘫痪肢体肌张力增高,腱反射亢进,病理征阳性。浅反射减弱或消失,无肌萎缩和肌束震颤。肌电图无失神经电位。脑休克期或脊髓休克期也可表现为急性弛缓性瘫痪。

弛缓性瘫痪:又称下运动神经元瘫、周围性瘫痪。是脊髓前角细胞或脑干脑神经运动核及其纤维病变所致。下运动神经元是锥体系、锥体外系和小脑系统传递冲动的最后共同通路,经前根、周围神经传递至骨骼肌运动终板。表现为瘫痪肢体肌张力降低,腱反射减弱或消失,病理征阴性。浅反射消失,早期出现肌萎缩、肌束震颤。常有皮肤营养障碍。肌电图显示周围神经传导速度减低和失神经电位。

9. 锥体系统与锥体外系统病变如何鉴别?

锥体系和锥体外系都参与机体的运动功能调节。

(1)锥体系:起自大脑皮质,神经纤维经内囊下行,经延髓锥体后大部分交叉,在对侧皮质脊髓侧束中下行,与下运动神经元脊髓前角细胞形成突触。病因包括脑卒中、脊髓病变、脱髓鞘疾病等。锥体系病变出现瘫痪,肌张力增高,腱反射亢进,病理征阳性。患者伸屈肌肌张力增高不一致,上肢屈肌和下肢伸肌的肌张力增高占优势,为折刀样增高,可有阵挛,无不自主运动,体征恒定,精细随意运动功能减弱或丧失。

(2)锥体外系:主要起自对控制运动和姿势起重要作用

的基底节和小脑。临床上锥体外系通常包括基底节(尾状核、壳核和苍白球)、红核、黑质和丘脑底核。临床表现肌张力增高-运动减少综合征(扭转痉挛、肌张力不全、震颤麻痹)和肌张力减低-运动增多综合征(舞蹈、手足徐动)两大类。症状紧张时加重,睡眠后消失。锥体外系病变时肌张力增高,呈现铅管样或齿轮样增高,可出现病理征假阳性。

10. 如何检查肢体瘫痪(包括轻瘫)？

瘫痪:通常指运动功能缺失,包括完全性或不完全性。轻瘫:指运动功能不完全缺失或轻度无力。通过对肢体肌力、肌张力、深浅反射和病理征的检查,有时需要结合感觉检查和尿便功能情况,可以帮助肢体瘫痪的定位。有时候轻瘫不易发现,可进行以下的轻瘫试验。

(1)上肢轻瘫试验:①贝霍夫斯基上肢平伸试验(手旋前试验)。患者平伸上肢,手掌向下,数秒后可见轻瘫侧上肢逐渐下垂、自然旋前,掌心向外。②巴利(Barré)分指试验。令患者双手指分开并伸直,两手相合,数秒钟后轻瘫侧手指逐渐并拢和屈曲。③小指征。双手指平举,手掌向下,轻瘫侧小指常轻度外展。④数指试验。嘱患者手指全部屈曲,然后依次伸直,做计数动作;或反之,手指全部伸直,然后一个一个地屈曲,患侧动作笨拙或不能。⑤指环试验。嘱患者拇指分别与其他各指连成环状,检查者以一个手指快速将其分开,以试手指肌力。

(2)下肢轻瘫试验:①杰克逊(Jackson)征。令患者仰卧两腿伸直,轻瘫侧下肢呈外展外旋位。②Barré下肢第一试验(膝下垂试验)。嘱患者俯卧,膝关节屈成直角,数秒后轻瘫侧下肢逐渐下降。③Barré下肢第二试验。嘱患者俯卧,尽量屈曲膝部并使足跟接近臀部,轻瘫侧踝及足趾运动不全,使其踝、趾关节不能用力跖屈。④敏卡锡尼(Mingazini)试验。嘱患者仰卧,双下肢膝、髋关节均屈曲成直角,数秒钟后轻瘫侧下肢逐渐下落。

11. 如何对上下运动神经元病变进行定位诊断？

（1）上运动神经元病变：①皮质运动区。限局性病损导致对侧单瘫，或对侧上肢瘫合并中枢性面瘫。刺激性病灶引起对侧躯体相应部位局灶性抽动发作，若抽动沿运动区排列顺序扩散称为 Jackson 癫痫。②皮质下白质。皮质与内囊间投射纤维形成放射冠，愈近皮质的纤维分布愈离散，可引起对侧单瘫；愈深部纤维愈聚集，可引起对侧不均等性偏瘫。③内囊。运动纤维最集中，可引起三偏征。内囊膝部及后肢前 2/3 受累引起对侧均等性偏瘫（中枢性面瘫和肢瘫），后肢后 1/3 受累引起对侧偏身感觉障碍，视辐射受累引起对侧同向性偏盲。④脑干。一侧脑干病变累及同侧脑神经运动核及未交叉的皮质脊髓束与皮质延髓束，产生交叉性瘫痪综合征。⑤脊髓。半切损害是出现病变损伤平面以下同侧痉挛性瘫痪、深感觉障碍和对侧痛温觉障碍；横贯性损害是受损平面以下的双侧肢体痉挛性瘫痪，以及完全性感觉障碍和括约肌功能障碍等。颈膨大以上病变出现四肢上运动神经元性瘫痪，颈膨大病变出现双上肢下运动神经元性瘫，双下肢上运动神经元性瘫，胸髓病变导致双下肢上运动神经元性瘫，腰膨大病变导致双下肢下运动神经元性瘫。

（2）下运动神经元病变：①前角细胞。瘫痪呈节段性分布，可见肌纤维颤动或肌束震颤。②前根。呈节段性分布弛缓性瘫，有时后根可同时受累，可伴有根痛和节段性感觉障碍。③神经丛。引起单肢多数周围神经运动、感觉及自主神经功能障碍。④周围神经。瘫痪分布与受累神经支配区一致，伴相应区域感觉障碍。

12. 共济失调的病变部位和临床特点是什么？

共济失调是小脑、本体感觉和前庭功能障碍导致运动笨拙和不协调，累及肢体、躯干及咽喉肌可引起姿势、步态和语言障碍。

共济失调因病变部位不同有不同的临床表现:

(1)小脑共济失调:意向性震颤和肌张力降低是同侧小脑半球、绳状体和结合臂(交叉上方为对侧,交叉下方为同侧)病变所致。①姿势和运动异常:站立不稳,步态蹒跚,基底增宽,严重者难以独坐。上蚓部受损向前倾倒,下蚓部受损向后倾倒。小脑半球病变行走时向患侧倾倒或偏斜。②随意运动协调障碍:小脑半球病变导致患侧肢体辨距不良和意向性震颤,上肢较重。手不能完成精细动作,协同不能,快复和轮替动作障碍。大写症。③言语障碍:唇、舌、喉等发音肌共济失调使说话缓慢、含糊不清,声音断续、顿挫或爆式,表现为吟诗样或爆发性语言。④眼球运动障碍:注视患侧可见粗大眼震,与前庭联系受累出现双眼来回摆动,偶见下跳性眼震、反弹性眼震等。⑤肌张力减低:急性小脑病变可见钟摆征、反击征。

(2)大脑性共济失调:额桥束和枕颞桥束是大脑额、颞、枕叶和小脑半球的联系纤维。此处病变轻,眼震少见,多伴有神经、精神症状。①额叶性共济失调:体位平衡障碍,步态不稳。对侧肢体共济失调。可见肌张力增高、腱反射亢进和病理征。可伴有额叶症状如精神症状、强握反射等。②顶叶性共济失调:两侧旁小叶后部受损出现双下肢感觉性共济失调和尿便障碍。③颞叶性共济失调:症状轻微,一过性平衡障碍,早期不易发现。

(3)感觉性共济失调:脊髓后索病变。表现站立不稳,踩棉花感,常目视地面行走。振动觉、关节位置觉缺失,Romberg 征(+)。

(4)前庭性共济失调:空间定向及平衡障碍,站立不稳,行走向患侧倾倒。改变头位可加重。四肢共济运动正常。伴严重的眩晕、呕吐和眼震等,前庭功能冷热水试验反应消失。

13. 不自主运动有哪些？特点是什么？

不自主运动是锥体外系病变所致，是患者在意识清醒时出现不能控制的骨骼肌不正常运动，表现形式多样，紧张及情绪激动时加重，睡眠时停止。多见于基底节病变引起的姿势和运动异常。

临床常见的症状分类，包括 8 类。

(1)手足徐动症(athetosis)：对侧纹状体病变所致。是肢体远端和手指游走性肌张力增高与减低动作，缓慢不规则蠕虫样徐动或奇形怪状运动，伴肢体过度伸展，如腕过屈、手指过伸，手指逐个缓慢屈曲，怪异姿势和动作，伴怪相(异常舌动)。

(2)颤搐(ballism)：是在休止的状态下，肉眼可见一块或一群肌肉缓慢的持续性不规则波动性颤动，睡眠时不消失。肌电图可见2~200个运动单位的自发性成串放电。

(3)舞蹈症(chorea)：可见于 Huntington 舞蹈病、棘红细胞增多症、风湿舞蹈病等。是以肢体不规则、无节律、迅速和粗大的动作和伴鬼脸等为特点的疾病。

(4)肌张力障碍(dystonia)：对侧纹状体病变所致。以颈部、躯干、四肢近端肌肉为主的异常收缩，导致缓慢扭转样不自主运动或姿势异常，表现躯干和肢体近端扭转痉挛。

(5)震颤(essential tremor)：静止性震颤伴肌强直是黑质病变所致，是主动肌和拮抗肌交替收缩引起的节律性震颤，常见手指搓丸样动作，节律 4~6Hz，静止时出现，紧张时加重，随意运动时减轻，睡眠时消失；也见于下颌、唇和四肢，是帕金森病的特征性体征。运动性震颤见于特发性震颤、肝豆状核变性、中脑震颤、抑郁症、意向性震颤(小脑病变)等。

(6)肌阵挛(familial myoclonus)：是躯干肌或肢体快速、短速、闪电样、不规则、幅度不一致的不自主收缩，常两侧对称性发生。

（7）图雷特抽搐（Gilles de la Tourette tic）：快速重复的肌抽动，点头、眨眼、撅嘴、喷鼻和耸肩等，伴喉音或刻板的淫词秽语。

（8）偏侧投掷运动（hemiballismus）：对侧丘脑底核及苍白球外部联系纤维的急性病变所致。是肢体近端粗大的无规则的投掷样运动，可呈持续性或间断性。

14. 延髓性麻痹的临床分类有哪些？

延髓性麻痹是常见的咽喉肌和舌肌麻痹综合征。临床表现为声音嘶哑、饮水呛咳、吞咽困难和构音障碍等一组症状。临床上延髓性麻痹分为以下几类：

（1）真性延髓性麻痹：下运动神经元病变，因舌咽、迷走和舌下神经及核的下运动神经元病变所致。多为首次发病。可见舌肌纤颤和萎缩，咽反射、吸吮反射和掌颏反射消失，无锥体束征。

（2）假性延髓性麻痹：上运动神经元病变，主要累及双侧皮质或皮质延髓束。可有 2 次以上的脑卒中病史。无舌肌纤颤及萎缩，舌肌挛缩不能快速从一侧伸到另一侧。咽反射、吸吮反射和掌颏反射存在，可有锥体束征。

（3）肌源性延髓性麻痹：因延髓神经支配的肌肉病变所致。为双侧性，无感觉障碍。常见于重症肌无力、多发性肌炎和皮肌炎等。表现咽反射减弱或消失，无锥体束征。通常无卒中史。

15. 12 对脑神经的解剖部位及功能是什么？

Ⅰ嗅神经：为感觉神经，由上鼻甲上部和鼻中隔上部黏膜内的嗅细胞中枢突聚集成嗅神经，发自前脑，穿筛孔入颅，进入嗅球传导嗅觉。

Ⅱ视神经：为感觉神经，传导视觉冲动。视网膜中的节细胞轴突在视网膜后部先汇集成视神经乳头，然后穿过巩膜构成视神经，穿过视神经孔入颅中窝，连于视交叉，再经视束连于间脑。

Ⅲ动眼神经:为运动、副交感神经,运动纤维发自中脑的动眼神经核,经眶上裂入眶,立即分为两支:上支细小,支配上睑提肌和上直肌,下支粗大,支配内直肌、下直肌和下斜肌;副交感神经纤维发自动眼神经副核,进入睫状神经节交换神经元后,分布于睫状肌和瞳孔括约肌,参与完成瞳孔对光反射和调节反射。

Ⅳ滑车神经:为运动神经,发自中脑的滑车核,经眶上裂入眶,支配上斜肌,使眼球下外斜视。

Ⅴ三叉神经:以感觉、特殊内脏运动神经为主,特殊内脏运动纤维发自三叉神经运动核,其轴突组成三叉神经运动根经卵圆孔出颅,分布于咀嚼肌等。运动根内含有三叉神经中脑核发出的纤维,传导咀嚼肌和眼外肌的本体感觉,躯体感觉纤维的胞体集于三叉神经节内,其周围突组成三叉神经三条大的分支:V1(眼支)经眶上裂入眶,分布于硬脑膜、眼眶、眼球、泪腺、结膜和部分鼻腔黏膜以及额顶部、上睑和鼻背部的皮肤;V2(上颌神经)经圆孔出颅分布于硬脑膜、眼裂和口裂间的皮肤、上颌的牙齿以及鼻腔和口腔的黏膜。V3(下颌神经)为混合神经,经卵圆孔出颅后,分为前后两干:前干主要为运动神经,除支配咀嚼肌、鼓膜张肌和腭帆张肌外,尚分出一感觉支即颊神经;后干主为感觉性,除分布于硬脑膜、下颌牙及牙龈、舌前2/3及口腔底的黏膜,以及耳颞区和口裂以下的皮肤外,尚有一支支配下颌舌骨肌和二腹肌前腹。

Ⅵ展神经:运动神经,发自桥延交界的展神经核,经眶上裂出颅,支配外直肌,使眼球外展。

Ⅶ面神经:包括运动、感觉、副交感神经,发自桥延交界的面神经核、上涎核、孤束核,经内听道出颅,支配面部表情肌和舌前2/3味觉,以及支配泪腺、下颌下腺和舌下腺等腺体分泌。

Ⅷ前庭-蜗神经:感觉神经,其双极神经元分别位于前庭神经节、蜗神经节,其中枢突组成蜗神经和前庭神经,终于桥延交界的蜗神经核和前庭核,经内听道入颅,主要功能为听觉和平衡。

Ⅸ舌咽神经:包括运动、感觉和副交感神经,发自延髓的疑核、下涎核和孤束核,经颈静脉孔出颅,主要支配茎突咽肌、腮腺和舌后 1/3 的味觉。

Ⅹ迷走神经:包括运动、感觉和副交感神经,发自延髓的背核、疑核和孤束核,经颈静脉孔出颅,支配咽肌、内脏自主感觉及调控。

Ⅺ副神经:运动神经,发自颈延交界的脊髓副神经核、疑核,经颈静脉孔出颅,支配胸锁乳突肌和斜方肌。

Ⅻ舌下神经:运动神经,发自延髓舌下神经核,经舌下神经管出颅,支配舌肌。

16. 瞳孔变大或变小的临床意义是什么?

瞳孔大小是由动眼神经副交感纤维和来自颈上神经节交感纤维调节的。前者支配瞳孔括约肌,使瞳孔缩小;交感纤维支配瞳孔散大肌,使瞳孔散大。在正常光线下,瞳孔正常直径为 3 ~ 4mm,小于 2mm 为缩小,大于 5mm 为散大。

(1)瞳孔缩小:①单侧缩小。见于一侧动眼神经受刺激,或颈部交感神经纤维破坏导致的 Horner 综合征,另外角膜或眼内异物也可致瞳孔缩小。②双侧瞳孔缩小。多见于脑干病变或广泛性大脑病变、第四脑室病变波及脑桥。脑桥出血可出现针尖样瞳孔伴深昏迷、中枢性高热、去大脑强直发作等症状。另外还可见于老年人、远视眼、酒精中毒,药物中毒如吗啡、阿片、巴比妥类等;睡眠、昏迷、婴儿、深吸气、梅毒、颅内压增高和糖尿病等也有瞳孔缩小。

(2)瞳孔散大:①单侧瞳孔散大。见于一侧动眼神经受刺激、动眼神经麻痹、天幕裂孔疝、大脑皮质额中回后部受刺激等。②双侧瞳孔散大。见于中脑病变、脑缺氧、疼痛、焦虑、恐惧、兴奋、甲状腺功能亢进、近视眼、视力障碍和药物作用如阿托品中毒等。

17. 简述周围性面瘫的定位诊断

脑干或周围神经病变均可导致周围性面瘫：

(1)面神经炎：一侧周围性面神经麻痹，表现为患侧额纹变浅或消失、眼裂变大、Bell 征阳性、鼻唇沟变浅、患侧口角下垂、口角偏向健侧，露齿、鼓腮、闭目、吹哨、皱眉等动作不能。患侧乳突可有疼痛或压痛，因此处为茎乳孔，正是面神经出颅处。

(2)脑干内病变：可同时伴有患侧面神经核临近的其他结构受累。如展神经核与面神经核毗邻，故可合并展神经麻痹，并可有对侧偏瘫，即 Millard - Gubler 综合征。如累及脑桥旁中线结构与锥体束，可引起 Foville 综合征，表现为双眼向患侧凝视麻痹及对侧偏瘫，多为基底动脉深穿支闭塞引起脑桥梗死所致。如双侧脑神经同时受累，也常常提示脑干内病变，因为脑干内神经核相距较近容易同时受累。

(3)颅内内耳孔病变：除引起周围性面瘫，常伴有邻近的听神经受损，出现耳聋或耳鸣。

(4)颅外病变：颞骨面神经管内结构受损，如损伤鼓索支可产生味觉缺失；如损伤镫骨肌支可伴有听觉过敏；膝状神经节带状疱疹病毒感染，又称为 Hunt 综合征，除一侧面神经麻痹外，还伴有外耳道疼痛和疱疹。

18. 去大脑强直的发生机制和临床表现是什么？

去大脑强直又称去大脑综合征，发生机制是由于中脑红核与下位结构的联系中断所致。由于脊髓以上中枢对运动神经元抑制性冲动减弱，小脑、前庭神经核及网状结构对运动神经元易化性冲动仍然保存，从而引起躯干四肢伸肌强直性痉挛。常见病因为幕上病变经间脑侵犯中脑或脑桥上端或后颅窝，或严重缺氧及代谢障碍性疾病。

临床表现:①意识状态为醒状昏迷,患者貌似清醒,但无任何意识活动,对各种刺激无反应,尿便失禁,与去皮层综合征相似。②运动障碍为特殊的去大脑强直状态,四肢强直性伸直,躯干呈角弓反张,全身性肌肉抽搐,伴呼吸不规则。③如昏迷加深,四肢强直性伸展转为弛缓性瘫痪,提示病变已累及脑桥以下,进入晚期濒死阶段。如四肢伸展性强直变为上肢屈曲、内收和内旋,提示病情趋向好转。

19. 腰椎穿刺的适应证和禁忌证是什么?

(1)适用证:①脑膜炎和脑炎。根据脑脊液压力、外观、生化、常规以及病原学方面的检查,可明确病原诊断,并随访疗效。②多发性硬化检测脑脊液寡克隆带及 IgG 指数升高。③Guillian - Barré 综合征。脑脊液蛋白 - 细胞分离。④脑膜癌病。脑脊液细胞学检查癌细胞。⑤脑血管疾病。不能进行 CT 检查时,血性脑脊液支持出血性卒中,可确诊 CT 阴性的蛛网膜下腔出血。⑥脑肿瘤。脑脊液压力升高,细胞数和蛋白升高,可检出肿瘤细胞。⑦脊髓病变。⑧诊断不明的神经系统疾病。如痴呆、器质性精神症状等,脑脊液检查有助于提供临床诊断资料。⑨腰穿碘水椎管造影。可明确脊髓梗阻部位及病变性质,或鞘内注射放射性核素进行脑室、脊髓腔扫描。⑩治疗性腰穿鞘内注药。

(2)禁忌证:①严重颅内压增高、明显视盘水肿、后颅窝占位病变等均有引起脑疝的潜在风险,导致呼吸骤停或死亡,是腰穿的绝对禁忌证。②穿刺部位皮肤感染或腰椎结核。③患者病情危重,处于呼吸循环衰竭或垂危状态(如败血症或休克)。④血小板减少或出血性素质者。⑤严重躁动不安,不能配合的患者。⑥脊髓压迫症疑有严重脊髓损害,处于脊髓功能丧失的临界状态,腰穿可导致脊髓压迫加重,高颈髓病变时腰穿可导致病情恶化和呼吸停止。

20. 霍纳综合征的病变部位和临床表现是什么？

霍纳综合征是丘脑下部（瞳孔散大中枢）发出的交感神经纤维，经脑干、上部脊髓、颈交感神经节及节后纤维任何一处病变所致。

（1）临床特征：主要表现为同侧瞳孔缩小、眼裂变小和眼球内陷三主征，可伴有同侧面部发汗减少、皮温升高和眼压降低等。

（2）病变部位：包括3级神经元：第1级神经元为丘脑下部至睫状体脊髓中枢（C8-T1侧角），丘脑下部、脑干和上颈部病变时同侧瞳孔通常缩小，可有暂时性扩大，眼睑下垂不明显，眼球可无内陷，面部可有汗，疼痛刺激和可卡因可使瞳孔强烈散大，对肾上腺素无反应；第2级神经元为节前神经元，即睫状体脊髓中枢至颈上交感神经节，下颈髓、颈交感神经干病变时同侧瞳孔明显缩小，眼睑明显下垂，眼球轻度内陷，面部可有汗，疼痛刺激瞳孔几乎无反应，阿托品可使瞳孔散大，对可卡因和肾上腺素无反应；第3级神经元为节后神经元，即颈上交感神经节至虹膜、颈内动脉和眶上裂或眼眶内病变时同侧瞳孔缩小，眼睑下垂明显，眼球明显内陷，面部出汗减少或无汗，疼痛刺激瞳孔反应可疑，对可卡因无反应，肾上腺素可使瞳孔强烈散大。

21. 简述脑部血液供应特征

脑是机体的重要器官，几乎无能源储备，需要血液连续不断地供应氧和葡萄糖。一旦脑血液供应发生障碍，后果严重。

脑部血液供应具有4方面特点。

（1）脑动脉3种类型血管的供血模式：①旁中央动脉。发出后在中线一侧近旁穿入脑实质，供应临近中线的脑组织。②短旋动脉。发出后行程较短，穿入脑内供应旁中央动脉供血区外侧的灰质和白质。这两种动脉相当于大脑半球的深穿支，吻合支很少形成功能的终动脉。③长旋动脉。发出后经长距离供应较表浅的脑组织,各分支间彼此吻合,大脑半球各动脉皮质支属于这类血管。

(2)各动脉有各自的供血区:脑部血管由颈内动脉系统(前循环)和椎基底动脉系统(后循环)供应。①前循环:通过颈动脉、大脑前动脉、大脑中动脉供应大脑半球前3/5的血液。②后循环:通过椎动脉、基底动脉、小脑后下动脉、小脑前下动脉、小脑上动脉和大脑后动脉供应大脑后2/5、丘脑、脑干和小脑的血液。

(3)丰富的侧支循环:脑动脉通过以下几组吻合支形成侧支循环。①脑底动脉环(Willis环):通过前交通动脉沟通两侧的大脑前动脉;由后交通动脉沟通两侧的颈内动脉或大脑中动脉和大脑后动脉,在脑底形成脑底动脉环的吻合,使双侧大脑半球间、一侧大脑半球的前部和后部间有充分的侧支循环。②颈内动脉与颈外动脉分支间侧支循环。③椎动脉、锁骨下动脉与颈外动脉间的侧支循环相吻合。④各脑动脉末梢分支间的吻合。

(4)脑血管对脑血流量的自动调节功能:血压升高时脑小动脉收缩,使脑血流量减少;反之,血压下降可使小动脉扩张,脑血流量增加。因此,血压变化时动脉灌注压虽有变化,但是总血流量维持不变。

(王红梅 丁昌红)

第二节 癫 痫

22. 癫痫的病因分类是怎样的?

2005~2009年任期内国际抗癫痫联盟分类和术语委员会,

建议癫痫的病因分类由原来的特发性、症状性和隐源性修订为以下几种。

(1)遗传性:是指1个已知或推测的遗传缺陷所导致的直接结果,癫痫发作是这种疾病的核心症状。遗传作用的知识可能来自具体且已得到很好重复的分子遗传学研究,甚至成为实验诊断的基础(如 SCN1A 基因和 Dravet 综合征),遗传基因核心作用的证据依赖于合理设计的家系研究。对于遗传性疾病基本属性的定义,不排除环境因素(外因)所致疾病的表达。实际上到目前为止,没有理论支持具体环境因素为遗传性癫痫的病因。

(2)结构性或代谢性:在设计合理的研究中,已证明有显著的其他结构性或代谢性病变可显著增加发展为癫痫的风险。结构性病变包括获得性疾病:如卒中、外伤及感染。也可能是遗传因素所致(如结节性硬化、皮质发育畸形)。

(3)未知的病因:未知意味着中立,表明其根本病因仍是未知的;其致病核心机制可能有主要的遗传缺陷,或者可能是一种未知的、独立疾病的结果。

23. 癫痫病理灶与致痫灶的区别是什么?

癫痫病理灶:是癫痫发作的病理基础,指脑组织病变或结构异常直接或间接导致痫性放电和癫痫发作,CT 和 MRI 通常可显示病理灶,但有的病理灶需要在显微镜下才能发现。

致痫灶:是脑电图上出现一个或数个最明显的痫性放电部位,是直接引起痫性发作的部位。痫性放电也可因病理灶挤压、局部缺血等导致局部皮层神经元较少和胶质细胞增生所致。

研究表明,导致癫痫发作的是致痫灶而不是癫痫病理灶。单个致痫灶多位于病理灶的边缘(如肿瘤、血管畸形等),广泛性致痫灶常包含在病理灶(如颞叶内侧硬化及外伤性瘢痕)中,有时可在远离癫痫病理灶的同侧或对侧脑区。

癫痫病理灶和致痫灶合称为病灶－功能性致痫灶复合体。

24. 国际抗癫痫联盟针对癫痫的分类有哪些？

癫痫发作的国际分类见表9－3。

表9－3 癫痫发作分类（2005～2009年任期内
国际抗癫痫联盟分类和术语委员会）

全面性发作

　强直－阵挛（以任何形式的组合）

失神

　典型失神

　不典型失神

　伴特殊表现的失神

　肌阵挛失神

眼睑肌阵挛

肌阵挛

　肌阵挛失张力

　肌阵挛强直

阵挛

强直

失张力

局灶性发作

不能明确的发作

癫痫性痉挛

---

25. 儿童良性癫痫伴中央颞区棘波发放的临床特点是什么？

儿童良性癫痫伴中央颞区棘波发放（benign children epilepsy with centrotemporal spike，BECT），与遗传有关，往往有癫痫家族史。其临床特点如下。

(1)5~10 岁为发病高峰,男性多见。发作常见于入睡后不久或醒前,约 70% 睡眠中发作,15% 仅清醒时发作,15% 睡眠和清醒时均有发作。

(2)典型发作表现为患儿在睡眠中出现一侧口部感觉异常,继之同侧口咽部和面部阵挛性抽动,常伴有舌部僵硬感、语言不能、吞咽困难和流涎,意识可保留,发作持续 1~2 分钟。部分患儿呈部分性发作持续状态。白天发作常不泛化至全身,5 岁以下儿童夜间发作常扩展到同侧肢体,有时扩展为 GTCS。

(3)神经系统查体和神经影像学检查正常,脑电图显示对侧中央及(或)颞区高波幅棘尖波,继之以慢活动。发作间期脑电图显示双侧中央区或中央颞区棘波发放,为典型高波幅棘波,困倦和睡眠可诱发。

(4)本病对药物反应良好,丙戊酸钠、卡马西平、苯妥英钠、苯巴比妥、托吡酯等均能取得良好疗效。

(5)本病预后良好,50% 的患儿在发作 3 年后停止,17 岁时 99% 停止发作。脑电图恢复较晚。

26. 儿童失神癫痫的特点是什么?

儿童失神癫痫发病年龄以 3~12 岁多见,6~7 岁为高峰。与遗传有关,常有癫痫家族史。失神发作表现为突然发生的意识丧失,但不跌倒,两眼凝视前方,动作停止持续数秒至 1~2 分钟后意识恢复,继续原来的活动,无发作后状态。发作频繁,每天数次甚至达百余次。如发作仅有短暂意识障碍,称为简单失神;发作持续时间较长,常伴有其他成分的发作,则称为复杂失神。发作期脑电图为双侧对称弥漫性、同步高波幅 3Hz 棘慢波,开始时较快,3.5~4Hz,中间 3Hz,结束时 2.5~2Hz。过度换气可诱发发作。神经系统查体和神经影像学检查通常正常。

27. 儿童良性枕叶癫痫的临床特点是什么？

2001 年国际抗癫痫联盟将小儿枕叶癫痫分为：早发性良性儿童枕叶癫痫，又称 Panayiotopoulos 型和晚发性儿童枕叶癫痫，又称 Gastaut 型。

（1）早发性良性儿童枕叶癫痫：①发病年龄为 1～13 岁，多数为 3～6 岁，无性别差异。②发作表现主要为自主神经症状、行为障碍、呕吐和眼向一侧偏斜，随后出现意识障碍和惊厥。③发作持续时间较长，但是发作频率不高，40% 的患者可有自主神经症状持续状态，有时甚至可达数小时。④发作间期脑电图背景活动正常，90% 患者可出现局灶性或多灶性异常放电，可见于所有脑区，以后头部明显。发作期脑电图为节律性慢活动伴棘波。⑤本病预后良好。发作次数不多者可暂不治疗。大多发病 1～2 年后停止。少数继发儿童良性癫痫伴中央颞区棘波，或继发 Gastaut 型儿童枕叶癫痫。

（2）晚发性儿童枕叶癫痫：①发病年龄 3～16 岁，平均 8 岁，无性别差异。②发病起始时先为视觉症状，出现幻视或黑蒙。持续时间短，一般 5～15 秒，很少超过 1～2 分钟。眼球偏斜常见，常出现于幻视之后，伴有头向一侧转动。部分患者发作时出现语言障碍、感觉异常。在清醒时发作以视觉症状为主，睡眠中发作以运动症状为主。视觉症状频繁，每天可达数次，而局灶性或全身性惊厥相对次数少。③发作后 1/3～1/2 患者可出现头痛，有时伴有呕吐。④患者在发作间期神经精神发育正常，眼科检查和神经影像学检查正常。⑤发作间期脑电图背景活动正常。枕区可见异常放电，1～3Hz 棘波节律暴发或成簇出现，一般不超过 6 秒，闭目时易出现，睁眼后消失，再次闭目 1～20 秒后可再次出现。发作期脑电图在视觉发作时可见枕区局灶性棘波节律，波幅进行性增高，频率逐渐减慢，黑蒙发作时有棘波发放。⑥由于本症发作较频，需长期服用抗癫痫药物，卡马西平、苯巴比妥、丙戊酸等药物疗效好。预后良好。60% 在 2 ～ 4 年停止发作。部分患者脑电图异常恢复较慢。

28. 婴儿痉挛症的临床特点和治疗是什么?

婴儿痉挛症,又称 West syndrome,通常表现为三联征:婴儿痉挛发作,精神运动发育迟滞和脑电图高峰失律。多在 1 岁内发病,发病高峰为 4 ～ 7 个月,男婴多见。痉挛可分为屈曲性、伸展性和混合性。有时可双侧不对称。可分为症状性、隐源性和特发性 3 类。70% ～ 80% 为症状性。本病预后不良,主要取决于不同的病因。特发性预后较好。早期应用促肾上腺皮质激素(ACTH)或皮质激素治疗可有效。氨己烯酸、苯二氮䓬类、丙戊酸钠、大剂量维生素 B_6 等治疗对部分患儿有效。

29. 癫痫持续状态的定义和治疗原则是什么?

癫痫持续状态指的是一次惊厥持续 30 分钟以上,或连续多次发作,发作间期意识不恢复者。如不及时控制,后果严重,可因生命功能衰竭而死亡,或造成持久性脑损害后遗症。各种类型的癫痫只要频繁持续发作,均可形成癫痫持续状态。

治疗原则如下。

(1)选用快速有力的抗惊厥药物控制发作。

(2)维持生命功能,预防控制并发症,应特别注意处理脑水肿、酸中毒、呼吸循环衰竭及高热等。

(3)积极寻找病因,控制原发病。

(4)发作停止后,应进行长期抗癫痫治疗。

30. 目前常用的抗癫痫药物有哪些? 如何根据临床发作类型选药?

常用的抗癫痫药物见表 9 - 4。

表9-4 常见发作类型抗癫痫药物治疗

发作类型	传统 AEDs	新型 AEDs
部分性发作、部分性发作继发 GTCS	卡马西平、丙戊酸钠、苯巴比妥、苯妥英钠、扑痫酮	托吡酯、左乙拉西坦、氨己烯酸、加巴喷丁、替加宾、奥卡西平、唑尼沙胺
强直-阵挛发作	卡马西平、苯巴比妥、丙戊酸钠、苯妥英钠、扑痫酮	托吡酯、左乙拉西坦、氨己烯酸、奥卡西平、加巴喷丁、替加平
失神发作	丙戊酸钠、乙琥胺、氯硝西泮	拉莫三嗪
强直性发作	苯巴比妥、卡马西平、硝西泮	拉莫三嗪、托吡酯、左乙拉西坦
肌阵挛、失张力发作	丙戊酸钠、乙琥胺、氯硝西泮、硝西泮	拉莫三嗪、托吡酯、左乙拉西坦、非氨酯、乙酰唑胺
婴儿痉挛症	ACTH、泼尼松、丙戊酸钠、氯硝西泮	托吡酯、拉莫三嗪、氨己烯酸
有(伴)中央颞区或枕部棘波的良性儿童癫痫	卡马西平、丙戊酸钠、苯巴比妥	托吡酯、奥卡西平、拉莫三嗪
Lennox - Gastaut 综合征	丙戊酸钠、氯硝西泮、硝西泮	拉莫三嗪、托吡酯、氨己烯酸

31. 儿童常见的非痫样发作性症状有哪些？

(1)抽动秽语综合征:抽动秽语综合征是一种儿童及青少年的慢性神经精神障碍的疾病,病因尚不明。近年研究提示可能是遗传因素、神经生理、生化代谢以及环境因素在发育过程中相互作用的结果。临床特点:多在 4～12 岁发病,男性多于女性;主要表现为突发、快速、无目的、不自主的反复快速多组肌肉抽动。常自面部上方至下方、再由面部至颈、肩、上肢、躯干、下肢顺序发展。形式多样化,并常有不同转化,病程中时轻时重,睡眠后减轻或消失,每天发作数次到数百次,意识始终清楚,可主动短时控制发作;严重时发出奇怪的声音,一般表现为清嗓、吸鼻、哼声、犬叫声,甚至出现秽语;部分伴行为障碍,最常见伴强迫动作、强迫思维、冲动、攻击行为、自伤行为、学习困难及情绪障碍等。在抽动发作时,脑电图无背景活动改变及痫样放电。

(2)偏头痛:这是小儿较常见的病症,大约占5%。其典型临床表现主要有反复发作性头痛,呈搏动性,压迫能有所缓解,部分有家族史。患者可能会伴有视觉先兆、腹痛、呕吐、面色改变、出汗等表现,多数患儿睡眠后可缓解。发作同期脑电图无异常放电,布洛芬可缓解症状。

(3)屏气发作:多发生在6个月到3岁之间,6岁后极少见。患儿因惊吓、疼痛、不满意、剧烈哭闹时突然出现呼吸停止在呼气时相,随即出现青紫、一般持续0.5～1分钟,严重时达2～3分钟。严重青紫时四肢肌张力低,常有角弓反张,伴短暂的意识障碍甚至抽搐。哭出声音或呼吸恢复后青紫消失,神志转清;部分患儿可表现为面色苍白。无需特殊治疗。发作期及发作间期脑电图均正常。

(4)情感性交叉擦腿运动:常见于1～3岁女婴。表现为婴幼儿有时摩擦自己的外生殖器,或两腿强直内收,交互移擦,引起面红、凝视、出汗等,但意识始终清楚,一般1～2分钟可缓解,也可被外界强行制止。重者形成顽固习惯。多在入睡前或刚醒时发生,持续数分钟然后有疲倦感或入睡。发作期及发作间期脑电图均正常。转移注意力可缓解。

(5)晕厥:是大脑暂时性缺血、脑血流灌注不足、缺氧引起的一过性意识障碍。一般有明确的诱因如:①单纯性晕厥的情绪、紧张、劳累、饥饿等因素。②体位性低血压的体位变化因素。③颈动脉窦附近的炎症、外伤、压迫、手术等损伤。④吞咽性晕厥。⑤排尿性晕厥。⑥咳嗽性晕厥。⑦仰卧位低血压性晕厥。⑧心源性晕厥。⑨脑源性晕厥等。发作前可有恶心、头晕、眼花、视物模糊、无力等前驱症状,发作时面色苍白,意识丧失;偶尔有肢体强直或抽动,持续数分钟很快恢复。一般无尿失禁、舌咬伤,但不是鉴别的绝对标准。发作期脑电图正常或有非特异性改变。

(6)非痫性强直发作:起病年龄 2～11 个月,多在 1 岁时停止。清醒期发病,多局限在眼、嘴、头颈部,表现形式多样,如:凝视、咬牙、瞪眼、咧嘴、伸颈摇头等,持续时间短暂。无发作后状态,有一定诱因,可被外界刺激中断。发作期及发作间期脑电图均正常。

(7)癔症性发作(神经症性发作、精神性发作、假性发作):常与心因性或精神因素有关。临床表现为各种躯体症状发作,各种感觉或运动障碍,可伴有紧张、焦虑、恐惧或其他精神因素作为诱因,但无意识丧失,抽搐杂乱,面色正常,瞳孔对光反射正常,一般无尿失禁。脑电图检测无痫样放电。抗癫痫治疗无效,心理治疗有效。注意部分癫痫患者同时伴有癔症发作。

(8)短暂性脑缺血发作:短暂性脑缺血发作可出现多种短暂性症状,并呈刻板性、反复发作性,一般短暂性脑缺血发作的症状是无力、笨拙、瘫痪等功能丧失的表现,与癫痫的症状易鉴别。但如果出现跌倒发作、视力模糊、视物颠倒、遗忘等情况时要注意与部分性癫痫鉴别。脑电图无痫样放电。

(9)运动诱发性发作性运动障碍:又称发作性肌张力不全。好发于儿童或青少年,突然运动时,如突然站立、行走、起跑时,出现一侧或双侧肢体呈肌张力不全或舞蹈症样表现,每次很少超过 2 分钟,发作频率不定,一日数次或数月一次。发作期、发作间期脑电图正常,预后良好。

(10)睡眠障碍:①夜惊(睡惊症)。多发生于 4～12 岁儿童。为睡眠中突然出现的一种惊恐症状,表现为睡眠中突然坐起、尖叫、哭喊、手足乱动、眼睛圆睁、瞳孔散大、肌张力增高,有的伴有无目的的走动,神志处于朦胧状态,一般持续 5～10 分钟。醒后对发作无记忆。发作期及间期脑电图均无明显变化。

多导睡眠监测显示发生于非快速动眼睡眠(NREM)的第Ⅲ、Ⅳ期。防止白天过度疲劳,进行心理干预治疗可明显减少发作次数。②梦游症(睡行症)。多发生于4~8岁儿童,青春期可自行消失,多有阳性家族史。表现为在慢波睡眠中发生的行走及一系列复杂行为。发作时意识紊乱,对外界无反应,或答非所问,对试图唤醒他的人可能有反抗行为或表现为受惊吓,持续时间较长,发作停止后可继续入睡。醒后对发作无记忆。发作期及发作间期脑电图均无明显变化。多导睡眠检测显示发生于NREM的第Ⅲ期或Ⅳ期的开始。③梦魇。可发生于任何年龄,与情绪紧张、心理创伤、应激等有一定关系。表现为突然从睡眠中醒来,伴有极度的害怕、焦虑,可能立即回忆恐怖的梦境内容。发作期及发作间期脑电图均无明显变化。④发作性睡病。多见于青少年。表现为突然停止原有的活动,睡眠发作。入睡数分钟至数小时不等,醒后照常活动,可伴有猝倒即阵发性突然肌张力降低或丧失,不能完成自主动作,往往在情绪激动时突然跌倒,个别以猝倒发病。猝倒应注意与失张力发作鉴别。有时出现发生于睡眠开始的幻觉即睡眠前幻觉,有时有睡眠麻痹。发作期及发作间期脑电图均无明显变化。多次小睡试验可协助诊断。中枢兴奋剂利他林和三环抗抑郁药有效。⑤睡眠中周期性腿动(periodic limb movement in sleep, PLMS)。指睡眠中大拇指背屈、足背屈、膝弯曲等一系列刻板、反复的动作,每次1~2分钟,隔30分钟重复一次,可持续数小时,患者可无感觉。如因腿动醒来,也不知道自己腿动。发作期及间期脑电图均无明显变化。多导睡眠检测显示发作在第Ⅰ、Ⅱ期睡眠中。⑥新生儿良性睡眠肌阵挛(benign neonatal sleep myoclonus, BNSM)。出现在生后1个月内,多数出现在非快速动眼睡眠(NREM)期睡眠,有时可由声音或晃动婴儿等外界刺激诱发。肌阵挛主要累及前臂和手,也可累及足、面部、躯干或腹部肌肉。抽动可为双侧、局部或多灶性,多数部位不固定,有节律或无节律,常以

1~5 次/秒的频率出现,每次持续数秒,并可成串出现,持续 20~30 分钟,甚至长达 90 分钟,容易被误认为惊厥持续状态。但清醒期从不出现抽动症状。通过安抚抽动的肢体或重新摆放体位可终止抽动。神经系统检查及 EEG 正常。偶有家族史。症状在出生 2 个月之后减轻,6 个月之内消失。长期预后良好,不需治疗。⑦婴儿良性睡眠肌阵挛。高峰年龄于生后 3~9 个月,12~18 个月后日渐减少。其特征是:在思睡或入睡后出现节律性肌阵挛样抽动,唤醒后发作立即停止;可为局灶性、多灶性或全身性。发作无规律,间隔时间和动作幅度大小不等,重者全身抖动,甚至使患儿惊醒;体格检查和影像学无异常;不影响小儿神经心理和体格发育,本质属一种睡眠生理现象而无需治疗。

(11)震颤和战栗发作:新生儿期常表现有全身或局部的快速颤抖,类似于阵挛样运动,可由突然的触觉刺激诱发,轻柔改变体位可使震颤减弱或消失。这种震颤是新生儿运动反射发育不完善的表现,一般在生后 4~6 周消失。小于胎龄儿、母亲有糖尿病的低血糖新生儿,或母亲孕期服用某些镇静药或选择性 5-羟色胺再摄取抑制剂的新生儿也可出现一过性的发作性震颤。婴幼儿有时表现为头部震颤,多在 5~10 个月时出现,表现为连续点头或摇头,或下颌向一侧肩部连续点头运动,频率为 1~2 次/秒。多出现在垂直坐位没有头部支撑时,平躺或睡眠时消失。有时合并轻度肌张力不全。部分患儿有震颤家族史。EEG 和其他各项实验室检查均正常。症状呈良性过程,随年龄增长可自发消失。

(12)良性阵发性强直性上视(benign paroxysm al ton ic up-ward gaze):良性阵发性强直性上视是一种少见的婴儿期良性发作性病变。起病年龄在 6~24 个月,发作特点为双眼强直性上视伴共济失调。每次发作持续 2~8 秒,可在数分钟内连续成串出现。发作时意识清楚,注视时可产生垂直性眼震,当看下方物体时常有补偿性的歪头或低头。偶有发作引起跌倒。情绪激动或发热时发作可增加。发作期 EEG 正常。神经影像学正常。发作频率随年龄增长逐渐减少，一般到 1 ~ 2 岁后消失。有家族性病例报道。

（王红梅　陈春红）

第三节　热性惊厥

32. 热性惊厥的定义是什么？如何诊断？

热性惊厥是指年龄 3 个月 ~ 5 岁之间发生的惊厥，伴有发热但无颅内感染等特定原因，凡是过去曾发生过无热惊厥者，其伴有发热的惊厥应排除在热性惊厥之外。本病应与癫痫鉴别，后者以反复发生的无热惊厥为特征[*]。

注：[*]1980 年美国国立卫生研究院（NIH）关于热性惊厥共识研讨会。

33. 热性惊厥复发的高危因素有哪些？

一般认为热性惊厥首次发作后复发者至少有 1/3，根据 Knudsen 总结，提出热性惊厥复发的高危因素有：①发病年龄小于 15 个月；②一级亲属有癫痫病史；③一级亲属有热性惊厥病史；④已有多次发作者；⑤首次发作呈复杂性热性惊厥者。具有以上 5 个高危因素 1 ~ 2 项者25% ~ 50% 复发，具有 3 个或 3 个以上高危因素者 50% ~ 100% 复发，后者可以作为间歇用药预防的对象，以减少复发率。

34. 热性惊厥的不典型表现有哪些？

（1）热性惊厥持续状态。热性惊厥发作持续 ≥30 分钟，或在 30 分钟内反复惊厥期间神志不能恢复者，成为热性惊厥持续状态。有的患儿可在首次发作即表现为持续状态。热性惊厥持续状态可能导致脑损伤和后遗症,应该积极防治。应当指出热性惊厥持续状态需注意与脑炎或脑膜炎鉴别,以免误诊。

（2）热性惊厥后伴发作后短暂肢体瘫痪。热性惊厥发作后出现短暂肢体瘫痪者并不多见,多见于复杂热性惊厥,其短暂肢体瘫痪持续时间短则 1~2 分钟,长者数小时,个别可达数天,平均为 1~2 小时,可以涉及单侧肢体或双侧肢体,部分可见面瘫。脑电图检查,于瘫痪肢体对侧的相应导联可能出现棘慢波或尖慢波,放射性核素扫描可见大脑相应半球追踪物聚集增多,MRI、CT 或 DSA 检查结果可以正常。这类患儿临床上应该注意与脑器质性疾病鉴别。

（3）热性惊厥附加症（febrile seizure plus , FS + ）。诊断标准为:在热性惊厥发展为典型癫痫之前,有 2 次以上的无热惊厥发作,或在 6 岁以后仍有热性惊厥者,称为热性惊厥附加症。

35. 热性惊厥长期连续用药预防指征?

中华医学会儿科分会小儿神经学组《关于热性惊厥诊断治疗建议》(1983)中认为热性惊厥长期连续用药指征有以下几个方面:①反复发作,1 年内发作 5 次或 5 次以上者;②发作呈持续状态;③热性惊厥后转为无热惊厥或癫痫者;④热性惊厥发作后 2 周,脑电图有特异性癫痫波形者*。

注: *未指明须有几项才长期用药。

36. 哪些药物可能存在导致热性惊厥发作的潜在风险?

（1）拟交感神经药:如麻黄素、滴鼻净等用于滴鼻的血管收缩剂。

（2）抗组胺药:如酮替芬、异丙嗪、扑尔敏等。H_1 受体阻滞剂可以通过血脑屏障,影响大脑组胺能神经元功能,在复方感冒治疗药中使用较为普遍。有报道本病患儿服用此类复方退热药后,发生惊厥者比不服用此类退热药的对照组多。因此热性惊厥儿童退热药宜用单药制剂(如乙酰氨基酚类)。

(3)茶碱以及含咖啡因类的药物应慎用:此类药物可能抑制中枢神经系统抑制性介质 GABA 的作用,导致惊厥易感性。研究显示:腺苷也是中枢神经系统的重要调控物质,对神经元起抑制作用,咖啡因作为腺苷受体拮抗剂可刺激神经元腺苷激酶的过度表达,引起惊厥加重,因此,FS 患儿的退热剂中不宜含咖啡因。

(4)其他药物:包括氯丙嗪、氟哌啶醇、大剂量青霉素、亚胺培南类抗生素、三环类抗抑郁剂、利他灵等均应慎用或不用。

(韩彤立　陈春红)

第四节　中枢神经系统感染

37. 单纯疱疹病毒性脑炎的临床特点是什么?

单纯疱疹病毒性脑炎(herpes simplex encephalitis , HSE)是单纯疱疹病毒(herpes simplex virus , HSV)引起的一种急性中枢神经系统感染性疾病。HSV 常累及大脑颞叶、额叶及边缘系统,引起脑组织出血性坏死和(或)变态反应性脑损害,又称为急性坏死性脑炎或出血性脑炎。临床特点如下。

(1)HSE 在任何年龄都可发病,约 2/3 病例发生于 40 岁以上的成年人,无季节性。原发感染潜伏期为 2 ~ 21 天,平均 6 天。前驱期可有发热,周身不适、头痛、肌痛、嗜睡、腹痛和腹泻等症状。通常急性起病,约 1/4 的患者有口唇疱疹史,高热可达 38.5 ~ 40.0℃。病程数日至 1 ~ 2 个月。

(2)常见症状是头痛、呕吐、轻微意识障碍、记忆丧失、嗅觉缺失、轻偏瘫、失语、偏盲、共济失调和颈抵抗,可见展神经麻痹,眼球协同功能障碍,以及震颤、舞蹈样动作和肌阵挛等。1/3 的患者出现全身性或部分性发作,部分患者精神症状突出或为首发唯一症状,表现注意力涣散、反应迟钝、言语减少、淡漠、呆坐、木僵或缄默,也可有动作增多、行为奇特及冲动行为,智能倒退,严重者生活不能自理。

(3)病情常在数日内快速进展,出现意识障碍:嗜睡、昏睡、昏迷或去皮质状态,部分患者早期即可迅速昏迷。重症患者因广泛脑实质坏死和脑水肿引起颅内压增高和脑疝,甚至死亡。存活患者常遗留记忆和行为障碍等后遗症。

(4)脑脊液检查:HSV-1型脑炎可出现脑压增高,CSF淋巴与中性粒细胞增多$(50\sim100)\times10^6$/L,也可高达1000×10^6/L;蛋白正常或轻度增高(通常$800\sim2000$mg/L),糖和氯化物正常。重症病例可见脑脊液黄变和红细胞、糖降低。

(5)脑脊液病原学检查:采用ELISA和Western印迹法检测HSV-IgM、HSV-IgG特异性抗体,病程中有2次以上抗体效价呈4倍以上增加即可确诊。用PCR检测脑脊液HSV-DNA可早期快速诊断。

(6)脑电图:常见一侧或双侧颞叶、额区周期性弥漫性高波幅慢波,可出现颞区高波幅尖波和棘波。

(7)影像学检查:CT可见单侧或双侧颞叶、海马及边缘系统局灶性低密度区,可有增强效应。若出现低密度病灶中散布点状高密度提示颞叶出血性坏死,更支持诊断。MRI可见T1WI低信号、T2WI高信号病灶。影像学检查也可正常。

38. 单纯疱疹病毒脑炎的治疗原则是什么?

(1)抗病毒治疗:①无环鸟苷(阿昔洛韦)。鸟嘌呤衍生物,可抑制病毒DNA合成,有很强的抗HSV作用。常用剂量$15\sim30$mg/(kg·d),分3次静脉滴注,或500mg静脉滴注,q8h,连用$14\sim21$天。早期治疗可改善预后。②更昔洛韦。对阿昔洛韦耐药的HSV突变株敏感,抗HSV作用是阿昔洛韦的数十倍,毒性较低。剂量 5 ~ 10mg/(kg·d)，静脉滴注，q12h，疗程 14 ~ 21 天。

（2）免疫治疗：①干扰素。是广谱病毒活性糖蛋白，α-干扰素剂量 60×106U/d，肌注，连续 30 天。②干扰素诱生剂。如聚肌苷聚胞啶酸和聚鸟苷聚胞啶酸、青枝霉素、麻疹活疫苗等，可促使人体产生足量的内源性干扰素。③转移因子。可使淋巴细胞致敏转化为免疫淋巴细胞，每次 1 支，皮下注射，每周 1 ~ 2 次。

（3）对症治疗：①高热、抽搐、精神错乱及躁动不安等可以给予降温、止惊镇静等治疗。②颅内压增高可以使用脱水药。严重脑水肿时主张早期、大量、短疗程激素治疗，如地塞米松 20mg/d，静脉滴注；或甲基泼尼松龙 500mg/d 冲击治疗，连用 3 ~ 5 天；其非特异性抗炎作用，可以降低血管通透性，保护血脑屏障，减轻脑水肿，病情危重者 CT 显示出血性坏死灶、脑脊液白细胞明显增多和出现红细胞可以酌情使用。

（4）支持疗法和康复治疗：①维持营养和水电解质平衡。②加强护理，保持气道通畅，勤翻身防压疮护理。③病情稳定后，尽早开始康复治疗。

39. 亚急性硬化性全脑炎的临床特点是什么？

亚急性硬化性全脑炎（subacute sclerosing panencephalitis，SSPE）是麻疹缺陷病毒导致的脑慢病毒感染性疾病。发病率 5 ~ 10/100 万儿童，由于接种麻疹减毒活疫苗，目前 SSPE 发病率已明显下降。

（1）临床表现：可发生于 6 个月 ~ 32 岁，好发于少年期，高峰发病年龄为 5 ~ 15 岁，本病神经系统症状大多出现于麻疹病毒感染后 7 ~ 11 年，平均 8 年，根据其典型的临床表现，本病可分为 4 期。

第 1 期：典型表现包括行为改变、嗜睡、疲倦、淡漠、注意力不集中、多动、非频发性癫痫发作、性格变化等。症状常隐匿出现,程度轻微。此期症状持续时间不等,从数周至数年,但仍可完成大部分正常神经功能。不同患者此期进展速度各异,取决于灰质脑炎的严重程度,以及病变向皮层下发展的快慢。当大脑皮层灰质病变恶化并开始向下波及皮层下白质和深层灰质时,肌阵挛逐渐明显,即进展到本病的第2期。

第2期:肌阵挛是本期的特征性表现,常随病程发展逐渐发生,并逐渐累及全身所有肌群,特别是躯干轴部肌群。肌阵挛特点为弥漫性、重复性和频发性。大多为对称出现,常有相对固定的间隔,全身性肌阵挛一般每5~10秒发生一次。肌阵挛发生机制是锥体外系广泛的刺激性病变所致,而非大脑皮层神经元异常放电所致的癫痫发作。此外可有共济失调、肌张力增高、震颤、手足徐动、失语症、视神经萎缩、痴呆等。此期持续时间为3~12个月。

第3期:病变进展累及皮层下灰质核团和脑干以后,以进行性智力、运动衰退为标志。出现明显的长束性感觉和运动障碍,智力明显恶化,肌阵挛消失。此期持续3~18个月。

第4期:由于大脑功能丧失及脑干、脊髓上段的广泛受累,出现严重的自主神经功能异常、全身重度迟缓或强直、自主神经功能衰竭,最终死亡。

(2)辅助检查

1)头颅CT:可见广泛的皮质萎缩,可有脑室扩张。

2)脑电图:早期可以完全正常,随病程进展,逐渐出现失节律与慢波。第2期的特征性改变为周期性爆发抑制。

3)脑脊液:细胞数、蛋白和糖含量正常,可检出寡克隆区带。血清和脑脊液麻疹病毒中和抗体含量增高。

4)脑活检:麻疹病毒RNA阳性。或者活检发现细胞内包涵体或脑组织中分离初麻疹病毒。

(3)治疗和预后:目前无特效疗法,以支持和对症治疗为主。干扰素鞘注或静脉注射,可延缓病情进展。

40. 中枢神经系统慢病毒感染的共同特征是什么?常见者有哪些疾病?

本组疾病的共同特征有:初始病毒感染;在一段较长无症状期后再次出现新的症状,通常表现为脑病;感染的影响局限于神经系统。此类疾病常见的有:亚急性硬化性全脑炎、进行性风疹全脑炎、进行性多灶性白质脑炎、直接逆转录病毒脑病。

41. 简述中枢神经系统感染常见病毒与临床症候的关系

二者的关系概述见表 9-5。

表 9-5　中枢神经系统感染常见病毒与临床症候的关系

病毒种类	常见致病类型	可能出现的神经系统症候					
		急性脑膜炎	急性脑炎	脑膜脊髓神经根炎	亚急性脑脊髓炎	胚胎脑病	进行性脑病
单纯疱疹病毒	脑炎、口炎	+	+++	+	+	+	+
水痘病毒	水痘、带状疱疹	+	+	+	++	+	+
巨细胞病毒	巨细胞包涵体病	+	+	+	+	+++	++
EB 病毒	单核细胞增多症	+	+	++	+	+	+
脊髓灰质炎病毒	脊髓灰质炎	+	+	+++	+	+	?
柯萨奇病毒	脑膜炎、口炎	+++	+	++	+	+	-
埃可病毒	脑膜炎、肠炎	+++	+	+	+		
腮腺炎病毒	腮腺炎	++	++	+	+	-	
麻疹病毒	麻疹	+	++	+	+	+	+++
风疹病毒	风疹	+	+	?	++	+++	++
轮状病毒	婴儿腹泻	+	+	?			
狂犬病病毒	狂犬病	+	+		+++	+	
人类免疫缺陷病毒	艾滋病	+	+	+	++	+	+++
朊病毒	Kuru 病、CJD	-		-		-	+++

(韩彤立　郑　华)

第五节 脑性瘫痪

42. 脑性瘫痪的定义

脑性瘫痪,简称脑瘫,是指自受孕开始至婴儿期非进行性脑损伤和发育缺陷所导致的综合征,主要表现为运动障碍和姿势异常。诊断脑瘫应符合以下 2 个条件:①婴儿时期出现症状;②需除外进行性疾病所致的中枢性瘫痪及正常小儿一过性发育落后。脑瘫儿童可以伴有智力低下、癫痫、行为异常、视听觉障碍、感知觉障碍等。

43. 脑性瘫痪的传统分型

(1)按临床神经病学表现分为 6 型。①痉挛型:以锥体系受损为主。②不随意运动型:以锥体外系受损为主,不随意运动增多。③强直型:以锥体外系受损为主。④共济失调型:以小脑受损为主。⑤肌张力低下型。⑥混合型:同一患儿表现有两种或两种以上类型的症状。

(2)对于痉挛型脑瘫,按瘫痪的部位分为 5 型,包括单瘫、双瘫、三肢瘫、偏瘫和四肢瘫。

44. 什么是粗大运动功能分类系统?

粗大运动功能分类系统(Gross Motor Function Classification System, GMFCS)于 1997 年由 Palisano 首先报道。目前许多临床研究已经证实该分类系统在不同国家脑瘫儿童中较高的效度和信度,越来越多的临床研究以 GMFCS 作为对脑瘫儿童的基本描述之一。GMFCS 不仅是目前国际上广泛接受的标准化分类方法,而且为制定康复治疗方案,判断康复治疗预后提供了可靠的依据。

GMFCS 是基于脑瘫儿童自发运动的评价系统,强调坐位(躯干控制)和行走的能力。是将脑瘫儿童按照其运动功能限制,以及是否需要辅助设备等情况,将其分类于 5 个不同等级中,即 GMFCS Ⅰ、GMFCS Ⅱ、GMFCS Ⅲ、GMFCS Ⅳ 和 GMFCS Ⅴ,随级别的增加,运动能力降低。

45. 导致脑性瘫痪的高危因素有哪些?

(1)家族史:家族中曾有脑瘫、智力低下、先天性畸形患者。

(2)母亲妊娠情况:高年初产;反复流产、早产或死产病史;妊娠 4 次以上经产妇;母亲有精神疾患或神经系统疾病;妊娠早期阴道出血、先兆流产史;Rh 或 ABO 血型不合;羊水过多;严重水肿;妊娠中毒症等。

(3)围生期情况:早产或过期产;产程延长;胎心小于 100 次/分;前置胎盘或胎盘早剥;各种难产及剖宫产;多胎妊娠;脐带绕颈;羊水污染;出生时窒息;巨大儿。

(4)出生后情况:呼吸、循环障碍;吸吮无力或喂养困难;频繁惊厥;频繁呕吐;病理性黄疸;重度贫血;新生儿中耳炎、肺炎、脑炎;头部外伤等。

46. 脑性瘫痪的合并障碍有哪些?

脑瘫儿童除运动障碍外,常有其他合并障碍:智力低下、癫痫、语言障碍、视力障碍、听力障碍、小头畸形、脑积水、关节脱位、关节挛缩、牙齿发育畸形、身材矮小等。

47. 粗大运动功能评价(GMFM-66)和粗大运动功能分类系统(GMFCS)有什么联系和区别?

粗大运动功能评价及分类系统见表 9-6。

表 9-6 粗大运动功能评价(GMFM-66)和粗大运动功能分类系统(GMFCS)

名称	粗大运动功能量表(Gross Motor Function Measure-66，GMFM-66)	粗大运动功能分类系统(Gross Motor Function Classification System,GMFCS)
产生时间	2002 年	1997 年
作者	DIANNE J RUSSELL	Palisano
作用	对脑瘫儿童粗大运动能力变化进行评价。正规康复训练可提高分数	对脑瘫儿童粗大运动能力进行定性评价。正规康复训练不会提高等级
适用年龄	对脑瘫儿童的适用年龄为5月~16岁，也适用于粗大运动年龄小于5岁的其他儿童	适用于小于18岁脑瘫儿童。按照不同年龄分段进行分级,即:小于2岁、2~4岁、4~6岁、6~12岁和12~18岁
评价指标	分数越高,粗大运动能力越好,满分代表5岁正常儿童的粗大运动能力	依粗大运动能力分为5级,级别越高能力越低
评价方法	原始分输入 GMAE 统计软件即可计算评价结果。	观察儿童运动能力直接评价
信度和效度	对中国脑瘫儿童具有良好的信度和效度	对中国脑瘫儿童具有良好的信度和效度

48. 针对脑性瘫痪的康复治疗方法有哪些?

(1)运动疗法(physical therapy，PT):主要训练大运动,利用机械的、物理的手段,针对脑瘫的各种运动障碍及姿势异常进行训练。目的在于一直不正常的姿势反射,促进正确的运动发育,改善残存的运动功能。

(2)作业疗法(occupational therapy，OT):训练精细动作,提高日常生活能力,并为以后的职业培养工作能力。

（3）语言训练(speech therapy, ST)：包括发音训练、认知训练、咀嚼吞咽功能训练等，帮助脑瘫儿童学会用鼻呼吸，并训练脑瘫儿童的听力和视力，如有听力或视力障碍，要及早配置助听器或进行矫正。

（4）手术治疗：主要针对痉挛型脑瘫儿童。目的在于矫正畸形、改善肌张力、恢复或改善平衡功能。手术包括：选择性脊神经后根切断(SPR)手术、肌腱手术、神经手术、骨关节手术等。

（5）物理疗法：如水疗、电疗等。利用各种有益的物理因素刺激，帮助脑瘫儿童改善肌张力、提高运动能力。

（6）药物治疗：目前未发现针对脑瘫的特效药物。安坦、左旋多巴、力奥来素、肉毒毒素 A 等主要用来改善脑瘫儿童肌张力，改善异常姿势。

（7）针对合并障碍的治疗：如合并癫痫，需要长期口服抗癫痫药物控制发作。有效治疗合并障碍，可以提高康复治疗效果，提高患儿生活质量。

49. 肉毒毒素 A 的作用机制、适应证和禁忌证是什么？

（1）作用机制：肉毒杆菌毒素 A 注入肌肉后，与突触前膜有很强的亲和作用，毒素很少有机会进入血液或通过血－脑屏障，故不产生系统性或全身性临床不良反应。其作用部位是神经肌肉接头的突触结构，当肉毒杆菌毒素 A 亲和突触前膜后，抑制乙酰胆碱(Ach)的释放，肌肉发生去神经支配现象，因而肌张力减低，肌痉挛缓解。这种肌松弛时间维持 3～6 个月后，运动神经末梢旁生新芽，并形成新的运动终板，保持支配肌肉的原有特性，因此会再出现肌痉挛症状。此时重复注射，一般仍可出现效果。

（2）适应证：①痉挛型脑性瘫痪的功能性畸形。②手足徐动型脑性瘫痪伴有肌痉挛和功能障碍者，如椎旁肌肌张力不平衡导致脊柱侧弯或因疼痛限制着体位的变化难于护理者等。

③解除颈肌痉挛辅助完成颈椎固定术。

（3）禁忌证：①肌张力低下的脑性瘫痪。②神经肌肉接头传递障碍性疾病，如重症肌无力。③脑性瘫痪患儿的固定性畸形（为手术矫形的适应证）。④患儿正处于发热期或正使用氨基糖苷类抗生素（庆大霉素、卡那霉素、新霉素、链霉素等）。因为这类药物可加强肉毒杆菌毒素不良反应，所以应慎用或缓用肉毒杆菌毒素 A 注射。

（韩彤立 郑 华）

第六节 脊髓病变

50. 什么是脊髓休克期？

脊髓休克期多发生于严重的急性脊髓病变，如：急性横贯性脊髓炎、脊髓出血或脊髓外伤。是急性脊髓损伤后，脊髓功能过度抑制的结果。主要表现为弛缓性瘫痪，即肌张力减低，腱反射消失，病理反射阴性和尿潴留等。一般持续 3～4 周，个别可长达 6 个月。脊髓休克解除后，则表现为上运动神经元性瘫痪。

51. 不同节段脊髓病变的临床表现是什么？

（1）高颈髓（$C_{1\sim4}$）病损：①四肢上运动神经元性瘫痪。②受损平面以下各种感觉缺失。③中枢性括约肌障碍，表现为早期尿潴留、晚期尿失禁。④根性痛出现在后颈部，常有头部活动受限。⑤$C_{3\sim5}$节段支配膈肌，麻痹是出现腹式呼吸减弱或消失。⑥体温变化过度。⑦三叉神经脊髓束损伤，出现同侧面部外侧或周边区域痛、温觉丧失。⑧后滴状征阳性。⑨四肢和躯干部无汗。⑩病变波及后颅窝，可引起脊髓和小脑症状，如：吞咽困难、饮水呛咳、眼球震颤，甚至呼吸循环衰竭。

（2）颈膨大（$C_5 \sim T_2$）：①双上肢上运动神经元性瘫痪，双下肢下运动神经元性瘫痪。②损害平面以下各种感觉丧失。③中枢性括约肌障碍。④C_8、T_1 侧角受累，可出现 Horner 综合征。⑤根性痛出现在双肩部和双上肢。⑥上肢腱反射变化有助于病损节段定位，如双上肢肱二头肌、肱三头肌反射消失，提示病变节段累及 $C_{5\sim6}$ 水平。

（3）胸髓（$T_3 \sim T_{12}$）：①双下肢为上运动神经元性瘫痪。②损害平面以下各种感觉缺失。③中枢性括约肌障碍。④根性痛表现为受损节段常伴束带感。⑤病变位于 $T_9 \sim T_{12}$，可致下部腹直肌无力，出现 Beevor 征。

（4）腰髓（$L_1 \sim S_2$）：①双下肢下运动神经元性瘫痪。②损害平面以下，即双下肢及会阴部各种感觉缺失。③中枢性括约肌障碍。④根性痛出现在下肢。⑤$L_{2\sim4}$ 节段受累时膝腱反射消失，$L_5 \sim S_1$ 节段受累时踝反射消失，$S_{1\sim3}$ 受累可出现阳痿。

（5）脊髓圆锥（$S_3 \sim S_5$，尾节）：①会阴及肛门区感觉缺失。②不引起下肢瘫痪。③$S_2 \sim S_4$ 侧角相当于脊髓圆锥，是尿便的副交感中枢，病变可出现真性尿失禁。④肛门反射消失及性功能障碍。

（6）马尾神经根：①下肢剧烈的自发性根性痛，呈灼烧样，放射至会阴和臀部；加腹压时，如咳嗽、喷嚏可诱发疼痛或使加重。②下肢下运动神经元性瘫痪，瘫痪不对称。③性功能及括约肌障碍出现较迟，而且轻。④下肢和会阴部各种感觉障碍，分布不对称。⑤马尾部病变常见肿瘤压迫，症状从一侧开始，症状和体征的分布均不对称。

52. 脊髓节段组成以及与脊椎的关系

（1）脊髓节段组成：脊髓全长 42～45cm，占椎管上 2/3，自上而下发出 31 对脊神经，包括：颈神经 8 对，胸神经 12 对，腰神经 5 对，骶神经 5 对，尾神经 1 对。脊髓也相应分为 31 个节段。

（2）脊髓与脊椎的定位关系：脊髓各节段位置较相应脊椎高。颈髓节段较颈椎高 1 节椎骨，上中段胸髓节段较相应胸椎高 2 节椎骨，下胸髓高 3 节椎骨，腰髓相当于 $T_{10} \sim T_{12}$ 水平，骶髓相当于 T_{12} 与 L_1 水平。

53. "马鞍回避"的临床意义是什么？

"马鞍回避"是脊髓髓内病变的表现，髓内病变早期出现病变节段分离性感觉障碍，表现为痛温觉缺失，触觉和深感觉相对保留。病变进一步发展侵及脊髓丘脑束，可出现病变以下对侧半身痛、温觉缺失，且感觉障碍自病变节段向下发展，马鞍区感觉可保留到最后才受累，成为"马鞍回避"。

54. 脊髓前动脉综合征的临床表现是什么？

本病是供应脊髓前 2/3 区域的脊髓前动脉发生闭塞，引起病灶水平以下上运动神经元性瘫痪、分离性感觉障碍和膀胱直肠功能障碍，临床表现有以下几点。

（1）急性起病，在数小时内症状达到高峰。

（2）首发症状多为病变水平急性疼痛、麻木。

（3）中胸段或下颈段多见，短时间内出现病变水平以下不完全性瘫痪，多双侧受累，早期可表现为脊髓休克。

（4）病变以下分离性感觉障碍。

（5）可以早期有尿便障碍。

（6）可以有出汗异常等自主神经症状。

（7）脑脊液蛋白可以增高。

（韩彤立　肖　静）

第七节　周围神经病

55. 吉兰-巴雷综合征的主要临床特点和治疗原则是什么？

(1)临床特点:本病又称为急性炎症性脱髓鞘性多发性神经病(AIDP),急性或亚急性起病,大部分患者病前有胃肠道或呼吸道感染症状。①运动障碍:典型表现为对称性、上行性弛缓性麻痹,远端重于近端,数日至2周达到高峰,病情危重者1~2天内迅速加重,出现四肢肌肉、呼吸肌、咽部肌肉麻痹,危及生命,腱反射减弱或消失。②感觉障碍:不显著,感觉异常如肢体烧灼、麻木、刺痛和不适感等,感觉缺失少见,呈手套袜套样分布,振动觉以及关节运动觉不受累。③自主神经功能紊乱:如心律失常、体位性低血压、高血压、大汗、皮肤潮红、手足肿胀及营养障碍、暂时性尿潴留、麻痹性肠梗阻等。④实验室检查:脑脊液蛋白细胞分离,通常出现在病程2~3周;肌电图:可发现运动以及感觉神经传导速度(NCV)明显减慢,失神经或轴索变性证据,发病早期可能仅有F波或H反射延迟或消失,F波异常代表神经近端或神经根损害,对GBS诊断颇有意义。脱髓鞘可见NCV减慢,远端潜伏期延长,波幅正常或轻度异常,轴索损害表现远端波幅减低。

(2)治疗:①免疫球蛋白。400mg/(kg·d),连用5天,先天性IgA缺乏禁用。②血浆置换。每次血浆置换量按40ml/kg,或1~1.5倍血浆容量,可用5%白蛋白复原血容量,减少使用血浆并发症,轻、中和重度患者每周应分别做2次、4次和6次血浆置换。主要禁忌证是严重感染、心律失常、心功能不全以及凝血系统疾病。③皮质类固醇。存在争议,临床不常规应用。④必要时呼吸支持。⑤一般治疗。生命体征监测,及时处理并发症,保证热卡供应,定时拍背吸痰,防止坠积性肺炎,预防压疮等。

56. 吉兰－巴雷综合征的临床分型有哪些?

根据各自的病理以及临床神经电生理特征,主要分为以下四种类型:①急性炎症性脱髓鞘性多发性神经病。②急性运动轴索性神经病。③急性运动感觉轴索性神经病。④Miller－Fisher 综合征。

57. 慢性炎症性脱髓鞘性多发性神经病的诊断标准是什么?

美国神经病学会(1991)的 CIDP 必备诊断标准如下。①临床表现:提示进展性或复发性运动或感觉功能障碍为周围神经病变,症状存在至少 2 个月,四肢腱反射减弱或消失。②电生理检查:必须具备脱髓鞘病变以下 4 个主要特点中的 3 点:2 个或多个运动神经 NCV 减慢;1 个或多个运动神经部分性传导阻滞,如腓神经、正中神经、尺神经等;2 个或多个运动神经远端潜伏期延长;2 个或多个运动神经 F 波消失。③病理:神经活检显示明确的脱髓鞘与髓鞘再生证据。④脑脊液检查:脑脊液细胞数小于 $10 \times 10^6/L$。

58. 慢性炎症性脱髓鞘性多发性神经病需要与哪些疾病进行鉴别?

(1)多灶性运动神经病(MMN):是仅累及运动神经的脱髓鞘性神经病,CIDP 与 MMN 都呈缓慢进展病程,电生理检查均显示多灶性运动传导阻滞,F 波潜伏期延长和 EMG 纤颤波,鉴别要点,详见表 9－7。

表 9 - 7　MMN 与 CIDP 鉴别要点

项目	CIDP	MMN
病程	缓慢进展,可复发	缓慢进展
肌无力	呈对称性分布,下肢为主,远端明显	肌无力呈不对称分布,上肢为主
感觉障碍	常见	罕见
实验室检查	血清抗 GM1 抗体正常,CSF 蛋白增高	血清抗 GM1 抗体增高,CSF 蛋白正常或轻度增高
电生理检查	不对称阶段性 NCV 减慢或阻滞,MCBs 区域外 NCV 下降	MCBs 区域外 NCV 正常
治疗反应	皮质激素治疗有效	激素疗效不佳,可用免疫球蛋白和环磷酰胺治疗

(2)运动神经元病下运动神经元型(LMND):由于缓慢进展病程,应与 CIDP 鉴别,但 LMND 肌无力分布不对称,可出现肌束震颤,无感觉障碍,NCV 正常,EMG 可见纤颤波,收缩时出现巨大电位,尚无有效治疗方法。

(3)复发型 GBS:极少见,1 个月内进展至高峰,CIDP 平均为 3 个月,复发型 GBS 常见面神经及呼吸肌受累,多数有病前感染因素,CIDP 均少见。

(4)遗传性感觉运动性神经病(HSMN):根据家族史,合并色素性视网膜炎、鱼鳞病和弓形足可协助诊断,确诊需要神经活检。

(5)其他:如结缔组织病如结节性多动脉炎、系统性红斑狼疮、类风湿关节炎、硬皮病等所致血管炎,影响周围神经血液供应,导致慢性进行性多发性神经病;异常血红蛋白血症合并周围神经病,如良性单克隆丙种球蛋白血症(MGUS)等;以及副肿瘤综合征纯感觉性或运动性神经病、淋巴瘤、白血病浸润神经根导致慢性多发性神经病等。

59. 急性弛缓性麻痹的临床特点以及所包含的疾病有哪些?

急性弛缓性麻痹病例又称 AFP 病例,是指所有 15 岁以下出现急性弛缓性麻痹症状的病例,和任何年龄临床诊断为脊灰的病例均作为 AFP 病例。临床表现为急性起病、肌张力减弱、肌力下降、腱反射减弱或消失。主要包括以下疾病。

(1)脊髓灰质炎。

(2)吉兰 – 巴雷综合征(感染性多发性神经根神经炎,GBS)。

(3)横贯性脊髓炎、脊髓炎、脑脊髓炎、急性神经根脊髓炎。

(4)多神经病(药物性多神经病,有毒物质引起的多神经病、原因不明性多神经病)。

(5)神经根炎。

(6)外伤性神经炎(包括臀肌药物注射后引发的神经炎)。

(7)单神经炎。

(8)神经丛炎。

(9)周期性麻痹(包括低钾性麻痹、高钾性麻痹、正常钾性麻痹)。

(10)肌病(包括全身型重症肌无力及中毒性、原因不明性肌病)。

(11)急性多发性肌炎。

(12)肉毒中毒。

(13)四肢瘫、截瘫和单瘫(原因不明)。

(14)短暂性肢体麻痹。

60. 脱髓鞘性遗传性感觉运动性神经病的临床特点是什么?

脱髓鞘性遗传性感觉运动性神经病(HMSN)以周围神经的髓鞘损害为主,包括常染色体隐性以及显性遗传两大类型,多数为单基因遗传,病理可见周围神经髓鞘形成障碍为主,电生理提示神经传导速度下降。

HMSN I 型临床特点如下。

(1)儿童期或青春期起病,大多数于 10 岁前起病,男性多于女性,隐匿起病。

(2)首先出现腓肠神经受累表现,表现为进行性步态异常,跛行,易跌倒,可有足下垂。

(3)由于小腿前外侧部肌群和腓肠肌显著萎缩,从而出现特征性"鹤腿样"改变;由于足部肌肉失神经性萎缩,逐渐发展成弓形足;手和前臂肌肉萎缩不如下肢严重,后期可出现爪形手。

(4)10% ~ 20% 患者因椎旁肌肉无力,出现脊柱侧弯或前突。

(5)感觉障碍主要表现为本体感觉、振动觉以及两点辨别觉减退。

(6)自主神经功能障碍大多不严重。

(7)所有患儿跟腱反射消失,其他反射可能不受影响。

(8)脑神经以及括约肌功能正常。

(9)约25% 患儿体表可触及增粗的浅表神经。

(10)神经传导速度减慢。

(11)腓肠神经活检:不同直径神经纤维数量减少,出现有髓神经纤维洋葱球结构以及许多薄髓鞘的有髓神经纤维,无髓神经纤维一般正常。

(12)部分患儿脑脊液蛋白升高。

(13)1/4 患儿存在姿势性震颤。

HMSN III 型临床特点如下。

(1)生后早期发病,多于 2 岁内发病。

(2)缓慢进展,临床症状严重。

(3)10 岁前在部分患者体表可扪及增粗的神经。

(4)感觉障碍严重。

(5)腱反射广泛消失。

（6）部分患者可有脑神经受累，包括眼震、耳聋、双侧轻度面瘫，形成粗糙面容以及厚唇撅嘴。

（7）脊柱侧弯等畸形多见。

（8）感觉神经反应电位缺失，运动神经传导速度显著减慢。

（9）脑脊液蛋白增加。

（10）组织学与Ⅰ型相近，但洋葱球结构直径大，其中髓鞘菲薄。其同心层中有特征性双肌膜构成。

（11）因本体感觉缺失，几乎所有病例存在共济失调。

先天性髓鞘发育不良性神经病临床特点如下。

（1）出生时已发病。

（2）全身松软或运动发育延迟。

（3）脑神经可能受累。

（4）腱反射缺失。

（5）不同类型的感觉异常。

（6）电生理：运动以及感觉神经传导速度减慢。

（7）腓肠肌活检：神经纤维普遍性髓鞘缺失，存在大量裸露的轴索，没有髓鞘破坏产物。

（8）肌肉活检：轻度神经源性肌萎缩。

HMSNⅣ型临床特点如下：是一组常染色体隐性遗传的脱髓鞘性神经病，包括多个亚型，HMSNⅣa型占常染色体隐性遗传的 HMSN 的 1/4，由 8q13－21.1 的神经节苷脂诱导分化相关蛋白 1（GDAP1）基因突变所致，出现髓鞘性周围神经病。婴儿或儿童起病，约 20 岁时出现迅速发展的严重远端肌肉无力萎缩，而后波及四肢近端肌肉，重者不能行走，可伴有声带和膈肌麻痹瘫痪，神经传导速度在 25～35m/s，平均 30m/s。HMSNⅣb1 型位于 11q22.1 的肌管素相关蛋白 2 基因突变导致，出现四肢无力、面部不自主运动、厚嘴唇以及足畸形，神经传导速度在 9～20m/s。Ⅳb2 的致病基因为位于 11p15 的肌管素相关蛋白 13 基因，导致下肢为主的萎缩和无力，常常伴随先天或后天青光眼,神经传导速度在 15~30m/s。这两种类型的周围神经以出现皱褶的髓鞘为特征,髓鞘厚薄不均及有髓神经纤维的脱失。此外Ⅳc 型的致病基因位于 5q32,1~5 岁发病,出现下肢为主的无力,导致运动发育延迟,伴随脊柱侧弯和足畸形。神经传导速度在 10~34m/s。Ⅳd 型的致病基因位于 8q24,1~10 岁发病,出现下肢为主的无力,可以伴随耳聋,也可出现脊柱侧弯和足畸形,神经传导速度在 9~20m/s。Ⅳe 型的致病基因位于 19q13.13-q13.2,7 岁内发病,出现缓慢发展的下肢无力、运动发育延迟和共济失调,伴脊柱侧弯,不能引出传导速度。Ⅳf 型的致病基因位于 112p11.21-q13.11,出生后发病,不能行走,神经传导速度不能测出。

61. 轴索型遗传性感觉运动性神经病的临床特点是什么?

以轴索损害为主的 HSMN 主要是 CMT2 型,又称轴索型遗传性运动感觉神经病,该类型包括不同亚型。发病多在青少年时期,25% 患者在 10 岁前发病,所有类型的电生理以及组织学检查提示周围神经轴索变性显著,髓鞘损害不明显,不会有增粗能被扪及的浅表神经,易见弓形足和下肢远端肌肉萎缩。脑脊液蛋白浓度正常。运动神经传导速度正常或轻度减慢,2 岁以上小儿不应低于 38m/s。运动或感觉神经电位可能降低甚至缺失。腓肠肌神经活检见有髓纤维数量减少,其中大直径纤维丢失更突出,缺少洋葱球样结构,出现有髓神经纤维再生簇现象。肌肉活检对本型诊断有帮助,可见不同程度的神经源性骨骼肌损害,如小角状萎缩肌纤维,肌纤维成小组状萎缩和肌纤维组化改变。

62. 脊髓性肌萎缩的临床特点是什么?

广义的脊髓性肌萎缩(SMA)是指临床表现与基因遗传方式不同的一组疾病,共同特征是由于遗传因素导致的脊髓前角运动神经元退行性病变,出现广泛进行性的骨骼肌萎缩与无力,在某些病例可以同时出现脑神经运动核团的神经元变性,感觉神经元一般不受累,无锥体束或上运动神经元受累表现。根据发病年龄和病情进展速度,本病分为以下类型:SMA Ⅰ 型(婴儿型)、SMA Ⅱ 型(中间型)、SMA Ⅲ 型(少年型)、SMA Ⅳ 型(成人型),各型之间的临床表现可以有部分重叠。肌电图检查提示前角病变,肌肉活检以及基因检查可确诊。

(1)SMA Ⅰ 型(婴儿型):发病早,均于生后 6 月内发病,平均发病年龄为生后 1 个月,1/3 患者宫内即表现为胎动少,出生时表现为松软儿;主要表现为全身松软无力,严重肌张力低下,由于舌以及面肌、咀嚼肌无力,出生时出现吸吮以及吞咽困难,可以见到舌肌萎缩以及震颤;肋间肌受累出现严重的胸式呼吸困难,几乎全部为腹式呼吸;下肢较上肢受累严重,近端重于远端;眼外肌和膈肌不受影响;外观肌肉萎缩多不明显;腱反射消失,四肢感觉正常,面部表情正常;80% 患儿 1 岁内死亡。

(2)SMA Ⅱ 型(中间型):生后 6 月发育正常,之后出现发育停滞,通常于 18 月内出现症状,主要表现为缓慢加重的近端无力为主的全身性肌无力以及肌张力低下,导致运动发育落后,查体可见四肢肌肉无力,舌肌萎缩、震颤,50% 患者可出现手部肌肉震颤,一般患者可独坐,但始终不能独走。

(3)SMA Ⅲ 型(少年型):生后 1 年内运动发育正常,一般在 18 月后发病,可以获得独立行走的能力。主要表现为缓慢加重的肌无力,近端为主,早期可呈阶段性分布,患儿出现鸭步,上楼梯困难,Gower 征阳性,个别患者可出现双侧非对称性肌无力或出现下肢病理反射。预后相对较好,可以存活到中年。根据发病年龄分为两型,Ⅲa 型为 3 岁前发病,Ⅲb 型为 3 岁后发病。

(4)SMA Ⅳ 型(成人型):多在 30～60 岁发病,表现为显著的四肢无力,尤其是肢带肌无力,病情进展缓慢,寿命不受影响。

(张炜华　吕俊兰)

第八节 骨骼肌疾病

63. 简述 Duchenne 型及营养不良的临床特点和遗传咨询方法

本病属于 X 性连锁隐性遗传病,主要影响男性,5 岁左右出现症状,早期表现为踮脚、鸭步、跑步不稳、易跌倒,肌无力自四肢近端和躯干缓慢进展,下肢较重,上楼梯以及蹲起困难,腰椎前突,Gower 征阳性,肩带肌受累表现为举臂无力,前锯肌以及斜方肌无力出现翼状肩胛;肢体近端肌肉萎缩明显,90% 患者出现腓肠肌假性肌肥大,臀肌、三角肌、冈下肌等也可见肥大。血 CK 明显升高,肌电图提示肌源性受损,肌肉活检以及基因检测可确诊。女性为基因携带者,有些可有肢体无力,腓肠肌假性肥大,血清 CK 升高。

遗传咨询方法包括以下几种。

(1)家系分析可检测出携带者:①肯定携带者。有 1 个或 1 个以上男性患儿的母亲,患者姨表兄弟或舅父也患病;②很可能携带者。有 2 名以上患儿的母亲,但母系亲属中无先证者;③可能携带者。散发病例的母亲或者患者的同胞姐妹。

(2)基因诊断检测 DMD 基因携带者。

(3)产前基因诊断,必要时终止妊娠。

64. Duchenne 型及营养不良的治疗新进展是什么?

迄今为止,无特异性治疗,以支持治疗为主。

(1)糖皮质激素:主张短期冲击疗法,具体用法为泼尼松 0.75mg/(kg·d),每个月连续用 10 天,停 20 天,治疗 1 个月可见效,3 个月后疗效达高峰,治疗 3 年后肌力下降减慢,治疗 4 ~ 5 年后有效延缓疾病发展。

（2）促蛋白合成同化激素如氧甲氢龙也可获得暂时性疗效。

（3）心肌病治疗：病情早期使用 ACEI 类药物以及 β 受体阻滞剂，大部分病例在早期可使左室收缩功能正常。

（4）抗自由基药物如维生素 C、维生素 E 可以应用，改善代谢和阻止钙超载的药物如辅酶 Q10 也可以给予，但疗效不确定。

（5）正在研究中的治疗方法：包括基因治疗、干细胞移植等。

65. 重症肌无力的 Osserman 分型

Ⅰ. 眼型：典型的临床表现为一侧或双侧眼睑下垂，有时伴有眼外肌无力和复视，预后良好。

Ⅱa. 轻度全身型：缓慢进展的全身性重症肌无力，除眼外肌受累症状，还出现球部肌肉无力和肌疲劳现象，对胆碱酯酶抑制剂反应良好，死亡率极低。

Ⅱb. 中度全身型：开始进行性发展，常伴有眼部症状，从眼外肌和球部肌肉受累扩展到全身肌肉，突出特点是构音障碍、吞咽困难和咀嚼困难，呼吸肌一般无受累，胆碱酯酶抑制剂效果欠佳，患者生活受限制，死亡率低。

Ⅲ. 急性快速进展型：几周或几个月内病情急性迅速进展，发展为球部肌肉、全身骨骼肌和呼吸肌的无力，胆碱酯酶抑制剂效果不明显，常合并胸腺瘤或危象，死亡率高。

Ⅳ. 慢性严重型：开始为眼肌型或轻度全身型，2 年后或更长时间后病情突然恶化，对胆碱酯酶抑制剂反应不明显，预后不好，常合并胸腺瘤。

66. 重症肌无力的临床表现是什么？

（1）肌肉无力表现：全身骨骼肌均可受累，从而出现相应表现。

（2）肌无力症状具有波动性特点,晨轻暮重,疲劳不耐受。

（3）腱反射正常或偏活跃,晚期可有肌肉萎缩。

（4）新斯的明试验阳性。

（5）抗乙酰胆碱受体抗体阳性。

（6）电生理检查:低频重复电刺激波幅递减大于10%。

67. 重症肌无力的治疗原则是什么?

（1）糖皮质激素:每两天给予泼尼松 50～80mg,儿童 1.5～2mg/(kg·d),清晨顿服,维持此剂量治疗 1～3 个月可以获得稳定的症状改善,一般 4～6 个月后症状继续好转,在此期间剂量维持为每两天 50～80mg,为了维持好转后状态,糖皮质激素缓慢减量至维持量,一般降至每两天 15～30mg,维持治疗 1 年后再经过数月停药。

（2）胆碱酯酶抑制剂:溴吡斯的明最常用,起作用维持时间 3～6 小时,从小剂量开始,一天 3 次,每次 10mg,而后逐渐增加剂量,稳定在可以耐受的剂量,必要时一天可服 4 次或多次,轻中度的重症肌无力每天药物总量 120～360mg。

（3）血浆置换:在严重的全身性和爆发型重症肌无力以及合并呼吸危象时,如果上述方法不能很快获得治疗效果,可以采用血浆置换来挽救患者生命。一般血浆置换的第一天病情好转,血浆 AchR 抗体下降,经过几次置换后疗效巩固。为获得时间的病情稳定应当同时给予免疫抑制剂。

（4）胸腺切除:Ⅱb,Ⅲ,Ⅳ型重症肌无力患者如果在 6 月内症状没有缓解,应当进行手术治疗,Ⅰ 和 Ⅱa 一般不进行手术治疗,胸腺瘤可能是恶性或呈现浸润性生长,所以必须手术治疗。

68. 可以加重重症肌无力症状的药物有哪些?

（1）抗生素:四环素、链霉素、新霉素、庆大霉素、卡那霉素、紫霉素、巴龙霉素、多黏菌素 A 和 B,黏菌素 E 钠,克拉霉素、金霉素及大剂量青霉素。

(2)心血管药物:抗心律失常药物:苯妥英、奎宁、奎尼丁、普鲁卡因酰胺、利多卡因;β 阻滞剂:心得安、心得平、美加明、甲氨非他明、胍乙啶。

(3)抗疟疾药物、抗风湿药物和感冒药。

(4)精神药物:吗啡、巴比妥类、安定类。

(5)抗痉挛药物。

(6)激素:ACTH、皮质激素、催产素、口服避孕药、甲状腺激素。

(7)肌松药。

(8)麻醉药:如乙醚。

69. 胆碱酯酶抑制剂的不良反应有哪些?

胆碱酯酶抑制剂的不良反应见表9-8。

表9-8 胆碱酯酶抑制剂不良反应

毒蕈碱样	烟碱样	中枢神经系统
瞳孔缩小	肌无力	不安静
分泌过多(唾液过多、大汗、气管内分泌物增多)	呼吸肌无力	恐惧
消化道症状(腹泻、腹部痉挛、恶心、呕吐、畏食、大小便失禁)	肌疲劳现象	头晕
呼吸困难	肌束颤	头痛
心动过缓和低血压	肌肉痉挛	失眠
	震颤	意识障碍
	构音障碍	昏迷
	吞咽困难	癫痫

70. 重症肌无力危象和胆碱能危象如何鉴别?

二者的鉴别要点见表 9 – 9。

表 9 – 9   重症肌无力危象与胆碱能危象鉴别

项目	肌无力危象	胆碱能危象
瞳孔	正常	小
分泌物	正常	多
肌肉震颤	无	明显
肠蠕动	正常	亢进
腹痛和腹泻	无	有
出汗	正常	多
解磷定(500mg 静注)	加重	减轻
抗胆碱酯酶药	减轻	加重

（张炜华   吕俊兰）

第九节   脑血管病

71. 海绵窦综合征的病因分析有哪些?

(1)感染性或海绵窦血栓性静脉炎:多继发于面部感染,由细菌或真菌感染引起的致命性疾病。

(2)外伤:最常见的原因之一。

(3)肿瘤:最常见鼻咽癌直接浸润。

(4)Tolosa – Hunt 综合征:痛性眼肌麻痹、海绵窦内脑神经不同程度损害,对皮质类固醇反应极佳,除外其他原因。

(5)颈动脉海绵窦瘘:通常是颈动脉外伤性撕裂或动脉瘤破裂到周围的静脉囊内引起,在颈内动脉与海绵窦的静脉间隙之间建立直接交通,患者表现为搏动性眼球突出症、眶部痛、由于眶部充血使眼球活动受限。

(6)其他:颈内动脉动脉瘤、炎性假瘤等。

72. 偏头痛的诊断原则和国际头痛协会的诊断标准是什么?

根据发作的临床表现、家族史及神经系统检查正常,通常可做出诊断。临床表现不典型者可采用麦角胺或曲普坦类试验治疗,脑部 CT、MRI、MRA 等检查正常,排除颅内动脉瘤、占位性病变和痛性眼肌麻痹等可以确诊。

(1)无先兆的(普通型)偏头痛诊断标准如下。①符合下述 2~4 项,发作至少 5 次以上。②每次发作持续 4~72 小时(未经治疗或治疗无效者)。③具有以下至少 2 项特征:单侧性;搏动性;中至重度(影响日常生活);上楼或其他类似的日常活动使之加重;④发作间期至少具备以下一项:恶心和(或)呕吐;畏光和畏声。⑤病史和体检提示,无器质性和其他系统代谢性疾病证据;或经相关检查已排除;或虽有某种器质性疾病,但偏头痛初次发作与该病无关。

(2)有先兆的(典型)偏头痛诊断标准如下。①至少有 2 次下述 2 项发作。②具有以下至少 3 项特征:有 1 次或多次完全可逆的先兆症状,表现局灶性大脑皮质和(或)脑干功能障碍;至少有 1 个先兆症状,逐渐发展,持续 4 分钟以上,或相继发生 2 个或 2 个以上症状;先兆症状持续时间小于 60 分钟,但有一个以上先兆症状时,持续时间相应延长;头痛发生在先兆后,间隔小于 60 分钟(头痛可与先兆同时发生)。③至少具有下列各项中的一项(参见无先兆偏头痛的 5 项)

73. 紧张性头痛的临床诊断标准是什么?

2004 年发表的《国际头痛协会分类修订版(ICHD－Ⅱ)》中紧张性头痛的诊断标准如下。

A. 发作频率：①每月不满 1 日（每年不满 12 日），共发作 10 次以上为少发型紧张性头痛；②每月超过 1 日，不足 15 日（每年超过 12 日，但不满 180 日），共发作 10 次以上为频发型紧张性头痛；③每月超过 15 日（每年超过 180 日）为慢性紧张性头痛

B. 头痛持续 30 分钟至 7 日。

C. 至少具有下列特征中的 2 项：①两侧性；②性质为压迫感或紧缩感（非搏动性）；③强度为轻度～中度；④不因步行、上下楼梯等日常活动而加重。

D. 满足以下 2 项：①无恶心或呕吐，有时可有食欲不振（慢性紧张性头痛可有轻度恶心）；②至多有畏光、畏声（光、声音过敏）中的 1 项。

E. 除外其他原因的头痛。

需要符合上述 A～E 标准。

注：可能的紧张性头痛是指以上的紧张性头痛诊断标准中只有 1 项不符合，且不是偏头痛。

74. 痛性眼肌麻痹的临床表现有哪些？

又称 Tolosa - Hunt 综合征，是一种有特殊表现的头痛类型，是眶上裂或海绵窦内的一种低度的肉芽肿性、非感染性炎症过程，涉及邻近的硬脑膜，引起剧烈的头痛、眼肌麻痹或多数脑神经麻痹，可持续数周或数月。

（1）可发生于任何年龄，中年人多见。

（2）头痛发作常为一侧眶后及眶周顽固性胀痛、刺痛和撕裂样疼痛，表现眼球后持续性"咬痛""钻痛"，可放射至颞、枕部，常伴恶心、呕吐，是三叉神经第一支刺激症状。

（3）数日后或与疼痛同时发生该侧眼肌麻痹。动眼神经最常受累，其次是滑车、外展和三叉神经第一支，动脉周围的交感神经和视神经偶可受累。多为单侧，表现上睑下垂、眼球运动障

碍、光反射消失和角膜反射减弱等。

（4）眶周静脉回流受阻,出现眼睑和结膜水肿、充血、眼底视网膜充血和静脉扩张。眶部静脉回流受阻和眼外肌麻痹可引起眼球突出。

（5）病程可持续数日至数周,症状也可自行缓解,有时遗留神经功能缺失,缓解后同侧或对侧可不定期复发。

（6）应该注意除外眼肌麻痹性偏头痛、海绵窦血栓形成和颈动脉海绵窦瘘,常需要行血管造影排除颈内动脉瘤。

75. 儿童脑血管病常见病因是什么?

病因可分为原性和继发性两种,继发性多见,特别多见于心脏病、血液病、感染和免疫性血管炎、代谢病、脑血管畸形等。

76. 颅内静脉窦血栓的临床特点有哪些?

本病是一组多种病因导致的脑静脉系统缺血性脑血管病,临床表现多样,共同特点为明显的高颅压症状,严重的持续性头痛、喷射性呕吐,可见意识障碍、视盘水肿、癫痫发作和局灶性神经功能缺陷等。

77. 烟雾病的临床表现和治疗原则是什么?

本病起病年龄多在 10 岁以下,平均约为 4.5 岁,特发性病例多起病突然,主要症状是反复的短暂性脑缺血发作(TIA),运动障碍(一过性偏瘫或左右交替性偏瘫)、癫痫发作(多为部分性,可为半身惊厥继以偏瘫,即 HHE)、头痛、脑梗死、智力缺陷等。TIA 症状可起始于生后数月至 10 岁,偏瘫约起于 3 岁,惊厥常始于 1 岁内,头痛开始于 5 岁以后,智力落后见于 65% 的病例,主要见于病程在 5 年以上者。本病确诊主要根据脑血管造影,其特点是:①颈内动脉颅内段及大脑前、中动脉近端的狭窄或闭塞;②造影的动脉相可见"烟雾血管"形成;③病变可为双侧。

对于找到原发病因者,进行病因治疗。病因不明者,采取对症治疗,增加脑的血供,可以使用的药物有:脑血管扩张剂、脑代谢兴奋剂、抗惊厥药、类固醇激素、免疫球蛋白、低分子右旋糖酐、乙酰唑胺、阿司匹林等;应该根据各型特点进行康复训练和功能锻炼、心理治疗、特殊教育。避免诱发因素也很重要:如过劳、冷热刺激、紧张、应激性情感反应、过度换气等。

78. 小儿急性偏瘫的常见病因有哪些?

常见疾病可见表 9 - 10,但尚有 1/5 ~ 1/3 患者找不到病因,称为特发性。

表 9 - 10   小儿急性偏瘫的常见病因

心脏病	先天性心脏病(房间隔、室间隔缺损)
	心瓣膜病
	心脏手术
	主动脉缩窄
	细菌性心内膜炎
	心肌病
	心房黏液瘤
	心律不齐
血液病	红细胞增多症
	血小板增多症
	血小板减少症
	铁缺乏病(1997)
	镰状细胞病
凝血因子缺乏	遗传性蛋白 S 缺乏
	遗传性蛋白 C 缺乏
	遗传性抗凝血酶 Ⅲ 缺乏
	活化性蛋白 C 抵抗症
	凝血因子 Ⅴ 突变
	抗纤维蛋白溶解原缺乏症

续表

凝血因子缺乏	肝素辅因子Ⅱ缺陷
	抗磷脂综合征
感染性脑血管炎	细菌性
	病毒性
	真菌性
	其他
遗传代谢病	同型半胱氨酸尿症
	有机酸尿症
	线粒体脑病（MELAS）
	Leigh 病
	Fabry 病
	Menkes 病
	嘌呤核苷磷酸化酶缺乏
全身性血管炎	风湿热
	类风湿关节炎
	皮肌炎
	系统性红斑狼疮
	结节性多发性动脉炎
	肉芽肿性血管炎
	川崎病
其他	烟雾病
	小儿交替性偏瘫
	先天性血管畸形
	神经纤维瘤病
	结节性硬化
	小儿溃疡性结肠炎
	外伤
	肿瘤
	夹层动脉瘤
原因不明	

（张炜华　金　洪）

第十节　儿童心理行为疾病

79. 注意缺陷多动障碍的诊断标准是什么?

到目前为止,尚无明确的病理变化作为诊断依据,所以目前仍主要是以患儿家长和老师提供的病史、临床表现、体格检查(包括神经系统检查)、精神检查为主要依据。

(1)症状标准与分型

1)症状标准

A 组症状,注意缺陷症状:①学习、做事时常不注意细节,粗心大意;②在完成任务或玩得时候经常很难保持注意力集中(7～10岁注意力集中一件事不足 20 分钟,10～12 岁不足 25 分钟,12 岁以上不足 30 分钟);③别人对他讲话时,经常像在想别的事,好像没听或没听见;④经常在一件事没做完时转去做另一件事,不能完全按要求做事(不是由于故意对抗或没听懂指导);⑤经常很难安排好日常学习和生活;⑥经常不愿意或回避那些需要持续用脑的事情(例如家庭作业、课堂作业);⑦经常丢失一些常用的东西(例如玩具、铅笔、书本或其他学习用具);⑧经常容易因无关刺激而分心;⑨经常忘事(如上学校时丢三落四,忘记分配的任务)。

B 组症状,多动－冲动症状:①经常坐不住,在座位上小动作多或扭来扭去;②在教室或其他需要坐在位子上的地方经常离开座位(包括在家做作业等);③在一些不该动的场合乱跑乱爬(青少年可能仅表现为主观上坐不住的感觉);④很难安安静静地玩;⑤经常忙忙碌碌,或者显得像一台发动机驱动着一样;⑥经常话多,说起来没完;⑦常在问题没问完时抢先回答;⑧经常很难按顺序等着轮到他就提前上场(例如:排队、比赛和其他集体活动);⑨经常打断别人或强使别人接受他(例如插入谈话或游戏)。

2)分型:①混合型:注意缺陷症状和多动－冲动症状均大于等于6项者;②注意缺陷为主型:仅注意缺陷症状大于等于6项者;③多动－冲动为主型:仅多动－冲动症状大于等于6项者;

(2)病程标准:通常7岁前起病,病程持续6个月以上。

(3)排除标准:不是由于广泛性发育障碍、精神发育迟滞、儿童期精神障碍、器质性精神障碍、神经精神系统疾病和药物不良反应引起的。

80. 注意缺陷多动障碍的治疗方法是什么?

(1)认知行为治疗:认知行为治疗对控制多动行为、冲动控制和侵略行为是有效的。儿童的认知心理治疗一般限制为10～15次一疗程,每次一小时为好。

(2)特殊教育:由于本病的特殊性,很多孩子不能很好地完成学习任务导致学业困难,某些国家1/3的注意缺陷多动障碍患儿因特殊的学习困难接受1～2年的特殊教育。

(3)社会化技能训练:在有条件的情况下,让患儿多接触伙伴,参加集体活动,参与社会活动,为其提供社会化环境。

(4)躯体训练项目:包括拳击、柔道、举重、健身、田径、游泳等项目,不采用团队评定法,注意缺陷多动障碍患儿会更主动地参与多方面的活动。近年来,有学者用感觉统合训练方法治疗注意缺陷多动障碍患儿,尤其是伴有运动技能发育障碍者效果很不错。

(5)父母辅导班:父母需要特殊帮助,以了解如何以和谐的方式与孩子相处,学习如何选择较合理的期望水平,父母需要学习前后一致的、正性的、有效的行为矫正方式。

(6)药物:①哌甲酯速释类药。比较理想的利他林治疗剂量是 0.3 ~ 0.6mg/(kg·d),但个体差异较大。作用维持 4 小时,临床推荐重复用药,每天早饭、午饭和下午 3 点半,对低年级和没有课外活动和家庭作业的小学生第 3 次药可不服。②哌甲酯缓释类药,作用维持 12 个小时,每天早饭时服用一次即可。③选择性去甲肾上腺素再摄取抑制剂,如托莫西汀胶囊,0.8 ~ 1.2mg/(kg·d),作用维持 24 小时,早饭后或晚饭后服用均可。④三环类抗抑郁药。作用较好的是丙咪嗪、去甲丙咪嗪、氯丙咪嗪和阿米替林,但因心血管不良反应,临床在儿童和青少年应用较少。

81. 抽动秽语综合征的诊断标准是什么?

通常推荐本病的必须诊断标准包括:21 岁前发病,多发性不自主的运动性抽动,一种或多种发声性抽动,有一种加重或减轻的病程,新的症状逐渐代替旧的症状,抽动缺乏其他医学解释和病程超过 1 年。发声性抽动对本病的诊断是必须的,但秽语不是必须的。通常来讲,凡患者具有两个或两个以上运动性抽动,加上一个或一个以上发声性抽动,病程超过一年者,即可诊断 Tourette syndrome(TS)。

82. 儿童孤独症的诊断标准和鉴别诊断是什么?

表 9 – 11　儿童孤独症的诊断标准

A. 症状标准

　　在下列 1、2、3 项中,至少符合 7 条,且第 1 项至少符合 2 条,第 2、3 项各至少符合 1 条

　　1. 人际交往存在质的损害

　　(1)对集体游戏缺乏兴趣,孤独,不能对集体的欢乐产生共鸣

　　(2)缺乏与他人进行交往及沟通的技巧,不能以适合其智龄的方式与同龄人建立伙伴关系,如仅以拉人、推人、搂抱作为与同伴的交往方式

续表

（3）自娱自乐，与周围环境缺少交往，缺乏相应的观察和应有的情感反应（包括对父母的存在与否也无相应的反应）

（4）不会恰当地运用对眼的注视、以及用面部表情、手势、姿势与他人交流

（5）不会做扮演性游戏和模仿社会的游戏

（6）当身体不适或不愉快时，不会寻求同情或安慰；对别人的身体不适或不愉快也不会表示关心和安慰

2. 言语交流存在质的损害：主要为语言运用功能的损害

（1）口语发育延迟或不会使用语言表达，也不会用手势、模仿等与他人交流

（2）语言理解能力明显受损，常听不懂指令，不会表达自己的需求和痛苦，很少提问，对别人的话也缺乏反应

（3）学习语言有困难，常有无意义的模仿语言、反响式语言、应用代词混乱

（4）经常重复使用与环境无关的言词或不时发出怪声

（5）有言语能力的患儿，不能主动与人交流、维持交谈及简单应对

（6）言语的声调、重音、速度、节奏等方面异常，言语刻板

3. 兴趣狭窄和活动刻板、重复，坚持环境和生活方式不变

（1）兴趣局限，常专注于某种或多种模式，如旋转的电扇，广告词等

（2）活动过度，来回踱步、奔跑、转圈等

（3）拒绝改变刻板、重复的动作姿势，否则出现明显的烦躁不安

（4）过分依恋某些气味、物品或玩具的一部分，并从中得到满足

（5）强迫性的固着于特殊而无用的常规或仪式性动作或活动

B. 严重标准

社会交往功能受损

C. 病程标准

通常起病于3岁内

D. 排除标准

排除 Rett 综合征、童年瓦解性精神障碍，Asperger 综合征，特定感受性语言障碍，儿童精神分裂症

（张炜华　张纪水）

第十一节　睡眠障碍

83. 睡眠的生理意义和临床分期是怎样的?

睡眠的生理意义:睡眠是人类不可缺少的生理过程,人生中约 1/3 的时间是在睡眠中度过,睡眠是集体复原、整合和巩固记忆的重要环节,维持人体健康的生理重要性仅次于呼吸和心跳。

睡眠分期如下。

(1)非快速动眼运动睡眠期(NREM):全身代谢减慢,总代谢减慢,总代谢率较入睡前静息状态降低 10% ~25%,脑血流量减少,大部分脑区神经元活动减低,循环、呼吸及交感神经系统活动降低,表现为呼吸平稳、心率减慢、血压与体温下降,肌张力减低(仍保持一定姿势),无明显眼球运动。NREM 分为 1 期(入睡期)、2 期(浅睡期)、3 期(中度睡眠期)、4 期(深度睡眠期)。

(2)快速眼球运动睡眠期(REM):脑活动和脑电图表现与清醒相似,脑代谢与脑血流量增加,大部分脑区神经元活动增加。除眼肌、中耳肌,其他肌张力极低。自主神经功能不稳,呼吸浅快不规则、心率增快、血压波动、瞳孔时大时小,体温调节功能丧失。阴蒂或阴茎勃起,各种感觉功能显著减退。

84. 发作性睡病的临床特点? 如何治疗?

(1)临床特点

发作性睡病是病因不明的睡眠障碍,典型表现日间出现不能克制的短暂性睡眠发作、猝倒症、睡眠麻痹和入睡幻觉四联征。发病年龄多见于 15 ~25 岁。本病与 DQB1 等位基因 HLA DQB1 * 0602 和 HLA DQA1 * 0102 密切相关。

1)四联征:①睡眠发作。患者表现为白天不能克制的睡意和睡眠发作,可不择场合的很快入睡,小睡后可使精神振作,每日发作数次,睡眠不深,易于唤醒。②猝倒症。见于70%的患者,常由于强烈情感刺激诱发,尤其大笑时,表现为躯体肌张力突然丧失而跌倒,但意识清楚,不影响呼吸,通常发作持续数秒,发作后很快入睡,恢复完全。轻微者限于个别肌群,出现屈膝、垂头、握拳不紧、面肌松弛和上睑下垂等,他人触摸后症状消失。③睡眠麻痹或睡瘫症。20%～30%的患者出现,是从REM睡眠中醒来时发生的一过性全身不能活动或不能讲话,意识清楚,呼吸和眼球运动不受影响,持续数秒至数分钟,他人接触其身体或与其讲话可终止发作。④睡眠幻觉。见于30%的病例,发生于从觉醒向睡眠转换或睡眠转醒时,为视、听、触或运动性幻觉,多为生动的不愉快的感觉体验。

2)约半数患者有自动症或遗忘症发作,颇似夜间睡行症,持续数秒、1小时或更长,患者试图抵制困倦而逐渐陷入迷茫,不知所云,对发生的事情完全遗忘。可有失眠、睡眠不深、晨起后头脑不清楚、晨间头痛、肌肉疼痛、耳鸣、无力、抑郁、焦虑和记忆力减退等。

3)神经系统检查通常正常,少数患者肥胖和低血压。

4)多导睡眠图显示睡眠潜伏期缩短(小于10分钟),出现睡眠始发的REM睡眠,觉醒次数增多,睡眠结构破坏。

(2)治疗方法

(1)对症治疗:合理安排作息时间,保证夜间充足睡眠,定时安排打盹时间,避免昼夜颠倒工作,避免参加危险性职业如驾车等,增强治疗信心。

(2)中枢神经系统兴奋药:哌甲酯10～20mg,2～4次/天;苯丙胺每天5～15mg,2～3次/天,持续时间2～5小时,服用哌甲酯20mg/d(每次10mg,每天2次)可能已经足够。

(3)三环类抗抑郁药:如普罗替林和丙咪嗪也可减少患者

白天嗜睡,但持久性尚存争议。本类药物还可控制该病其他症状,如猝倒发作、睡眠幻觉以及睡眠麻痹;猝倒发作可用小剂量普罗替林和丙咪嗪,从小剂量开始,如25mg,2~3次/天开始,以后每2~4周内逐渐加量,确定疗效最佳而不良反应最小的维持量。普罗替林和丙咪嗪治疗发作性睡病作用立即发生,与其抗抑郁作用不同,但丙咪嗪绝不可与苯丙胺类药物合用。

(4)应注意,中枢系统兴奋性药物和抗抑郁药物均可产生抗药性,采用药物假日疗法,每周停服一日可减少耐药性,另一方法是逐渐减量后用小剂量维持治疗,减药期间需注意勿驾车或从事其他有潜在危险的活动。

(张炜华　肖　静)

第十二节　中枢神经系统免疫性脱髓鞘病

85. 多发性硬化的诊断标准是什么?

多发性硬化的诊断标准见表9-12。

表9-12　多发性硬化的诊断标准

诊断分类	诊断标准
临床确诊 MS(CDMS)	病程中有2次发作,CNS有2个分离病灶的临床证据,CSF OB/IgG 阳性
临床可能 MS(CPMS)	• 病程中2次发作(必须是 CNS 不同部位),1 处病变临床证据
	• 病程中1次发作,2个不同部位病变临床证据
	• 病程中1次发作,1处病变临床证据,另一病变亚临床证据,CSF OB/IgG 均为阳性或阴性,符合其中1条即可

注:病变亚临床证据经 CT、MRI、VEP 和 BAEP 证实者。

86. 简述急性播散性脑脊髓炎(ADEM)的临床表现和治疗原则

(1)临床表现

1)儿童或青壮年起病,在感染或疫苗接种后1~2周急性起病,多为散发,无季节性。

2)脑炎型首发症状为头痛、发热及意识模糊,严重者迅速昏迷和去脑强直,可有癫痫发作,脑膜受累可出现头痛、呕吐和脑膜刺激征。脊髓炎型常见部分性或完全性弛缓性麻痹或四肢瘫、下肢感觉障碍、病理征和尿潴留。

3)急性坏死性出血性脑脊髓炎又称急性出血性白质脑炎,认为是ADEM爆发型。起病急骤,病情凶险,死亡率高。表现为高热,意识模糊,昏迷进行性加重,癫痫发作,肢体瘫痪等。

4)外周血白细胞增多,血沉增快,脑脊液压力增高或正常,蛋白轻度增高,寡克隆区带可阳性。

5)脑电图常见θ和δ波,亦可见棘波和棘慢复合波。

6)CT显示白质内弥散性多灶性大片或斑片状低密度影,急性期明显增强,MRI可见脑和脊髓内散在多发T1WI低信号,T2WI高信号。

(2)治疗方法

1)肾上腺皮质激素:主要用于中重度的急性发作。采用甲泼尼松龙冲击治疗15~30mg/(kg·d),应用3~5天,最大量1g/d,继之口服泼尼松,总疗程4周左右。如为轻微的症状反复,可口服泼尼松10~15mg/d。不主张长期糖皮质激素治疗。

2)丙种球蛋白:2g/kg,分2~5天服用。

3)免疫调节剂:①干扰素β,包括β1b和β1a。β1b:每次250μg,隔日皮下注射,β1a:30μg,每周肌注1次,目前尚无儿童用法用量。②Glatiramer acetate:20mg,每天皮下注射,此药已被美国FDA批准治疗复发缓解型多发性硬化。

4)免疫抑制剂:米托蒽醌静脉滴注,每月1次(12mg/m²)。

每 3 个月 1 次,累积剂量不超过 100~120mg/m²,需要注意心脏毒性。

5)对症治疗:包括抗疲劳、抗肌肉痉挛(巴氯芬、苯二氮䓬类等)等治疗,并应重视患者的心理治疗。

87. 简述急性横贯性脊髓炎的临床表现和治疗原则

(1)临床表现

1)多见于青壮年,无性别差异,发病高峰年龄 10~19 岁和 30~39 岁,多数患儿大于 5 岁。

2)病前数日或 1~2 周常有上呼吸道感染史或疫苗接种史,或受累、过劳和外伤等诱因。

3)急性起病,多于数小时或 2~3 天发展至高峰。

4)首发症状为双下肢麻木、无力,病变节段束带感等,进而发展为脊髓完全性横贯性损害。

5)急性期表现脊髓休克,休克期一般持续 2~4 周,表现为截瘫、肌张力低,腱反射消失,无病理征,尿潴留(无张力性神经性膀胱)。

6)神经系统查体显示运动及感觉神经受累表现,运动系统查体提示下肢瘫,有时可累及上肢,瘫痪可由软瘫体征逐渐进展出现上运动神经元瘫痪特点,浅反射可消失,存在感觉平面,平面以下痛温觉障碍。

7)自主神经症状:病变平面以下无汗、皮肤水肿、干燥以及指甲松脆。

8)腰穿:脑脊液压力正常,细胞数正常或轻度升高,蛋白可轻度升高,糖和氯化物正常。

9)电生理检查:视觉诱发电位正常,可与视神经脊髓炎和多发性硬化鉴别。下肢体感诱发电位波幅可明显减低,运动诱发电位异常,可作为判断疗效和预后的指标。肌电图呈失神经改变。

10）影像学检查:脊柱 X 线平片正常,典型 MRI 显示病变部位脊髓增粗,髓内多发片状或斑点状病灶,呈 T1W1 低信号、T2W2 高信号,强度不均,可有融合,有的病例可始终无异常。

（2）治疗原则

1）糖皮质激素:急性期可应用大剂量甲强龙短疗程疗法,500~1000mg 静脉滴注,1 次/天,连用 5 天;也可用地塞米松10~20mg 静点,1 次/天,10~20 天为 1 个疗程,用上述药后可改用泼尼松口服,40~60mg/d,维持 4~6 周病情好转逐渐减停。

2）免疫球蛋白:急性期应该尽早应用,400mg/（kg·d）,静脉滴注,3~5 天 1 个疗程。

3）预防感染:尿路感染选择适当的抗生素,尿潴留行无菌导尿,留置尿管,定时排尿。

4）加强营养:给予易消化和富含维生素的食物,给予维生素 B_1、维生素 B_6、维生素 B_{12}、维生素 C 和血管扩张剂、神经营养剂等。

5）加强护理,防治压疮、坠积性肺炎等并发症。

6）康复训练:尽早开始康复治疗,有助于肢体功能恢复。

88. 简述视神经脊髓炎（NMO）的临床表现和治疗原则

（1）临床表现

1）发病年龄 5~60 岁,高峰 21~41 岁,特征性表现为急性横贯性或播散性脊髓炎及双侧同时或继发性视神经炎,短时间内连续出现,导致截瘫或失明,病情进展迅速,可有缓解复发。

2）视神经炎可急性起病,数小时或数日内单眼视力部分或完全性丧失,某些患者在视力丧失前 1~2 天内出现眶内疼痛,眼球活动或按压时明显,眼底可见视神经盘炎或球后视神经炎,多数患者在数日或数周内明显好转。亚急性起病 1~2 个月达到高峰,少数慢性起病,视力丧失在数月内稳步进展和进行性加重。首发症状以单侧视神经受累多见,双侧同时受累少见。

3）脊髓特征:多为横贯性脊髓受损,下颈段以及上胸段多见,上颈段以及腰段少见,表现为进行性肢体无力,重者可出现脊髓休克。上颈段受累常有明显的呼吸肌麻痹。感觉障碍常表现为自觉肢痛或肢麻,学龄前以上儿童可存在感觉障碍平面,膀胱直肠括约肌障碍,急性期以尿潴留为主,恢复期以尿失禁为主。颈髓受累可合并 Horner 综合征。

4)实验室检查:①脑脊液。急性期半数以上患者脑脊液细胞数增多,以淋巴细胞为主,通常不超过 100×10^6/L。蛋白含量正常或轻度升高,糖和氯化物正常,脑脊液可有寡克隆抗体。②视觉诱发电位。多数患者有 VEP 异常,主要表现为 P100 潜伏期延长及波幅减低。③脊髓 MRI。受累脊髓纵行斑片状长 T1、长 T2 信号,以 T2 加权高信号显示清晰。早期也可出现脊髓节段性肿胀,晚期可见脊髓限局性萎缩。88% 复发型脊髓纵向融合病变大于 3 个脊柱节段,通常为 6~10 个节段。④血清 NMO - IgG 自身抗体水通道蛋白 4 阳性。

(2)治疗方法

1)急性期:①糖皮质激素。急性期可应用大剂量甲强龙短疗程疗法(A 级推荐),1000mg 静脉滴注,1 次/天,连用 3~5 天;500mg,240mg 和 120mg 各 2~3 天,然后口服泼尼松逐渐减量,60mg,40mg,20mg 和 10mg,各 2~3 天,每疗程 17~26 天,部分视神经脊髓炎患者对激素有依赖性,在减量过程中病情可再加重,减量时间宜较长些。②免疫球蛋白。甲强龙冲击效果欠佳时选用 IVIG 静点,400mg/(kg·d),静脉滴注,3~5 天 1 个疗程。③血浆置换。大剂量甲强龙静点无效时,早期应用血浆置换可能有效(B 级推荐),通常交换 3~5 疗程,每疗程用血浆 2~3L,置换 1~2 次后多可有效。④激素联合其他免疫抑制剂。如环磷酰胺等,激素冲击无效,尤其合并其他自身免疫性疾病的患者,可选此联合方案(C 级推荐)。

2)缓解期:目的为预防复发,如孤立的脊髓炎患者视神经脊髓炎抗体阳性高度预示复发的可能,应预防治疗,但 IFN - β

预防视神经脊髓炎复发效果不佳。①免疫抑制剂:例如,硫唑嘌呤 2 ~ 3mg/(kg·d),单用或合用泼尼松 1mg/(kg·d)口服,NMO - IgG 阳性患者应该长期应用以避免复发(B 级推荐)。还可选用来氟米特、环孢素 A、环磷酰胺、麦考酚酯、FK506 等。有报道米托蒽醌静脉滴注,每月 1 次(12mg/m²),用 6 个月,之后每 3 个月 1 次,再用 3 次,对预防 NMO 复发有效。NMO 反复发作其他疗法无效者可选用(C 级推荐),应监测心脏毒性。②利妥昔单抗:375mg/m² 静点,每周 1 次(B 级推荐)。③其他:部分NMO 患者对糖皮质激素有依赖性,减量可以慢些。

89. 简述急性小脑性共济失调的临床表现和治疗原则

临床表现:见于各年龄小儿,1 ~ 4 岁最为多见,偶见 10 岁以上。急性起病,80% 患者在发病前 1 ~ 3 周有前驱感染史,约50% 病例有发疹性病毒感染史,少数病例先有共济失调,后出现发疹性疾病。起病急,很快发展到高峰,多以躯干共济失调开始,表现为站立不稳,步态蹒跚,严重者不能站立,不能走路,甚至不能独坐、不能竖头。四肢共济失调一般较轻,表现为指鼻不稳、辨距不良等,头、躯干、四肢可见粗大震颤,主动运动时加重。50% 有眼球运动异常,如眼球震颤,眼球阵挛。常见构音障碍,言语不清、不流利,重者不能说话。可见四肢肌张力减低,腱反射减弱或亢进。全身症状较少。少数有全脑炎症状者可见嗜睡、易激惹、头痛、呕吐,或一过性锥体束征。脑神经多不受累,眼底正常,无颅压增高,感觉功能正常。病情发展多在 1 ~ 2 天内达到高峰,少数进展缓慢。

治疗原则:缺乏特异性治疗,急性期以加强护理,保证营养和休息为主,防止因共济失调造成的意外伤害。对感染后自身免疫紊乱者可短期应用肾上腺皮质激素,或静脉注射大剂量免疫球蛋白。

(张炜华　肖　静)

第十三节 遗传性和代谢性疾病

90. 肝豆状核变性的临床特点是什么? 如何治疗?

肝豆状核变性又称 Wilson 病,是一种常染色体隐性遗传病,致病基因 ATP7B 定位于染色体 13q14.3,基因产物为 P 型铜转运 ATP 酶,该基因的缺陷可导致铜经胆汁的排泄障碍及肝细胞内铜与铜蓝蛋白结合障碍并引起血浆铜蓝蛋白降低。

(1)临床特点如下:发病年龄 3 ~ 60 岁,儿童期和青年期发病者占大多数,儿童发病年龄以 7 ~ 12 岁最多见。男女无差异。25% ~ 50%患者有家族史。

1)首发症状:10 岁前肝脏损害多见,10 岁后神经系统损害多见。以神经系统症状首发者约占 50%,精神症状首发约20%。少数儿童死于爆发型肝炎,少数成人病例患慢性肝炎始终不出现神经系统症状。少数病例首发症状为急性溶血性贫血、皮下出血、鼻出血、肾脏损害或关节痛,多数起病缓慢,少数急性发病。

2)儿童期多见舞蹈、手足徐动、上肢扭转和快速无意识动作,下肢跳跃性步态,可有面部怪容、流涎、呐吃和吞咽障碍,后期持续全身扭转痉挛,可伴痫性发作。成人期多见肌强直、动作减少和慌张步态,可有不规律性震颤。约 15% 病例腱反射亢进及巴氏征阳性,极少数患者发生晕厥或括约肌障碍。

3)精神症状:较常见。早期出现智能衰退,学习成绩退步,记忆力减退,注意力不集中等。无故哭笑和不能自制较常见,常有冲动行为。急性或亚急性发病者常有不安、激动或躁动等。可出现痴愚表情、言语困难、淡漠等。晚期可出现幻觉等精神病症状。

4）角膜 K－F 环：是本病特征性体征，为角膜内弹力层铜沉积，环宽 1～3mm，呈黄棕色或黄绿色，位于角膜和巩膜交界处。已有神经系统症状患者几乎均有 K－F 环，7 岁以下患儿可不出现。早期需借助裂隙灯检查。

5）慢性肝病表现：如倦怠无力、食欲缺乏、肝区疼痛和肝大，晚期脾大和脾功能亢进，黄疸、腹腔积液、蜘蛛痣、食管静脉曲张破裂出血、肝性脑病等。

6）部分患者出现皮肤色素沉着，小腿伸侧明显。可见白内障、眼调节功能减弱和暗适应能力下降。女性患者可有月经不调、流产史等。

7）铜离子在近端肾小管和肾小球沉积，导致肾小管重吸收障碍，出现肾性糖尿、多种氨基酸尿、磷酸盐尿、尿酸尿、高钙尿和蛋白尿等，少数病例发生肾小管酸中毒。少数患者出现急性溶血性贫血、鼻出血、齿龈出血、皮下出血等。钙、磷代谢障碍可导致骨质疏松、骨和软骨变性、关节畸形等，长骨形成囊状病变，易发生单一或多发骨折，X 线可见关节面不规则。

（2）治疗方法如下：治疗目的是防止铜蓄积和促进体内铜排泄，维持铜代谢负平衡。

1）低铜饮食：避免食用含铜量多食物，如豌豆、蚕豆、玉米和坚果类，软体动物、贝壳类、螺类和甲壳类动物，各种动物肝脏和血，巧克力、可可和蜜糖等。避免使用铜制食具和炊具。高氨基酸、高蛋白、高糖、低脂饮食有助于恢复。

2）铜代谢改善剂

D－青霉胺：是青霉素的衍生物，可螯合体内铜离子自尿排出，是 WD 的首选药物，从小剂量开始。成人开始先服 250mg/d，以后每隔数日增加 250mg/d，直至症状明显改善或 24 小时尿铜含量明显降低后改为维持量并长期服用，维持量 0.75～1.0g/d。儿童开始 20～30mg/(kg·d)，分 3～4 次服用，维持量 0.5～0.75g/d。青霉胺需空腹服用，于餐前半小时或餐后 2 小时服用。

青霉胺的不良反应较多,发生率约为 5% ～ 10%,在治疗的开始阶段,以过敏反应最为常见,表现为发热、皮疹、浅表淋巴结肿大、外周血小板和白细胞轻度减少等,常在服药 5 ～ 10 天发生,停药后 3 ～ 5 天消失。待过敏症状消失后,再从小剂量(每天 250mg)开始,并可短期加用抗过敏药物(如小剂量的糖皮质激素、抗组胺药等),在 2 ～ 4 周内逐渐增加到治疗剂量,多数患者不再出现过敏反应。其他不良反应有骨髓抑制、肾损害、皮肤和结缔组织损害、视神经炎(服用维生素 B_6 可以预防和治疗)和各种自身免疫疾病,如肾病综合征、Goodpasture 综合征、狼疮样综合征、急性多发性关节炎等。在治疗期间应常规监测血尿常规。

锌剂:可能通过诱导小肠黏膜细胞和肝细胞金属硫蛋白合成,硫蛋白结合铜离子使处于无毒状态,促进沉积铜排泄,防止铜在体内潴留。起效较青霉胺慢。常用硫酸锌、醋酸锌,剂量以锌元素 100 ～ 150mg/d 计算,分 3 ～ 4 次口服。亦可用甘草锌 2 ～ 3 片/次,3 次/天。不良反应:轻微恶心、呕吐等消化道症状。

硫化钾:使肠道铜形成不溶性硫化铜,减少肠道铜吸收。剂量 20mg,每天 1 ～ 2 次,餐后服用。

二巯丙醇:可使尿铜排泄量增多。需长期肌内注射,易引起局部疼痛、硬结或脓肿等,不易维持铜代谢负平衡,近年已被其他药物取代。类似制剂还包括二巯丁二钠、三乙基四胺双盐酸盐等。

(3)对症治疗:肌强直及震颤明显可用美多巴,服用青霉胺期间加用美多巴疗效更好。精神症状明显可用抗精神病药;脑萎缩及智力减退可用促神经细胞代谢药;肝功能障碍应护肝治疗;脾大伴脾功能亢进者可行脾切除术。

(4)肝移植:急性肝衰竭或各种治疗无效的严重病例可考虑肝移植。

(5)防治:本病应及早确诊,及时纠正患者铜代谢平衡。发现症状前纯合子可及早治疗,避免杂合子之间通婚以免子代出现纯合子发病。

91. Menkes 病的临床表现和治疗原则是什么?

Menkes 病是由于铜代谢障碍引起的进行性神经变性疾病,为 X-连锁隐性遗传病。致病基因 ATP7A 定位于染色体 Xq13.3。根据临床症状轻重不同可分为三型。

(1)经典型 Menkes 病:于生后 2~3 个月发病,癫痫发作是常见症状。严重智力发育障碍,肌张力低下,神经系统进行性恶化。患者面容特殊,如颊部下垂或饱满,面部表情少。皮肤因色素减少而变白。特征性的表现为头发颜色浅,刚脆卷曲,头发量减少,主要分布在头顶,在头的两侧头发短。眉毛短、稀疏、粗糙和拧曲。在显微镜下观察可发现毛发呈念珠状或结节状脆发。X 线显示骨骼异常如骨质疏松,长骨干垢端增宽,伴有骨刺形成,易骨折。颅骨早期出现缝间骨骺端变宽,成骨不全,骨膜下新生骨生成。头颅 CT 或 MRI 显示大脑和小脑萎缩,脑室扩张,可有硬膜下出血。动脉造影可见脑、四肢、内脏血管呈蛇形迂曲。有膀胱憩室及尿路扩张,可见反复尿路感染。大多数患儿有不同程度视神经萎缩。病程发展迅速,常在发病后半年至 1 年内死亡。

(2)轻型 Menkes 病:轻中度智力发育落后,小脑功能障碍,头颅 CT 多正常。骨骼改变较轻,动脉造影可见血管呈蛇形迂曲。多数有毛发改变,皮肤白、松弛,关节过度伸展。

(3)极轻型 Menkes 病:即枕角综合征,临床表现以骨骼发育不良为主。患儿主要表现头部 X 线可见枕骨外生骨疣,皮肤松弛,关节过度伸展,腹股沟疝,膀胱憩室。动脉造影可见迂曲。可有轻度智力落后和自主神经症状。多在年长儿或成年后被发现。

治疗原则:本病可用组氨酸铜治疗,对部分患儿可组织神经系统病变的进展。治疗开始越早,效果越佳。用法为皮下注射,剂量为元素铜 50～150μg/(kg·d),治疗开始后 2～3 周血清铜和铜蓝蛋白含量恢复正常,患儿需终生治疗。

92. 异染性脑白质营养不良的主要临床特点是什么? 如何确诊?

异染性脑白质营养不良是神经鞘脂沉积病,为常染色体隐性遗传。致病基因位于 22q13(ASA)和 10q22.1(PSAP)。

(1)临床表现:为共济失调、智力下降、四肢瘫痪、周围神经病、癫痫及精神症状等。根据发病年龄和病情严重程度分为:

1)晚婴型:最常见,占 50%～60%,病情最重,多在 1～2 岁发病,病情进展迅速,一般于 5 岁前死亡。患儿生长发育在发病前基本正常,至 14～16 个月逐渐出现进行性行动困难,表现为双下肢软弱无力、经常跌倒,随后出现双下肢弛缓性轻瘫、腱反射减弱、肌张力减低;经数月至 1 年后,出现双下肢强直,锥体束征阳性。患儿逐渐不能坐、站,上肢亦出现痉挛、意向性震颤,同时伴有呐吃、流涎、吞咽困难等,对外界反应减少,视力减退。部分患儿有听源性肌阵挛或癫痫发作。在疾病后期患儿常呈去皮层强直体位,发作性肌阵挛和抽搐。

2)青少年型:占 20%～30%,发病年龄从青少年早期至晚期不等,年龄较小者以周围神经受累较重,年龄较大者以学习、行为障碍为主。震颤、肌阵挛及惊厥也可发生,最终患儿可致盲。

3)成人型:多于 18 岁以后发病,症状与青少年晚期型相似,病情较轻,进展缓慢,常以精神症状为首发。

(2)诊断

1)头颅 CT 显示脑室旁白质异常低信号,脑室进行性扩大及轻度脑萎缩。MRI 表现为脑室旁大片长 T1 长 T2 信号。T2

像典型者呈"豹纹状"白质改变。

2)检测芳香硫酯酶 A(ASA)活性。

3)突变检测:ARSA 与 saposinB 基因突变分析对于明确诊断、携带者的确认以及产前诊断均具有重要意义。

4)末梢神经活检:对个别临床表现与生化学检查不符合、诊断不明确的患者,可考虑神经活检,寻找施万细胞中的脑硫脂贮积物以明确诊断。

93. 简述球形细胞脑白质营养不良的临床表现和遗传特点。

(1)临床表现

1)婴儿型:6 个月以前起病。早期症状为食欲减退、呕吐、易激惹,无诱因哭闹,视听觉及触觉敏感,全身肌张力增高或肌强直,头部不能控制。声音刺激可引起痉挛发作,颈部、躯干角弓反张,锥体束征(+)。随后出现腱反射减弱或消失,巴氏征仍为阳性。病后数天至数月出现失明,视神经萎缩,去大脑强直,自主运动消失,与外界无交流。平均死亡年龄为 13 个月。症状体征均局限于神经系统。

2)晚发型:起病年龄变化大,几乎可以是任何年龄。早期视力下降,伴视神经萎缩。随后出现共济失调,下肢痉挛性瘫痪,智力减退和去脑强直。

(2)辅助检查

1)头颅影像:MRI 显示为进行性弥漫性对称性大脑萎缩。早期 CT 可正常,逐渐出现灰质、白质同时受累。白质呈弥漫性低密度,尤其在枕区。

2)肌电图:运动神经传导速度下降。

3)血白细胞或成纤维细胞半乳糖脑苷脂 - β - 半乳糖苷酶(GALC)活性显著降低。

4)基因诊断:所有类型的球形细胞脑白质营养不良都可以进行 GALC 基因(半乳糖脑苷脂 - β - 半乳糖苷酶基因)突变

检测。

(3)遗传学特点:球形细胞脑白质营养不良是一种常染色体隐性遗传的白质脑病,致病基因位于 14q21 - q31。已经发现多种不同突变基因。

94. 简述 X 连锁肾上腺脑白质营养不良的临床表现和遗传学特征

X 连锁肾上腺脑白质营养不良(X - ALD)临床表型极其多样,大部分患者以神经系统症状为主,呈进行性智力、运动倒退,视、听功能障碍,癫痫发作,痉挛性瘫痪等。约 2/3 患者伴有肾上腺皮质功能不全,少数患者仅表现为肾上腺皮质功能不全,而无神经系统症状。

(1)临床特点

1)多在儿童期发病,通常为男性,可有家族史。脑损害或肾上腺皮质功能不全均可为首发症状,缓慢进展性病程。

2)神经系统早期症状常表现为学龄儿童成绩退步,性格改变,易哭、痴笑等情感障碍,步态不稳和上肢意向性震颤;晚期出现偏瘫或四肢瘫、假性延髓性麻痹、皮质盲和耳聋等。重症病例可见痴呆、癫痫发作和去大脑强直等。部分少年、青年患者可出现周围神经病变。

3)肾上腺皮质功能不全可见色素沉着,肤色变黑,口周及口腔黏膜、乳晕、肘和膝关节、会阴和阴囊等处明显。血清皮质激素水平、尿 17 - 羟皮质激素、17 - 酮皮质激素含量下降。血清或皮肤培养成纤维细胞中长链脂肪酸浓度高于正常。脑电图可有痫样放电。

4)本病预后差,一般在出现神经系统症状后 1 ~ 3 年死亡。有些患者因肾上腺皮质功能不全死于 Addison 病。

5)头颅 MRI 表现为脑白质呈对称性长 T1 长 T2 信号,并可累及胼胝体压部及脑干。病变大多由后向前发展,逐一累及枕、顶、颞、额叶。增强后病灶的周边区强化,呈"蝴蝶"状。

(2)遗传学特征:X - ALD 是一种最常见的过氧化物酶体病,呈 X - 连锁隐性遗传,男性受累,发病率为 1/21000 男性,女性携带率为 1∶14000。本病的致病基因为 *ABCD*1,该基因定位于 Xq28。

95. 伴皮层下囊肿的巨脑性脑白质营养不良如何诊断?

伴皮层下囊肿的巨脑性白质脑病(megalencephalic leukoencephalopathy with subcortical cysts,MLC)是一种常染色体隐性遗传病。致病基因为 MLC1,定位在 22q13.33。

诊断根据典型临床表现和 MRI 表现,基因突变检测可以确诊。

(1)临床表现:巨颅。早期发育多正常或轻度落后,儿童早期或以后逐渐出现运动功能缓慢恶化,伴有小脑共济失调及轻度肢体痉挛。逐渐出现构音障碍,最终可能出现失语。部分患儿晚期有锥体外系症状。大多数患儿有癫痫发作,常很容易控制。晚期出现智力倒退,进展缓慢。部分患者轻微脑外伤时可出现一过性加重,常表现为惊厥、意识障碍时间长或急性运动障碍,然后逐渐恢复。

(2)头颅 MRI:大脑半球白质弥漫性异常(长 T1 长 T2 信号改变)伴轻度肿胀;中央白质结构相对保持完整,包括胼胝体、内囊及脑干;小脑白质常有轻度异常信号但没有肿胀;皮质下囊肿几乎总是位于双侧前颞叶区以及额顶交界处。随时间推移,白质肿胀消失,出现脑萎缩。皮质下囊肿体积、数量增加。

(3)基因诊断:发现 MLC1 突变可确诊。

96. 遗传性高苯丙氨酸血症的临床分型和治疗原则是什么?

遗传性高苯丙氨酸血症的临床分型及治疗原则见表9 - 13。

表9－13　遗传性高苯丙氨酸血症的临床分型及治疗原则

酶缺陷	病名	临床表现	治疗
苯丙氨酸羟化酶	苯丙酮尿症	智力损害	低苯丙氨酸饮食
	高苯丙氨酸血症	惊厥	
		黑色素缺乏	
6－丙酮酰四氢生物蝶呤合成酶等	四氢生物蝶呤缺乏症	肌张力低下或增高	BH_4 1～5mg/(kg·d)
		惊厥	5－羟色氨酸2～
		智力损害	10mg/(kg·d)
		黑色素缺乏	左旋多巴 5～15mg/
		喂养困难	(kg·d)

97. 简述枫糖尿症的临床分型和治疗原则

枫糖尿症(maple syrup urine disease，MSUD)是一种常染色体隐性遗传病,是支链氨基酸代谢障碍中的主要疾病。

(1)临床分型

1)经典型枫糖尿症:是枫糖尿症中最常见、最严重的一型,其支链 α－酮酸脱氢酶活性低于正常儿的2%。患儿出生时多正常,生后逐渐呈现嗜睡、烦躁、哺乳困难、体重下降等症状;随即交替出现肌张力减低和增高、角弓反张、痉挛性瘫痪、惊厥和昏迷等,病情进展迅速。部分患儿可伴有低血糖、酮、酸中毒,高血氨等。

2)轻(或)中间型:本型患儿的酶活性约为常人的3%～30%,血中支链氨基酸和支链酮酸仅轻度增高;尿液有大量支链酮酸排出。多数患儿新生儿时期正常,婴儿期起智力运动落后、惊厥,少数患儿发生酮症酸中毒等急性代谢紊乱。

3)间歇型:患者酶活性为正常人5%～20%,出生时无异常表现,多数患儿体格和智能发育正常,少数伴有智能低下。患儿常于0.5～2岁时发病,轻症患者至成人期发病,多因感染、手术、疲劳、摄入高蛋白饮食等因素诱发急性发作,出现嗜睡、共济失调、行为改变,重症可有惊厥、昏迷,甚至死亡。患儿在发作间隙血、尿生化检查常为正常。

4)硫胺有效型:患儿酶活性为正常人30%～40%,其临床表现与中间型患儿类似。硫胺素(维生素 B_1)补充治疗效果显著,患儿临床症状好转,血尿生化指标恢复正常,维生素 B_1 100～200mg/d,剂量因人而异,开始治疗时 100～500mg/d,同时限制蛋白摄入量,可获明显效果。

5)二氢硫辛酰胺酰基脱氢酶(E3)缺乏型:本型极罕见,其临床表现类似中间型,但由于 E3 亚单位的缺陷,患儿除支链 α - 酮酸脱氢酶活力低下外,其丙酮酸脱氢酶和 α - 酮戊二酸脱氢酶功能亦降低,故伴有严重乳酸酸中毒。通常患儿在初生数月不出现症状,随病情进展,逐渐出现进行性神经系统异常,如肌张力减低、运动障碍、发育迟滞等。尿液中排出大量乳酸、丙酮酸、α - 酮戊二酸、α - 羟基异戊酸和 α - 羟基酮戊二酸等。由于丙酮酸大量累积,血丙氨酸浓度增高。低蛋白饮食、大剂量硫胺素等治疗对本型患儿无效。

(2)治疗原则

1)饮食治疗:必须终生进行饮食治疗,限制食物中支链氨基酸的摄入,以使血中支链氨基酸浓度维持正常范围。

2)急性代谢危象时的治疗:治疗原则为迅速减少体内累积的毒性代谢产物,提供足够的营养物质,促进机体的合成代谢和(或)抑制分解代谢。如腹膜透析、全静脉营养及胰岛素和葡萄糖的同时给予。

3)其他药物:如硫胺素等。

4)肝移植及基因治疗。

98. 同型半胱氨酸血症的临床表现和治疗原则是什么?

患儿出生时多正常,在婴儿期以非特异性症状为主,如体重不增、发育迟滞等,多数在 3 岁以后因呈现眼症状而确诊。

(1)临床表现

1)眼部症状：晶状体脱位常在生后数年出现，导致重度近视，在眼球或头部活动时可见到特殊的虹膜颤动。随病程发展，逐渐出现散光、青光眼、白内障、视网膜脱离、视神经萎缩等。

2)骨骼系统：患儿身材细长，接近青春期时可见骨骺和干骺端增大，尤以膝关节显著；因全身骨质疏松，出现脊柱侧弯、椎体压缩、病理性骨折等；其他骨骼畸形包括膝外翻、鸡胸或漏斗胸等。患儿关节较僵硬。

3)中枢神经系统：患儿发育迟滞，智商高者大多属于维生素 B_6 敏感型。可出现心理行为异常，部分患者出现癫痫发作、脑电图异常。

4)心血管系统：血循环中同型胱氨酸水平增高会增加血小板的粘连和造成动静脉管壁的损伤，故患儿易发生血栓栓塞，临床出现高血压、瘫痪、肺心病等。

(2)治疗方法

1)维生素 B_6 可对半数以上患儿有效。有效剂量因人而异，可 $100 \sim 1000mg/d$ 不等，同时应加用叶酸，$5 \sim 10mg/d$。当每日口服 $500 \sim 1000mg$ 数周而血生化指标无好转时，可视为非维生素 B_6 敏感型。

2)低甲硫氨酸 – 高胱氨酸饮食。

3)甜菜碱：可用于非维生素 B_6 敏感型患儿，$6 \sim 9g/d$，分次服用。

治疗过程中应定期监测生长速率，血和尿的氨基酸测定，维持血浆甲硫氨酸浓度 $<40\mu mol/L$，血和尿的同型(半)胱氨酸总量应维持在正常范围。

99. 甲基丙二酸血症的临床特点是什么？

甲基丙二酸血症，是先天性有机酸代谢异常中最常见的类型，为常染色体隐性遗传病。临床表现个体差异较大。重症患儿可于新生儿期发病,mut^0 型半数于生后 1 周内发病,起病急骤,死亡率极高。婴幼儿期起病的患者初发症状多为喂养困难、发育落后、惊厥、肌张力低下,常因发热、饥饿、高蛋白饮食、感染等诱发代谢性酸中毒急性发作,出现呕吐、呼吸困难、意识障碍,若未及时诊治,死亡率较高。存活者常遗留癫痫、智力低下等严重神经系统损害。随本病筛查的普及,尚发现一些发育良好、无症状的"良性"甲基丙二酸血症。

100. 简述六种不同酶缺陷导致尿素循环障碍的临床表现和治疗原则

表 9 - 14　尿素循环障碍相关酶缺陷病临床表现及治疗原则

病名	临床表现	治疗原则
氨甲酰磷酸合成酶缺乏症	新生儿型:常于生后数天出现反应差、喂养困难、呕吐、惊厥、意识障碍、脱水、代谢性酸中毒、酮症等。 迟发型:常于婴儿早期起病,临床表现轻重不一,发作可为间歇型,常因高蛋白饮食、饥饿、发热等诱发急性发作,神经系统损害可为进行性	低蛋白饮食
鸟氨酸氨甲酰基转移酶缺乏症	新生儿型起病急骤,惊厥、呕吐、肌张力异常、昏迷,死亡率极高。 迟发型患者个体差异大,多于婴幼儿期起病。发热、饥饿、感染、手术等应激状态时,可导致高氨血症急性发作	低蛋白饮食 补充瓜氨酸
精氨酰琥珀酸合成酶缺乏症	经典型:全身性 ASS 缺乏,新生儿期起病,成人偶见。哺乳困难、呕吐、惊厥、四肢强直、意识障碍、智力低下。 成人型:肝脏 ASS 缺乏,青春期至成人发病。精神行为异常,部分患者嗜豆倾向,急性发作时可出现意识障碍、昏迷、猝死	低蛋白饮食 补充精氨酸、安息香酸钠

续表

病名	临床表现	治疗原则
精氨酰琥珀酸裂解酶缺乏症	新生儿型和迟发型,患者临床表现个体差异显著。部分患儿结节性脆发	低蛋白饮食 补充精氨酸、安息香酸钠、苯醋酸
精氨酸酶缺乏症	临床表现复杂,高氨血症,步态异常,痉挛性瘫痪,小脑性共济失调	低蛋白、低精氨酸饮食 精氨酸摄入量小于400mg/d 适当补充瓜氨酸[100~200mg/(kg·d)]
鸟氨酸-δ-转氨酶缺乏症	高氨血症。进行性视力损害	低蛋白饮食 维生素 B_6 对部分患者有效 限制精氨酸 适当补充脯氨酸、肌酸

101. 简述线粒体病的遗传分类及其相关疾病

线粒体病遗传分类见表9-15。

表9-15　线粒体病遗传分类

核 DNA 缺陷	底物转运或利用障碍
	蛋白运输障碍
	三羧酸循环障碍
	氧化磷酸化偶联障碍
	呼吸链缺陷
线粒体 DNA 缺陷	大片段重组
	影响结构基因的点突变
	影响合成基因的点突变
线粒体基因组和核基因组间的信号传递障碍	多发的线粒体 DNA 大片断重组

续表

获得性的线粒体 DNA 缺陷	线粒体 DNA 的丢失(depletion)
	毒素(如 MPTP、3NPA)
	药物(如 AZT)
	衰老

临床上常用的分类方法为按受累组织和器官的不同组合，将线粒体病进行分类如下。

(1)主要影响骨骼肌的线粒体肌病：包括显性遗传、隐性遗传、母系遗传和散发性线粒体肌肉病。

(2)主要影响骨骼肌和中枢神经系统的线粒体脑肌病：进行性眼外肌麻痹(PEO)，KSS 综合征，线粒体脑肌病伴乳酸血症和卒中样发作(MELAS)，肌阵挛性癫痫伴有 RRF(MERRF)，外周神经病、共济失调和视网膜色素变性(NARP)，亚急性坏死性脑脊髓病(Leigh)，Leber 遗传视神经病(LHON)，肌肉病和眼外肌麻痹、神经病、胃肠道、脑病(MNGIE)。

(3)主要影响其他系统的线粒体疾病：内分泌异常、骨髓异常和胰腺功能异常的 Pearson 综合征，母系遗传的糖尿病，家族性氨基苷类抗生素耳中毒。

102. 简述 MELAS 临床表现和治疗原则

MELAS 综合征(线粒体脑病 - 乳酸酸中毒 - 卒中样发作综合征)，具有多样化临床表现，以反复卒中样发作为突出特点。

(1)临床表现

1)婴儿期通常无症状，早期智体力大致正常。

2)多数患者身材矮小，多毛。部分患者有肌无力、疲劳或肌痛。

3)中枢神经系统症状：很多患者出现类似脑梗死所致的卒中样发作，部分患者出现偏头痛样发作，并可出现伴视野缺损的视力障碍,还可表现为发作性偏瘫、构音障碍或脑病症状。轻者可渐恢复,也可为非可逆损害。

4)多系统受累:部分患者眼部症状体征如白内障、眼外肌麻痹、不典型色素视网膜炎及视神经萎缩;肾脏受累可表现为肾病综合征或肾小管酸中毒;内分泌系统表现为糖尿病、垂体性侏儒及甲状腺功能低下。

(2)治疗原则:尚无特效治疗,以对症为主。乳酸明显升高的部分患者可应用二氯醋酸,可降低血清乳酸水平及改善临床症状。改善能量代谢。

103. 简述 KSS 和 PEO 的临床表现和治疗原则

KSS 综合征是一种散发性的线粒体病。20 岁前起病,三联征包括:视网膜色素变性;CPEO(慢性进行性眼外肌瘫痪,眼睑下垂,两侧眼外肌对称瘫痪,眼球运动障碍,可伴咽肌和四肢肌无力);传导阻滞和小脑性共济失调。可有神经性耳聋、糖尿病和痴呆。安静状态下血和脑脊液中乳酸和丙酮酸浓度升高,脑脊液蛋白升高。MRI 提示脑萎缩和双侧皮层下白质广泛的长 T2 信号,脑干、苍白球、丘脑和小脑高信号损害。

进行性眼外肌麻痹(PEO)的特征为慢性进行性眼外肌瘫痪,包括上睑下垂、眼球活动受限。任何年龄均可发病,多在 20 岁以前。可伴有四肢近端肌无力。

治疗原则:改善能量代谢的维生素、ATP 和抗氧化剂有助于症状缓解。如大剂量 ATP、辅酶 A、辅酶 Q10、维生素 C、B 族维生素及肌酸、肉碱等。对症治疗。

104. 简述 Leigh 病的临床分型和治疗原则

Leigh 综合征,又称亚急性坏死性脑脊髓病。根据起病年龄不同,可分为新生儿型、经典婴儿型、少年型及成人型。

(1)新生儿型:开始表现为吸吮、吞咽障碍及呼吸困难,惊厥、肌张力低下,随后逐渐出现脑干功能失调(异常眼运动、面肌无力)及严重运动发育落后,常早期死亡。

(2)经典婴儿型:多在1岁内起病,发病前智体力发育多正常。起病后早期进展迅速,感染及高碳水化合物饮食可使症状加重,临床表现为进行性加重的精神运动发育落后、无力、共济失调、喂养及吞咽困难、呕吐、体重增长慢、惊厥发作。伴呼吸节律改变、眼球运动障碍及其他脑神经受累表现。部分患者周围神经和脊髓受损,腱反射消失,肌肉无力。起病后进展迅速,多于2岁内死亡。

(3)少年型:儿童期隐匿起病,或因发热、疲劳、饥饿等刺激诱发发病,逐渐出现痉挛性截瘫、共济失调、运动不耐受、眼震、视觉受损,身高、体重多低于正常。本型常经过一段较长的静止期后,在10岁以后突然出现急性或亚急性恶化,迅速进展至昏迷及严重呼吸抑制,最终死亡。

(4)成人型:罕见。

治疗原则:营养支持和对症治疗。大剂量维生素 B_1、低碳水化合物、高脂肪饮食有一定效果。辅酶 Q10、左旋肉碱、碳酸氢钠、维生素 B_2、维生素 B_6、维生素 C 等对于电子传递障碍患者有效。

105. 继发性肉碱缺乏症的病因有哪些?

(1)脂肪酸 β 氧化障碍:极长链酯酰辅酶 A 脱氢酶缺乏症、长链酯酰辅酶 A 脱氢酶缺乏症、中链酯酰辅酶 A 脱氢酶缺乏症、短链酯酰辅酶 A 脱氢酶缺乏症、戊二酸尿症 Ⅱ 型。

(2)有机酸代谢异常:甲基丙二酸血症、丙酸尿症、戊二酸尿症 Ⅰ 型、3-羟基-3-甲基戊二酸尿症、多种羧化酶缺乏症、β-酮硫解酶缺乏症。

(3)高氨血症:尿素循环障碍。

(4)线粒体病。

（5）其他：① 摄入不足、合成低下。低肉碱饮食（长期素食、低蛋白饮食）、完全静脉营养、胃肠疾患、慢性肝病、慢性肾病、甲状腺功能低下、肌肉病。②脂酰肉碱生成过盛消耗增加。丙戊酸；β-内酰胺类抗生素；四环素、氯霉素；安息香酸；瑞氏综合征。③丢失增加。透析、黏液性水肿、Lowe 综合征、Fanconi 综合征。④剧烈运动、肥胖、酒精中毒。⑤慢性消耗性疾病。肿瘤、艾滋病、甲状腺功能减退。

106. 什么是吡哆醇依赖症？

吡哆醇依赖症是一种少见的遗传性疾病，为常染色体隐性遗传。中枢神经系统内重要的抑制性神经递质 γ-氨基丁酸（GABA）是在谷氨酸脱羧酶的作用下，由谷氨酸（GAD）脱羧而成。吡哆醇（维生素 B_6）是 GAD G 酶，吡哆醇缺乏时，GAD 的活性降低，使 GABA 合成减少，引起惊厥。

典型吡哆醇依赖症在出生后数小时即出现难以控制的惊厥发作，有些病例出生前在宫内即有发作，表现为阵发性剧烈的胎动。生后可表现为各种类型的发作，强直-阵挛发作最常见，常呈惊厥持续状态。各种抗癫痫药物均不能控制。经脉或肌内注射维生素 B_6 可在数分钟内得到控制。停用维持量的维生素 B_6 后数天惊厥复发。各种脑电图异常均有报道，包括局灶性或多灶性棘波、多棘波发放，爆发-抑制图形、广泛性棘慢波发放、爆发性高波幅慢波等，少数可表现为高峰节律紊乱图形。

诊断成立后立即给予维生素 B_6 口服，并可停用抗癫痫药物。维生素 B_6 的剂量 $100 \sim 300mg/d$，多数在 $20 \sim 100mg/d$ 可有效控制发作。需终生治疗。患儿在经历感染或其他急性病时可能引起惊厥复发，此时应增加维生素 B_6 的剂量。

本病预后不好，未能早期诊断治疗者均在婴儿期死于严重惊厥发作。经治疗发作控制的患儿多数有不同程度的精神运动发育落后，仅少数智力可达正常范围。

107. 多巴胺有效性肌张力不全的主要临床特点是什么？如何治疗？

多巴胺反应性肌张力不全又称为伴有明显昼夜波动的遗传性进行性肌张力不全或 Segawa 病,临床以儿童期足部的肌张力障碍起病,有明显的晨轻暮重现象及应用小量左旋多巴迅速缓解为特点的运动障碍性疾病。

临床表现:发病年龄多在 10 岁以内,以 4~8 岁多见,少数可在婴儿期,晚发者可至成人期。起病开始突出表现为始自足部或下肢的肌张力不全导致步态异常,足尖行走,下肢较上肢受累严重,可致马蹄内翻足,少数影响躯干和颈部肌肉,表现为斜颈,扭转可致脊柱弯曲。起病越早病情越重,晚发者病情较轻,病情多进行缓慢,5~6 年后达高峰。

左旋多巴是治疗本病最有效要素,治疗一般从小剂量开始,多在数日内显效,并逐渐增加剂量。左旋多巴开始剂量通常 0.7~2.9mg/(kg·d),分 3~4 次服用,并逐渐增大剂量,3~4 天加量一次,直到症状完全消失,并维持该剂量。对于因长期肌张力不全所致的足部畸形可采用器械康复、功能锻炼等综合性方法帮助恢复。

108. 简述 Huntington 舞蹈病的临床表现、遗传学特征和治疗原则

(1)舞蹈病临床表现

1)通常 30~40 岁开始出现临床症状,此时患者多已建立家庭,使疾病传至下一代。其病情进行性加重,多有家族史,偶有散发病例,起病后平均生存期 15 年。

2)早期可见易激惹、抑郁和反社会行为等精神症状,以后出现进行性痴呆。

3)运动障碍最初表现明显的烦躁不安,逐渐发展为异常粗大的舞蹈样动作。少数病例运动症状不典型,表现进行性肌强

直和运动减少,无舞蹈样动作,多见于儿童发病患者,癫痫和小脑共济失调也是青少年型的常见特点,伴痴呆和家族史可提示正确诊断。

(2)遗传学特征:Huntington 病是影响纹状体和大脑皮质的常染色体显性遗传病,呈完全外显率,受累个体后代 50% 发病。HD 为 4 号染色体短臂 4p16.3 的 Huntington 基因突变所致,基因产物为 CAG 三核苷酸重复扩增产生 Huntingtin 蛋白。本病遗传特点是早现现象,连续后代中有发病提前倾向。父系遗传的早发倾向更明显,都与 HD 突变不稳定有关。

(3)治疗原则:本病尚无特效疗法,通常起病后 10 ~ 20 年死亡。应告知患者及家人此病遗传危险。存活后代应接受咨询,用基因标志物检出症状前疾病。治疗多以症状性治疗为主。成人患者中最常用的神经安定剂,其次也可用硝酸吡甲四环素、氯硝安定及丙戊酸钠等。药物治疗少年型 Huntington 的经验相对少,可根据不同的临床症状选用不同的药物,如强直少动者,可试用左旋多巴、金刚烷胺、溴隐亭;对舞蹈手足徐动、行为异常者,可试用氟哌啶醇、利血平、吩噻嗪类;有的不自主动作可用抗胆碱药(安坦);癫痫发作者需应用抗癫痫药物。对于智力进行性减退,目前尚无特殊药物。

109. 简述 Friedreich 共济失调的临床表现、遗传学特征

(1)临床表现:发病年龄大多于 20 岁之前,以 2 ~ 16 岁最多。男女发病相等。首发症状为共济失调,脊柱侧弯。病程缓慢进展,发病后 20 年多数病例不能行走。随疾病进展,言语障碍十分明显。其他表现包括眼球活动障碍,耳聋,头部摇晃。少数有视网膜病或眼肌麻痹。晚期可出现痉挛或强直状态。糖尿病发生率约为 10%,程度一般较为严重。反射异常是本症另一主要特征。75% 患儿肌腱反射全部消失。伸性跖反射见于约 90% 病例。其他包括深感觉异常、触痛觉障碍。半数以上患者

出现骨骼关节畸形。心肌病的发生率为40%~70%。

（2）肌电图和神经传导速度检查：典型表现包括感觉神经动作电位波幅明显降低，传导速度轻度减慢。神经影像学检查可见多数患者脊髓萎缩，或小脑、脑干萎缩。

（3）遗传学特征：Friedreich型共济失调（FRDA）是表现小脑性共济失调的最常见特发性变性疾病，为常染色体隐性遗传。是9q13-12.1 frataxin基因非编码区GAA三核苷酸重复序列异常扩增所致，正常GAA重复扩增42次以下，患者异常扩增形成异常螺旋结构可抑制基因转录。FRDA基因产物frataxin蛋白存在于脊髓、骨骼肌、心脏及肝脏等细胞线粒体内膜，导致线粒体功能障碍而发病。重复扩增越多，发病年龄越早。

110. 简述共济失调毛细血管扩张症的临床表现、遗传学特征和治疗原则

共济失调毛细血管扩张症（ataxia telangiectasia，AT）是一种常染色体隐性遗传病。

（1）主要临床特点包括：进行性小脑共济失调，眼球和皮肤毛细血管扩张，免疫缺陷。共济失调一般发生于生后12~14个月，典型表现为学步困难和躯干不稳。其他神经症候包括舞蹈、手足徐动、肌阵挛、反射消失和眼球运动异常。毛细血管扩张起始于2~7岁，球结膜首先受累，以后逐渐波及暴露部位皮肤，日光照射、辐射和摩擦后加重。半数患者有乳糖耐受不良，女性患者常见性腺功能减退。由于免疫功能异常，患者易发生各种感染。常见恶性肿瘤，如淋巴瘤、淋巴肉瘤、白血病、霍奇金病等。本病预后差，常死于10~30岁，死因为肺炎或癌症。

本病患者存在不同程度体液和细胞免疫功能异常，70%~80%病例血清和唾液中IgA消失，80%~90% IgE消失或减少，

IgM 可代偿性增高。胸腺可呈胚胎样表现。甲胎蛋白升高见于多数患者。神经电生理检查可见感觉神经运动电位异常。神经影像学检查可见小脑萎缩。

（2）遗传学特征：本病为常染色体隐性遗传,发病率约为 1/40000 ~ 1/100000;基因携带频率约占人群 1%。突变基因位于 11q22 – 23,称为 ATM 基因。认为 ATM 基因产物的功能之一是与 DNA 损伤的监测和修复系统有关,可以调节由 DNA 损伤所诱发的凋亡,而这种功能是通过激活神经酰胺合成酶来完成的。

（3）治疗原则：对于神经系统变性尚无特异治疗。预防感染用丙种球蛋白,应用抗生素治疗感染。减少放射检查。必要时做遗传咨询、先天性诊断和杂合子筛查。

111. Cockayne 综合征的临床表现有哪些?

Cockayne 综合征是已知 DNA 修复性疾病之一,常染色体隐性遗传。本病是一种进行性疾病,患者多显示早老面容(大耳、双眼凹陷)。2 岁以前开始生长停滞,缓慢进行性智力恶化。皮下脂肪缺乏,视网膜色素变性,神经性耳聋,皮肤对日光高度敏感,可伴有脑白质营养不良。可伴有白内障、视神经萎缩、色素视网膜炎,88% 患者瞳孔缩小对散瞳剂无反应。本病可伴有外周神经病、神经传导速度及脑干听觉诱发电位异常。放射学检查证实有颅骨增厚及脊柱后侧凸。CT/MRI 证实颅内,尤其基底节钙化多见,脑白质丢失,T2W 白质高信号。

（杨欣英　方　方）

第十四节 神经皮肤综合征

112. 简述神经纤维瘤病的诊断标准

神经纤维瘤病 I 型诊断标准:需具有下列 2 项或 2 项以上。

(1)6 个或 6 个以上咖啡牛奶斑,青春期前其直径要求大于 5mm,青春期后大于 15mm。

(2)腋窝雀斑。

(3)视神经胶质瘤。

(4)2 个以上神经纤维瘤或 1 个丛状神经纤维瘤。

(5)一级亲属中有 I 型神经纤维瘤病患者。

(6)2 个或更多的虹膜错构瘤(Lisch 小体)。

(7)骨病变(蝶骨发育不良,长骨皮层变薄,假关节)。

神经纤维瘤病 II 型诊断标准:具有下列其中 1 项者。

(1)双侧听神经瘤。

(2)30 岁以前患一侧听神经瘤,同时一级亲属中有 II 型听神经纤维瘤病患者。

(3)一级亲属中有 II 型神经纤维瘤病患者,而且患者在 30 岁以前患有下列任何两种疾病:脑(脊)膜瘤、神经鞘瘤、神经胶质瘤、青少年晶状体混浊。

113. 简述结节性硬化的诊断标准

1998 年 NIH 提出结节性硬化症的诊断条件(表 9 - 16)。确诊本病至少需 2 项主要特征或 1 项主要特征及 2 项次要特征;可能为本病需有 1 项主要特征及 1 项次要特征;可疑为本病的有 1 项主要特征或 2 项次要特征。

表 9－16　结节性硬化症诊断标准

主要特征	次要特征
皮肤	多发的牙釉质破坏小凹陷
面部血管纤维瘤	直肠息肉
多发性指(趾)甲纤维瘤	骨囊性变
3 块以上色素脱失斑	脑白质"移行痕"
鲨鱼皮样斑	牙龈纤维瘤
脑部病变	肾以外器官错构瘤
脑皮层结节	视网膜无色性斑块
室管膜下结节	皮肤"纸屑样"色素脱失斑
室管膜下巨细胞星形细胞瘤	多囊肾
眼部病变	
多发性视网膜错构瘤	
其他器官肿瘤	
心脏横纹肌瘤	
淋巴血管肌瘤	
肾血管肌脂瘤	

114. 简述脑面血管瘤病的临床表现

　　脑面血管瘤病又称为 Sturge－Weber 综合征,以一侧面部三叉神经分布区不规则血管斑痣、对侧偏瘫、偏身萎缩、青光眼、癫痫发作和智力减退为特征。多为散发病例,部分为常染色体显性和隐性遗传。

　　(1)临床表现

　　1)皮肤改变:出生即可见红葡萄酒色扁平血管痣沿三叉神经第Ⅰ支分布,也可波及第Ⅱ、Ⅲ支,严重者蔓延至对侧面、颈部和躯干,少数见于口腔黏膜。边缘清楚,略高出于皮肤,压之不退色。累及前额、上睑可伴青光眼和神经系统并发症,仅累及三叉神经Ⅱ、Ⅲ支很少出现神经症状。

　　2)神经系统症状:常见癫痫发作,可伴 Todd 麻痹,1 岁左右发病,抗癫痫药物难于控制,随年龄增大常有智力减退,脑面血管瘤对侧出现偏瘫和偏身萎缩。

3)眼部症状:30%患者伴发青光眼和突眼,突眼是眼压过高所致;枕叶受损可导致对侧同向性偏盲,可见先天性异常如虹膜缺损和晶状体混浊等。

4)2岁后头颅X线平片可显示与脑回外形一致的特征性双轨状钙化。CT可见钙化和单侧脑萎缩。MRI可见软脑膜血管瘤。DSA可发现毛细血管和静脉异常,受累半球表面毛细血管增生、静脉显著减少和上矢状窦发育不良等。

5)EEG显示受累半球α波减少,波幅低,与颅内钙化程度一致,可见痫样放电。

(2)分型:根据临床表现本病可分为3型:

Ⅰ型:面部血管痣及软脑膜血管瘤,可有青光眼,常伴有癫痫发作及脑电图异常,颅内血管瘤经组织学检查或有放射学典型表现,本型为典型的Sturge – Weber综合征。

Ⅱ型:面部血管痣,没有发现颅内病变,但有青光眼。

Ⅲ型:仅有软脑膜 – 血管瘤病,面部无血管痣,常无青光眼。

115. 简述色素失调症的临床表现

色素失调症又称Bloch – Sulzberger综合征,是一种皮肤色素异常的疾病。女孩发病。15%~40%有家族史。为X连锁显性遗传病。本病有两种类型:

一种在出生时并无异常色素增生,新生儿期表现为四肢、腹部、背部有大小不等囊泡,囊泡破溃后可反复出现,此阶段持续数周至数月,常被误认为脓疱病,但囊泡内液体并无细菌,而是大量嗜酸细胞。随后囊泡部位皮肤逐渐变硬、变厚,呈疣状或苔藓状病变,组织学检查示过度角化,此时尚无明显色素沉着,以后变厚皮肤逐渐恢复,病变部位出现棕褐色或灰黑色色素沉着。

另一种类型生后并无疱疹,在四肢或躯干部位有异常色素沉着,呈线条状、片状或网状,有时图形奇特,呈螺旋状或大理石花纹状,不沿神经分布。

本病常伴有指甲发育不良,毛囊萎缩,常有脱发,但无汗腺发育异常。20%~30%患儿合并神经系统异常如智力低下、癫痫、脑性瘫痪、小头畸形、脑积水等。部分病例有眼部异常,如视力丧失、斜视、白瞳症(包括晶状体后膜、假性胶质瘤)、眼球震颤、白内障、视神经萎缩、视网膜色素沉着、视网膜剥离等,还可伴有巩膜、虹膜或眼睑异常等。约半数患儿伴有出牙延迟、缺齿或错齿。部分患儿可有骨骼异常,如脊椎裂、并指(趾)、多余肋、先天性髋关节脱位等。

(杨欣英　王晓慧)

第十五节　智力低下

116. 智力低下的定义及诊断标准

目前医学界广泛采用的是世界卫生组织的国际疾病分类ICD-10和美国精神病学会DSM-4的定义和诊断标准。

A. 智力功能显著低于平均水平:标准智力测验IQ70以下(对于婴幼儿,可据临床判断其智力功能显著低于平均水平)。

B. 同时伴有适应功能(即个人在达到其所在文化预期的与其年龄相符的行为要求的有效性)至少存在以下两项缺陷或损伤:沟通、自我照顾、居家生活、社会或与人交往技能、使用公共设施、自我引导、学业、健康和安全。

C. 起病年龄在18岁以前。

117. 智力低下的分级

智力低下的分级见表9-17。

表 9 - 17　智力低下的分级

分级	IQ 值
轻度智力低下	50 ~ 69
中度智力低下	35 ~ 49
重度智力低下	20 ~ 34
极重度智力低下	小于 20

118. 导致智力低下的病因有哪些?

导致智力低下的原因很多,其中生物学因素约占 90% ,而社会心理文化因素约占 10% 。按照不同病因作用时间,可以分为以下 3 类。

(1)出生前:遗传性疾病、胎儿宫内发育迟缓、早产儿、多发畸形、宫内窒迫、宫内感染、妊娠期高血压疾病等。

(2)出生时:生后窒息、颅内出血、产伤、低血糖。

(3)出生后:颅脑外伤、中枢神经系统感染、脑变性病、中毒、脑血管病、营养缺乏、社会文化落后、儿童虐待等。

119. 关于智力低下三级预防的基本内容

1981 年联合国儿童基金会提出智力低下三级预防的概念,其中心是将预防、治疗和服务紧密结合起来。三级预防的主要内容如下。

(1)初级预防:是消除智力低下的原因,预防疾病的发生。即采取产前保健、婚前检查、避免近亲结婚、遗传咨询等措施以预防遗传性疾病的发生;实行围生期保健、提高产科技术等预防产时脑损伤;加强卫生宣教、合理营养、预防接种等措施减少出生后各种因素导致的智力低下;发展经济、关注全民文化教育,促进医学模式由生物 - 医学模式向社会 - 心理医学模式转变。

(2)二级预防:是早期发现伴有智力低下的疾病,以便早期干预,最大程度地减小疾病对智力的影响。如先天代谢病的新生儿筛查、高危儿随访等措施。

（3）三级预防：是已经有脑损伤后，积极采取综合措施，正确治疗疾病，减少智力低下的发生。

120. 脆性 X 综合征的临床和遗传特征

（1）智力低下。

（2）出生时身长、体重正常，全身比例匀称。

（3）特殊面容：面部狭长、前额高而突出、下颌骨显著、耳朵大、耳壳边缘长度比正常人大 2 个标准差。

（4）睾丸增大。

（5）发病者血和皮肤培养，可发现脆性 Xq28 标记染色体，其出现频率为 3%～15.5%。

（6）X 连锁伴性遗传病。

121. 简述 Rett 综合征的诊断标准

必须标准如下。

（1）出生前及围生期正常。

（2）生后 6 个月精神运动发育正常，或生后即发育迟缓。

（3）出生时头围正常。

（4）大部分生后头围增长缓慢。

（5）6 个月至 2 岁半丧失已获得的有目的的手的技能。

（6）有手的刻板动作：绞手、拍手、拍打、咬手、洗手、搓手等。

（7）社会交往能力下降，语言丧失、认知缺陷。

（8）运动功能受损。

支持标准如下。

（1）醒觉时异常。

（2）磨牙。

（3）自婴儿期开始睡眠异常。

（4）与肌肉失用、肌张力不全有关的肌张力异常。

（5）周围血管异常。

（6）儿童期进行性的脊柱侧弯/后凸。

（7）生长缓慢。

（8）双足萎缩、发凉，双手细小。

排除标准如下。

（1）内脏器官增大或其他蓄积性疾病的体征。

（2）视网膜病变或视神经萎缩、白内障。

（3）围生期脑损伤或出生时小头。

（4）存在代谢性或进行性神经病变。

（5）由严重的感染或头部外伤而引起的神经病变。

对于 10 岁以上的女孩，有不明原因的智力低下，具有以下 6 项主要标准中的 3 项，有 11 项支持标准中的 5 项，并符合排除标准，考虑为不典型 Rett 综合征。

主要标准如下。

（1）手的功能丧失或下降。

（2）语言（单词/句子/儿语）丧失或减少。

（3）手的刻板动作。

（4）交流能力的下降或丧失。

（5）自生后的第一年开始头围增长缓慢。

（6）Rett 综合征特征：接触与交流能力在倒退期后有一定恢复，运动功能缓慢倒退。

支持标准如下。

（1）呼吸异常。

（2）吹气/吞咽空气。

（3）特征性磨牙。

（4）运动异常。

（5）脊柱侧弯/后凸。

（6）下肢神经系统异常。

（7）脚小、青紫、发凉。

（8）睡眠异常。

（9）突发大笑/尖叫。

（10）疼痛反应迟钝。

（11）眼睛注视。

排除标准同述典型 Rett 综合征。

122. Rett 综合征与孤独症如何鉴别？

二者的鉴别要点见表 9 - 18。

表 9 - 18　Rett 综合征与孤独症的鉴别要点

Rett 综合征	孤独症
6～18 个月发育正常	可以在婴儿早期起病
进行性的丧失语言和手的功能	保留已获得的技能
全面性的智能严重低下	智力不均衡，形象 - 空间感知及操作能力优于语言
生长迟缓，头围增长缓慢	体格发育大致正常
永久性手的失用、刻板动作	刻板动作复杂多样
进行性行走困难、躯体的失用和共济失调	10 岁内步态及大动作无异常
大部分患儿有语言丧失	部分患儿有语言丧失，如果存在，常有独特的语言表达，明显缺少动词
眼对眼的交流存在，有时很强烈	避免与他人的眼对眼交流
对物品的使用缺乏兴趣	刻板的仪式性动作，物品的使用常较熟练，但方式奇特，有感觉上的自我刺激
儿童早期，至少 70% 有惊厥	青春后期和成人，惊厥占 25%
咬牙、过度通气、屏气、吞咽空气	咬牙、过度通气、屏气不常见
舞蹈样动作，可能存在肌张力低下	无舞蹈样动作和肌张力低下

（杨欣英　王　旭）

第十六节 其他相关疾病

123. Wernicke 脑病的主要临床特点是什么？如何治疗？

Wernicke 脑病是硫胺素（维生素 B_1）缺乏的神经系统表现。

（1）临床特点

1）通常突然起病，也可隐匿起病。在经典的综合征患者可见四联征：营养缺乏、脑病表现（精神状态改变及认知受损）、眼部异常、共济失调，但仅 1/3 病例存在完整三联征或四联征。

2）眼部异常最常见为眼球震颤，以及展神经麻痹、动眼神经麻痹、水平性及垂直性凝视麻痹等。共济失调通常为小脑性。精神及认知受损主要表现意识模糊，伴即刻和近事记忆缺损。

3）若患者存在慢性酒精中毒可高度提示 Wernicke 脑病诊断。

4）CT 可见间脑及脑室周围区对称性低密度异常，可有增强效应。MRI 可见间脑、中脑及脑室周围区 T2W 信号增强。

（2）治疗方法

1）尽快应用大剂量肠外补充维生素 B_1 治疗。在慢性酒精中毒和营养不良者，维生素 B_1 肠道吸收是不可靠的。因此，通常不推荐口服用药。

2）本病如迅速诊断和治疗，眼部异常通常在数小时至数日内改善，共济失调和意识模糊可在数日或数周内好转；如不治疗，患者可进展为昏睡和昏迷。因此，所有未诊断的精神状态改变、眼球运动障碍和共济失调患者应用大剂量肠外补充维生素 B_1 是很重要的。

124. 简述眼球阵挛－肌阵挛综合征的临床表现

眼球阵挛－肌阵挛综合征（opsoclonus – myoclonus syndrome)又称为婴儿及阵挛性脑病。特点是急性或亚急性眼球阵挛,并伴躯干肌阵挛和小脑症状。

临床表现主要包括以下几点。

(1)眼球阵挛。

(2)严重肌阵挛,见于肢体或躯干。常见于眼睑、额头、唇、下颌、颈、手指,严重影响运动功能。

(3)发育落后,智力障碍,语言迟缓,行为异常,易激惹。

(4)小脑共济失调,走路不稳,震颤,言语不清,精细动作不能完成。

(5)急性或亚急性起病,起病年龄多在2岁以前。

(6)可合并各种肿瘤,最多见为神经母细胞瘤,其部位多在胸腔内,也可见于颈部、脊柱旁、肾上腺。

125. 弥漫性轴索损伤的临床特点是什么?

弥漫性轴索损伤(diffuse axonal injury,DAI)是在特殊的生物力学作用下,以脑内神经轴索肿胀、断裂及轴索球形成作为病理生理特征,以意识障碍为临床特点的综合征。

临床特点如下。

(1)DAI多为交通事故,少数为坠落伤所致。颅脑损伤严重,伤后立即昏迷,可进行性加重。预后差,常可迅速死亡,部分患者昏迷数周至数月处于植物状态,存活者常有严重的神经后遗症。死亡率高达50%,临床诊断及治疗困难。

(2)患者除颅内压增高症状,可有神经定位体征,一侧或双侧瞳孔散大,光反射消失,常见同向性凝视。

(3)伤后24小时内CT检查与临床病情严重不一致,常见脑室脑池受压变小,脑白质、灰质与白质交界处散在不对称高密度小出血灶,第三脑室周围、基底节、内囊、脑干亦可见小灶出血,可有蛛网膜下腔出血,无局部占位效应。

(4)MRI检查T2W可见脑白质、灰白质交界处、胼胝体散在不对称分布 5~15mm 圆形或椭圆形异常高信号,T1W 呈低或等信号。颞叶、额叶常见,亦可见于顶叶、枕叶和小脑。后期损伤的轴突变性和萎缩,相应部位脑室可扩大。

126. 简述副肿瘤综合征临床特征及诊断要点

副肿瘤综合征(paraneoplastic syndrome,PNS)是癌症引起中枢神经系统和肌肉系统远隔效应做临床综合征,与占位及转移等不同。推测是由于肿瘤与神经组织间有共同的抗原簇,是自身抗体介导的异常免疫反应。

(1)临床特点

1)副肿瘤性小脑变性(paraneoplastic cerebellar degeneration,PCD):较罕见,约半数非家族性迟发小脑皮质萎缩患者迟早会发生肿瘤。组织病理学特征是 Purkinje 细胞大量消失,炎性细胞浸润不明显。①亚急性起病,进行性加重,患者在数周或数月内卧床不起,1/2~2/3 病例神经系统征象出现于发现肿瘤前。表现小脑综合征,可有复视、眩晕、神经性听力丧失及眼球运动障碍等,少数出现情感及精神障碍。②发病初期脑脊液呈炎性改变,淋巴细胞及 IgG 增高或正常。发现抗-Yo 抗体需查寻妇科肿瘤,如乳房造影、盆腔 CT 检查、卵巢 CA125 抗原定量、择期麻醉下盆腔检查、刮宫及反复乳房造影等,检查阴性可酌情剖腹探查。早期 CT 及 MRI 检查正常,晚期 MRI 可见小脑白质 2W 高信号,小脑和脑干广泛萎缩。

2)副肿瘤性脑脊髓炎(paraneoplastic encephalomyelitis,PEM):表现中枢神经系统单一或多发受损,如小脑病变、边缘叶脑炎、脊髓前角或脑干受损及自主神经障碍。多数 PEM 患者伴支气管肺癌,尤其小细胞肺癌,外周血多含多克隆 IgG 抗-HU 抗体,脑脊液效价高于血清。少数前列腺癌、乳腺癌或神经母细胞瘤患者也有类似抗体。①症状因病变部位及程度而不同,尸检结果与患者临床表现可不符,有些患者生前有明显痴呆,但脑部却无明显病理改变。部分患者未见明显临床症状,尸检却发现 CNS 广泛炎性改变。②缓慢进展的对称性或非对称性肌萎缩,上肢易受累,为脊髓前角灰质病变。③后角神经元缺失引起痛温觉减退,后根神经节神经元缺失导致后索变性。④脑干炎可出现眩晕、呕吐、眼震、共济失调、眼球运动障碍及凝视麻痹等,或仅表现中脑受损症状或延髓受累为主的各种呼吸障碍。⑤边缘叶脑炎可见焦虑、抑郁、模糊 – 激惹状态、幻觉、逆行性遗忘或痴呆。⑥PEM 患者可伴不同程度亚急性感觉神经元病、小脑体征或自主神经障碍等,脑脊液呈炎性改变,MRI 晚期可见小脑萎缩等。

3)副肿瘤性斜视性眼肌阵挛 – 肌阵挛(paraneoplasic opsoclonus myoclnia, POM):表现与注视方向无关的双眼杂乱无章、无节律、快速多变的眼球异常运动综合征。常与肌阵挛合并存在。本病多见于代谢性脑病、中毒性脑病或病毒性脑炎,常伴隐匿的恶性肿瘤。50% 以上眼肌阵挛患儿合并胸部周围神经母细胞瘤,肌阵挛常见于 SCLC 患者,也见于乳腺癌、非小细胞肺癌及髓质甲状腺癌。某些患者尤其年轻女性患 POM 合并乳腺癌或其他癌瘤,免疫组化显示血及脑脊液类似抗 – HU 标志物,有亲神经细胞核特性,抗体针对不同的 RNA 结合抗原,被命名为抗神经元抗体 2 型(ANNA – 2)即抗 – Ri 抗体。SCLC 或神经母细胞瘤伴 POM 患者抗 – Ri 抗体(–)。①本病亚急性起病,可见多方向性眼球粗大的无节律急跳,呈非随意和非协同性,有时伴广泛肌阵挛,常伴小脑综合征及脑干广泛损害,是本病特征性表现。②POM 一般呈波动性进展,神经母细胞瘤患儿可见 POM、肌张力低和易激惹等,儿童期眼肌阵挛多为良性,较无眼肌阵挛的神经母细胞瘤患儿预后好。③脑脊液有时可呈炎症性改变,MRI 可见脑干 T2WI 高信号。

4)亚急性感觉神经元病(subacute sensory neuronopathy, SSN):是特殊的副肿瘤综合征。①临床亚急性起病,首发症状通常是某一肢体远端或双足麻木或感觉缺失,也可为刀割样疼痛,有时与特发性感觉性神经病很难区别。数日后,症状累及双侧肢体远端、躯干及面部、头皮、口腔及生殖道黏膜等。检查见各种反射消失,肌力相对正常,提示感觉神经节炎或神经根炎。②SSN 特征是所有感觉均严重受损,患者常有严重肢体深、浅感觉消失,可因严重感觉性共济失调卧床不起,也可有手足徐动样动作。自主神经功能障碍较常见,如便秘、干燥综合征、瞳孔对光反射消失及直立性低血压等。③电生理典型改变为远端感觉诱发电位消失,运动诱发电位不受损。CSF 检查可见蛋白增高,淋巴细胞轻度增多。MRI 检查晚期可见小脑萎缩。

5)亚急性运动神经病(subacute motor neuropathy,SMN):又称副肿瘤性前角细胞病,多伴霍奇金或非霍奇金淋巴瘤等。①患者主要表现下运动神经元瘫,肌力减弱、肌萎缩、腱反射消失及肌束震颤等。病程及病情严重程度与潜在肿瘤无关,一些病例自发停止进展,处于相对稳定状态。有些病例呈进行性加重,引起呼吸衰竭甚至死亡。②通常无上运动神经元受损体征。③尿、便及脑脊液检查正常;MRI 检查正常;肌电图检查提示失神经病变,可检出肌束震颤,运动神经传导速度正常。

(2)诊断要点

1)主要依据患者临床表现及相关抗体检查,在原发性肿瘤未发现之前易误诊。临床遇到有持续的神经系统症状患者难以解释时应疑诊 PNS。

2)某些 PNS 患者有特征性表现,如 PCD、POM 及 Lambert - Eaton 综合征等常提示与肿瘤有关,如系统检查未发现癌肿,需定期复查。

3)脑脊液及电生理检查有助于诊断,血清或 CSF 特异性自身抗体可确诊 PNS 和提示潜在的肿瘤性质。

(杨欣英　王晓慧)

第十章　内分泌系统疾病

第一节　儿童肥胖症

1. 儿童单纯性肥胖症的病因是什么?

儿童肥胖的发生与多因素有关。不仅与遗传因素有关,更与不健康的生活方式密切相关,是环境因素与个体因素相互作用的结果。

(1)过度营养,摄入过多的高脂、高碳水化合物和高热量的饮食,能量的摄入大于消耗,多余的能量便以脂肪形式储存体内而引起肥胖。调节摄食的下丘脑饥饿中枢和饱食中枢异常也会引起摄食增多而致肥胖,精神创伤及心理异常等因素也可使儿童饮食过量而致肥胖。

(2)长期缺乏规律适当的活动和体育锻炼,长时间看电视和玩电脑的久坐生活方式也是发生肥胖的危险因素。

(3)遗传因素在肥胖的发生中起着重要作用,肥胖与多基因遗传有关,肥胖儿童多有家族史,父母双方肥胖,子女有70% ~80% 肥胖;父母单方肥胖,子女有 40% ~50% 肥胖。

(4)高出生体重是儿童期肥胖的又一重要危险因素,母孕后期摄食过多、体重增加过速或患糖尿病,会使胎儿体脂过多和出生时超重,随着出生体重增加,肥胖发生率呈直线上升,出生体重大于4000g者肥胖发生率高达 23.3% ,尤其是糖尿病母亲

所生的巨大儿。

2. 儿童单纯性肥胖症病史和查体有哪些要点？

（1）应详细询问如下病史。

1）家族史：单纯性肥胖症儿童病史中多有肥胖、高血压、糖尿病等家族史。

2）出生体重及发生肥胖的年龄：肥胖易发生的三个时期为生后1岁以内,5~6岁及青春期。

3）饮食史：有无食欲旺盛、多食善饥、喜食甜食、饮料、油脂类食品,有无喜零食、进食过快等不良饮食习惯。

4）每日运动量如何？

5）体重增长速度,有无头痛、头晕等病史,是否有睡眠打鼾,甚至睡眠时出现呼吸暂停。

6）性格是否活泼,肥胖儿童常有心理障碍、自卑、孤僻和胆怯等表现。

（2）体征方面：要准确测量身高、体重、腰围和臀围,计算肥胖度和BMI。单纯性肥胖症儿童皮下脂肪丰满,分布较均匀,重度肥胖儿皮肤可见白色或淡红色条纹,颈部、腋窝和腹股沟等处还可见到黑棘皮征。查体还需注意有无多血质外貌,皮肤紫纹,多毛及痤疮等。注意识别假性乳房肥大及男孩隐匿阴茎,还要注意有无膝外翻、扁平足,有无指、趾及其他畸形。还需注意有无肥胖合并症：高血压、脂肪肝、肥胖肺通气不良综合征及充血性心力衰竭等相关体征。

3. 儿童肥胖症主要并发症有哪些？

（1）儿童2型糖尿病：临床研究显示肥胖儿童有高胰岛素血症和胰岛素抵抗,从而引发2型糖尿病。

（2）高血脂：肥胖儿童临床多表现不同程度的血清总胆固醇、三酰甘油、低密度脂蛋白水平增高和高密度脂蛋白水平降低,还会引起胆结石、胆囊炎,40%~50%重度肥胖的儿童会合并脂肪肝,严重还会出现肝功异常。

(3)心血管和肺疾病:10%~30%肥胖儿童还可伴有轻、中度的高血压,重度肥胖的儿童还会因肺通气功能减低而引起肺通气不良综合征。重度肥胖的儿童因脂肪堆积而出现胸廓和膈肌运动受限,呼吸表浅,肺泡的有效通气量下降,导致低氧血症和高二氧化碳血症,出现肺功能下降,严重可发展为肺心病,甚至呼吸、循环衰竭。

(4)肥胖儿童由于下肢长期负重,还可引起下肢关节痛、变形,股骨头无菌性坏死等。

(5)心理障碍:肥胖儿童因外表形象和活动不灵活,常受同伴们的取笑,易变得自卑、内向、孤独和缺乏竞争力而影响正常的成长。

4. 儿童肥胖症的鉴别诊断有哪些?

(1)皮质醇增多症:临床以向心性肥胖、满月脸、多血质面容、水牛背、多毛、皮肤紫纹和高血压为主要表现的综合征,皮肤紫纹宽可有诊断意义。病因多为肾上腺皮质增生、腺瘤、癌和应用激素治疗后,血皮质醇增高,失去正常的昼夜节律,且对地塞米松抑制试验无反应。

(2)肥胖性生殖无能综合征:下丘脑损害所致,临床表现为肥胖,性发育障碍,多饮、多尿,体温不稳,嗜睡,颅压增高等症状,血 LH 和 FSH 水平低或测不出为其特征性的改变,垂体核磁增强扫描可协助病因诊断。

(3)劳-穆-比综合征:是以肥胖、智力障碍、性发育不全、视网膜色素变性、多指(趾)或并指(趾)畸形为临床特征的先天性常染色体隐性遗传病,可伴有身矮、糖尿病和肾小球硬化。

(4)性幼稚-肌张力低下-肥胖综合征:是以出生时肌张力低下,智力低下,性功能低下,肥胖,特殊面容包括前额窄、鱼口样嘴、小下颌和四肢短小等为临床特征的先天性常染色体隐性遗传病。

（5）多囊卵巢综合征：是以多毛、肥胖、性功能低下为主要特征的先天性疾病。

5. 如何治疗儿童单纯性肥胖症？

（1）饮食调整及管理：控制期采用低热能平衡饮食。在限制热能基础上，使蛋白质、脂肪、碳水化合物配比适宜，无机盐、维生素供给充分，以满足小儿基本营养及生长发育的需要。①热量控制标准：5 岁以下 600 ~ 800kcal/d，5 ~ 10 岁 800 ~ 1000kcal/d；10 ~ 14 岁 1000 ~1200kcal/d。②热能分配：蛋白质不低于总热能的 30%，碳水化合物 50% 左右，脂肪占 20% ~ 25%。③保持正氮平衡及维持能量平衡。④膳食原则：应多摄入蔬菜、含高纤维素和水分多的食物以增加饱足感，选择含糖少的水果和减少油脂食物。注意烹调方法，用煮、炖、凉拌，以清淡为主。

（2）体育锻炼：根据不同年龄和条件选择适宜的运动，循序渐进，有规律地进行，持之以恒。运动强度因人而异，以每天运动 1 小时以上，平均消耗热量约为 350kcal 为宜。一般多选择全身的有氧运动，如跑步、骑自行车等。

（3）行为矫正和心理治疗：改变肥胖儿童的不良饮食习惯和不爱运动的习惯，关心鼓励患儿，发挥其主观能动性，建立坚持治疗的决心和信心。

（4）药物治疗：一般不主张应用。但是对于有胰岛素抵抗者，可以使用二甲双胍治疗。

6. 如何诊断代谢综合征？

成人代谢综合征（IDF）定义（2005）：是指多种代谢异常集聚发生在某个体的病理生理现象，主要包括必备指标：中心性肥胖和高血脂、高血压、2 型糖尿病或空腹血糖受损等。而这些组分都是心血管病的危险因素。其诊断标准见下图。我国尚未建立儿童青少年 MS 诊断标准，临床目前多参考成人标准。

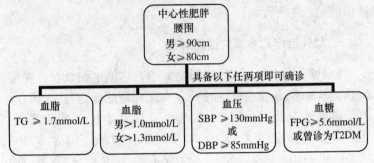

图 10 - 1　IDF 成人代谢综合征诊断标准

（梁学军）

第二节　佝偻病

7. 维生素 D 缺乏性佝偻病有哪些临床特征?

（1）维生素 D 缺乏性佝偻病多发于婴儿，发病高峰年龄为 6 月~1 岁，绝大多数在 2 岁内发病，男孩多于女孩。

（2）病史中多有日光照射不足、婴儿生长过快、早产婴、食物中未补充维生素 D、有肠道或胆道疾病史。

（3）主要临床表现在初期：6 个月内多见烦躁、易激惹、多汗，无骨骼改变。活动期：6 个月内小婴儿可见颅骨软化，方颅、前后囟闭合较正常迟。1 岁左右可见鸡胸、肋骨串珠、郝氏沟、O 型腿、X 型腿、手、足镯和脊柱畸形等。还可伴有肌肉松弛、肌力和肌张力减低。恢复期：佝偻病的症状、体征减轻。后遗症期：多见 2 岁后儿童无临床症状，残留不同程度的骨骼畸形。

（4）血生化：早期血钙低，以后因甲状旁腺功能代偿性增加，出现尿磷增高及血磷降低，同时碱性磷酸酶增高，血 25 -（OH）D$_3$ 下降。

（5）X 线骨片：活动期可有干骺端的典型改变：毛刷及杯口样变化，临时钙化带消失，骨质稀疏，骨皮质变薄，骨干弯曲，严重可自发性骨折。恢复期和后遗症期干骺端病变消失。

8. 维生素 D 缺乏性佝偻病需与哪些疾病相鉴别？

（1）维生素 D 缺乏性佝偻病Ⅰ型：先天性肾脏 1 - 羟化酶缺陷，使 1,25 -（OH）$_2$D$_3$ 的生成障碍，多在生后数月起病，常以惊厥发作或严重的手足搐搦症而就诊。常伴生长障碍，肌肉软弱，骨质疏松及自发性骨折。血钙明显减低，血磷轻度减低，碱性磷酸酶增高。用一般维生素 D 治疗量无效，必须用大剂量的维生素 D 治疗，1,25 -（OH）$_2$D$_3$ 效果最好。

（2）维生素 D 缺乏性佝偻病Ⅱ型：是 1,25 -（OH）$_2$D$_3$ 的受体缺陷发生的，靶器官对 1,25 -（OH）$_2$D$_3$ 不反应，多数在 1 岁左右起病，临床有佝偻病和低血钙表现，有些还伴有秃发。血中 1,25 -（OH）$_2$D$_3$ 的浓度正常或增高。有部分患儿应用大剂量的 1,25 -（OH）$_2$D$_3$ 有效，部分无效者，应用磷剂治疗有改善。

（3）低血磷性抗维生素 D 佝偻病：是原发性肾小管回吸收磷功能的缺陷所致。肾小管回吸收磷率常低于 85%。多在 1 岁左右会走后发现下肢逐渐弯曲就诊，多有家族史。血磷明显减低，血钙多接近正常或低限。治疗予磷剂和中等量维生素 D 联合治疗，应定期检测血、尿钙，防止维生素 D 中毒。

（4）范可尼综合征：本病是由于先天性或获得性病变引起多发性肾小管功能障碍。临床除佝偻病外，还有肾小管酸中毒和严重的营养不良等表现。

（5）先天遗传代谢病：胱氨酸沉积症和肝豆状核变性等均可损伤肾脏而致佝偻病。

9. 低血磷性抗维生素 D 佝偻病应做哪些检查?

(1)骨代谢:低血磷为主,多在 0.65mmol/h(2mg/dl)左右,血钙正常或偏低,碱性磷酸酶升高。

(2)血气正常。

(3)尿常规和肾功能正常。

(4)24h 尿磷升高。

(5)尿筛查:注意有无氨基酸、尿糖等。

(6)肾小管回吸收磷率降低:试验前一天预定定钙定磷饮食,饮蒸馏水/纯净水。定钙定磷饮食:钙 600 ~ 800mg/d;磷 1000mg/d,连续食用 6 天,于第 4 天开始连续测定 3 天。每日早8 点取血并留 24h 尿,同时测血肌酐、钙、磷及尿肌酐、钙、磷。肾小管回吸收磷率(%)=(1 - 尿磷×血肌酐/血磷 ×尿肌酐)×100%。正常肾小管回吸收磷率 >85%,低血磷性抗维生素 D 佝偻病多 <85%。

(7)磷负荷试验:予磷酸盐合剂 20ml,分别于给药前、给药后 1、2、3h 取血,检测血磷,有的患儿血磷可升高,有的血磷曲线低平无升高,提示肠道吸收磷也有障碍。

(8)测定家族成员的骨代谢:血钙、磷、碱性磷酸酶值。

(9)眼科检查:注意有无白内障、青光眼,角膜有无胱氨酸结晶、K – F 环等。

(10)X 线:轻重不等的佝偻病征象,活动期与恢复期病变同时存在。

(梁学军)

第三节　生长迟缓

10. 评价生长迟缓的基本参数都有哪些？

（1）父母身高：孩子最终身高与父母的平均身高相关。

男孩遗传靶身高预测：（父身高＋母身高＋13）÷2±7.5cm

女孩遗传靶身高预测：（父身高＋母身高－13）÷2±6.0cm

（2）身材比例：由上部量/下部量之比表示，用来判断身材是否匀称。上部量：自头顶至耻骨联合的上缘；下部量：自耻骨联合的上缘至足底。

（3）生长速度：是指每年身高增长的数量（厘米/年），反映生长过程不同时期身高增长的规律，在判断生长是否正常时，生长速度比绝对身高更重要。

（4）骨龄：表示骨骺化骨中心的成熟程度，是一个独立的生长指标，不依赖年龄和生长速度的变化，骨龄与体格及性发育相一致，可作为判断性成熟的重要指标。一般以骨龄达12岁作为进入青春期的标志，动态观察 BA 的变化对评价个体的生长态势及小儿内分泌疾病疗效有重要意义。

（5）生长曲线：生长的百分位数曲线图表示个体在同性别、同年龄所占的位置，对每个个体的生长发育是否正常的判断有重要意义，可用于动态观察。生长一旦偏离自身的百分位数曲线时，说明生长出现了问题。

（6）青春期发育：按 Tanner 期进行青春期发育的评估。

11. 生长迟缓应做哪些化验检查？

（1）血、尿、便常规检查。

（2）肝、肾功能及血生化、血气检查。

（3）眼底、视野。

（4）糖化血红蛋白，胰岛素和 C – 肽。

（5）甲状腺功能测定，肾上腺功能测定（皮质醇、ACTH）。

（6）有关 GHD 的实验室检查：

1）筛查试验：生理性刺激（睡眠、运动试验）。

2）确诊试验：药物 GH 激发试验。需做两种不同药物激发试验，以避免假阴性。临床一般采用胰岛素低血糖试验加精氨酸刺激试验或左旋多巴激发试验或可乐宁激发试验。①胰岛素诱发低血糖试验：胰岛素剂量：0.05 ~ 0.1U/kg，静推。取血时间：注射药物 0 分钟、30 分钟、60 分钟、90 分钟、120 分钟查生长激素，需同时监测血糖，当血糖降至基础值的 50% 以下或低于 2.8mmol/L 为有效刺激。②精氨酸刺激试验：剂量：0.5g/kg（最大量 30g），溶于 0.9% NaCl 中，浓度为 10%，匀速输入，时间不短于 30 分钟。③可乐宁激发试验：剂量：0.15mg/m^2 口服，不良反应：嗜睡、恶心、呕吐及血压下降。④左旋多巴激发试验：剂量：10mg/kg，最大量 500mg，不良反应：恶心、呕吐及嗜睡等。判断标准：GH 峰值 >10μg/L 正常；GH 峰值 5 ~ 10μg/L 不完全性缺乏；GH 峰值 <5μg/L 完全性缺乏。

（7）血中 IGF – 1 和 IGF – BP3。

（8）染色体检查。

（9）骨龄、垂体 MRI、骨骼畸形者需拍多部位 X 线片。

12. 生长迟缓的主要鉴别诊断有哪些？

（1）外观形体匀称者有如下鉴别诊断。

1）生长速度正常：①体质性青春期发育延迟。90% ~ 95% 为男孩，有家族史，青春期延迟，女孩 14 ~ 16 岁，男孩 16 ~ 18 岁才开始青春期发育，GH 激发试验峰值正常。②家族性身矮。父母身高低于正常，男 <160cm，女 <150cm，GH 激发试验峰值正常。③宫内发育迟缓。是指出生体重在其孕龄的第 10 百分

位以下,以足月小样儿为主,其出生体重低于2500g。85%～90%SGA婴儿出生2个月即出现追赶性生长,6个月时达最大增长,多数在生后2年中可以达到正常。④特发性矮小。是指一种目前暂时未被认知的原因所引起的生长障碍而导致的身材矮小,实质上是一个排除性诊断,是一组异质性疾病的统称。

2)生长速度减慢:①全身慢性疾病。心脏疾患、肺纤维化、哮喘、乳糜泻、肾小管酸中毒、慢性肾衰、肝脏疾患、镰状细胞贫血、营养不良、免疫等疾病抑制下丘脑和垂体的功能,使生长激素分泌减少。②染色体疾病。如特纳综合征等。③内分泌疾病。如生长激素缺乏症、先天性肾上腺皮质增生症等。

(2)外观形体不匀称者鉴别诊断如下:如骨骼发育障碍疾病、甲状腺功能减低症等。

13. 生长激素缺乏症主要临床特征有哪些?

(1)出生史异常:围产异常史占59.1%,其中胎位足先露、臀位最多占52.6%。生后窒息34.6%。出生体重及身长正常。出牙、换牙延迟,常有低血糖表现。

(2)身材比例匀称矮小,面容幼稚呈娃娃脸,声音高尖,皮下脂肪丰满。男孩常伴青春期发育延迟或小阴茎、小睾丸。智力一般正常。

(3)身高在同年龄同性别正常儿童身高的第3百分位以下。

(4)每年生长速度≤4cm。

(5)骨龄落后于实际年龄3～4年。

(6)两种生长激素兴奋试验峰值均<10μg/L。

(7)血清IGF-1、IGF-BP3水平降低。

(8)除外其他可导致生长障碍的疾病,并注意是否合并其他垂体激素的缺乏。

(9)下丘脑垂体磁共振:①先天性垂体发育障碍。可显示垂体先天缺如或发育不良,空蝶鞍,伴视中隔发育不全等。②继发性垂体发育障碍。可显示有颅内肿瘤如颅咽管瘤、神经纤维瘤等,以及脑部炎症。

14. 如何治疗生长激素缺乏症?

(1)生长激素替代治疗:主要用于临床确诊为生长激素缺乏症的患者。①基因重组人生长激素剂量为 0.07 ~ 0.1U/(kg·d),因人而异。每晚睡前 30 分钟皮下注射。最大效应在开始治疗 6 ~ 12 个月时出现。生长激素的疗程在有效基础上 3 个月 ~ 3 年。②定期(每 3 ~ 6 个月)复查检测指标:甲功、肝、肾功、血糖、血脂、骨龄、HbA1c、IGF - 1、IGF - BP3、Cotisol、ACTH、血、尿常规和心电图等并需观察生长速度。③不良反应:常见注射部位局部一过性反应(疼痛、发麻、红肿等)和体液潴留的症状(外周水肿、关节痛或肌痛),少数良性颅高压,长期注射在少数患者可能出现生长激素抗体。还可能发生骨股头骺板滑脱,可能导致血糖不稳定,对恶性肿瘤和糖尿病患者不推荐使用。④禁忌证:骨骺已完全闭合禁用,严重全身性感染等危重患者在急性休克期内禁用。

(2)一般治疗:保证充足睡眠,注意加强运动和营养平衡膳食。

(梁学军)

第四节　尿崩症

15. 中枢性尿崩症的主要临床表现有哪些?

起病常常为渐进性,在数日或数周内病情逐渐明显,有时可突然起病。烦渴、多饮、多尿、每日饮水量或尿量超过 3000ml/

（$m^2 \cdot d$）。儿童往往表现为夜尿增多,出现遗尿,影响睡眠。患儿多喜饮凉水,食欲低下,便秘,体重不增或明显消瘦,病程长则还可表现为生长障碍,皮肤干燥,饮水不足时可出现脱水征,年幼儿可出现烦躁、高热、甚至抽搐等症状。患儿除多饮多尿以外还可伴有原发病症状如:皮疹、头痛、呕吐、视物模糊等。

16. 尿崩症应做哪些化验检查?

（1）一般检查:尿常规、血糖、肾功能、血电解质、血、尿渗透压、血气分析等。

（2）禁水试验:用于鉴别精神性多饮及中枢性尿崩症。试验开始前先自由饮水后不再饮水 8h 或更长时间。开始即记录体重、体温、脉搏和血压、血钠、血浆渗透压,试验中每小时测尿量、尿比重、尿渗透压及生命体征,试验中每 4 小时测血钠、血浆渗透压,若患者出现不耐受情况如发热、血渗透压大于 300mOsm/L、血钠大于 150mmol/L、体重下降 5%,有明显脱水及血容量减低和血压下降或尿比重达 1.020 应终止试验。试验结束时测血钠、血浆渗透压。精神性多饮经禁水后尿比重、尿渗透压明显上升,对禁水试验耐受良好。禁水后尿量无明显减少,尿比重仍 < 1.010,尿渗透压变化不大,需进一步做垂体加压素试验。

（3）垂体加压素试验:用于鉴别中枢性尿崩症与肾性尿崩症。皮下注射水溶性加压素 $5U/m^2$（最大量 5U）,注后 2 小时内每 15 分钟排尿一次,测尿量、尿比重和尿渗透压,尿量明显减少,尿比重上升超过 1.015 ~ 1.020,尿渗透压较前升高大于 50%,可诊断为中枢性尿崩症。尿量减少不明显,尿比重及尿渗透压仍低者,可诊断为肾性尿崩症。

（4）血 AVP 测定:有条件的地方可使用。

（5）眼底及影像学检查:颅骨片、头颅 MRI 等。

17. 中枢性尿崩症的主要鉴别诊断有哪些?

(1)精神性多饮:多见于婴幼儿,常有精神因素存在,夜间饮水较少,禁水试验尿量减少,尿比重和尿渗透压升高。

(2)糖尿病:可根据临床表现多饮、多尿、多食伴消瘦,血糖增高,尿糖阳性相鉴别。

(3)高尿钙:可有高血钙、肾钙化等,多见于维生素 D 中毒等。

(4)肾脏疾病:先天肾畸形、慢性肾炎、慢性肾盂肾炎、肾小管酸中毒等均可致多尿,可根据尿常规、肾功能和肾脏 B 超排除。

(5)低钾血症:婴幼儿长期腹泻而未能及时补充钾者,还可见于原发性醛固酮增多症和巴特综合征,因低血钾影响肾小管的浓缩功能,心电图可显示低钾图形。

(6)原发性肾性尿崩症:发病年龄和症状差异较大,重者出生不久即出现症状,可有多尿、脱水、发热、体重不增、生长障碍、外周循环衰竭甚至出现中枢神经系统症状,禁水和加压素试验均不能使尿量减少、尿比重和尿渗透压上升。

18. 如何治疗尿崩症?

(1)病因治疗:如有颅内肿瘤可行手术、化疗、放疗等治疗。

(2)激素替代治疗:加压素疗效可靠,是中枢性尿崩症治疗的首选药物。

1)1 - 脱氨 - 8 - 右旋 - 精氨酸加压素(DDAVP)每片 0.1mg,每次 0.05~0.1mg,每日 2 次,剂量个体化。效果良好,不良反应小,抗利尿作用强而持久,从新生儿到成人均可应用。

2)鞣酸加压素(长效尿崩停),混悬剂,用前摇匀,从每次 0.1~0.2ml 开始,每 2~3 天深部肌内注射 1 次,根据疗效逐步调整剂量,最大量每次 0.5ml。注意血压及水中毒情况。

(3)其他药物:①氯磺丙脲。用量一般为150mg/m²,分2~3次服用。有效后可酌情减量,用于治疗中枢性尿崩症,单独使用就有良好的效果,可减少尿量及饮水量。长期应用,注意低血糖等不良反应。②双氢克尿噻。剂量2~3mg/(kg·d),分2~3次服,同时补充钾,对肾性尿崩症有效。③消炎痛。剂量1~2mg/(kg·d),分3次服,用于肾性尿崩症。

(梁学军)

第五节 糖尿病

19. 糖尿病的诊断标准和分型有哪些?

(1)1999年WHO糖尿病诊断标准

1)有糖尿病症状(多尿、多饮及不能解释的体重下降),并且随机(餐后任何时间)血浆葡萄糖≥11.1mmol/L(200mg/dl)。

2)或者空腹(禁食至少8小时)血浆葡萄糖≥7.0mmol/L(126mg/dl)。

3)或者OGTT 2小时血浆葡萄糖≥11.1mmol/L(200mg/dl)。空腹血糖损伤(IFG):是指空腹血浆葡萄糖≥6.1mmol/L(110mg/dl),但<7.0 mmol/L(126mg/dl)。糖耐量损伤(IGT):是指OGTT 2小时血浆葡萄糖≥7.8mmol/L(140mg/dl),但<11.1mmol/L(200mg/dl)。

(2)分型

1)1型糖尿病:胰岛β细胞破坏,导致胰岛素绝对缺乏。分2个亚型:免疫介导性和特发性。

2)2型糖尿病:胰岛素抵抗及(或)分泌缺陷。

3)其他特殊类型糖尿病,有以下几类。①β细胞功能的遗传缺陷:MODY3、MODY1、MODY2等。②胰岛素作用的遗传缺陷:A 型胰岛素抵抗、妖精貌综合征、脂肪萎缩性糖尿病等。③胰腺外分泌病:胰腺炎、外伤或切除、肿瘤、囊性纤维化等。④内分泌病:肢端肥大症、库欣综合征、胰高糖素瘤、嗜铬细胞瘤。⑤药物或化学制剂所致:烟酸、戊双脒、Vacor(一种灭鼠剂)、糖皮质激素、甲状腺激素、二氮嗪、β - 肾上腺素受体激动剂、噻嗪类利尿剂、苯妥英钠及 α - 干扰素等。⑥感染:先天性风疹及巨细胞病毒感染等。⑦非常见型免疫介导糖尿病:僵人综合征、胰岛素自身免疫综合征、抗胰岛素受体抗体等。⑧伴糖尿病的其他遗传综合征:包括 Down 综合征、Friedreich 共济失调、Huntington 舞蹈症、Klinefelter 综合征、Laurence - Moon - Beidel 综合征、肌强直性萎缩、卟啉病、Prader - Willi 综合征、Turner 综合征、Wolfram 综合征等。

4)妊娠糖尿病。

20. 如何区别 1 型和 2 型糖尿病?

1 型糖尿病多发病年龄小,起病急,临床多尿、多饮症状明显,体形消瘦,多以酮症起病,发病初期胰岛自身抗体多阳性,糖耐量试验胰岛素分泌曲线低平,必须用胰岛素治疗。

2 型糖尿病发病年龄较大,起病较缓,临床症状相对较轻,体型超重或肥胖,多有肥胖或糖尿病家族史,基础胰岛素可正常、轻度减低或高于正常,糖耐量试验胰岛素分泌曲线正常或高峰延迟,酮症少见,胰岛自身抗体多阴性(一般不需要胰岛素治疗)。

21. 糖尿病酮症酸中毒有哪些临床表现? 治疗原则是什么?

(1)临床表现

1)糖尿病原有症状如烦渴、多饮多尿加重,早期有疲乏软弱,四肢无力。

2)消化道症状:食欲不振,恶心呕吐,时有腹痛尤以小儿多见,有时被误诊为胃肠炎、急腹症。

3)神经系统症状:中枢神经系统受抑制而出现倦怠、嗜睡、烦躁、头痛。

(2)体征

1)呼吸:当 pH <7.2 时呼吸深大,呼气有烂苹果味(丙酮味)。

2)脱水:皮肤黏膜干燥、弹性差、舌唇樱红而干燥,眼窝凹陷。

3)循环:严重者血压下降、四肢厥冷,心率快。

4)神经系统:肌张力下降、反射迟钝,甚至消失,终至昏迷。

体温常因各种感染而升高,当出现以上症状时应查血糖、尿糖及尿酮体,血气分析,以便及时诊断治疗。

(3)治疗原则

1)补液:根据脱水程度补充足量液体,恢复有效循环血容量。首批生理盐水 20ml/kg 扩容。

2)胰岛素:小剂量胰岛素持续静点,0.05 ~ 0.1IU/(kg·h),使血糖平稳下降。

3)补钾和碱性药物:注意见尿补钾,严密监测血钾和心电图。当血气 pH <6.9 时可静点等张碳酸氢钠,速度不宜过快。

4)其他:消除诱因,如有感染可静点抗生素。

22. 1 型糖尿病的综合治疗有哪些方面?

(1)营养管理:营养管理是糖尿病治疗和教育的核心,推荐有糖尿病专业经验的儿科营养专家制定营养方案,并提供教育指导。

(2)胰岛素治疗:1 型糖尿病患者必须终生用胰岛素治疗,采用个体化的治疗方案,使血糖达标,减少并发症的发生。

(3)血糖监测:自我血糖监测是良好血糖控制的基础,每日监测 4 ~ 7 次血糖,包括三餐前、餐后 2 小时、睡前和凌晨 3 点的血糖。每周应有一天进行全天的血糖监测,我们称之为"血糖谱"。在血糖稳定期间,监测次数可以适当减少。在药物调整期间,血糖监测次数增多。

(4)运动疗法:运动可以改善周围组织对胰岛素的敏感性,降低血糖、血脂。运动前后注意监测血糖,避免低血糖的发生。

(5)糖尿病教育:糖尿病教育是糖尿病治疗管理的关键,应贯穿一生。可以通过讲座、糖尿病夏令营、糖尿病联谊会等多种形式,使患者接受糖尿病知识,学会如何控制饮食,如何锻炼,如何应对低血糖反应,如何预防慢性并发症等,帮助患者树立战胜疾病的信心。

23. 不同胰岛素制剂的特点和临床应用有何区别?

不同胰岛素制剂的特点见表 10 – 1。

表 10 – 1　不同胰岛素制剂的特点

胰岛素类型	起效时间(h)	作用高峰时间(h)	作用持续时间(h)
短效(常规)	0.5	2 ~ 4	5 ~ 8
中效(鱼精蛋白锌)	2 ~ 4	4 ~ 12	12 ~ 24
速效胰岛素类似物(门冬、赖脯胰岛素)	0.15 ~ 0.35	1 ~ 3	3 ~ 5
长效胰岛素类似物(甘精、地特胰岛素)	2 ~ 4	无	24

(1)短效胰岛素:静点用于以下危象状况:糖尿病酮症酸中毒、严重感染、手术;与中效胰岛素混合每日 2 次注射方案;基础 – 餐前大剂量注射方案作为餐前大剂量注射;用于胰岛素泵。

(2)中效胰岛素:适于每日两次注射方案和基础 – 餐前大剂量方案的睡前剂量。

(3)速效胰岛素:适于胰岛素泵或基础 – 餐前大剂量方案的餐前剂量。

（4）长效胰岛素：适于基础－餐前大剂量方案的睡前剂量。

24. 糖尿病的并发症有哪些？如何预防？

（1）急性并发症：各种急性感染、糖尿病酮症酸中毒、糖尿病乳酸性酸中毒、糖尿病高渗性昏迷、低血糖症。

（2）慢性并发症：大血管、微血管和神经病变。大血管病变有高血压、冠心病、心肌梗死、脑血管病变；微血管病变有糖尿病视网膜病变、糖尿病肾病、下肢坏疽；神经病变有自主神经病变、周围神经病变、中枢神经病变。

糖尿病并发症是糖尿病患者致死致残的主要原因，一定要引起重视。控制并发症的发生要以预防为主，应注意个人卫生，预防感染，严格控制血糖、血压和血脂，加强自我血糖监测，定期做慢性并发症筛查。

（刘　敏）

第六节　低血糖

25. 婴幼儿低血糖的常见病因有哪些？

（1）高胰岛素血症：成胰岛细胞增殖症、胰岛 β 细胞增生、胰岛细胞腺瘤。

（2）内分泌激素缺乏：全垂体功能减低症、生长激素缺乏症、肾上腺皮质/髓质功能低下、甲状腺功能低下。

（3）酮症性低血糖。

（4）遗传代谢病：糖代谢障碍：糖原累积症、半乳糖血症、果糖不耐受、糖异生障碍等。氨基酸、有机酸、脂肪酸代谢障碍：枫糖尿症、丙酸血症、酪氨酸血症、甲基丙二酸血症、脂肪酸氧化缺陷等。

（5）其他：严重感染、肝、肾疾病、肿瘤、营养不良或吸收不良、药物中毒等。

26. 先天性高胰岛素血症的诊断和治疗要点是什么？

先天性高胰岛素血症是婴幼儿和儿童期持续性复发性低血糖的重要原因之一。本病多发生于患儿出生后的一年内，其特点是与血糖状态不符的过高的胰岛素分泌，可呈常染色体隐性或显性遗传。具体诊断指标如下：血糖 < 2.8mmol/L 时，取血检查。

（1）鉴别诊断

1）高胰岛素血症：血浆胰岛素 > 2U/ml，同时测定 C - 肽，如 > 1.5ng/ml，提示内源性胰岛素分泌增加。

2）低脂肪酸血症：血浆游离脂肪酸 < 1.5mmol/L。

3）低酮血症：血浆 β - 羟丁酸 < 2.0mmol/L。

4）低血糖时 1mg 静脉胰高血糖素的反应：血糖变化 > 1.7mmol/L。

（2）治疗方法

1）内科治疗：①低血糖患者在获得关键标本后，可静脉推注葡萄糖（10% GS 1~2ml/kg，1ml/min），随后持续泵推 10% 葡萄糖（浓度不超过 12.5%）5~8mg/(kg·min) [< 12mg/(kg·min)]，使血糖浓度维持在 3.9mmol/L 以上，避免低血糖引起的脑损伤。②加强喂养。③药物治疗。二氮嗪为钾通道开放剂，是先天性高胰岛素血症的主要和首选治疗药物。它能够与 K_{ATP} 通道的 SUR1 亚单位结合，使钾通道处于开放状态，从而抑制胰岛素的分泌。二氮嗪的起始剂量为 5mg/(kg·d) [5~15mg/(kg·d)]，每日 1~2 次口服。常见的不良反应有水钠潴留，其他不良反应包括过敏、恶心、畏食、多毛症等。根据患儿病情逐渐增加剂量。随着剂量的增加，不良反应也会逐渐增大。患儿需要应用利尿剂以避免水钠潴留的发生。

（2）外科治疗：对内科治疗无效，需要行不同程度的胰腺切除术，以维持血糖在正常水平。外科选择的手术方式取决于患儿先天性高胰岛素血症的类型。

（刘　敏）

第七节　甲状腺疾病

27. 甲亢的病因分类有哪些？

甲状腺功能亢进的病因见表 10－2。

表 10－2　甲状腺功能亢进的病因

甲状腺性甲亢
弥漫性毒性甲状腺肿（Graves 病）
自主性高功能性甲状腺腺瘤
多结节性毒性甲状腺肿
滤泡状甲状腺癌
新生儿甲亢
母亲患甲亢所致
碘甲亢
垂体性甲亢
垂体 TSH 瘤
垂体型甲状腺激素不敏感综合征
暂时性甲亢
亚急性甲状腺炎
慢性淋巴细胞性甲状腺炎

28. Graves 病的临床表现和实验室检查有哪些？

（1）临床表现：有高代谢症候群、甲状腺肿大和突眼。

1）高代谢症候群：怕热、多汗、乏力、皮肤潮湿、消瘦，低热等。

2）甲状腺肿大。

3）突眼：分非浸润性突眼和浸润性突眼。眼征有眼裂增宽、瞬目减少、上眼睑挛缩、向上看时前额皮肤不能皱起、辐辏反射减弱。

4）精神神经系统：兴奋、焦虑、易怒、情绪不稳，注意力不集中，记忆力减退，多言多动，失眠多梦。查体有舌、手细颤，腱反射亢进。

5）心血管系统：心悸、胸闷，查体有心动过速、心律失常、脉压差增大。

6）消化系统：多食易饥、消瘦、大便次数增多。

7）血液系统：轻度贫血，外周血白细胞总数偏低，血小板减少。

8）肌肉骨骼系统：肌无力和肌肉萎缩，周期性麻痹。

（2）实验室检查：血清游离甲状腺素和游离三碘甲状腺原氨酸（FT4 和 FT3）、血清总甲状腺素和总三碘甲状腺原氨酸（TT3 和 TT4）、促甲状腺激素（TSH）。促甲状腺激素受体抗体（TRAb）、甲状腺球蛋白抗体（TG）和甲状腺微粒体抗体（TPO）。甲状腺摄[131]碘率。

29. 甲亢的治疗方法有哪些？

（1）一般治疗：适当休息，补充足够的热量和营养，低碘饮食。

（2）抗甲状腺药物治疗：主要有硫脲类（如丙基硫氧嘧啶，PTU）和咪唑类（如他巴唑，MM）。儿童甲亢首选他巴唑治疗。治疗分初始期、减量期和维持期。初始期他巴唑 $0.5 \sim 1mg/(kg \cdot d)$,丙基硫氧嘧啶 $5 \sim 10mg/(kg \cdot d)$,一般 $4 \sim 6$ 周症状得到控制,T3、T4 恢复正常后进入减量期。每 $2 \sim 3$ 周减量一次,每次他巴唑减 $5 \sim 10mg$,丙基硫氧嘧啶减 $50 \sim 100mg$。当每日他巴唑用量为 $5 \sim 10mg$,丙基硫氧嘧啶为 $50 \sim 100mg$ 时进入维持期,总疗程 $2 \sim 3$ 年。治疗初期甲亢症状较严重者,应同时给予 β - 肾上腺素受体阻滞剂,一般用普萘洛尔(心得安) $0.5 \sim 1mg/(kg \cdot d)$,注意监测心率、心电图。

(3)放射性[131]碘治疗:主要适应于对抗甲状腺药物过敏而不能继续应用,或长期治疗无效,或治疗后复发者;合并心、肝、肾疾病等不宜手术或术后复发者。

(4)手术治疗:适应证:中重度甲亢长期服药治疗无效,停药后复发或不愿长期服药者;甲状腺巨大,有压迫症状者;胸骨后甲状腺肿伴甲亢者。

30. 应用抗甲状腺药物要注意哪些事项?

抗甲状腺药物的不良反应主要有:粒细胞减少,多发生于治疗初期的 $2 \sim 3$ 个月,严重时可致粒细胞缺乏症。故应用药物治疗初期应 $1 \sim 2$ 周复查白细胞及分类。药疹较常见,可用抗组胺药物治疗,如皮疹加重,应立即停药,以免发生剥脱性皮炎。如发生中毒性肝炎,应立即停药,积极保肝治疗。

31. 甲亢危象的临床表现和治疗要点是什么?

(1)临床表现:原有的甲亢症状突然加重,先兆期患者表现有多汗、烦躁、嗜睡、食欲减退、恶心呕吐、腹泻。危象期症状进一步加重,高热、大汗淋漓、皮肤潮红、心动过速,可发生心律失常或心力衰竭,频繁呕吐腹泻。患者极度烦躁不安、恐惧、谵妄、昏迷甚至危及生命。

(2)治疗要点:儿童甲亢危象临床极少见。

1）抑制甲状腺激素合成：首选丙基硫氧嘧啶，100～200mg，每6h 1 次口服。

2）迅速减少甲状腺激素释放，给予抗甲状腺药物 1～2 小时后予复方碘溶液口服，10～20 滴，每6h 1 次口服。

3）降低周围组织对甲状腺素的反应，每6～8h 口服心得安 0.1～0.3mg/kg。

4）应用糖皮质激素提高机体应激能力：氢化可的松静点。

5）对症支持治疗：去除诱因，物理降温，吸氧、镇静，抗感染治疗。

32. 先天性甲状腺功能减低症的病因有哪些？

按甲状腺合成不足的机制可分为原发性（病变在甲状腺）和继发性（病变在下丘脑和（或）垂体见表10－3）。

表10－3　先天性甲状腺功能减低症的病因

原发性（TSH 升高）甲低	继发性（TSH 正常或低下）甲低
甲状腺缺如或发育不良	垂体先天发育缺陷或缺如
异位甲状腺	垂体发育不良
地方性流行性甲低（缺碘）	视中隔发育不全
甲状腺素合成缺陷	垂体转录因子基因缺陷
甲状腺球蛋白合成缺陷	TSH 受体缺陷
甲状腺素受体缺陷	

33. 先天性甲状腺功能减低的临床表现有哪些？

先天性甲低的主要临床表现是生长和智能发育迟缓，全身器官代谢低下。其表现随甲状腺素合成不足的严重程度而异，严重者新生儿发病，缺陷轻者较迟发病。

新生儿期症状可不典型，嗜睡、少哭、哭声低哑、进食差、腹胀、便秘，生理性黄疸延迟，体温低，皮肤粗糙，心率慢。

典型的临床表现如下。

(1)特殊面容:面容臃肿、面黄、表情呆板、皮肤粗糙、毛发稀疏、鼻梁低、眼距宽、唇厚舌大。

(2)生长迟缓:身材矮小,比例不匀称,上下部量比值增大(常 > 1.5),骨龄落后。

(3)神经系统:智力低下,反应迟钝,运动发育迟缓。

(4)其他器官功能低下:心音低钝,心动过缓,严重者有心脏扩大,心包积液。食欲减退,腹胀、便秘。

34. 如何治疗先天性甲状腺功能减低症?

一旦确诊,立即治疗,多需终生治疗,剂量应个体化。首选左旋甲状腺素钠,新生儿 8~10μg/(kg·d),分 1 次或 2 次口服;婴儿期 6~8μg/(kg·d),儿童 5μg/(kg·d)。有贫血者应补充铁剂、维生素 B_{12}、叶酸等。

35. 慢性淋巴细胞性甲状腺炎的临床特征有哪些?

慢性淋巴细胞性甲状腺炎又称桥本甲状腺炎,可发生于任何年龄,但以中年妇女最多见,起病隐匿,进展缓慢。甲状腺肿大,质地韧,表面光滑,无触痛。早期甲状腺功能正常,后期出现甲减表现,少数病初呈桥本甲状腺炎症性甲亢。甲状腺球蛋白抗体和微粒体抗体阳性且效价明显升高。甲状腺穿刺活检有淋巴细胞浸润性甲状腺炎改变。

(刘　敏)

第八节　性发育异常

36. 如何性别判定?

Jost 将性别分为三种:染色体性别、性腺性别、表型性别。

正常人受精卵核型决定了人的染色体核型,从而确定了人的染色体性别。染色体核型为 XY 的受精卵决定人的染色体性别为男性,染色体核型为 XX 的受精卵的染色体性别为女性。不同染色体性别决定胚胎向不同的性腺性别分化。人体的外生殖器和外阴的表现即为人的表型性别。正常情况下,人的染色体性别、性腺性别和表型性别是一致的。在受精卵受精、胚胎发育过程中,由于各种原因导致性别分化的异常,就可以导致染色体性别、性腺性别和表型性别的不一致,导致性发育障碍。

37. 胚胎时期内生殖管道如何进行两性分化?

胚胎 6~8 周,生殖嵴外侧出现两对纵行管道,分别称为中肾管(午非管,Wolffian duct)和副中肾管(苗勒管,Mullierian duct),同时具有向男性和女性分化的潜能。胎龄第 8 周时,男性胚胎的中肾管在睾丸分泌的睾酮的作用下,分化为附睾、输精管、精囊和射精管,胚胎向男性分化。副中肾管在支持细胞分泌的抗苗勒管激素(AMH)影响下退化。女性胚胎缺乏睾酮的诱导作用,缺乏 AMH 的抑制作用,副中肾管分化为输卵管、子宫和阴道上部,胚胎向女性分化,中肾管退化。

38. 性发育障碍和两性畸形是同一概念吗?

过去我们将性发育障碍统称为两性畸形,同时根据临床表现和病理,将两性畸形分为真两性畸形和假两性畸形。但近年来,多数专家和学者认为"两性畸形"是一种对患者具歧视性的称谓,因此目前将包括所谓两性畸形以及一些影响性发育但无两性畸形表现的性染色体病统称为性发育障碍(disorders of sxual development,DSD),同时也摒弃了如真两性畸形、假两性畸形、性逆转等术语,并根据染色体核型不同对其进行了重新分类,包括性染色体型 DSD、46,XY DSD 和 46,XX DSD 三大类,其中每一类中根据病因不同又分为若干小类。

39. 性发育障碍有哪些种类？

对性发育障碍的患者根据染色体的核型进行分类，每种分类又包含不同的疾病，详见表 10 - 4。

表 10 - 4　性发育障碍分类

性染色体型 DSD	DSD 46，XY	DSD 46，XX DSD
	睾丸发育异常疾病	卵巢发育异常
45，X	46，XY 卵睾型 DSD	46，XX 卵睾 DSD
47，XXY	完全型性腺发育不良（SRY、SOX9、WT1、SF1、DAX - 1 基因突变）	睾丸型 DSD（如 SRY +，重复 SOX9）
45，X/46，XY	部分型性腺发育不良	性腺发育不良（Wnt4）
46，XX/46，XY	性腺退化	
	雄激素合成和作用异常疾病	雄激素过量
	雄激素合成缺陷，急性调节蛋白（StAR）、5α 还原酶缺乏，p450c17、3βHSD 和 17βHSD 基因突变	胎儿性（21 羟化酶缺乏、11 羟化酶缺乏
	雄激素作用异常（雄激素不敏感综合征，部分雄激素不敏感综合征）	胎盘性（芳香化酶缺乏，p450 氧化还原酶异常） 母体（黄体瘤、雄激素摄入过量）
	LH 受体缺陷（leydig 细胞发育不良和不发育）	
	AMH 和 AMH 受体缺陷（永存苗勒管综合征）	
	其他	其他
	严重发育不良、泄殖腔外漏	泄殖腔外漏、阴道闭锁等

40. 什么是小青春期？小青春期的机制及特点是什么？

婴儿早期有一个短暂的下丘脑－垂体－性腺轴活性激增期，称为小青春期。

小青春期是指男性婴儿从出生到 6 个月龄的一个窗口期（女性婴儿从出生到 2～3 岁），此期体内诸多性激素水平出现短暂的迅速上升，达到近似青春期的分泌水平，而后降低。小青春期的形成机制：小青春期的形成可能是出生时由宫内向宫外环境的转变而导致体内激素水平激增的结果。下丘脑－垂体－性腺轴的调节功能在胎儿期已经形成，并在妊娠中期就开始出现促性腺激素释放激素（GnRH）的首次分泌。胎儿期由于循环血中高的胎盘源性雌激素对下丘脑和垂体功能的抑制作用，脐带血中卵泡刺激素（FSH）和黄体生成素（LH）浓度很低。分娩时，婴儿经历了母体性激素的突然撤退，胎盘源性性激素对下丘脑－垂体－性腺轴的抑制作用消失，于生后 1 周内出现婴儿促性腺激素水平的显著升高，FSH 和 LH 分泌的增加又引起性激素分泌的高峰，从而形成小青春期的短暂激素激增。小青春期及其激素变化：小青春期 GnRH 脉冲调节器活性的增强导致循环血 LH 和 FSH 浓度达到相当青春期的水平，但在不同性别中 LH 和 FSH 反应的量和持续时间有所不同。在男性婴儿，血清 FSH 和 LH 在生后 2 周内升高，在 4～10 周到达高峰，并在约 6 个月时降到低水平，直到青春期时才又出现再次升高。而血睾酮也在生后迅速升高，约 3 个月达到高峰，随后在 6～9 个月时降到青春期前水平。同时，血清抗苗氏管激素（anti－mullerian hormone，AMH）和抑制素 B（inhibin B，INH B）浓度也在生后 2 周内开始增加，并且 AMH 的浓度在出生 1 个月后仍继续上升。而在女性婴儿，血 FSH 和 LH 浓度的增加持续 2～3 年，但这些激素上升的峰值远低于男性婴儿，并且浓度和持续时间都具有很大的个体差异和不稳定性。

41. 特纳综合征有哪些临床特点?

特纳综合征(Turner 综合征)又称先天性卵巢发育不全综合征,是由于全部或部分体细胞中一条 X 染色体完全或部分缺失所致。

特纳综合征最典型的临床特征是身材矮小,缺乏第二性征发育和特殊的躯体特征。新生儿期的特征表现为出生时身长、体重落后,有特征性的手足背水肿,后颈部皮肤松弛。特殊的躯体特征为:上腭弓窄,下颌小,耳位低,颈短,颈蹼,发际低,盾状胸,乳距宽,肘外翻,皮肤色素痣。可同时有先天性心脏病,泌尿系统畸形,以及内分泌、免疫、消化系统疾病。

性激素测定显示:青春期患者血清 LH、FSH 明显增高,而 E2 水平低下。染色体核型分析:为确诊试验,可以发现染色体的异常,一条染色体的缺失或者部分缺乏。腕骨 X 线片显示骨龄正常,也可落后于实际年龄。盆腔 B 超检查可见幼稚子宫,无卵巢回声或呈条索表现。必要时胸片及心电图检查以除外先天性心血管畸形,腹部 B 超检查,注意有无肾脏先天性畸形。

42. 如何诊断性早熟?

性早熟是指青春期提前发动,表现为第二性征和体格提前发育。男孩 9 岁前出现第二性征。女孩 8 岁前出现乳房增大、阴毛、腋毛生长等任何一项或多项第二性征或月经初潮始于 10 岁前。根据下丘脑 - 垂体 - 性腺轴是否启动,性早熟可分为中枢性(或真性)性早熟、外周性性早熟、不完全性(或部分性)性早熟三种。如果中枢性性早熟无中枢病变,则为特发性中枢性性早熟。女性发病高于男性。女性性早熟以特发性中枢性性早熟为主。男性性早熟中半数以上有器质性病变,为继发性性早熟。

中枢性性早熟的女孩常以乳房局部的硬结和局部触痛起

病,随着乳房的进行性增长,出现阴毛和腋毛,最终出现阴道出血,月经来潮。外周性性早熟或部分性性早熟可以先出现阴毛,或者以阴道出血为首发症状就诊。男性性早熟主要表现为睾丸和阴茎的发育,伴有阴囊皮肤松弛和色素沉着,口唇上逐渐长出胡须,喉结出现,声音变粗,继之阴毛、腋毛出现。

大部分患儿生长速度加快,身材高于同年龄同性别儿童。患者的体态改变,脂肪组织重新分布,男性患者肌肉组织的量明显增加。

睾丸和卵巢组织的生理性增大,常常代表下丘脑 - 垂体 - 性腺轴的启动。

由于在青春期发育早期,性激素和促性腺激素多呈脉冲式分泌,所以在性早熟患者的性激素检查结果有可能是正常的。骨龄测定以左手 X 线片作为判断骨龄的依据,目前公认 GP 法评价骨龄更简便和准确。性早熟患儿者的骨龄常常明显提前。盆腔 B 超检查子宫、卵巢及卵泡大小和数目。中枢性性早熟的患者通常表现为子宫和卵巢增大,直径 $\geq 0.4cm$ 卵泡增多,通常单侧数量 ≥ 4 枚。同时 B 超检查可以发现卵巢的肿瘤。

促性腺激素释放激素类似物(GnRHa)兴奋试验用于鉴别是否为中枢性性早熟。剂量 $100\mu g / m^2$,最大剂量 $100\mu g$。既往应为 LHRH 刺激试验。由于目前没有适当的用药物,现在使用肌内注射 GnRHa 替代原来的试验。取基础值,30 分钟、60 分钟、90 分钟取血送检 LH 和 FSH 水平。药物刺激后以 LH 增高为主,LH 峰值 $> 12mIU/ml$,提示下丘脑垂体性腺轴启动,支持中枢性性早熟诊断。

甲状腺功能的检查与甲状腺功能减低症进行鉴别。需要检查肾上腺功能包括皮质醇、ACTH 和 17α 羟孕酮(17αOHP),必要时查肾素 - 血管紧张素 - 醛固酮系统,与肾上腺疾病进行鉴别。血绒毛膜促性腺激素和胎甲球筛查有无分泌性腺激素的肿瘤,如性腺的肿瘤、生殖细胞瘤等。

CT 或 MRI 检查的目的是通过影像学手段发现垂体下丘脑、肾上腺或性腺的占位性病变。怀疑肿瘤者做眼底、视野检查。

43. 如何治疗女性特发性性早熟?

(1)治疗目的:①改善成年期终身高;②控制和减缓第二性征的成熟和成熟速度;③预防初潮早现或暂时终止月经;④恢复其年龄应有的心理行为。

(2)对因治疗:针对导致性早熟的病因进行治疗。如垂体肿瘤,则应进行手术治疗。

(3)药物治疗

1)促性腺激素释放激素类似物(GnRHa):是治疗特发性性早熟的首选药物。剂量:100μg/kg,每 28 天一次,根据不同厂家的药品有皮下注射和肌内注射不同用药方式。通常治疗疗程达到 2 年以上,才可以达到改善身高的作用。如果患儿已经出现月经来潮,或者卵巢中卵泡明显增大,应该在第一次注射药物后两周追加一次药物,以便更好地抑制已经启动的下丘脑－垂体－性腺轴功能。在治疗初期用药后,患儿可能有少量的阴道出血,通常不超过 2 次。如果治疗后仍然有周期性阴道出血,或骨龄进行性增大不能控制,则认为药物不能有效控制下丘脑－垂体－性腺轴功能,药物治疗无效,应停止治疗。因性发育进程缓慢(骨龄进展不超越年龄进展)而对成年身高影响不大的中枢性性早熟不需要治疗。但需监测身高和骨龄,以免延误治疗。

2)应用指征为以下几点:①骨龄。女孩≤11.5 岁,男孩≤12.5 岁,骨龄大于年龄 2 岁或以上。②预测成年身高。女孩＜150cm,男孩＜160cm。③骨龄/年龄＞1,骨龄/身高年龄＞1,或以骨龄判断的身高的标准差积分(SDS)≤－2。④发育进程迅速,骨龄增长/年龄增长＞1。不宜应用的指征:有以下情况不宜应用 GnRHa,因为治疗几乎不能改善成年身高。①骨龄:女孩

≥12.5岁,男孩≥13.5岁;②女孩初潮或男孩遗精后1年。为改善成年身高,GnRHa的疗程至少需要2年。一般在骨龄12~12.5岁时可停止治疗。对年龄较小开始治疗者,在年龄已追赶上骨龄,且骨龄已达正常青春发动年龄时可停药,使其性腺轴功能重新发动。③达那唑:剂量为10mg/(kg·d),睡前顿服,服药10~14天减量至6~8mg/(kg·d)。同时服用安体舒通1mg/(kg·d),以减轻达那唑的雄激素水钠潴留不良反应。由于雄激素可能有促进骨骺闭合的作用,所以目前没有广泛应用。

(4)部分患者治疗前预测身高可能矮小,或治疗中生长速度明显下降,不足每年4cm,就需要与生长激素联合应用。

(5)定期复查,监测第二性征发育、生长速度、骨龄及子宫、卵巢发育情况。

44. 男性乳腺增生症病因有哪些?

男性乳腺增生症是由于男性乳腺腺体组织和基质过度增生所致。在新生儿期、青春期和老年期发生的男性乳腺增生症通常为良性改变。导致本病的病因包括:生理性、病理性、药物性和特发性乳腺增生。大多数男性乳腺增生症为生理性和特发性乳腺增生。部分男性乳腺增生可以自然消退。青春期男性乳腺增生可能是由于血清雌/雄素的比例失调所致,也可能是由于组织对生理水平的游离雌激素的敏感性增加有关。

(李文京)

第九节 肾上腺疾病

45. 肾上腺皮质激素主要功能有哪些?

肾上腺皮质主要分为球状带、束状带和网状带,主要分泌盐皮质激素、糖皮质激素和性激素。

皮质醇是血循环中主要的糖皮质激素,作用广泛。其主要生理功能包括:促进葡萄糖异生和糖原合成,促进肌肉组织等蛋白质分解,抑制组织蛋白合成,自脂肪组织动员游离脂肪酸,对抗胰岛素作用,升高血糖;有少量的盐皮质激素作用,参与水盐代谢;抑制免疫作用,具有抗炎抗过敏作用;促进造血功能;增进食欲;促进伤口愈合等。

醛固酮是血液循环中主要的盐皮质激素。盐皮质激素主要作用于肾小管、汗腺和消化腺等的上皮细胞,调节上皮细胞的离子转运。醛固酮促进肾皮质集合管对钠离子的重吸收,氯离子和水亦同时伴随潴留;钾离子和氢离子在肾髓质集合管被排出;醛固酮促进肾小管对氢离子和碳酸氢根的分泌。

肾上腺分泌的性激素不是人体性激素的主要来源,但是肾上腺来源的雄激素是女性雄激素的主要来源。由于病理状态下过量的性激素分泌可以导致性发育异常,或者同性性早熟。

46. 先天性肾上腺皮质增生症的发病机制有哪些?

先天性肾上腺皮质增生症是一组常染色体隐性遗传性疾病。由于肾上腺皮质类固醇合成过程中某些酶的先天性缺陷,使皮质醇分泌不足,经负反馈作用刺激垂体分泌促肾上腺皮质激素(ACTH)增多,而导致肾上腺皮质增生,同时影响盐皮质激素及性激素生物合成紊乱。由于激素合成过程中酶的缺陷,导致相应的反应底物堆积。临床上,依受累的激素种类不同出现程度不同的功能减退或亢进的症状,钠钾离子和氢离子代谢异常,并伴有性征异常表现。

47. 先天性肾上腺皮质增生症主要表现有哪些?

先天性肾上腺皮质增生症(CAH)是一组常染色体隐性遗传病,由于肾上腺皮质激素合成酶的缺陷,皮质醇的合成部分或完全受阻,使 ACTH 分泌过多导致肾上腺皮质增生,同时皮质醇的前体产物过多堆积。未受累及的激素过量合成,导致该激素功能亢进。21 - 羟化酶缺陷(21OHD)是最常见的 CAH。同时也是人类最常见的常染色体隐性遗传病之一,分为经典型和非经典型。

(1)21 - 羟化酶缺陷:最常见,约占 CAH 的 95%。①单纯男性化型:为 21 羟化酶不完全性缺陷,无失盐表现。女性表现为阴蒂肥大,严重者外生殖器性别难辨,如不同程度的阴唇融合似阴囊,或类似男性尿道下裂样改变。男性阴茎增大但睾丸不大,至骨龄达 12 岁后可出现真性性早熟;阴毛、腋毛及胡须的早现;过早出现痤疮,皮肤粗厚,肌肉发达有力,宽肩、窄髋等男性体格,嗓音粗,音调低。幼年时身高增长过快,骨龄超过患儿身高龄及实际年龄,由于骨骺早期愈合致最终身材矮小。②失盐型:由于 21 羟化酶严重缺乏,皮质醇和醛固酮分泌皆不足,临床以肾上腺皮质功能不全表现为主。常在生后 1～2 周内出现精神萎靡,拒奶,呕吐,腹泻和脱水,消瘦,呼吸困难甚至发绀及皮肤黏膜色素沉着显著。电解质紊乱表现为低血钠、低血氯、高血钾及代谢性酸中毒。

(2)11β - 羟化酶缺陷:本型约占 CAH 的 5%。由于 11β - 羟化酶缺乏,导致该酶的反应底物去氧皮质酮(DOCA)蓄积。DOCA 有部分的盐皮质激素作用,保钠保水排钾。患儿除有男性化表现外,还有高血压和低血钾、代谢性碱中毒等表现。

(3)17α - 羟化酶缺陷:比较少见。此酶缺陷时引起皮质醇和性激素的合成受阻,盐皮质激素合成增加。患者有明显的高血压、低血钾及碱中毒。由于性激素分泌不足,导致胎儿期胚胎分化异常、男性女性化、女性性幼稚、原发性闭经等表现。

(4)3β - 羟类固醇脱氢酶缺陷:罕见,此酶缺乏致全部肾上腺皮质激素合成均受阻,糖皮质激素水平降低,失盐表现,雄激素水平低下,男性表现女性化,女性性幼稚或原发闭经。新生儿期即可发生肾上腺皮质功能不全症群,如不能及时诊治常早期死亡。

48. 如何治疗先天性肾上腺皮质增生症?

本病目标是用糖皮质激素和盐皮质激素替代,抑制 ACTH 的过度分泌,使肾上腺分泌的雄激素水平正常,保证正常的生长和骨骼发育,以达到或接近其遗传潜力所决定的身高。

口服醋酸氢化可的松替代糖皮质激素作用。在青春前期,剂量控制在 $15 \sim 20\text{mg}/(\text{m}^2 \cdot \text{d})$。青春期可酌情加量,但也不宜 $>20\text{mg}/(\text{m}^2 \cdot \text{d})$。由于本病患儿肾上腺皮质激素贮备不足,不能达到应激的要求,所以在患儿有感染应激的情况时,应将原有药物剂量增加 $2 \sim 3$ 倍。必要时到医院就诊,避免肾上腺危象的发生。

盐皮质激素用于有失盐症状的患儿。用 9α 氟氢可的松替代盐皮质激素,剂量 $0.1\text{mg}/\text{d}$,剂量可以根据病情增减。以血电解质和肾素活性水平作为评价药物剂量是否合适的标准。青春后期及成年后失盐程度会减低,而血压随年龄增大会有升高趋势,因此需逐步减量。

部分骨龄增速的患儿在糖激素替代治疗时或治疗后,由于性激素水平的降低,导致性腺轴的抑制解除发生性早熟,可以加用 GnRHa 治疗性早熟。使用方法同中枢性性早熟。

49. 皮质醇增多症的分类和主要表现有哪些?

皮质醇增多症是由各种病因引起糖皮质激素过多的临床症候群。根据发病机制可分为 ACTH 依赖性和非依赖性。ACTH 依赖性皮质醇增多症(库欣病)的最常见病因为分泌 ACTH 的垂体腺瘤(占80%),余20%由垂体外肿瘤引起(异位 ACTH 分泌)。ACTH 非依赖性皮质醇增多症可由良性或恶性肾上腺皮质肿瘤以及双侧原发性小结节或大结节性肾上腺皮质增生、分泌过多皮质醇引起。皮质醇增多症的临床表现和病情轻重变化很大，与皮质醇增多症的严重程度和持续时间、可能还与糖皮质激素受体的敏感性有关。

向心性肥胖是最常见的皮质醇增多症临床表现，也是最早出现的临床表现。患者如有向心性肥胖、面部和锁骨上脂肪堆积、颈部脂肪垫，皮肤菲薄、紫纹、白纹，近端肌肉无力、乏力，高血压、糖耐量受损和糖尿病，痤疮、多毛和月经紊乱等表现。成年患者出现肌肉萎缩和淤斑特别有助于诊断。骨质疏松、骨折和神经心理障碍（包括抑郁、情绪不稳、睡眠障碍和认知能力下降）也很常见。其中淤斑、多血质面容和近端肌病是皮质醇增多症最具临床意义的特点。出现与年龄不符的症状（如高血压、骨质疏松）及有肾上腺意外瘤的患者，体重迅速增加的儿童，均应筛查是否存在皮质醇增多症。此外，垂体意外瘤或代谢综合征患者（特别是年龄较轻者），合并多囊卵巢综合征的肥胖女性和有促性腺激素低下性性腺功能减退的男性也应接受筛查。有作者推荐对于可能与皮质醇有关的常见疾病（如高血压、糖尿病、骨质疏松）患者，即使没有明显的临床症状，也应进行筛查。

50. 皮质醇增多症化验检查有哪些?

皮质醇增多症应查血皮质醇和 ACTH 节律，可以发现患儿激素水平节律紊乱。1mg 过夜地塞米松抑制试验，试验的目的是确定有无皮质醇分泌过多和下丘脑 - 垂体 - 肾上腺轴生理反馈机制受损。正常人服药后次日的皮质醇水平可以有效抑制 50% 以上。如果不能抑制皮质醇激素水平，则需做小剂量地塞米松抑制试验。如果激素水平仍然不能抑制 50% 以上，提示有下丘脑 - 垂体 - 肾上腺轴的异常，需做大剂量地塞米松抑制试验协助病因的鉴别诊断。如皮质醇或 ACTH 仍然不被抑制应高度怀疑肿瘤。血皮质醇抑制达 50% 以上者支持垂体依赖性库欣病。结节性增生、肾上腺肿瘤和异位 ACTH 综合征皮质醇不被抑制。尽管异位肿瘤患者的 ACTH 水平通常要比垂体瘤高得多,但两者之间仍有相当程度的重叠。一些肾上腺性皮质醇增多症患者的 ACTH 也不受抑制,此时可进行 CRH 兴奋试验。在肾上腺性皮质醇增多症中 ACTH 反应较小,而在垂体性皮质醇增多症中 ACTH 明显升高。异位 ACTH 综合征患者无升高。如果皮质醇增多症为 ACTH 非依赖性,应进行肾上腺 CT 或者 MRI 来确定肾上腺病变的类型(单侧或双侧)。

(李文京)

第十一章 风湿性疾病

第一节 总 论

1. 儿童免疫系统有什么特点?

免疫学理论的核心是"识别自身,排斥异己",以便维持机体的平衡。由于儿童的各系统完全发育成熟要经过 15~20 年的漫长时期,免疫生理及免疫病理与成人有很大不同。感染性疾病是儿童时期最为常见的疾病,原发性或继发性免疫缺陷病可能是造成儿童感染的内在因素。免疫性疾病虽然多数病因不清,但有些病原对于儿童容易诱发机体免疫紊乱产生疾病,如链球菌感染、结核感染及一些病毒感染,除了对机体造成直接感染外,还可能诱发机体产生过度的免疫反应,对机体造成免疫损伤从而导致各类免疫性疾病的出现。所以关注感染诱因,也是治疗免疫性疾病、阻断过度的免疫反应的一方面。

2. 风湿性疾病体格检查需要注意什么?

一些特定疾病的特异体征可以作为诊断依据,如"4"字征提示肌腱附着点炎症,可以作为诊断强直性脊柱炎的依据。Gottron 征是皮肌炎的特征性皮肤表现。掌握这些特异性的体征是诊断风湿性疾病的理论基础。另外,细致查体,注意皮疹、淋巴结、口腔黏膜等,也是为了寻找诊断依据。随时关注患者新出现的阳性体征,结合病情及化验检查的变化,发挥综合分析能力,可以提高诊断率,帮助评估治疗效果。

3. 风湿性疾病的实验室检查需要重点关注什么?

血沉、CRP 广泛用于风湿性疾病评估活动性的指标,自身抗体可以作为系统性红斑狼疮、干燥综合征、混合性结缔组织病的诊断依据。ANCA 可以作为系统性血管炎的诊断依据。风湿科医生需掌握各类疾病的特异性检查。风湿性疾病是全身受累的疾病,所以任何可能提示脏器功能改变的化验检查都可能作为评估病情的依据。除了关注活动性指标外,还需要注意监测重要脏器的功能性检查的改变(即使没有出现临床症状),以做到全面了解病情。另外,一些与药物不良反应有关的指标如血常规、肝肾功能、血脂水平等也需要引起重视。

4. 如何分析自身抗体?

注意标记性抗体,如抗 ds-DNA 抗体是系统性红斑狼疮的标记性抗体。注意分析感染因素可能引起的某些抗体出现低滴度阳性,需要抗感染后监测变化情况。ANA 抗体阳性可见于感染及多种免疫性疾病,不是系统性红斑狼疮的标记性抗体,但如持续高滴度阳性,需注意系统性红斑狼疮及混合结缔组织病等。需要强调的原则是,实验室检查需要结合临床综合分析才能做出判断,作为风湿病医生需要坚实的基础知识和综合分析能力。

5. 风湿性疾病的用药原则及需要注意什么?

大部分治疗风湿性疾病的药物需要长期用药,而且存在明确的不良反应。首先,需要了解药物的作用机制和不良反应,用药前需要检查的指标;其次,很多风湿性疾病的治疗原则都是激素和免疫抑制剂联合应用,具体的治疗方案可能不取决于对某种疾病的诊断,而是取决于患者本身脏器受累情况和病情活动程度;第三,每个患者最初治疗方案的确定是根据确诊时病情评估情况决定,并不是一成不变,随着治疗进程,随时需要根据治疗效果及患者对药物不良反应的耐受程度进行调整;第四,风湿性疾病的治疗个体化差异较大,而且治疗周期长,每个患者起病、病情进展和对药物的反应各自不同,治疗周期不同,同样的疾病和严重程度在不同的患者治疗原则一致但治疗过程也可能存在较大差异,所以完善随访制度,认真对待患者的任何治疗阶段,随时准备做出调整,才能做到百密无一疏。

(韩彤昕)

第二节　慢性关节炎

6. 不明原因发热,抗感染无效,未发现恶性病的依据是否就可以确诊幼年特发性关节炎全身型?

幼年特发性关节炎全身型属于排他性疾病,需排除感染、恶性病及其他免疫性疾病,但并不代表不明原因发热,抗感染无效,未发现恶性病的依据就可以确诊。幼年特发性关节炎全身型有其特点,不明原因发热,随发热隐现的皮疹,关节炎或关节痛,末梢血白细胞增高,中性分类为主,ESR、CRP 增高,病程大于 6 周或弛张热大于 2 周,存在以上特点,且排除其他疾病才可考虑幼年特发性关节炎全身型。排除感染性疾病需注意抗感染治疗无效的判定是否依据充分,恶性病的排除需注意骨髓穿刺检查是排除白血病和其他恶性病骨髓转移的手段,骨髓象正常不能作为排除全部恶性疾病的依据,例如淋巴瘤、神经母细胞瘤等尚未出现骨髓转移时骨髓象可以正常。

所以既遵守循证医学的原则,又要根据患者实际情况避免过度检查是诊断幼年特发性关节炎全身型的重点与难点。

7. 巨噬细胞活化综合征的诊断有哪些误区？

巨噬细胞活化综合征是近些年提出的概念，主要指在风湿性疾病进程中合并血细胞下降，肝功能损害，纤维蛋白原下降，三酰甘油升高，骨髓中可见吞噬细胞等，临床表现与各种原因引起的噬血细胞综合征一致。所以在临床工作中，对于不明原因发热患者突然出现的上述表现常常被诊断幼年特发性关节炎全身型合并巨噬细胞活化综合征。但其中存在一些误区，首先，幼年特发性关节炎的诊断是否成立，因为这类患者往往病情进展迅速，很快出现血细胞的下降，肝功能升高，所以起病过程往往被忽略。其次，感染及恶性病都可以合并噬血细胞综合征，但因为原发病的表现不够典型且发展迅速，未能明确诊断即出现危及生命的表现，不能完成淋巴结活检等检查，或需要激素治疗，使临床表现更为不典型，容易做出已经排除恶性疾病的判断。如果治疗过程合并新的感染更使病情变得扑朔迷离，使一些感染性疾病起病的患者被认为是继发感染。第三，因为发热原因不明，在寻找感染灶和感染依据的过程中可能应用多种抗生素治疗，加之高热，多次长期应用解热镇痛药物治疗，可能出现药物超敏反应，表现出类似噬血细胞综合征的表现，尤其在合并病毒感染时更易发生。药物因素导致的一过性或不典型的皮疹，常常被认为是幼年特发性关节炎全身型的皮疹。

所以，对于不明原因发热，病情迅速恶化的患者，挽救生命的同时一定要仔细询问病史，分析起病和病程进展中的细节，抓紧时机完善必要检查，不要简单定性为幼年特发性关节炎全身型合并巨噬细胞活化综合征。

8. 幼年特发性关节炎全身型应用激素治疗的时机是什么？

幼年特发性关节炎全身型一线药为非甾体类抗炎药，用于抑制炎性反应，很快起效，二线药物为慢作用药物，如免疫抑制剂,用于控制病情进展,起效较慢,激素一般在病情进展快,炎性反应重,浆膜腔积液,重要脏器受累,非甾体类药物不能控制体温时应用。对于明确诊断的患者,非甾体类药物不能控制体温时宜果断使用口服泼尼松 $0.5 \sim 2mg/(kg \cdot d)$,分次口服用控制炎性反应,脏器受累重的患者需使用甲泼尼龙 $10 \sim 30mg/(kg \cdot d)$ 静点冲击治疗,每个疗程 $3 \sim 5$ 天。应用激素同时可以使用非甾体类药物,如出现肝功能损害需考虑暂时停用一线药。合并感染时尽量不应用大剂量甲泼尼龙冲击治疗,但不是应用口服激素的绝对禁忌证,合并真菌感染需示病情而定,谨慎应用激素,合并结核感染需应用有力抗结核治疗,合并细菌等感染应用小剂量激素可以协同抑制炎症。

9. 幼年特发性关节炎全身型减停激素的原则是什么?

幼年特发性关节炎全身型激素减量是根据体温、脏器功能恢复情况及炎性指标如 ESR、CRP 和铁蛋白定量等的下降情况,一般原则是每个月复查,病情平稳情况下每月总量减 $2.5 \sim 5mg$,治疗初期仍采用分次服药,为尽量吻合肾上腺激素分泌的正常节律,减轻药物不良反应,减量可以从晚上的用量开始,如原用量是 5mg,Q8h,可以减为 5mg,5mg,2.5mg,仍按原时间服用。随着病情控制,激素总量减少,可以改为每日一次晨起服药,减至总量 $5 \sim 7.5mg$ 时需稳定用量维持治疗一段时间,待非甾体类抗炎药及免疫抑制剂减量情况决定是否能停激素。部分患者需长期应用小剂量激素治疗,个体差异较大,因病情和体重不同需要的维持量不同,需医生在每个患者治疗随访过程中不断摸索。

10. 幼年特发性关节炎少关节型的诊断需要注意什么?

幼年特发性关节炎少关节型病初 6 个月内受累关节数在 4 个或以下,起病缓慢,常常不伴有发热,炎性指标无明显增高,可

以表现单关节轻度肿胀或不能伸直,小年龄患儿因行走步态尚
不稳,往往不易被发现,导致诊断延迟。年长儿童出现少数大关
节肿胀,疼痛不明显时需与晚发型骨骺发育不良鉴别。单关节
受累尤其负重关节,需要注意结核性关节炎。值得一提的是色
素性绒毛结节性滑膜炎,是一种肿瘤增生性疾病,多发于膝关
节,X线表现的主要征象有软组织肿胀、密度增高、多发囊肿和
骨质侵蚀性改变,关节镜取活检可确诊。

11. 免疫相关性关节炎需要免疫抑制剂治疗吗?

免疫相关性关节炎是因免疫功能缺陷出现反复发作的关节
炎,病因可能是病原直接侵袭造成,也可能因为感染诱发炎性反
应所致,临床多见 X 连锁低丙种球蛋白血症合并免疫相关性关
节炎。治疗原则是控制感染,病因治疗及对症治疗。根据病原
学检查应用敏感抗生素控制感染,外源性补充免疫球蛋白,可以
应用非甾体类药物抑制炎性反应,缓解症状,不需要免疫抑制剂
治疗。

12. 幼年特发性关节炎多关节型的治疗有什么特殊性?

多关节型是幼年特发性关节炎各型中关节受累最重、骨质
侵蚀性病变最明显的类型。RF、AKA、APF、CCP 的检查虽然不
能作为诊断依据,但可以作为幼年特发性关节炎多关节型病情
严重程度和治疗过程中疗效的评估指标。高滴度的 RF,长期
AKA、APF、CCP 阳性提示关节侵袭程度高,常规的一线二线药
物往往不能控制病情,需要生物制剂治疗。目前临床常用的生
物制剂如肿瘤坏死因子抑制剂,可以联合应用甲氨蝶呤等使用。
使用前需行 PPD,乙肝五项、丙肝抗体、EB 病毒抗体、TORCH 抗
体等检查,除外结核感染及隐匿的病毒感染,如存在结核感染需
在抗结核治疗 1~2 个月后用药。

13. 如何早期诊断幼年强直性脊柱炎(附着点炎相关型关节炎)?

幼年强直性脊柱炎(附着点炎相关性关节炎)是由于肌腱端炎症引起的疾病,一般以下肢大关节炎起病,出现关节症状前可以出现足跟痛、腹股沟区及腘窝疼痛,早期可为一过性疼痛,能自行缓解。重视患儿主诉,尤其对于有风湿病家族史的患儿仔细询问有无肌腱端疼痛的表现,及时行影像学检查。骶髂关节 CT 可以尽早发现关节面的轻微改变。骶髂关节 MRI 能更早发现骨髓水肿,有经验的超声医生在疼痛急性期可能诊断肌腱端炎。幼年强直性脊柱炎预后较成人好,早期诊断、早期干预可提高治愈率,改善患儿的生活质量。

14. 伴有消化道症状的关节炎需要考虑什么疾病?

需要考虑炎性肠病性关节炎,是溃疡性结肠炎和克罗恩病引起关节炎的统称。肠道表现为非感染性炎症表现,关节表现类似幼年强直性脊柱炎,值得注意的是肠道症状可以在关节症状后出现,很难与强直性脊柱炎鉴别,因为二者治疗原则类似,并不会延误关节炎的治疗。重视伴有消化道症状的关节炎,及时完善结肠镜等检查,做出正确诊断,不要误认为是反复肠道感染而盲目使用抗生素。

15. 关节炎伴有结膜炎需要考虑什么疾病?

需要考虑 Reiter 综合征,以关节炎、尿道炎和结膜炎为主要表现,关节表现主要为肌腱附着点炎症,症状类似强直性脊柱炎,同属于血清阴性脊柱关节病,可以有皮疹、口腔炎等皮肤黏膜表现,治疗原则与强直性脊柱炎相同。

16. 遇到反复发作葡萄膜炎的患者应注意什么?

在风湿科门诊常遇到眼科转来的葡萄膜炎的患者,因为反复发作或治疗困难要求排除内科疾病。葡萄膜炎是眼科常见疾病,指的是虹膜、睫状体、脉络膜的炎症,常见虹膜睫状体炎。风湿性疾病中幼年强直性脊柱炎(幼年特发性关节炎附着点炎症相关型)、Reiter 综合征、白塞病、BLAU 综合征等可引起虹膜睫状体炎,有相关临床表现需注意排查。仅有眼部症状的患者更多见于感染性疾病,除直接感染导致外,还可能存在潜在的全身感染,如疱疹病毒感染、结核感染等,遇到这类患者可以协助眼科医师寻找感染因素,不一定每一个患者都需要行繁杂的风湿病的检查。

(韩彤昕)

17. 不同疾病引起的关节炎的特点是什么?

各类型关节炎的特点见表 11 - 1。

表 11 - 1　各型关节炎的特点

疾病名称	关节表现的特点
JIA 全身型	关节表现可不典型,可为一过性关节炎或关节痛
JIA 多关节型	明显关节炎,持续存在,影像学可见骨质侵蚀性改变,病初 6 个月内受累关节数 5 个或以上
JIA 少关节型	关节炎,关节疼痛可较轻,起病隐匿,进展慢,病初 6 个月内受累关节数 4 个或以下,需注意扩展型关节炎
JIA 附着点炎型(幼年强直性脊柱炎)	多以下肢大关节炎起病,少数表现中轴关节受累,影像学有骶髂关节炎,早期仅有肌腱附着点炎表现
SLE、皮肌炎	关节痛或关节炎,一般无骨质及关节间隙改变
混合结缔组织病	关节痛或关节炎,一般无骨质及关节间隙改变,常伴有手指广泛肿胀
硬皮病	可伴有关节炎,因皮下脂肪萎缩致关节挛缩,一般无侵蚀性改变
过敏性紫癜	可出现多关节炎,关节周围血管神经性肿胀
化脓性关节炎	单关节炎,局部红肿热痛明显,伴全身感染中毒症状,关节穿刺液为化脓性改变

疾病名称	关节表现的特点
结核性关节炎	单关节或少关节炎,发生在负重关节,影像学可有骨质破坏,有结核感染依据
反应性关节炎	感染同时或感染后,急性关节肿痛,抗感染治疗有效,影像学无改变
莱姆病	单或少关节,最常见膝关节炎,可以持续存在发展为慢性关节炎,一般不发生关节变形
血友病	关节腔内出血,长期可有关节腔增宽
白血病	关节肿或痛,影像学可见骨质破坏、溶解
风湿热	游走性关节炎,多见大关节,影像学无改变
肿瘤	骨或关节痛,出现症状时常已经有骨破坏

第三节　系统性结缔组织病

18. 血小板减少伴 ANA 阳性一定是系统性红斑狼疮吗?

不一定,血小板减少原因很多,免疫因素导致的血小板减少可能出现 ANA 的阳性,如特发性血小板减少性紫癜常常 ANA 阳性,但 ds-DNA 抗体阴性,Sm 抗体阴性,无其他脏器受累的表现,并不是系统性红斑狼疮,但治疗过程中需要监测自身抗体,尤其按照特发性血小板减少性紫癜常规治疗病情反复或出现激素减量困难时需重新评估病情,警惕系统性红斑狼疮的发生。

19. 环磷酰胺冲击治疗系统性红斑狼疮过程中需要注意什么问题?

环磷酰胺冲击治疗是系统性红斑狼疮免疫抑制治疗的基本

手段之一,常用于肾脏、肺受累的患者,一般按照每月 1 次 6 ~ 8 次,每 3 个月 1 次 6 ~ 8 次的原则进行,冲击前后要监测血、尿常规,肝肾功能,警惕感染发生等。除了对药物不良反应方面的监测外,还需要注意对病情活动性的监测,定期复查血沉、补体、自身抗体等,注意脏器功能的评估。一般治疗方案是根据起病时对病情的评估制定的,但不是一成不变的,而且存在较大的个体化差异。部分患者在治疗过程中出现新的受累脏器,如突然出现的行为异常,需注意狼疮脑的发生;或出现补体下降,血沉增快,可能提示目前治疗不能有效控制病情,或者患者不能耐受目前激素减量的速度。所以,风湿病医生要意识到每一个返院行环磷酰胺冲击治疗的患者可能比一个新近诊断的患者更需要投入精力,仔细研究病情,深入与患者及家长沟通,随时调整治疗方案,才能做到每个患者的治疗达到最合理、最有效。

20. 系统性红斑狼疮最初确诊时全面评估病情的意义是什么?

系统性红斑狼疮起病形式多样,受累脏器不同。一经确诊需全面评估病情,了解各脏器情况,不仅为了确定当前治疗方案的依据,而且了解起病时的基线水平,是今后治疗过程中出现病情变化调整治疗方案的重要依据。例如以血液系统受累起病的患者,治疗半年后出现尿蛋白阳性,如果最初确诊时无肾脏受累,提示病情有进展,目前治疗方案需要加强。所以,重视最初确诊时的病情评估是全面了解病情、制定更合理治疗方案的关键步骤。

21. 系统性红斑狼疮患者出现性格改变需要注意什么?

首先需要警惕狼疮脑的发生,性格改变、记忆力下降、行为异常都可能是狼疮脑的早期表现,及时行头颅核磁、脑血流图、脑脊液等检查,并且监测补体、血沉、自身抗体等指标,了解病情活动度。另外需注意激素等药物不良反应,尤其激素与环孢霉素同时应用时药物因素致神经系统症状的发生,虽然少见,但需提高警惕。

22. 为什么系统性红斑狼疮患者没有呼吸道症状还要做肺部 CT 的检查?

系统性红斑狼疮患者以及其他风湿性疾病患者,出现肺部受累较常见,常表现为肺间质改变,而且可能没有呼吸道症状,在治疗原发病使用激素及免疫抑制剂后可能在原发病基础上合并肺部感染,使病情变得复杂,所以肺部 CT 检查需要作为常规筛查手段,及时评估肺部受累情况,制定合理的治疗方案。

23. 风湿性疾病肺部损害治疗过程中病变突然加重需要如何调整治疗?

首先需要除外感染,尤其真菌感染。长期应用激素及免疫抑制剂治疗的患者,需随时警惕真菌、肺孢子菌等机会致病病原的感染。同时完善相关活动性指标的检查,如系统性红斑狼疮中补体、血沉的检查,韦格纳肉芽肿中 ANCA 的检查。如果判断是病情活动,应果断地加强激素及免疫抑制剂的治疗。但临床工作中常常出现合并感染及原发病活动都可能存在的情况,这时需要根据存在的可能性及危及生命的严重程度决定治疗方案,以感染为主,原发病活动还不至危及生命的情况首先积极控制感染;可能存在感染因素,原发病活动性明显的可以在强有力抗感染治疗同时进一步加强原发病治疗。总之,既不能因为害怕感染加重而延误原发病治疗,又不能在肺部病变加重时忽略了感染因素。

24. 新生儿狼疮需要治疗吗?

不一定。新生儿狼疮常见的表现为皮疹、血小板减少、心脏传导阻滞等。新生儿狼疮的患儿在体内抗体未完全清除时(大概 6 个月之内)尽量避免预防接种,一过性的皮疹不需治疗,尽量避光;血小板减少的患儿如果无明显出血倾向,可以避免磕碰,观察血小板下降趋势,如能短时间恢复正常可以不给予特殊治疗。血小板下降明显迅速,可以给予丙种球蛋白静点冲击治疗,400mg/(kg·d),应用 3~5 天;生后即出现的严重心脏传导阻滞需安装起搏器。肺和肝功损害相对少见,出现肝酶升高可予保肝治疗;顽固的血小板减少和脏器受损需要激素治疗,一般泼尼松用量 0.5~1mg/(kg·d),根据病情恢复情况逐渐减停。新生儿狼疮是预后良好的疾病,除需要安装永久起搏器外一般不遗留后遗症。

25. 血小板减少,APTT 延长伴自身抗体阳性需要注意什么?

需要注意抗磷脂综合征,当系统性红斑狼疮患者以血小板减少起病,持续出现 APTT 明显延长时,需多次检测心磷脂抗体,注意抗磷脂综合征。本病是一组与抗磷脂抗体有关的自身免疫性疾病,儿科少见,可见于学龄期女孩,在不明原因的出血、血栓发生时需要注意,突然发生的肺栓塞、脑血栓等最好常规筛查抗磷脂抗体。抗磷脂综合征常继发于其他风湿性疾病,除治疗原发病外,需要根据血栓情况给予相应治疗。

26. 幼年皮肌炎是可以治愈的疾病吗?

幼年皮肌炎经正规治疗是可以治愈的,一般治疗周期在 2 年左右,可以完全停药,肌力完全恢复正常,除因应用激素期间可能导致的生长发育的影响,可以无后遗症。肺部受累重的患者预后较差,疗程更长或者不能完全停药,因肺功能受影响可能有缺氧的相应表现。发病年龄越早预后相对越差。治疗不规律、诊断治疗不及时可能遗留肌肉萎缩或者关节挛缩。需要强调的是皮肌炎的治疗首选激素,但需要配合免疫抑制剂如甲氨蝶呤、环孢霉素、环磷酰胺等,皮疹明显的患者可以加用羟氯喹,即使对激素很敏感的患者亦需要加用二线药物,否则在激素减量过程中会出现病情反复或者出现激素依赖。

27. 急性肌痛肌无力及肌酶升高一定是多发性肌炎吗？

急性肌痛肌无力及肌酶升高不一定是多发性肌炎，可见于多种疾病。常见感染后肌炎，与感染同时或感染后发生，抗感染治疗有效，病情严重进展快时可能需要小剂量激素治疗，很快可以停药。代谢类疾病也需要考虑，尤其存在疲劳、情绪改变等诱因时发生的急性肌酶升高，需注意戊二酸尿症、线粒体肌病等。另外不能忽视中毒、药物等因素。患者往往起病急骤，进展迅速，出现呼吸肌受累，或肌溶解导致肾衰竭的患者可能危及生命。因为大剂量激素治疗有效，所以临床容易很快判断为多发性肌炎。遇到此类患者应注意仔细询问病史，寻找可能的诱因，尽量完善相关的检查项目，如尿筛查等，即使在病情平稳后重新诊断也是有可能的。

28. 无肌病性皮肌炎在诊断中需要注意什么？

无明显肌力减退，可有易疲劳，存在皮肌炎的特征性皮疹，发病 2 年内不出现肌肉受累症状和肌酶升高可以做出无肌病性皮肌炎的诊断。需要注意的是这类患者往往以肺部病变起病，多见间质性肺炎、机化性肺炎、肺泡损伤等，就诊时表现咳嗽、乏力、咯血等呼吸道症状。临床查体可能发现 Gottron 征等特征性皮疹，询问病史可能有一过性全身及颜面部的皮疹，易疲劳可能为一过性，由于肺部病变导致的缺氧症状可能进行性加重。所以对于感染不能解释的肺部病变，需考虑无肌病性皮肌炎所致免疫性肺损伤。

29. 重症皮肌炎肺部受累，韦格纳肺出血等风湿性疾病肺损伤的危重患者抢救的要素是什么？

重症皮肌炎肺部受累、韦格纳肉芽肿肺出血等患者危及生命的主要原因是呼吸道问题,保持气道通畅是基本要素,保证生命体征的平稳才能争取到抢救患者的时机。其次,是短时间内迅速做出诊断,确定肺部病变是免疫性损伤后及时应用激素及免疫抑制剂治疗。第三,注意合并症的发生,起病同时或用药后可能合并各种感染,防止感染扩散和发生是保证免疫抑制治疗的关键,从而从根本上控制病情进展。所以,掌握用药时机,支持治疗、抗感染治疗与原发病治疗有机结合是抢救风湿性疾病肺损伤危重患者的关键要素。

30. 局限性硬化症需要激素治疗吗?

局限性硬化症首选局部治疗,可以局部应用激素。但儿童期发病的局限性硬化症常常在病情发展过程中出现脏器损伤,进展为系统性硬化症,所以局限性硬化症确诊后应评估脏器功能,治疗过程中如出现皮肤病变进展快,需要监测脏器功能及血沉、CRP 等炎性指标。局部治疗不易控制皮肤病变或炎性指标持续增高,或可疑肺、食管等脏器功能受累,考虑及时加用激素及免疫抑制剂干预,抑制炎性反应,防止病情进展。存在关节受累可以应用非甾体类抗炎药。

31. 雷诺现象可能是什么疾病的信号?

雷诺现象可能是系统性红斑狼疮、系统性硬化症、皮肌炎等多种风湿性疾病的临床症状。典型的雷诺现象伴手指肿胀,多见于混合结缔组织病,注意监测自身抗体,出现高滴度的 ANA 抗体和抗 U_1 RNP 抗体,ds－DNA 抗体和 Sm 抗体阴性,结合可能存在的肺部病变、肌炎等不难诊断。部分患者有轻微雷诺现象,但无脏器受累表现,ANA 阳性,滴度仅中度升高,血沉轻度到中度升高,U_1 RNP 抗体阴性,达不到混合结缔组织病的诊断标准,已经存在明确的血管炎征象,需要根据实际情况决定是否给予激素干预治疗。

32. 混合性结缔组织病与重叠综合征是同一种疾病吗？

重叠综合征是指同一个患者同时或先后患有两种或两种以上独立的结缔组织病，但它不同于混合结缔组织病，后者虽然临床上有多种结缔组织病的重叠表现，但有其自身的诊断要点和免疫学指标的标准。二者的治疗原则一致，治疗方案是依据病情的活动程度和脏器受累情况决定。

33. 儿童期起病的干燥综合征有什么特点？

儿童期起病的干燥综合征缺少典型的眼干、口干症状，可以以肾小管酸中毒为首发表现，也可以表现为反复发作的腮腺炎，行自身抗体检查可以发现强阳性的抗 SSA、抗 SSB 抗体，进一步行腮腺超声检查可能存在腮腺的非化脓性慢性炎症表现，泪液流速的检查可以帮助筛查眼干症状不明显的患者，高度怀疑的患者可行腮腺造影检查，唇腺活检是确诊的病理学依据。继发干燥综合征较原发性常见，可继发于其他风湿性疾病，如系统性红斑狼疮，常在发现强阳性的抗 SSA 和抗 SSB 抗体后进一步检查发现腮腺或肾小管的病变。同时合并干燥综合征的患者治疗方案依据原发病及受累脏器的情况。

34. 出现皮肤表现的常见风湿性疾病有哪些？

有皮肤表现的常见风湿性疾病见表 11-2。

表 11-2　有皮肤表现的常见风湿性疾病

	疾病名称	皮肤表现	疾病特点
皮疹	JIA 全身型	多形性充血性皮疹,随发热隐现	发热、关节炎,除外感染及恶性病
	皮肌炎	上达眼睑紫丁香样皮疹,V字征,衣领征,Gottron 征	肌痛、肌无力、肌酶升高,肌电图呈肌源性损害
	SLE	蝶形红斑	多脏器受累,免疫学异常
	过敏性紫癜	好发于双下肢、臀部,呈对称性、出血性	可以有肾脏、关节、腹部受累
	川崎病	多形皮疹,膜样脱皮	发热、颈淋巴结肿、口唇干裂、杨梅舌
	风湿热	环形红斑	心脏炎、关节炎、舞蹈症、链球菌感染依据
	Sweet 病	红斑丘疹融合、边界融起、假性水疱	发热、关节炎,肾脏损害,结膜炎,白细胞增高,中性增高,皮肤病理可确诊
	渗出性多形红斑	三型:轻、中、重型。斑丘疹样,重型大疱剥脱样,伴黏膜改变	感染或药物诱因,重型可有多脏器受累
	药物超敏反应	斑丘疹,高出皮面,红皮病	相关用药史,可有脏器受累、血细胞下降
皮下结节	JIA	关节伸侧类风湿结节	
	风湿热	皮下小结	
	结节性多动脉炎	沿血管走行的皮下结节	伴发热,病理诊断确诊
	脂膜炎	躯干四肢皮下结节	病理诊断确诊,可能为原发或继发于感染及免疫性疾病
	结节性红斑或多形红斑	红斑样结节	病毒、链球菌、结核感染等诱发

续表

	疾病名称	皮肤表现	疾病特点
其他皮肤表现	韦格纳肉芽肿	上下呼吸道坏死性肉芽肿	血 ANCA 明显升高
	痛风	耳轮、关节伸侧结节样沉着	尿酸增高,偏振光显微镜检查协助诊断
	白塞病	复发性口腔、生殖器溃疡,眼色素膜炎,针刺(+),皮肤结节红斑,假性毛囊炎,脓性丘疹,痤疮样皮疹	无特异实验室诊断依据,需除外感染及恶性病
	干燥综合征	皮肤干,鱼鳞样改变	可有眼干、口干症状,肾小管损伤、复发性腮腺炎
	硬皮病	局限性、系统性。硬斑呈条带、点滴样,皮肤硬不能捏起,色素改变	限局性仅皮肤改变,系统性伴有脏器受累,常见食管功能受损

35. 长期服用激素治疗的患者突然出现背部疼痛需要考虑什么?

长期服用激素治疗可能引起骨质疏松、股骨头坏死等不良反应。对于长期服用激素的患者,尤其库欣综合征明显,典型向心性肥胖的患者需要警惕脊柱压缩性骨折。骨折发生时患者主诉常常是背部疼痛,临床医生容易围绕心脏及肺的各种病因检查,以致延误诊断。行脊柱 CT 检查不难发现脊柱压缩性骨折,及时应用支具保护治疗,多数可以控制进展,治疗顺利的话可能完全脱离支具。同时根据原发病病情尽可能减少激素用量,并适当给予防止骨质疏松的药物治疗。

36. Blau 综合征的表现是什么?

Blau 综合征是一种常染色体显性遗传性肉芽肿性疾病。临床表现多样(图 11 - 1 ~ 图 11 - 3),病理表现主要是肉芽肿损害,皮肤损害表现复杂,如红斑、丘疹、结节、色素沉着或减退以及鱼鳞病样皮损。关节炎于皮疹后不久或同时出现,表现为对称性多关节炎,由于滑膜增生,关节出现特征性囊样改变。眼部表现可有色素膜炎,可有神经性耳聋,血管改变为多发性大动脉炎,实验室检查可有轻度贫血,血沉增快,ANA 阴性,关节影像学检查可以有骨质疏松,很少出现骨破坏。患者可能以皮疹、关节炎、高血压等就诊,临床需要结合伴发的其他临床表现与幼年特发性关节炎、结节病、大动脉炎等鉴别。病理学和基因学检查可作为确诊依据。本病无特效治疗,非甾体类药物可以缓解关节症状,激素抑制炎性反应。有高血压表现需要对症降压。眼部表现可局部用药。提高对本病的认识,早期诊断及治疗,可以减缓或控制病情进展。

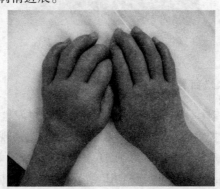

图 11 - 1 Blau 综合征的皮肤改变及关节囊性变

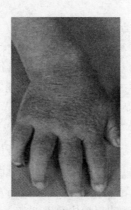

图 11 – 2　Blau 综合征的皮肤改变

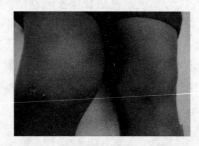

图 11 – 3　Blau 综合征的关节囊性变

37. 什么是自身炎性疾病?

又称遗传性发热综合征,是一组遗传性复发性非侵袭性炎症性疾病,由炎症反应信号分子基因突变引起,表现为复发性周期性发热,伴皮疹、关节症状、眼部改变、脏器受累等,发作期末梢血中性粒细胞升高,血沉、CRP 增高,无感染依据,发作间期可无症状。存在一定地域性,欧美国家多见,包括 CINCA 综合征、Blau 综合征、家族性地中海热、家族性寒冷性荨麻疹、高 IgD 综合征等。

(韩彤昕)

第四节 系统性血管炎

38. 多发性大动脉炎的治疗时机是什么?

多发性大动脉炎急性活动期,如发热、血沉增快,血管病变持续进展,及时应用激素及免疫抑制剂抑制炎性反应效果较好,能很快缓解症状,控制血管内膜改变,使血沉下降。有些就诊较晚的患者,血沉正常,血管病变已停止进展,仅遗留血管狭窄,长期高血压导致心脏扩大、眼底改变等,即使给予强有力治疗效果也不佳。一般急性期给予泼尼松 $1 \sim 2mg/(kg \cdot d)$ 口服可以控制病情,重症患者可能需要甲泼尼龙冲击治疗,血管受累重尤其肾动脉受累的患者,可能存在严重高血压,制约激素的应用,应该迅速配合有效的降压措施,尽快应用激素治疗原发病,阻止血管病变的进展。对于病情稳定后遗留的血管狭窄硬化,在成人可以行血管外科手术改善血管情况,儿童因为身体尚在发育中,血管条件不稳定,即使病情控制稳定,停用激素治疗,血管介入治疗也很难完成,只能用药物控制血压,期待受累动脉的侧支循环形成,所以及时发现、及时治疗是提高大动脉炎治愈率、改善生活质量的唯一手段。

39. 肺间质损害、鼻窦炎考虑什么病?

需要考虑韦格纳肉芽肿,它属于系统性血管炎类疾病。检测 ANCA,出现高滴度的 c - ANCA 是确诊的重要依据。肺部表现常见结节样改变,严重可形成空洞,临床需要与支原体感染、肺结核、真菌感染和肿瘤性疾病鉴别。

40. 起病急骤的肠白塞病常需要与什么疾病鉴别?

白塞病多数起病缓慢,反复发作口腔生殖器溃疡、皮疹等皮肤黏膜改变。少部分患者起病急骤,进展迅速。肠白塞在重症患者中较多见,可出现消化道出血甚至穿孔,如果起病急,既往无反复溃疡史,需要与肠结核、溃疡性结肠炎或克罗恩病鉴别,恶性病在儿科少见,但也不能忽视,需手术的患者行病理检查及抗酸染色等病原学检查不难鉴别,需要强调的是提高诊断意识。不需要或不能手术的患者鉴别诊断有一定难度,待控制住活动性出血及时行结肠镜等检查,尽快诊断,制定相应的治疗方案。

(韩彤昕)

第五节　感染相关的关节炎

41. 皮肤游走性红斑伴关节疼痛考虑什么疾病?

需考虑莱姆病,是一种蜱传播的慢性炎性疾病,以皮肤游走性红斑,伴关节痛或关节炎为主要表现,可能被误诊为幼年特发性关节炎。根据流行病学史,检测特异性 burgdorfer 疏螺旋体可以确诊。多西环素或头孢类抗生素治疗有效。

另一个与关节炎有关的感染性疾病是布鲁杆菌病,是由布鲁杆菌感染的人畜共患病。长期发热,伴关节炎或关节痛的患者需警惕本病。流行病学史及琥红试验可作为诊断依据。

42. 反应性关节炎的治疗原则是什么?

狭义的反应性关节炎是指感染同时或感染后出现的急性关节炎表现,抗感染治疗有效,关节一般没有骨质改变,不遗留后遗症。治疗原则以控制感染为主,必要时可以短期应用非甾体类药物缓解关节症状,不需要激素及免疫抑制剂治疗。需要提醒的是,反复发生的反应性关节炎,或者临床症状好转,血沉等炎性指标仍高于正常的患者,要注意是否存在幼年特发性关节炎的可能。一些血管炎性疾病,如过敏性紫癜、川崎病,可能出现关节周围血管神经性水肿,因为起病急,同时存在感染因素,容易被认为是感染后反应性关节炎,简单抗感染治疗,可能忽视了皮肤黏膜的改变。

(韩彤昕)

第六节　其他疾病

43. 进行性骨化性肌炎有特效治疗吗?

进行性骨化性肌炎又称进行性骨化性纤维发育不良,是一种少见的遗传性结缔组织疾病。该病主要表现为反复出现的身体软组织包块,多为儿童期发病。本病特点为最初身体局部软组织肿胀,局部僵硬,可见大小不一包块,表面皮肤正常,皮温正常或升高。多发生在头、颈、背、肘以及膝部等部位。肿块可消退,但反复出现。数月后即可出现骨化。全身骨化多数由上至下发展,背侧多于腹侧,中线部位多见。全身可有发热、乏力、生长迟缓等症状。各种骨骼畸形倾向于双侧对称性,足部大趾的畸形最常见,此外手掌指骨、颈椎及股骨颈均可见畸形(图 11-4)。

在异位骨化出现前,表现为肌肉肿胀、变硬、水肿及疼痛,需与感染、外伤、皮肌炎鉴别;目前尚无有效治疗方法,皮质类固醇激素、抗炎药物对缓解急性期软组织肿胀及疼痛有帮助,但无法阻止病变的进展和新病灶的出现。手术刺激可形成新的异位骨化,应尽量避免手术治疗。本病的发展进程是无法阻止的,脊柱、肢体关节功能障碍的严重程度难以猜测,与性别、发病年龄、起病部位均无相关性,到 30 岁时大多数患者无法行走,只能坐轮椅或卧床,成为"石人"或"僵人",少数患者的肢体功能障碍发生缓慢,个别患者尚可以驾驶汽车和独自上下楼梯,生活能自理,能从事日常工作。死亡原因通常由于胸壁固定导致呼吸运动受限以及肺部感染,部分患者因下颌关节固定无法进食而死亡。

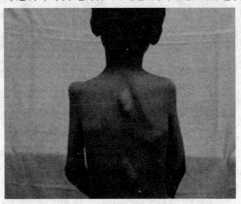

图 11 –4　骨化性肌炎

44. 晚发型骨骺发育不良伴进行性骨关节病的特点是什么?

它是一种常染色体隐性遗传病,主要病变是持续性软骨丢失和骨破坏。发病年龄常在 5 ~ 12 岁,表现为短躯干侏儒,早期可无脊柱受累症状,年长儿童出现脊柱侧屈、腰椎前凸,四肢关节对称性肿痛、挛缩、屈曲、畸形导致特殊的蹒跚步态,受累关节多见近端指间关节、髋、肘、膝、腕、肩、踝、足趾关节等。关节表现酷似幼年特发性关节炎,临床容易误诊。本病实验室检查包括血沉、CRP、类风湿因子、ANA、电解质等均正常,可与幼年特发性关节炎鉴别。影像学检查最具诊断意义(图 11 –5),典型的 X 线表现为椎体变扁,椎板不规则,椎体上下缘中部"驼峰样"隆起,前部低凹,椎间隙变窄,以胸椎、腰椎明显;四肢关节粗大,骨骺增厚,关节间隙变窄,骨质疏松,股骨头变平,髋臼窝加深。本病无特异治疗,仅为对症治疗,可以使用非甾体类药物缓解关节疼痛,控制骨质疏松,保护关节。重要的是与幼年特发性关节炎的鉴别,避免由于误诊而不恰当使用免疫抑制剂。

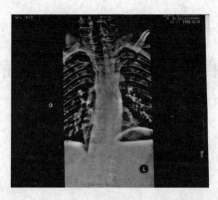

图 11 – 5　晚发型骨骺发育不良的影像学表现

45. 复发性多软骨炎在儿童多见吗？

复发性多软骨炎是一种潜在破坏性的免疫性疾病，主要累及全身多部位的软骨，在儿童不常见，可以关节炎、急性喉炎、眼炎等表现就诊，血沉、CRP 升高，关节炎是儿童最常见的临床表现和首发表现，大气道的受累较成人更为常见，可能临床表现严重、进展快、来势更为凶险，临床上容易出现呼吸困难，甚至窒息。诊断依据：①双侧耳郭复发性软骨炎；②非侵蚀性、血清阴性、炎症性多关节炎；③鼻软骨炎；④眼部炎症（结膜炎、角膜炎、巩膜炎/巩膜外层炎，葡萄膜炎）；⑤呼吸道软骨炎［喉和（或）气管软骨］；⑥耳蜗或前庭损害，出现耳鸣、耳聋及眩晕。具备上述 3 个或 3 个以上条件，无需组织病理亦可确诊。或具备以上表现，病理表现软骨基质疏松、变性、坏死、消失等，活检常取鼻软骨、气道软骨、耳郭软骨等部位。对于不明原因的关节痛、呼吸困难、鼻炎、眼炎患儿应考虑此病的可能，头颈部 CT 及三维重建对早期诊断有较大帮助。本病无根治方法，应用激素和免疫抑制剂可以控制病情，但容易反复，肿瘤坏死因子抑制剂有效。

（韩彤昕）

第十二章　小儿危重症

第一节　心肺复苏术

1. 与小儿心肺复苏有关的解剖生理特点有哪些?

儿童处于生长发育阶段,其解剖生理特点处于不断变化之中。心肺复苏时要了解这些差异,并采用不同处理方法。

婴儿头与身体之比例较大,枕部突出,且因咽部软组织较松弛,容易引起气道阻塞。婴儿的颈较短且胖,更增加了放置合适体位的难度。又因气管软骨柔软,颈部过度伸展时气管塌陷可致气道阻塞。

婴儿口鼻距离小,抢救时可进行口对口 – 鼻人工呼吸。由于舌相对较大,容易后坠引起气道梗阻;咽部腺样体组织大,更增加了气道阻塞的危险,并妨碍经鼻气管插管。婴儿会厌柔软狭长,卷曲呈"Ω"形,并向后倾斜,其游离缘与咽后壁贴近,插管时不像成人直接将弯叶片置入会厌凹内,而要用直叶片将会厌挑起,方可看见声门。会厌发炎和水肿易引起喉梗阻。婴儿喉头位置较高,声门靠前,气管插管时暴露声门更困难。用手指加压环状软骨可帮助暴露声门。

婴儿气道直径小,容易因水肿或炎症造成梗阻,致使气道阻力和呼吸功增加;遇有异物,一般不能像成人那样用手指取出,因为手指进入上气道反而增加了阻塞。婴儿的气管黏膜松、软,易有水肿和破损,插管若不小心可致纵隔气肿。

环状软骨是婴儿上气道最狭窄的部位,而成人上气道最狭窄处是声门。

婴儿环甲膜很窄,一般摸不出,不能行环甲膜切开术。

2. 如何快速评估心肺功能?

儿童院内心搏骤停的原因主要为呼吸衰竭和休克。充分认识呼吸窘迫及休克的早期症状和体征,识别通气、氧合、灌注和中枢神经系统功能等威胁生命的异常情况,并及时采取有效方法干预,是发现和尽早处理小儿即将出现心跳呼吸骤停的关键。

临床实践中可从全身情况、气道、呼吸、循环四方面快速评估心肺功能(表 12 - 1),识别呼吸循环衰竭,特别是潜在的呼吸衰竭与休克代偿期。若怀疑有呼吸循环衰竭但临床体征还不很明显时,必须频繁而连续地评估病情,进行必要的监测,如经皮血氧饱和度、心电监测、动脉血气分析和胸部 X 线检查等。尽早识别呼吸衰竭和休克,并立即进行治疗,常能预防心跳、呼吸停止的发生。

表 12 - 1 快速心肺功能评估

全身评估	呼吸评估
全身肤色	呼吸频率
意识状况	呼吸用力
清醒有反应	鼻翼扇动、辅助呼吸肌、三凹征
对声音有反应	气体音
对疼痛有反应	呼吸减弱或消失、异常声音(喘息、呻吟、喉鸣)
无反应	矛盾呼吸
与年龄相称的对环境反应	循环评估
能力	心率(心动过缓或心动过速)
姿势	脉搏(强、弱、中心与外周脉搏差异)
肌张力	毛细血管再充盈时间(结合环境温度判断)
气道通畅评估	皮肤温度、颜色、花斑
自行保持通畅	
需吸引和改变体位才能保持通畅	
需气管插管才能保持通畅	

3. 基础生命支持方法为何由 ABC 改为 CAB？

2010 年以前的国际复苏指南中基础生命支持方法均为ABC：即开放气道（Airway，A）、人工呼吸（Breathing，B）和心脏按压（Chest compressions or Circulation，C）。强调有效通气重要性。但 2010 年国际复苏指南中基础生命支持方法改为 CAB：即心脏按压、开放气道和人工呼吸。修改基于以下原因：

心肺复苏中有效胸外按压对维持重要脏器血供和自主循环恢复非常重要。成人研究显示，心搏骤停多因为室颤，心肺复苏时胸外按压比人工呼吸更重要。尽早胸外按压并尽量不中断按压预后更好。因放置头部、开放气道和行口对口呼吸或气囊正压通气均需时间，会延迟开始胸外按压时间。开始就行胸外按压而不是人工呼吸可缩短开始胸外按压的时间。

缺氧是导致小儿心搏骤停常见原因，人工呼吸对儿童心肺复苏特别重要。研究显示同时进行人工呼吸和胸外按压对缺氧性心搏骤停复苏效果更好，但是尚没有研究比较采用"ABC"方法和"CAB"方法对复苏效果的影响。理论上，采用"CBA"方法进行复苏，延迟人工呼吸时间非常有限。1 人复苏时，先胸外按压 30 次再人工呼吸 2 次，会延迟通气 18 秒钟，2 人复苏时延迟时间更短。因此，为了简化心肺复苏教学训练，使更多人能够掌握心肺复苏技能，以便在遇到呼吸心搏骤停患儿时及时进行抢救，在儿科也推荐使用"CAB"复苏方法。

4. 开放气道方法有哪些？

气道梗阻是小儿心跳呼吸停止的重要原因，也是影响复苏效果的重要因素，因此复苏时确保气道通畅至关紧要。

开放气道方法如下。

（1）合适体位：小婴儿头大、枕部突出、舌大、颈短、气管短软易变形，应采用抬高上半身、颈部略伸展的体位，及时清除气道分泌物,有利于保持气道通畅。

(2)仰头提颏法:一手放在患儿额部并轻柔地将头后仰,另一手的示指放在下颏下,轻轻用力使下颌向前上方抬起(图12-1)。注意避免压迫颌下软组织,以免进一步阻塞气道。

(3)推下颌法:双手的2或3个手指分别放于患儿下颌角处,轻轻用力向前上方推举下颌使其抬起(图12-2)。适合于颈椎损伤患者。

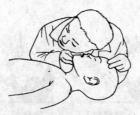

图12-1 仰头提颏法

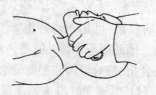

图12-2 推下颌法

(4)放置口咽通气道:可使口咽处于开放状态,但口咽通气道大小需合适。其选择方法为将管翼放在口角边,尾部应达下颌角。放置方法见图12-3。口咽通气道只适用于昏迷患儿。

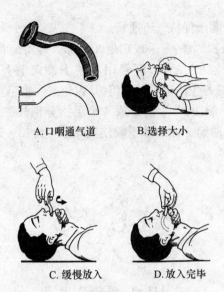

A.口咽通气道   B.选择大小

C. 缓慢放入   D.放入完毕

图12－3　口咽通气道放置方法

（5）放置鼻咽通气道：可用于清醒患者。由于小婴儿腺样体较大，易损伤出血，因此用于小婴儿时要特别小心。鼻咽通气道不能用于有颅底骨折、脑脊液漏和凝血异常的患者。

（6）气管插管：对长时间无呼吸或不能保持气道通畅者，应行气管插管。须由经过专门训练掌握熟练技巧的医务人员操作。

5. 胸外按压指征是什么？

胸外按压是指连续有节奏地按压胸廓，迫使血液流向心肺脑等生命器官，以保持器官活力直至能提供进一步生命支持。有效的胸外按压可提供器官正常血流量的20%～25%，平均动脉压可达6.7kPa（50mmHg）。

是否实行胸外按压应根据患儿的反应、呼吸及脉搏情况而定。对于非医务人员，通过呼唤及拍打患儿确定患儿无反应，通过观察胸廓运动判断患儿无呼吸,就应立即实行胸外按压。对于医务人员在决定是否实行胸外按压时,除判断患儿的反应和呼吸情况外,还应在 10 秒钟内判断患儿是否有脉搏。对无反应和无呼吸但有脉搏的患儿只需给予每分钟 12~20 次人工呼吸,不需胸外按压,但应每 2 分钟检查 1 次脉搏情况。对于无反应、无呼吸且 10 秒内未能触及脉搏或脉搏 <60 次/分伴有循环灌注不良的患儿应立即行胸外按压。

需强调的是,有时患儿有抽泣样呼吸或倒气样呼吸,但无有效通气,应按呼吸停止处理。另外,小婴儿颈部较短且胖,颈动脉不容易触及,因此检查脉搏时应触摸肱动脉或股动脉。

6. 小儿胸外按压方法有哪些?

应该根据患儿年龄及身体大小选择胸外按压方法。

(1)按压部位:婴儿为两乳头连线下方胸骨;儿童为胸骨下 1/2。

(2)按压手法:小婴儿用双指按压法和双手环抱按压法,儿童用单掌按压法或双掌按压法。

1)双指按压法:用示指和中指按压两乳头连线下方胸骨,一手施行胸外按压的同时,另一手固定头部,或放在小儿后背轻轻抬起胸廓,使头部处于自然位置(图 12-4)。适用于一位施救者。

2)双手环抱按压法:双手围绕患儿胸部,两拇指重叠或并列按压两乳头连线下方胸骨(图 12-5)。适合两位施救者,一位胸外按压,一位人工呼吸。

3)单掌按压法:将一手掌根部置于患儿胸骨下 1/2,手指抬起离开肋骨,仅手掌根保持和胸骨接触。手臂伸直,凭借体重,垂直下压(图 12-6)。

4)双掌按压法:以一掌的根部置于上述按压部位,另一掌交叉重叠于此掌背之上,手指抬起离开肋骨,两肘伸直,用肩背部力量垂直下压(图 12 – 7)。

(3)按压深度:胸廓前后经的 1/3 ~ 1/2,婴儿约为 4cm,儿童约为 5cm。

(4)按压频率:均为 100 次/分或以上。

胸外按压时应让胸廓充分回弹,以利静脉回流,并及时替换按压人员,防止疲劳,尽量减少中断按压的时间。胸外按压有效标志为:可触及颈动脉、股动脉搏动,扩大的瞳孔缩小,光反射恢复,出现自主呼吸,口唇甲床颜色好转,肌张力增强或有不自主运动。

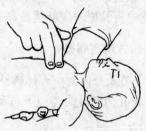

图 12 – 4　双指按压法

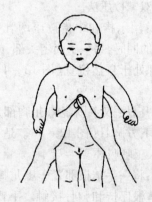

图 12 – 5　双手环抱按压法

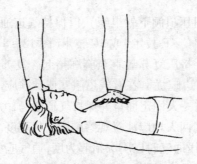

图 12 - 6　单掌按压法

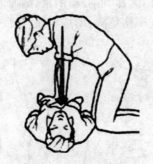

图 12 - 7　双掌按压法

7. 如何正确使用复苏囊正压通气?

复苏囊正压通气是心肺复苏中保持有效通气的重要方法。首先要选择大小适合的气囊和面罩。气囊有大、中、小3种型号,新生儿选用小号的,儿童选用中号,青少年可选用大号的。面罩大小以能覆盖住口鼻为宜。复苏时需接贮气袋和氧气,以提高吸氧浓度。

操作时应注意开放气道、保持面罩与患儿面部紧密接触、提供合适的潮气量。操作者用一手的拇指与示指固定面罩,并施加一定压力以保持面罩与患儿面部紧密接触(注意面罩不要压迫眼球)形成一密闭空间,另3个手指置于下颌下缘并向前上方提起下颌(不可压迫颌下软组织),以保持气道通畅。这一方法可形象地称为"C-E技术"或3C技术(图12-8A)。当面罩固定后,用另一手挤压复苏囊直至胸廓抬起。复苏囊正压通气也可由两人一起实施,尤其在有气道阻塞或肺顺应性差时,两人实施更有利,此时一人固定面罩并保持气道通畅,另一人挤压气囊(图12-8B)。两人均应注意观察胸廓起伏程度。

复苏囊正压通气时以胸廓抬起为度,通气应缓慢均匀,不可用力过猛,以防肺泡破裂。应避免过度通气,过度通气会增加胸内压,减少静脉血回流,降低心输出量、脑血流量和冠脉血流量;增加气体闭陷和气压伤危险;增加胃胀气、反流和误吸危险。

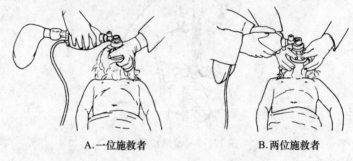

A.一位施救者 B.两位施救者

图12-8　面罩气囊正压通气

8. 心肺复苏中心外按压与人工呼吸如何配合?

心肺复苏中应注意胸外按压与人工呼吸之间的相互配合,才能达到好的复苏效果。

一位施救者每胸外按压30次给予2次人工呼吸,两位施救者每胸外按压15次给予2次人工呼吸,两者交替进行。胸外按压与人工呼吸应密切配合,尽量缩短中断胸外按压时间。如建立高级气道(气管插管),则持续胸外按压100次/分,人工呼吸8~10次/分,不用交替进行。每2分钟应重新评估患儿心率和心律,决定下一步措施。

若患儿有心率、脉搏而无自主呼吸,则每分钟给予 12～20 次人工呼吸,无需胸外按压。

9. 心肺复苏时的给药途径有哪些?

(1)静脉通路:是给药的最重要途径,但在小儿心搏停止时不容易建立。心肺复苏时应选择最大和最容易穿刺的静脉,并且在穿刺时注意不要中断复苏措施。经外周静脉给药后需立即注入 5～10ml 生理盐水,以促使药物进入中心静脉。中心静脉给药更安全,尤其是一些渗漏后易引起组织坏死的药物如肾上腺素、去甲肾上腺素和钙剂等。

(2)骨髓通路:是一快速、安全、可靠的给药途径,被视为永不塌陷的静脉,所有药物均可经骨髓通路给予。可用于任何年龄患者包括新生儿。2000 年 AHA 规定其适应证为 90 秒钟 3 次静脉穿刺失败即做骨髓穿刺。现已无需先做静脉穿刺,需要时可首选骨髓输液。

(3)气管通路:血管、骨髓通道建立前,已插管患者可经气管给予脂溶性药物,包括肾上腺素、阿托品、利多卡因和纳洛酮。非脂溶性及离子化药物(如碳酸氢钠和钙)不能用此途径。小儿复苏时气管内肾上腺素的剂量要比静脉或骨髓给药提高 10 倍,其他急救药可能也要加大 2～3 倍。气管内注药后,立即正压通气和心脏按压有助于药物循环。

(4)心内注射:心内注射因为需要停止胸外按压才能进行,且有可能导致气胸、冠状动脉损伤、心包压塞,药物还可漏入心肌形成病理兴奋灶导致心律失常,现已不主张使用。

10. 如何实行骨髓通路给药?

骨髓腔内充满非萎缩性静脉,注射到骨髓中的物质能很快进入循环系统。1986 年美国心脏协会正式批准将骨髓腔给药列入儿科急救复苏程序。

当危重患儿急需建立给药输液通路,但静脉穿刺非常困难或失败的情况下,建立骨髓通路是一种可供选择的有效措施。小儿骨髓通路的穿刺部位首选胫骨近端,也可选择股骨远端、内踝和髂前上棘。一般用骨髓穿刺针或标准 18 号针在胫骨内侧胫骨粗隆下 1~1.5cm 处垂直或呈 60°向远端进行穿刺(图 12-9),穿刺成功有空陷感,回吸可见骨髓。训练有素的专业医务人员通常可在 30~60 秒内建立。急救药物、液体和血液均可通过骨髓通道安全给予,也可以取血做血生化、血气分析、交叉配血等检查。为大容量和快速给予液体或液体黏度较大,可使用输液泵,以克服骨髓内血管阻力。骨内输注并发症低于 1%,并发症包括骨折和骨髓炎,穿刺局部浸润、渗出,若操作细致这些并发症是可以避免的。目前市场已有电动骨髓穿刺装置,使穿刺更容易,且可减少输液外渗的可能性。

建立骨髓通路的禁忌证是穿刺部位有感染或烧伤,绝不能选择发生骨折的骨做穿刺点。此外,一旦在骨上进行过 1 次穿刺操作,则在 24 小时内尽量避免在同一块骨上进行同样的操作,以免发生潜在的渗漏。

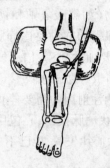

图 12-9　儿科胫骨近端骨髓穿刺示意图

11. 心肺复苏时肾上腺素的给予方法是什么?

肾上腺素是一种内源性儿茶酚胺,具有 α 和 β 肾上腺素受体兴奋效应。在心跳停止时,其 α 肾上腺素介导的血管收缩是最重要的药理作用。血管收缩使主动脉舒张压和冠状动脉灌注压升高,这是决定复苏成功与否的重要因素。在胸外按压时冠状动脉灌注压增高,可增加心脏的氧供。同时肾上腺素可增加心肌张力,刺激自发性收缩,使室颤由细颤变为粗颤,提高电除颤成功率。

心脏骤停时静脉或骨髓给药的剂量为 0.01mg/kg,即 1∶10000 的肾上腺素 0.1ml/kg,最大剂量 1mg。首次给药无效,每3~5分钟可重复一次,剂量与首次一样。经外周静脉给药后需立即注入 5~10ml 生理盐水,促使药物进入中心静脉。气管内给药的剂量为 0.1mg/kg,即 1∶1000 的肾上腺素 0.1ml/kg,最大剂量 2.5mg。气管内给药时,用生理盐水将肾上腺素稀释至 2~5ml 直接经气管导管注入,随后给予正压通气;也可以用 1 根细吸痰管插入气管导管从其远端伸出将肾上腺素入气管后,再注入 1~2ml生理盐水,尽可能使药物进入支气管深部。两种方法效果一样,但前者较方便。气管内注药后,立即心脏按压有助于药物进入血液循环。

肾上腺素最好经中心静脉给予,若药物渗入组织,可造成局部缺血和坏死。它在碱性溶液中失活,因此不能和碳酸氢钠合用。

12. 如何对小儿进行除颤?

除颤是使用非同步电流使大多数心肌细胞同时去极化,以终止无脉室速及室颤的方法。成人除颤电极板通常直径 8~10cm,可用于 10kg 以上小儿。体重小于 10kg 的婴儿需用儿科电极板。在电极和胸壁间涂以导电膏,或使用专门自动黏附除颤垫。不要用裸露的电极板直接接触皮肤;酒精垫导电性能差且可引起皮肤烧伤,已禁用。心底部电极板置于胸骨右缘第2、3肋间,即右侧锁骨内段的正下方,心尖部电极板置于左侧胸部乳头外侧。2个电极板之间距离不少于3cm。电极板置于胸部时要施以适当压力。准备放电时,操作人员及其他人员不应再接触患儿、病床及与患者相连接的仪器,患者的身体不接触金属床边。

小儿除颤最合适的能量尚无结论性意见。建议首次能量2J/kg,若室颤持续存在可增至4J/kg,随后可继续增加,但不要超过10J/kg或成人最大能量。注意每次除颤后立即进行胸外按压2分钟,再评估心率。尽量缩短中断胸外按压时间。

室颤突然发生时,除颤效果好。如果室颤持续时间过长,或除颤无反应,须注意通气、给氧、进行胸外按压及药物治疗,以改善心肌代谢。除颤对心电静止、无脉性电活动(心电机械分离)无效,应在进行胸外按压和使用肾上腺素注射后出现心室纤颤时,才可以电击除颤。

13. 如何评估心肺复苏效果?

为统一心肺复苏研究的报道格式,以便不同研究之间相互比较,国际复苏联合会制定了一系列指南即 Utstein Style。指南要求采用多个指标来评价心肺复苏效果,包括自主循环恢复率、24小时存活率、出院存活率、1年存活率和存活者神经系统功能状况等。

自主循环恢复(Returnof spontaneous circulation,ROSC)是指心搏骤停患儿恢复可触及的动脉搏动,不论持续时间长短。ROSC 可分为间歇性和持续性。间歇性 ROSC 是指恢复时间在20分钟以内,持续性 ROSC 指恢复时间达20分钟以上,只有持续性 ROSC 才认为心肺复苏初步成功。

24小时存活率、出院存活率和1年存活率是指实行了心肺复苏的患者到相应时间点的存活比例。

小儿心肺复苏后存活者神经功能状况评价方法有儿童脑功能分类量表(paediatric cerebral performance category scale, PCPC,表 12-2)

表 12-2　儿童脑功能分类量表(PCPC)

等级	分类	描述
1	正常	正常:智力水平与同龄儿相当;学龄期儿童参加正常年级学习
2	轻度异常	意识清楚,交流能力与同龄儿相当,学龄期儿童参加正常年级学习但成绩较差,可能有轻度神经系统异常(如抽搐)
3	中度异常	意识清楚,智力低于同龄儿,神经系统异常不易控制并严重限制活动,有同龄儿日常生活自理能力,学龄儿童需参加特殊教育班和(或)有听力异常
4	严重异常	意识清楚,日常生活依靠其他人的帮助,学龄期儿童无法上学
5	昏迷或植物状态	不具备死亡标准的不同程度昏迷,包括醒状昏迷;大脑无反应和无皮质功能(不能被语言刺激唤醒),可能有一些反射功能,能自主睁眼,有睡醒周期
6	脑死亡	呼吸暂停,反射消失,脑电活动停止

(曾健生)

第二节　感染性休克

14. 与感染相关疾病的术语有哪些?

2002 年召开的小儿脓毒症定义大会,结合儿童各年龄组生理值的不同特点,明确了儿童与感染有关的概念。

(1)全身炎症反应综合征(SIRS)。至少出现下列 4 项标准的 2 项,其中一项必须包括体温或白细胞计数异常:①体温 >38℃或 <36℃;②心动过速,平均心率大于各年龄组平均值加两

个标准差（无外界刺激、慢性药物或疼痛刺激）；或不可解释的持续性增快超过 0.5~4 小时。或 <1 岁出现心动过缓，平均心率小于同年龄组正常值第 10 百分位以下（无外部迷走神经刺激及先天性心脏病亦未使用 β 阻滞剂药物）；或不可解释的持续性减慢超过 0.5h。③呼吸频率大于各年龄组平均值加两个标准差；或因急性病程需机械通气（无神经肌肉疾病也与全身麻醉无关）。④白细胞计数升高或下降（非继发于化疗的白细胞减少症）；或未成熟中性粒细胞 >10%。

（2）感染。存在任何病原体引起的可疑或已证实（阳性培养、组织染色或 PCR）的感染；或与感染高度相关的临床综合征。

感染的证据包括临床体检、X 摄片或实验室的阳性结果（如正常无菌体液中出现白细胞、内脏穿孔、胸片示持续性肺炎、淤斑或紫癜样皮疹、爆发性紫癜）。

（3）脓毒症。SIRS 出现在可疑或已证实的感染中或为感染的结果。

（4）严重脓毒症。脓毒症 + 下列之一：心血管功能障碍，急性呼吸窘迫综合征，2 个或更多其他器官功能障碍。

（5）脓毒性休克。脓毒症并心血管功能障碍。

15. 儿童器官功能障碍标准是什么？

2002 年召开的国际小儿脓毒症定义大会，对儿童器官功能障碍标准进行了规定见表 12 - 3。

表 12 - 3　器官功能障碍标准

心血管功能障碍

　　1 小时静脉输人等张液体≥40ml/kg 仍有:

* 血压下降且 <该年龄组正常值 5 百分位或收缩压 <该年龄组正常值 2 个标准差以下

* 需用血管活性药物才能维持血压于正常范围[多巴胺 >5μg/(kg·min)或任何剂量的多巴酚丁胺、肾上腺素、去甲肾上腺素]

* 具备下列中 2 项:

　　　不可解释的代谢性酸中毒:碱缺失 >5mEq/L

　　　动脉血乳酸增加:为正常上限的 2 倍以上

　　　无尿:尿量 <0.5ml/(kg·h)

　　　毛细血管再充盈时间延长: >5 秒

　　　中心与周围温差 >3℃

呼吸

* PaO_2/FiO_2 ≤300mmHg,无青紫型先心病,病前也无肺部疾病
* $PaCO_2$ >65mmHg 或超过基线 20mmHg 以上
* 证明需要高氧或 FiO_2≥0.5 才能维持血氧饱和度≥92%
* 需紧急侵入或非侵入性机械通气

神经

* Glasgow 昏迷评分≤11 分
* 精神状态急性改变伴 Glasgow 昏迷评分从基线下降≥3 分

血液

* 血小板计数 <80000/mm³ 或在过去 3 天内从最高值下降 50%(适用于慢性血液或肿瘤患儿)
* 国际标准化比值 >2(标准化的 PT,PT - INR)

肾脏

* 血清肌酐为各年龄组正常值上限的 2 倍及以上,或较基线增加 2 倍

肝脏

* 总胆≥4mg/dl(新生儿不适用)
* ALT 为同年龄正常值上限 2 倍及以上

---

16. 如何早期识别感染性休克?

　　感染性休克早期表现包括:中心体温升高(>38.5℃)或降低(<36.0℃),并持续存在;心率增快, >同年龄组 2 个标准差

以上(无外界刺激、慢性药物或疼痛刺激)或不可解释的持续性增快超过4小时;如体温升高而心率不增快,甚至呈下降趋势则提示感染重,预后较差;严重感染可致神经系统改变,如神志淡漠、嗜睡或烦躁不安。

感染性休克早期收缩压、舒张压、中心静脉压均可升高;代偿期持续时间很短,常可被忽视而迅速进入失代偿期;儿童早期多无血压下降,故体循环低血压不是小儿感染性休克的早期诊断依据。

2006年中华儿科分会急诊组和中华急诊分会儿科组共同制订《儿科感染性休克(脓毒性休克)诊疗推荐方案》中感染性休克代偿期(早期)的诊断标准——临床表现符合下列6项中3项。①意识改变:烦躁不安或萎靡,表情淡漠,意识模糊甚至昏迷、惊厥(多见于失代偿期)。②皮肤改变:面色苍白发灰,唇周、指趾发绀,皮肤发花,四肢凉;如有面色潮红、四肢温暖、皮肤干燥为暖休克。③心率脉搏改变:周围动脉搏动减弱,心率、脉搏快。④毛细血管再充盈时间≥3秒(除外环境温度影响)。⑤尿量<1ml/(kg·h)。⑥代谢性酸中毒(除外其他缺血缺氧及代谢因素)。

17. 感染性休克时如何实行液体复苏?

《拯救脓毒症运动:2008严重脓毒症和脓毒症休克管理指南》确定早期复苏目标:平均动脉压≥65mmHg;CVP 8~12mmHg;尿量≥0.5ml/(kg·h);ScvO$_2$≥70%或SvO$_2$≥65%。一旦确诊脓毒症和感染性休克后,应立即开始并在6小时内完成集束化治疗。

(1)输液途径:积极建立静脉通道,若建立困难,可及早骨髓输液;尽量在1~2小时内放置中心静脉导管,监测CVP、ScvO$_2$。

(2)快速输液阶段:第1小时快速输液常用生理盐水等晶

体液,首剂 20ml/kg,10 ~ 20 分钟内进入;然后立即评估循环及组织灌注情况,若无明显改善,予第 2 剂、第 3 剂,每次均 10 ~ 20ml/kg;第 1 小时总液量可达 40 ~ 60ml/kg,甚至更多。每剂输注完毕都须快速评估以了解液体复苏的程度。可配合使用血管活性药,密切监测心肺脑情况。

(3)继续和维持输液:继续输液可用 1/2 ~ 2/3 张液体;6 ~ 8 小时内液速为 5 ~ 10ml/(kg·h)。维持输液可用 1/3 张液体,24 小时内液速为 2 ~ 4ml/(kg·h)。若液体复苏后 CVP 达 8 ~ 12cmH$_2$O,而 ScvO$_2$ 或 SvO$_2$ 仍未达 70%,可输注浓缩红细胞使血细胞比容在 30% 以上,或予多巴胺[最高可达 20μg/(kg·min)];未监测 ScvO$_2$ 的患者,可根据血红蛋白(Hb)水平决定是否输注浓缩红细胞,一旦组织低灌注纠正而 Hb≤8g/L,可输注红细胞。

液体复苏治疗终点为:心率正常,CRT < 2 秒,周围和中心动脉搏动正常且一致,肢端温暖,尿量 > 1ml/(kg·min)。

18. 简述感染性休克时抗生素治疗

感染是诊断感染性休克的基础,而寻找感染源又是诊断和治疗感染的基础所在,因此,对于怀疑感染性休克的患者必须严密查找感染灶并及时处理。应尽早静脉使用对病灶具有良好穿透性的广谱抗生素,一旦诊断为严重脓毒症或感染性休克,应在 1 小时内给予抗生素治疗;在使用抗生素之前应留取病原学标本,以尽早给予针对性治疗;在未明确病原时应使用广谱、高效抗生素,兼顾革兰阴性及阳性菌,必要时联合使用抗生素;如果系非感染性因素所致休克,应及时停用抗生素。但有时仅给予内科抗感染治疗是远远不够的,如果是外科疾病导致的感染性休克,应在症状出现的 6 小时以内尽可能快的寻找到病因并给予恰当的干预措施;临床资料证实,外科干预过迟可使干预效果变差,病死率上升,应及时清除、引流化脓性病灶,早期防治肠道细菌移位。

19. 感染性休克患者使用激素吗?

感染性休克患儿有儿茶酚胺抵抗、怀疑或确证存在肾上腺皮质功能不全时,可使用糖皮质激素。《拯救脓毒症运动:2008严重脓毒症和脓毒症休克管理指南》建议针对经充分液体复苏和血管加压药治疗后,仍呈低血压的感染性休克患者,静脉给予小剂量糖皮质激素。已有研究证实感染性休克可导致持续的促炎性反应,故糖皮质激素不适于短疗程治疗。首选在体内可直接产生效应,而较少产生 HPA 抑制的氢化可的松等短效制剂,原则为小剂量即 $50mg/(m^2 \cdot d)$、中长疗程为 5~7 天;无需使用升压药时停用糖皮质激素。激素治疗必须以强有力的抗感染治疗为前提。但目前关于小剂量糖皮质激素在感染性休克中的效果仍存有争议。有学者认为小剂量长疗程的糖皮质激素可降低感染性休克的短期病死率,但增加高血糖和高钠血症的风险;也有研究认为小剂量糖皮质激素较安全,提高休克的 7 天逆转率,但不降低 28 天病死率;还有学者认为长疗程(7 天)的糖皮质激素治疗较短疗程(3 天)可缩短感染性休克的持续时间、降低病死率。

(王 荃)

第三节 急性呼吸窘迫综合证

20. 急性呼吸窘迫综合征(ARDS)的概念

急性肺损伤(ALI)/急性呼吸窘迫综合征(ARDS)的定义为:ALI/ARDS 是在严重感染、休克、创伤及烧伤等非心源性疾病过程中,肺毛细血管内皮细胞和肺泡上皮细胞损伤造成弥漫性肺间质及肺泡水肿,导致的急性低氧性呼吸功能不全或衰竭,以肺容积减少、肺顺应性降低、严重的通气/血流比例失调为病理生理特征。

21. 急性呼吸窘迫综合征的病因是什么?

多种肺内外因素均可导致 ALI/ARDS,主要病因包括以下2种。

(1)直接肺损伤因素:严重肺部感染(真菌、细菌、病毒、肺囊虫等)、吸入性肺炎(胃内容物、烟雾、有毒气体等)、淹溺、氧中毒、肺挫伤、肺栓塞(脂肪、羊水、血栓等)、放射性肺损伤等。

(2)间接肺损伤因素:全身炎症反应综合征、严重感染及感染性休克、严重的非胸部创伤、重症急性胰腺炎、大量输血、体外循环、大面积烧伤、弥散性血管内凝血、药物过量、代谢紊乱等。各种致病因素导致的 SIRS 是 ARDS 的根本原因。

22. 急性呼吸窘迫综合征的临床表现是什么?

ALI/ARDS 起病急、进展快,呈进行性、顽固性低氧血症、呼吸频数和呼吸窘迫,肺部影像学上表现为非均一性的渗出性病变。归纳其临床特征为:①急性起病,在直接或间接肺损伤后12~48小时内发病。②常规氧疗后低氧血症难以纠正。③肺部体征无特异性,急性期双肺可闻及湿啰音,或呼吸音减低。④早期病变以间质性为主,胸部 X 线片常无明显改变;病情进展后,可出现肺内实变,表现为双肺野普遍密度增高,透亮度减低,肺纹理增多、增粗,见散在斑片状密度增高阴影,即弥漫性肺浸润影。⑤无心功能不全证据。

23. 急性呼吸窘迫综合征的诊断标准是什么?

1994 年欧美联席会议提出的诊断标准:①急性起病,存在呼吸困难或呼吸窘迫。②氧合指数(PaO_2/FiO_2)≤200mmHg

（1mmHg = 0.133kPa）［不考虑呼气末正压（PEEP）水平］。③正位 X 线胸片显示双肺均有斑片状阴影。④肺动脉嵌顿压（PCWP）≤18mmHg，或无左心房压力增高的临床证据。如 PaO_2/FiO_2 ≤300mmHg 且满足上述其他标准，则诊断为 ALI。

中华医学会呼吸病分会提出的 ALI/ARDS 的诊断标准（草案）如下：①有发病的高危因素。②急性起病，呼吸频数和（或）呼吸窘迫。③低氧血症：ALI 时动脉 PaO_2/FiO_2 ≤300mmHg；ARDS 时 PaO_2/FiO_2 ≤200mmHg。④胸部 X 线检查示两肺浸润阴影。⑤PCWP≤18mmHg 或临床上能除外心源性肺水肿。

2011 年欧洲重症医学学会柏林会议在 ARDS 流行病学、病理生理学和临床研究基础上，提出了 ARDS 新标准（Berlin 标准）。

（1）发病时间。发病 1 周内具有明确的危险因素，或 1 周内出现新发或加重的呼吸系统症状。

（2）胸部影像学。两肺透光度减低影，不能完全用渗出、小叶/肺不张或结节影来解释。

（3）肺水肿起因。呼吸衰竭不能完全用心力衰竭或容量过负荷解释。如无危险因素，需行客观检查（如超声心电图）来排除流体静压性肺水肿。

（4）氧合情况。①轻度：200mmHg < PaO_2/FiO_2 ≤300mmHg 且 PEEP 或 CAPA≥5cmH_2O。②中度：100mmHg < PaO_2/FiO_2 ≤200mmHg 且 PEEP≥5cmH_2O。③重度：PaO_2/FiO_2 ≤100mmHg 且 PEEP≥5cmH_2O。

24. 急性呼吸窘迫综合征的治疗原则是什么？

ARDS 缺乏特异性有效治疗措施，应早期诊断、系统性干预，治疗原则包括以下几点。

（1）积极治疗原发病：原发病的严重程度直接影响 ARDS 预后；避免原发病基础上并发感染造成的二次打击；特别强调控制感染、纠正休克、减少有创操作、积极寻找并处理外科感染、减少院内感染、预防和积极处理高危因素。

（2）呼吸支持：包括合理氧疗（是纠正 ARDS 患者低氧血症的基本手段），无创及有创机械通气（见下文）。

（3）合理药物治疗：①液体管理。保证组织器官灌注前提下，实施限制性液体管理；对低蛋白血症的 ARDS 患者，可补充白蛋白等胶体液并使用利尿剂，实现液体负平衡，改善氧合；可酌情使用持续血液净化治疗，祛除炎性因子、加强液体管理。②合理抗炎。过敏因素导致的 ARDS 可早期用糖皮质激素；感染性休克并发 ARDS 时，如合并肾上腺皮质功能不全，可应用糖皮质激素；不推荐常规使用糖皮质激素防治 ARDS。③一氧化氮（NO）吸入和肺泡表面活性物质。不推荐二者作为 ARDS 的常规治疗，仅在一般治疗无效的严重低氧血症时考虑使用。④营养支持。ARDS 患者处于高代谢状态，须及早营养支持。⑤其他药物。如前列腺素 E、环氧化酶抑制剂、N - 乙酰半胱氨酸等均不推荐常规使用。

25. 简述急性呼吸窘迫综合征的呼吸支持策略

包括无创和有创机械通气。

（1）无创机械通气（NIV）：预计病情能在短期内缓解的早期 ALI/ARDS 患者可使用 NIV；合并免疫低下的 ALI/ARDS 患者早期可先试用 NIV，减少呼吸机相关肺炎的发生；神志不清、休克、气道自洁能力障碍的患者不宜应用 NIV。

（2）有创机械通气：ARDS 患者经高浓度吸氧仍不能改善低氧血症时，尽早气管插管有创机械通气。

1）常规有创机械通气：①肺保护性通气。小潮气量通气是肺保护性肺通气策略的重要内容，可引起允许性高碳酸血症；在实施肺保护性通气时，应限制气道平台压，使之不超过 30～35cmH_2O。②适宜 PEEP。即能防止肺泡塌陷的最低 PEEP；有条件时，可由静态压力 - 容积曲线低位转折点压力 + 2cmH_2O

确定。③肺复张手法(Recruitment Maneuver,RM)。即短时间内采取较高压力或较大潮气量,使塌陷或通气不良的肺泡尽可能开放的通气策略。常用 RM 包括控制性肺膨胀、PEEP 递增法、压力控制法。④其他。如无禁忌证,机械通气的 ARDS 患者应保持 30°~45°半卧位,适当镇静镇痛,不常规使用肌松剂;循环稳定、人机合拍时,尽量保留自主呼吸。

2)非常规有创机械通气:①俯卧位通气。可降低胸腔内压力梯度、促进分泌物引流和肺内液体移动,改善氧合;相对禁忌证为严重低血压、室性心律失常、颜面部创伤及未处理的不稳定骨折;改变体位时应防止气管插管及中心静脉导管脱落。若无禁忌证,可对常规机械通气治疗无效的重度 ARDS 患者行俯卧位通气。俯卧位通气时间可达20h/d,可在 ARDS 诊断后72 小时内实施。②高频通气(HFOV)。不推荐常规使用 HFOV,但严重低氧血症或平台压很高的患者可早期试用。

体外膜肺氧合(ECMO):建立体外循环可减轻肺负担,促进肺恢复。

(王 荃)

第四节 毒理学

26. 诊断中毒的基本要素有哪些?

有明确的毒源存在;中毒者与毒物之间有密切接触史;毒物接触人体必须有足够的时间和(或)足够的剂量;血液或体液毒物筛查结果明确提示毒物存在;毒物作用于机体后,有相应组织器官损伤的依据。

27. 简述急性中毒的临床诊治思路

病史对中毒诊断十分重要。有明确中毒史的患儿应详细了解毒物种类、中毒症状发生时间、中毒量和途径等。对无明显诱因、起病突然、进展快,集体同时或先后发病,以及病因不清、诊断困难的患者应高度警惕中毒的可能;特别是不明原因的意识障碍(如昏迷、谵妄、幻听、幻视等)、头痛、惊厥、呕吐、腹痛、腹泻等,不能用急性感染或急腹症解释病情的患者尤应怀疑中毒。对怀疑中毒者应仔细询问有无毒物接触史,如家中药物数量有无减少,尤其是家中有慢性病需长期用药者;病前吃过哪些食物,既往是否食用过同种食物;是否误食鼠药或其他药物、农药污染的食物;有无同食者共同发病;有无有毒动物叮咬或接触史;室内有无产生一氧化碳的设施,是否通风不良。另还应注意一些特殊体征,如特殊肤色:樱桃红(一氧化碳、氰化物)、发绀(亚硝酸盐)、潮红(降压药、阿托品);特殊气味(有机磷可有大蒜味,氰酸盐类可有苦杏仁味);瞳孔改变:缩小(有机磷、镇静剂、阿片类等)、扩大(抗胆碱药等)等;如出现昏迷、呼吸抑制、瞳孔缩小时,警惕阿片类制剂中毒。最终确诊需毒物筛查,可送检残存毒物、呕吐物、血、尿、洗胃时抽取的胃内容物等明确。

明确中毒后应进一步判断中毒程度、有无并发症,合理使用解毒药、加强脏器保护和支持治疗。

28. 中毒治疗原则是什么?

基本处理原则:维持生命、稳定病情;快速诊断;对症支持治疗;特异性解毒治疗;血液净化。

具体包括以下方法。

(1)排除未吸收的毒物:①经口食入的毒物。催吐、洗胃(禁忌:汽油煤油、深度昏迷、惊厥发作、强酸强碱;多4~6小时内,但有机磷在食入12小时胃内仍残存毒物;反复多次直至洗出液体无味、透明;温水或生理盐水;左侧卧位、头部向下倾斜15°)、活性炭(可反复服用)、导泻、灌肠等。②皮肤、黏膜吸收毒物。脱衣、冲洗;强酸可予肥皂水或2%碳酸氢钠冲洗;强碱使用1%醋酸冲洗;生石灰可用软布擦干。③眼内污染毒物。清水冲洗。

(2)促进已吸收毒物排泄:补液、饮水、利尿剂、脱水剂等强制利尿。

(3)对症治疗:呼吸管理、循环管理、脏器保护、体温管理、止惊、营养支持等。

(4)特异性解毒:①解毒剂。如亚甲蓝、解磷定、氯磷定、乙酰胺、纳洛酮、乙酰半胱氨酸等(见下文);②高压氧。用于 CO、CO_2、氰化物、硫化氢、氨气等中毒。但出血性疾病、未经处理的气胸、传导阻滞、青光眼、视网膜剥离等禁忌使用高压氧。

(5)血液净化治疗:包括血液透析、血浆置换、血液灌流、持续静脉血液透析滤过治疗等(见下文)。

29. 特异性抗毒药物有哪些?

特异性解毒药物包括:亚甲蓝、维生素 C、毛果芸香碱、解磷定/氯磷定、阿托品、二巯基丙磺酸钠、纳洛酮、新斯的明等。

30. 什么时候开始使用血液净化技术如血浆置换或血液灌流?

血液净化的最佳时机为服毒物后 6~8h 内;对于不同的毒物,应采取不同的血液净化方式。

(1)血液透析(HD):主要适用于低分子量、水溶性、低蛋白结合率、出现肾衰竭的毒物中毒,如酒精、甲醇、乙二醇等。

(2)血浆置换(PE)则适用于分子量大、血浆蛋白结合率高又不易被 HD 或血液灌流清除的毒物,如毒蕈等;其治疗效果与交换血浆量成正比,可连续进行。

(3)血液灌流(HP):采取活性炭吸附装置,适用于中大分子、脂溶性高、易与蛋白质结合(氨茶碱、苯巴比妥、毒鼠强、百草枯等)的毒物;对不明原因的中毒或毒物筛查结果未归前均可用 HP。

(4)持续静脉 – 静脉血液透析滤过(CVVHDF):适用于伴多脏器功能不全的中毒;另毒鼠强、百草枯等中毒后,可在血液灌流后继续 CVVHDF,以持续清除血中毒物,避免反弹。

（王　荃）

第五节　危重患者营养支持

31. 如何评估患儿的营养状态?

营养状态反映了营养素摄入量和需要量之间的平衡,以及失衡后造成的结果。患儿的营养状态与疾病的进展与预后有极其密切的相关性。进行营养治疗前,必须了解患儿营养状态。常规开展入院时营养筛查,能及时发现存在营养不良风险和营养不良的患儿。营养筛查方法应当简单快速,患儿营养筛查基本内容包括身高、体重和体重变化等指标(表 12 – 4)。

(1)年龄别体重(weight – for – age):是反映近、远期营养状况的敏感指标。年龄的体重 < – 2SD 或 P3 提示能量和营养素供给不足。

(2)年龄别身高(heisht – for – age):身高增长缓慢或停滞则反映有较长时间的营养亏空存在。年龄的身高 < – 2SD 或 P3 提示生长落后或身材矮小。

(3)身高别体重(weight – for – height):即身高的标准体重,其优点是不依赖于年龄。结果 < – 2SD 或 P3 提示营养低下即"消瘦",可能是急性饥饿或长期摄入不足造成的。

表 12 - 4　3 种评价指标的营养不良分级标准（中位数百分比）

分级	年龄别体重	年龄别身高	身高别体重
正常	90 ~ 110	>95	>90
轻度营养不良	75 ~ 89	90 ~ 94	80 ~ 90
中度营养不良	60 ~ 74	85 ~ 89	70 ~ 79
重度营养不良	<60	<85	<70

营养筛查提示有营养风险时应进行营养评估。营养评估应包括既往病史、饮食调查、体格检查、人体测量，以及相关实验室检查，并将结果与生长发育标准曲线进行对比。建议选择我国2005 年九省市儿童体格发育调查数据制定的"中国 0 ~ 18 岁儿童生长参照标准"。

32. 简述小儿危重患者营养需求

小儿危重患者处于应激状态，体内神经内分泌改变导致能量与物质代谢发生变化，能量消耗与能量需求均增加。了解危重患儿能量代谢变化特点是合理补充营养的基础。急性期危重患儿的能量消耗增加，蛋白质合成和分解增加，其中以蛋白质分解尤为突出，因此危重患儿典型特点为负氮平衡，补充氨基酸可促进蛋白质合成。内源性脂肪是体内主要的能量储备，应激后脂肪动员加速，游离脂肪酸增加，氧化产生能量，是机体重要的能量来源。糖原分解加强，糖异生增加，葡萄糖生成增加，而胰岛素介导的葡萄糖利用减少，导致血糖升高。合理的营养支持能减少体内能量和营养储备的丢失，促进机体恢复。

小儿危重患者主要营养需求见表 12 - 5 和表 12 - 6。

表12-5　不同体重小儿每日液体需要量

体重(kg)	所需液量(ml)
1~10	100×体重
10~20	1000+50×(体重-10)
>20	1500+20×(体重-20)

表12-6　重症患儿经肠道喂养的营养需求

年龄	热量 (kcal/kg·d)	蛋白质 (g/kg·d)	脂肪 (g/kg·d)	碳水化合物 (g/kg·d)
0~1个月	110~120	3~4	3~5	14~17
1~12个月	100~110	2.5~3	3~4	14~16
1~6岁	90~110	2~3	2~3	14~16
7~12岁	70~90	2~3	2~3	11~13
>12岁	35~70	1~2	2~3	3~9

正常小儿宏量元素的需求量如下:钠离子2~4mmol/(kg·d),钾离子2~3mmol/(kg·d),钙离子0.5~2mmol/(kg·d),镁离子0.25~0.5mmol/(kg·d),氯离子2~3mmol/(kg·d)。危重患儿可能存在多种电解质紊乱,应监测其浓度以指导治疗,维持电解质平衡。同时注意补充维生素。

33. 肠内营养的适应证和禁忌证有哪些?

肠内营养应用原则是:只要肠道有功能,就应给予合理的肠内营养。

肠内营养的可行性主要取决于小肠是否具有吸收各种营养素的功能。当患者胃肠道有功能,但不能或不愿经口进食,或经口摄食不能满足需求时,应首选肠内营养。

(1)肠内营养的适应证

1)经口摄食不足:①不能经口进食。因口腔咽喉炎症、口腔肿瘤、食管肿瘤术后、气管插管机械通气。②吸吮和吞咽功能异常。早产儿、严重唇腭裂畸形、咽反射丧失。③上消化道先天畸形，如气管食管瘘。④神经系统疾病，如昏迷、严重智力迟缓、脑瘫并影响口腔面部运动。⑤严重胃-食管反流。⑥精神疾病。畏食、食欲差、抑郁。

2）胃肠道疾病：短肠综合征、炎性肠病、食物不耐受或过敏导致的吸收不良、婴儿迁延性腹泻、胰腺功能不全、胃肠道瘘。

3）肝功能与肾衰竭：应分别采用特殊肠内营养制剂。

（2）肠内营养禁忌证：麻痹性肠梗阻、机械性肠梗阻、严重短肠综合征、实施肠内营养失败、高流量远段肠瘘、严重胃肠道出血、严重肠道吸收不良、坏死性小肠结肠炎、严重腹腔内感染。

34. 肠内营养制剂有哪些？

（1）多聚体制剂：以整蛋白为氮源的非要素制剂，是标准的肠内营养制剂。营养素分布与正常饮食相同，渗透压接近等渗（300mOsm/L），口感较好，适于口服，亦可管饲。适用于胃肠功能较好的患者。

（2）低聚体制剂：以短肽为氮源的要素制剂，糖类由双糖或麦芽糖糊精提供，脂肪主要由长链三酰甘油（LCT）、$\omega-3$ 和 $\omega-6$ 必需脂肪酸及中链三酰甘油（MCT）组成。适用于部分胃肠道功能的患者，如胰腺炎、肠道炎症疾病、短肠综合征及营养不良者的手术前后营养支持。

（3）单聚体制剂：以氨基酸为氮源的要素制剂，包含游离氨基酸、葡萄糖、必需脂肪酸和 MCT 等，不需消化即可吸收。适用于胃肠功能不全的患者。临床应用的单体制剂以粉剂为主，不宜用50℃以上热水配制，配制好的营养液室温下贮藏不超过8小时，4℃贮藏可达48小时。

（4）专病制剂：是专门为某种疾病而设计特殊营养制剂，以提供各种疾病或器官功能受损患者的能量需要，如适用于肝病、肾病、肺病、糖尿病、胃肠功能障碍、代谢应激状态和先天性代谢缺陷病的营养制剂。

(5)组件制剂:包含单独组分或复合组分的大分子营养素。基本营养素组件包括糖类、蛋白质和脂肪,可用于增加热量、改善口感,增加氮摄入量,增加能量和必需脂肪酸量。

35. 简述肠内营养的途径

肠内营养途径的选择,应根据患儿的年龄、胃肠道解剖和功能、预计肠内营养时间和误吸风险综合考虑。肠内营养途径包括以下几种。

(1)经鼻或口放置胃管:用于胃肠功能正常,经短时间管饲即可过渡到口服饮食的患者。多经鼻放置,未出牙的小婴儿可经口放置。优点是操作简单,不影响正常消化功能和激素反应,能耐受更高的渗透压,发生腹胀、腹痛和腹泻的概率低。缺点包括鼻咽部刺激,易发生胃食管反流、误吸、鼻窦炎等并发症。

(2)经鼻空肠置管:适用于肠道功能正常而胃功能受损、误吸风险较高和重症胰腺炎患儿。常用螺旋形鼻肠管。胃动力正常时,可先将鼻肠管放置于胃内,待其自行通过幽门至空肠,因其管端呈螺旋形并有记忆功能,因此能以理想的状态停留在肠内。胃动力障碍时,可在内镜导引下将其放置至空肠。置管后需摄平片确定导管位置。优点是胃食管反流及误吸发生率低。缺点是喂养开始阶段营养液渗透压不能过高。

(3)胃造口空肠置管:经手术或经皮内镜完成胃造口放置空肠喂养管。适用于肠内营养时间超过 6 周且有误吸风险者、胃动力障碍或胰腺炎患者。

(4)胃造口胃内置管:经手术或经皮内镜完成胃造口放置喂养管。适用于肠内营养时间超过 6 周者且胃排空良好的患儿。

36. 简述肠内营养的输注方式

肠内营养输注方式主要决定于患者临床情况、肠内营养管所在的部位(胃或空肠)、对肠内营养耐受性以及总体方便程度。肠内营养的输注方式包括:间断输注和持续输注2种,也可2种方法联合应用。

(1)间断输注:模拟普通进食,比较方便。由于输注的速度较快,通常将营养液输入胃内,空肠途径不能耐受快速输注。有胃食管反流或胃排空延迟时不适用。每次输注结束后胃内残留量小于每次喂养量50%,提示输注速度合适,可考虑增加喂养量20%~30%。

(2)持续输注:适应证包括:胃食管反流、胃排空延迟、胃动力不足、空肠途径或间断输注不耐受。可持续24小时输注,是住院患者开始肠内营养的首选方式。耐受情况的评估可每4小时回抽观察胃内残留量,若残留量<2小时喂养量,输注速度适中考虑加量。如果出现呕吐、腹胀、腹泻等症状,或胃潴留量>2小时喂养量,应当减缓输注速度。

不同输注方式的输注速度可参照表12-7。无论采用哪种输注方式,开始速度均应缓慢,严密观察患儿耐受情况,及时调整输注速度。

表12-7 小儿肠内营养执行方法

方式	年龄	初始速度	增加速度	最终速度
间歇性输注	0~12个月	10~15ml/kg, q2~3h)	10~30ml/次	20~30ml/kg, q4~5h
	1~6岁	5~10ml/kg, q2~3h	30~45ml/次	15~20ml/kg, q4~5h
	>7岁	90~120ml/kg, q3~4h	60~90ml/次	300~500ml/kg, q4~5h

方式	年龄	初始速度	增加速度	最终速度
持续性 输注	0~12个 月	1~2ml/(kg·h)	1~2ml/kg,q2~ 8h	6ml/(kg·h)
	1~6岁	1ml/(kg·h)	1ml/kg,q2~8h	4~6ml/(kg·h)
	>7岁	25ml/h	25ml/h,q2~8h	100~150ml/h

37. 简述肠内营养并发症

肠内营养是简单、经济安全和有效的营养支持方法,具有符合生理状态、监护操作方便、有助于胃肠道功能的恢复等优点。但若对肠内营养支持实施不当,会引起并发症,增加患者痛苦,影响疗效。肠内营养并发症主要有以下几类:

(1)机械并发症:喂养管放置不当,插管时误将喂养管置入气管、支气管,导致肺组织损伤。长期放置喂养管,压迫鼻、咽部及食管壁,造成黏膜糜烂、坏死。喂养管堵塞、移位和脱出,或造瘘口出血或造瘘口周围皮肤糜烂、感染等。应选择质地软、口径细的硅胶导管,操作过程仔细轻柔,牢固固定导管,加强护理,及时冲洗喂养管。

(2)胃肠并发症:包括恶心、呕吐、腹泻、腹胀、腹痛与肠痉挛。原因:注入速度过快、过量,营养液温度过低,营养液渗透压过高和脂肪含量过多,肠道吸收和分泌功能异常,营养液被污染,肠道菌群失调,胃排空障碍等。应严密观察患者耐受情况,调整营养液成分及输注速度。

(3)代谢并发症:包括脱水、高血糖或低血糖、电解质和酸碱平衡紊乱、肝功能异常。应记录患者每日出入量,定期查血糖、电解质、肌酐及肝功能。

(4)感染并发症:吸入性肺炎常见于幼儿及意识障碍者。发生后应立即停止肠内营养液输注,行气管内吸引,必要时行气管镜检查,应用抗生素防治肺部感染。

38. 简述肠外营养的全合一系统

肠外营养的全合一系统是指将肠外营养所需的各种营养素混合放置于一个营养袋中。

肠外营养由碳水化合物、脂肪乳剂、氨基酸、水、维生素、电解质及微量元素等基本营养素组成,以提供患者每日所需的能量及各种营养物质。为使输入的营养物质在体内获得更好的代谢、利用,宜将各种营养剂混合后输注。因此,临床上配制和使用肠外营养液时主张采用全合一营养液混合方法,即将患者全日所需的各种营养物质注入塑料袋中混合后再做静脉输注。

全合一营养液的优点为全部营养物质经混合后同时均匀地输入体内,有利于更好地代谢和利用。避免了传统多瓶输注时出现在某段时间中,某种营养剂输入较多,而另一些营养剂输入较少或甚至未输入的不均匀输入现象,减少甚至避免它们单独输注时可能发生不良反应和并发症的机会。

全合一营养液的配制必须严格按相关程序进行,严格执行无菌操作原则,确保质量和安全。因此应加强人员培训,添置特殊设备,并建立洁净配液室。

全合一营养液成分复杂,稳定性受多种因素影响,应现配现用。配置好的营养液应在室温条件下于 24h 内持续均匀输完。暂不使用时要置于 4℃保存。

39. 肠外营养输注途径是什么?

肠外营养输注途径分为周围静脉通路与中心静脉通路。

(1)外周静脉通路:适用于胃肠外营养时间不超过 1 周的患儿。一般选用钢针或套管针经皮下静脉穿刺,成功后连接胃肠外营养输入。其优点是操作简单和继发全身感染危险小。但维持时间短,且易出现静脉炎;输液速度受限制,耐受最高糖浓度仅 12.5% ,难以提供足够液体和热量。

（2）中心静脉通路：具有耐受糖浓度高,维持时间长,液体外渗率低等优点。但操作复杂,价格较高,易出现严重并发症。根据置管方法不同,中心静脉通路分为直接经皮穿刺中心静脉置管、隧道式中心静脉置管和经外周穿刺置入中心静脉导管（PICC）。置管部位包括锁骨下静脉、颈内静脉、颈外静脉和股静脉。PICC 穿刺部位首选贵要静脉,其次为肘正中静脉。置管时严格执行无菌操作规范。置管后常规行影像学检查,确定导管尖端部位,并排除气胸。婴儿经颈内或锁骨下静脉放置的中心静脉导管尖端,胸片上显示应在心脏轮廓外 0.5cm;幼儿与儿童至少应在轮廓外 1cm。经腹股沟穿刺的导管尖端应位于肾静脉上。

感染和导管栓塞是中心静脉通路常见并发症。小剂量肝素能有效预防导管堵塞。中心静脉通路最长保留时间尚无明确规定,但应经常对穿刺部位进行监测,怀疑导管感染或其他相关并发症时,应拔除导管。

40. 肠外营养相关并发症有哪些?

（1）机械性并发症：与静脉导管有关,多数与留置中心静脉导管有关,如气胸、血胸、血肿、空气栓塞和血管损伤等。少数与导管留置时间长、护理不当有关,如导管尖端异位、导管堵塞、静脉栓塞及血栓性静脉炎等。预防措施主要是选择合适的导管,由技术熟练的专业人员放置导管,并加强导管维护。

（2）感染性并发症：主要指导管相关性感染,包括导管的局部感染或全身相关血流感染。严格的无菌操作及认真的护理可有效地减少导管感染发生率。

（3）代谢性并发症：包括高血糖或低血糖、高脂血症、高氨血症、高氯性酸中毒、电解质紊乱、微量元素缺乏等。与营养底物的提供过量或不足有关。预防措施是做好监测,及早发现,及时根据情况调整营养素用量。

(4)脏器功能损害:如肝损害、胃肠黏膜萎缩和佝偻病等。肝损害与长期过高的能量供给、葡萄糖、脂肪与氮量的提供不合理及胆汁淤积有关。长期肠外营养可破坏肠道黏膜的正常结构和功能,导致肠黏膜上皮萎缩、变稀,皱褶变平,肠壁变薄,从而使肠道功能减退。佝偻病的发生与营养液中所含的钙、磷极有限,不能满足小儿生长发育需要有关。预防措施包括尽量给予肠内营养,适量补充维生素 D。

41. 肠外营养期间应进行哪些监测?

肠外营养对机体代谢干扰较大,期间严密和定期监测对于并发症的预防、发现并及时处理极为重要。

肠外营养治疗前应检测电解质(如钠、钾、碳酸氢盐、镁、磷酸盐和钙)、血尿素氮、血肌酐、血糖、血浆白蛋白、三酰甘油、全血细胞计数和肝功能(如转氨酶、碱性磷酸酶和胆红素)的值,了解患儿基础状态,为正确实施肠外营养提供依据。

开始治疗后,需严格记录患儿每日液体出入量,查尿糖和酮体。血糖需每 4~6 小时检测 1 次直到输注稳定,调整滴速和血糖不稳定时应及时复查,以便及时处理高血糖或低血糖。静脉输注脂肪乳结束后 6 小时,应检测血清三酰甘油水平,确保患者有足够的能力清除脂质,血浆三酰甘油应 <400mg/dl。电解质应当每天检测,直到稳定后改为 3~4 天检测 1 次,血尿素氮、血肌酐、肝功能、前白蛋白和 C - 反应蛋白应每周检测 1~2 次。长期肠外营养者需定期测体重、身高,查微量元素和维生素水平。

导管相关性感染是肠外营养支持的主要感染并发症。应每日查看导管穿刺部位有无红肿及分泌物,观察患者体温变化,定期查血常规,必要时行血培养检查。如怀疑发生导管感染,应予拔除。

(曾健生)

第六节 院内感染

42. 什么是导管相关血流感染?

导管相关血流感染是指带有血管内导管或者拔除血管内导管 48h 内的患者出现菌血症或真菌血症,并伴有发热(>38℃)、寒战或低血压等感染表现,除血管导管外没有其他明确的感染源。实验室微生物学检查显示:外周静脉血培养细菌或真菌阳性;或者从导管段和外周血培养出相同种类、相同药敏结果的致病菌。

根据中华医学会重症医学分会制定的《血管内导管相关感染的预防与治疗指南(2007)》,导管相关血流感染的诊断标准如下。

(1)确诊:具备下述任 1 项,可证明导管为感染来源。①有 1 次半定量导管培养阳性(每导管节段≥15 CFU)或定量导管培养阳性(每导管节段≥1000 CFU),同时外周静脉血也培养阳性并与导管节段为同一微生物。②从导管和外周静脉同时抽血做定量血培养,两者菌落计数比(导管血:外周血)≥5:1。③从中心静脉导管和外周静脉同时抽血做定性血培养,中心静脉导管血培养阳性出现时间比外周血培养阳性至少早 2 小时。④外周血和导管出口部位脓液培养均阳性,并为同一株微生物。

(2)临床诊断:具备下述任 1 项,提示导管极有可能为感染的来源。①具有严重感染的临床表现,并导管头或导管节段的定量或半定量培养阳性,但血培养阴性,除了导管无其他感染来源可寻,并在拔除导管 48 小时内未用新的抗生素治疗,症状好转。②菌血症或真菌血症患者,有发热、寒战和(或)低血压等临床表现且至少两个血培养阳性(其中一个来源于外周血),其结果为同一株皮肤共生菌(例如类白喉菌、芽孢杆菌、丙酸菌、凝固酶阴性的葡萄球菌、微小球菌和念珠菌等),但导管节段培养阴性,且没有其他可引起血行感染的来源可寻。

(3)拟诊:具备下述任一项,不能除外导管为感染的来源。①具有导管相关的严重感染表现,在拔除导管和适当抗生素治疗后症状消退。②菌血症或真菌血症患者,有发热、寒战和(或)低血压等临床表现且至少有一个血培养阳性(导管血或外周血均可),其结果为皮肤共生菌(例如:类白喉菌、芽孢杆菌、丙酸菌、凝固酶阴性的葡萄球菌、微小球菌和念珠菌等),但导管节段培养阴性,且没有其他可引起血行感染的来源可寻。

43. 如何预防导管相关血流感染?

2010年卫生部制定《导管相关血流感染预防与控制技术指南(试行)》对导管相关血流感染的预防进行规定。

(1)管理与培训:医疗机构应制定并落实预防与控制导管相关血流感染的工作规范和操作规程,通过对医护人员进行培训和质量控制,强化无菌操作,提高操作技能水平。

(2)感染预防要点

1)置管时要选择合适的静脉置管穿刺点,严格执行无菌技术操作规程。遵守最大限度的无菌屏障要求。严格按照《医务人员手卫生规范》,戴无菌手套后,尽量避免接触穿刺点皮肤。皮肤消毒范围应当符合置管要求。

2)置管后尽量使用无菌透明、透气性好的敷料覆盖穿刺点,并定期更换敷料。保持导管连接端口清洁,注射药物前,用75%酒精或含碘消毒剂进行消毒。有血迹等污染时立即更换。外周及中心静脉置管后,用生理盐水或肝素盐水进行常规冲管。每天对保留导管的必要性进行评估,不需要时应当尽早拔除导管。导管不宜常规更换,特别是不应为预防感染而定期更换中心静脉导管和动脉导管。怀疑患者发生导管相关感染,或者患者出现静脉炎、导管故障时,应当及时拔除导管。

紧急状态下置管,若不能保证有效的无菌原则,应当在 48 小时内尽快拔除导管,更换穿刺部位后重新进行置管,并做相应处理。

44. 什么是呼吸机相关性肺炎?

呼吸机相关性肺炎(VAP)是患者接受机械通气治疗 48 小时后或停用机械通气,拔除人工气道 48 小时内发生的肺实质感染性炎症,是机械通气治疗中常见的院内感染。

2012 年美国疾病控制中心重新定义儿童不同年龄的 VAP 临床诊断标准。

(1)放射学指标:2 次或 2 次以上胸片有至少以下一项:①新出现的或持续进展的浸润病变。②肺实变。③空洞形成。④年龄≤1 岁的婴儿出现肺膨出。

(2)症状/体征/实验室检查

1)任何年龄患者:至少以下 1 项。①排除其他原因所致的发热(>38℃)。②白细胞数 <4.0×10^9/L 或白细胞数≥12×10^9/L。③年龄≥70 岁的老年患者伴有不明原因的意识状态改变。并且有以下至少 2 项:①新出现脓痰或痰液性状改变或气道分泌物增多,需吸痰次数增多。②新出现咳嗽或咳嗽加重,或呼吸困难,或呼吸急促。③肺部细湿啰音或管状呼吸音;肺部气体交换功能恶化(PaO$_2$/FiO$_2$<240,氧需求增加,或机械通气参数需求增加)。

2)年龄≤1 岁的婴儿:有肺部气体交换障碍(经皮氧饱和度 <94%,氧需求增加,或机械通气参数需求增加;)表现,并伴有下列 7 项中的至少 3 项。①排除其他原因所致的体温不稳定。②白细胞数 <4.0×10^9/L 或白细胞数≥15×10^9/L 或核左移(杆状核≥10%)。③新出现脓痰或痰液性状改变或气道分泌物增多,需吸痰次数增多。④呼吸暂停、呼吸急促、鼻翼扇动

伴胸壁凹陷或呼吸有鼾声。⑤喘鸣音、湿啰音或干啰音。⑥咳嗽。⑦心动过缓（<100 次/分）或心动过速（>170 次/分）。

3）年龄 >1 岁或 ≤12 岁：至少满足以下 3 项。①排除其他原因所致的发热（>38℃）或低体温（<36℃）。②白细胞数 <4.0×10^9/L 或白细胞数 ≥12×10^9/L。③新出现脓痰或痰液性状改变或气道分泌物增多或需吸痰次数增多。④新出现咳嗽或咳嗽加重，或呼吸困难、呼吸暂停或呼吸急促。⑤肺部细湿啰音或管状呼吸音。⑥肺部气体交换障碍。

45. 如何预防呼吸机相关性肺炎？

呼吸机相关性肺炎直接导致患者治疗及住院时间延长，经济负担加重。虽然抗生素应用在不断发展，但呼吸机相关性肺炎的病死率没有明显下降，因此有必要采取相应的预防措施。

首先要加强病室和人员管理，病室要保持一定的温湿度，定时开窗通风。严格控制探视，必要时家属应穿隔离衣、戴口罩、帽子。增强医务人员的无菌观念和防范意识，定期培训，严格执行消毒、灭菌隔离制度及各项技术操作规范，严格执行手卫生制度，减少交叉感染。

机械通气患者宜抬高床头 15°~30°，取半卧位防止胃液反流和误吸发生，同时予适当翻身拍背，促进排痰。做好口腔护理，及时清除口腔、咽喉、声门下（气囊上部）分泌物。加强气道管理，调节好呼吸机吸入气体温度在 33~36℃，湿度保持在70%~90%，以减少呼吸道损伤并防止痰液干燥结痂。及时吸痰保持呼吸道通畅，吸痰时严格无菌操作，动作轻柔，负压适当，每次吸引时间不超过 15 秒。

呼吸机管道每 7 天更换一次，并及时清除管路中的冷凝水，防止倒流，湿化瓶内的蒸馏水要每日更换。

注意患者营养支持，根据病情给予易消化饮食，减少胃容量，减少胃食管反流，避免误吸。合理使用抗生素。患者病情好转后及时撤机拔管,缩短气管插管机械通气时间。

46. 什么是导尿管相关尿路感染?

2010 年卫生部制定《导尿管相关尿路感染预防与控制技术指南(试行)》。对导尿管相关尿路感染的定义和诊断做出明确规定。

导尿管相关尿路感染是指患者留置导尿管后,或者拔除导尿管 48 小时内发生的泌尿系统感染。

临床诊断:患者出现尿频、尿急、尿痛等尿路刺激症状,或者有下腹触痛、肾区叩痛,伴有或不伴有发热,并且尿检白细胞男性≥5 个/高倍视野,女性≥10 个/高倍视野,插导尿管者应当结合尿培养。

病原学诊断:在临床诊断的基础上,符合以下条件之一。

(1)清洁中段尿或者导尿留取尿液(非留置导尿)培养革兰阳性球菌菌落数≥10cfu/ml,革兰阴性杆菌菌落数≥10cfu/ml。

(2)耻骨联合上膀胱穿刺留取尿液培养的细菌菌落数≥10cfu/ml。

(3)新鲜尿液标本经离心应用相差显微镜检查,在每 30 个视野中有半数视野见到细菌。

(4)经手术、病理学或者影像学检查,有尿路感染证据的。

患者虽然没有症状,但在 1 周内有内镜检查或导尿管置入,尿液培养革兰阳性球菌菌落数≥10cfu/ml,革兰阴性杆菌菌落数≥10cfu/ml,应当诊断为无症状性菌尿症。

47. 如何预防导管相关尿路感染?

《导尿管相关尿路感染预防与控制技术指南(试行)》中导尿管相关尿路感染预防要点包括以下几点。

(1)管理要求:医疗机构应制定并落实预防与控制导尿管相关尿路感染的工作规范和操作规程。医务人员应当接受关于无菌技术、导尿操作、留置导尿管维护及导尿管相关尿路感染预防的培训和教育,熟练掌握相关操作规程。

(2)感染预防要点

1)置管前:严格掌握留置导尿管适应证,仔细检查无菌导尿包,如导尿包过期、包装破损,不应当使用。根据患者年龄、性别、尿道等情况选择合适的导尿管。对留置导尿管的患者,应采用密闭式引流装置。

2)置管时:严格遵循无菌操作技术原则,正确铺无菌巾,避免污染尿道口,保持最大的无菌屏障。充分消毒尿道口,防止污染。导尿管插入深度适宜,动作轻柔,避免损伤尿道黏膜。插入后,向水囊注入 5 ~ 10ml 无菌水,轻拉尿管以确认尿管固定稳妥。

3)置管后:妥善固定尿管,保证集尿袋高度低于膀胱水平,防止逆行感染。活动或搬运时夹闭引流管,防止尿液逆流。每日清洁尿道口以保持清洁。长期留置导尿管者,不宜频繁更换导尿管。若导尿管阻塞或不慎脱出,立即更换导尿管。每天评估留置导尿管的必要性,不需要时尽早拔除,尽可能缩短留置导尿管时间。

48. 何谓多重耐药菌?

多重耐药菌(multidrug - resistant bacteria,MDR)定义主要是指对临床使用的 3 类或 3 类以上抗菌药物同时呈现耐药的细菌。注意是 3 类抗菌药物,而不是同一类的三种抗菌药物。常见多重耐药菌包括耐甲氧西林金黄色葡萄球菌(MRSA)、耐万古霉素肠球菌(VRE)、产超广谱 β - 内酰胺酶(ESBLs)细菌、耐碳青霉烯类抗菌药物肠杆菌科细菌(CRE)(如产 I 型新德里金属 β - 内酰胺酶[NDM - 1]或产碳青霉烯酶[KPC]的肠杆菌科细菌)、耐碳青霉烯类抗菌药物鲍曼不动杆菌(CR - AB)、多重耐药/泛耐药铜绿假单胞菌(MDR/PDR - PA)和多重耐药结核分枝杆菌等。

细菌主要通过以下几种机制产生耐药性：产生灭活酶或钝化酶，使抗菌药物失活或结构改变；抗菌药物作用靶位改变或数目改变，使之不与抗菌药物结合；改变细菌细胞壁的通透性，使之不能进入菌体内；通过主动外排作用，将药物排出菌体之外；细菌分泌细胞外多糖蛋白复合物将自身包绕形成而细菌生物被膜。这些耐药机制相互作用决定一种细菌对一种抗菌药物的耐药水平。

49. 危重症医师特别关注哪些多重耐药菌？

重症监护病房内的患者病情多较危重，很多合并各种原因所导致的免疫力低下，且常常进行各种侵入性检查治疗，并且有些医疗设备的消毒不彻底，这常导致院内感染的发生。重症监护病房内抗菌药物使用频率又非常高，促进了耐药菌的产生，使这些细菌表现出对抗菌药物多重耐药和泛耐药，抗感染药物失去作用。

危重症医师特别关注的多重耐药菌包括：革兰阳性菌中的耐甲氧西林金黄色葡萄球菌（MRSA）、耐万古霉素肠球菌（VRE）及潜在的突发耐万古霉素金黄色葡萄球菌（VRSA），常常成为院内血行感染的重要病原菌；多重耐药的革兰阴性杆菌中的耐碳青霉烯类抗菌药物鲍曼不动杆菌（CR-AB）、多重耐药/泛耐药铜绿假单胞菌（MDR/PDR-PA）。鲍曼不动杆菌和铜绿假单胞菌广泛存在于人皮肤和呼吸道，也存在于医院各病房环境中，是引起医院感染的常见病原菌。近年来多重耐药率逐渐上升。另外阴沟肠杆菌、黏质沙雷杆菌、大肠埃希菌和克雷伯杆菌也常常成为多重耐药菌，越来越引起关注。

50. 一旦发现多重耐药菌感染患者,应采取哪些措施预防患者间传播?

卫生部制定的《多重耐药菌医院感染预防与控制技术指南》中规定,对多重耐药菌感染患者或定植患者,应当在标准预防基础上,实施接触隔离措施,预防多重耐药菌传播。

(1)尽量单间隔离,也可以将同类耐药菌患者或定植者安置在同一房间。隔离病房不足时考虑进行床边隔离,不能与气管插管、深静脉留置导管、有开发伤口或免疫功能低下者安置在同一房间。进行床边隔离时,在床栏上和病历上标贴接触隔离标识,提醒医务人员及家属。

(2)与患者直接接触的相关医疗器械、器具及物品如听诊器、血压计、体温计等要专人专用,并及时消毒处理。心电机、轮椅、担架等不能专人专用的医疗器械、器具及物品要在每日使用后擦拭消毒。

(3)医务人员实施诊疗护理操作中,有可能接触多重耐药菌感染患者或者定植患者的伤口、溃烂面、黏膜、血液和体液、引流液、分泌物、痰液、粪便时,应当使用手套,必要时使用隔离衣。完成对多重耐药菌感染患者或者定植的诊疗护理操作后,必须及时脱去手套和隔离衣,并进行手卫生。

(4)患者需离开隔离室进行诊断、治疗,都应先电话通知相关科室,以便其他科室做好准备,防止感染的扩散。患者的血液、体液和被血液、体液污染的敷料或一次性用品等所有废弃物均按医疗废物严格处理。患者出院、转科时要做好终末消毒。

(曾健生)

15,12